여성 침구의학

여성 침구의학

Tadashi Yano

최도영 · 장준복 옮김

(주)신흥메드싸이언스

レディース鍼灸 (矢野忠編)
医歯薬出版株式會社 (東京), 2006.

Title of the original Japanese language edition: Acupuncture for Women's Healthcare
Ed. by YANO, Tadashi ⓒ Ishiyaku Publishers, Inc. TOKYO, JAPAN, 2006.

최 도 영

- 경희대학교 한의과대학 침구과 정교수
- 경희의료원 한방병원 홍보연구부장
- 전)경희의료원 한방병원 침구과 과장
- 전)대한한의협회 학술이사

장 준 복

- 경희대학교 한의과대학 한방부인과 부교수
- 경희의료원 한방병원 부인과장
- 대한한방부인과학회 부회장 겸 교육이사
- 대한한방병원협회 중앙수련교육위원
- 보건복지부 한방의료전문평가위원

여성 침구의학

2008년 6월 20일 인쇄
2008년 7월 5일 발행

지 은 이 : Tadashi Yano
옮 긴 이 : 최 도 영 · 장 준 복
발 행 인 : 홍 성 혁
발 행 처 : **신흥메드싸이언스**
편　　집 : 박 혜 림
디 자 인 : 소 유 미

주　　소 : 서울시 영등포구 양평동3가 15-1번지
월드메르디앙 비즈센터 501호
등록번호 : 제318-2007-000077호
전　　화 : 02) 2165-8670~4
팩　　스 : 02) 2165-8675
홈페이지 : www.shmed.co.kr

I S B N : 978-89-90933-71-3　93510
정　　가 : 60,000원

서문

최근 성차의료(Gender Specific Medicine, GSM)라는 말을 자주 듣게 되었다. 성차 의료는 여성을 위해 또 남성을 위해 성별에 근거한 적절한 의료를 제공하는 것을 목적으로 한, 보다 좋은 의료를 지향하는 새로운 개념에 의한 의료이다.

성차 의료는, 미국에서는 1990년대부터 시작되어 1993년에는 성차 의료를 연구하기 위한 센터가 설립되어 착실하게 발전하고 있다. 이러한 미국의 동향은 일본의 의료에도 영향을 미쳐, 현재 「여성 외래」, 「갱년기 외래」 또는 「남성 갱년기 외래」 등이 개설되어 확산되고 있다. 궁극의 의료가 「개별 의료」, 「테일러메이드(tailor-made)」의 의료라고 하면 성차 의료는 그 목적에 따른 의료라고 평가할 수 있을 것이다.

동양의학도 본래적으로 「개별 의료」이다. 동양의학은 개개에 대한 최적의 의료를 제공하기 위해 독자적인 진료 체계를 구축해 왔다. 이것이 「증(證)」이며, 증에 근거한 치료이다. 「개별」을 중시하는 시점은 당연히 성차도 고려한다. 예를 들어 약 2,300년 전에 편찬된 『황제내경소문』 상고천진론편에 이미 남녀의 발육이 다른 것을 인식한 기술이 있으며, 이후 그것에 입각한 진료가 전개되어 왔다. 또 『계적집(啓迪集)』(曲直瀨道三 저)에는 「남자는 양(陽)에 속하므로 생각이 흩뜨려지기 쉽다. 여자는 음(陰)에 속하므로 마음이 울적해지기 쉽다」라고 하여 여자에게 기병이 많은 것이 기록되고 있다. 이것은 지금도 바뀌지 않는다. 이와 같이 동양의학에는 예로부터 성차의료의 시점이 있었지만, 그 중요성이 성차의료의 대두에 의해 점차 재인식되려 하고 있다.

여성은 남성과 달리 명확한 생애주기(소아기, 사춘기, 성성숙기, 갱년기, 노년기)을 가지며, 각각의 라이프 스테이지에 있어서의 특징이 나타난다. 또 결혼 · 임신 · 출산 · 육아라고 하는 고유한 생활(life)이 있다. 이러한 것으로부터 여성에게는 라이프사이클에 맞춘 의료가 필요하다. 특히 질병 예방, 건강 유지 · 증진이라고 하는 관점으로부터의 접근이 중요하다.

침구(鍼灸)치료는 약을 사용하지 않는 비약물요법으로, 자연치유력의 활력을 원리로 한 전통 의료이다. 그런 만큼 신체에 친절한 의료이며 게다가 아메니테(amenity)가 높은, 기분 좋은 의료이기도 하다. 이러한 특징은 여성의 생애에 걸친 QOL(생활의 질)의 향상을 꾀하는 데 적합하다고 생각하고 있다.

여기서 이러한 특징을 살려 여성의 라이프사이클에 맞춘 의료를 목적으로 한 침구치료, 즉 「레이디 침구」, 「여성 침구학」을 채택한 것이 본서이다. 동양의학 안에 현대의학의 부인과학과 산과학을 포함시키는 것으로 여성의 라이프사이클에 맞춘 적절한 의료를 제공하려고 하는 것으로, 동서 의학을 보완하는 것에 의해 보다 질 높은 의료를 제공하는 것을 목표로 하는 것이다. 따라서 제I장에서 동양의학의 개론적인 내용을 게재해 한의학을 배우는 초심자뿐만 아니라 현대의학의 의료 관계자들(의사, 간호사 등)도 이해할 수 있도록 배려했다. 또 제II장에서는 동서의학에서 본 여성의 몸을 문제 삼아, 임상에 있어서의 시점의 확대를 꾀하는 것을 목적으로 했다. 제III~VI장은 침구 및 다른 코메디컬(조산사, 간호사)에 필요한 전문적인 내용으로 구성했다. 제III장은 여성의 진료에 있어 알아 두어야 할 부인과학과 산과학의 진찰과 검사의 요점에 대해 개설하고 제IV장은 여성의 라이프사이클에 맞춘 주요 질환을 채택해 의학적인 이해가 깊어지는 것을 꾀했다. 제V장은 지금까지의 각 문장의 내용을 근거로 해 여성의 라이프사이클에 맞춘 침구치료에 대해 해설했다. 산과 영역에서는 조산사에도 도움이 되도록 배려했다. 그리고 제VI장은 성차의료의 동향을 근거로 해 여성 침구의 전망과 아울러 침구 연구의 현상에 대해 소개했다.

지금까지의 침구의료는 어떤 의미에서 여성 외래의 역사이기도 했다. 침구의료의 수료자는 압도적으로 여성이 많아, 남성 수료자의 2배에 가까운 실태이다. 수료자의 평균 연령은 약간 높지만, 최근에는 젊은 여성 수료자도 증가해 스트레스 완화를 시작으로 한 헬스 프로모션으로서 침구의료가 이용되고 있다. 산과 영역에서의 침구의료의 역사는 길고, 골반위(거꾸로 된 아이)를 비롯하여 여러 가지 마이너트러블의 대처에 활용되어 큰 효과를 거두어 왔지만, 그 실태에 대해 그다지 알려지지 않은 것은 유감이다.

여성을 둘러싼 사회적, 의료적 환경이 크게 변화하고 있는 가운데, 여성을 위한 침구의료는 부지런히 실시되어져 왔지만 「레이디(lady) 침구」, 「여성 침구학」으로서 체계화된 것은 아니고, 이제 막 그 시도가 시작되고 있다. 이 영역은 향후 여성의료의 중요한 부분을 담당한다고 생각되는 만큼, 그 순조로운 발전이 기대되고 있다. 본서가 거기에 도움이 될 수 있다면 기대 이상의 기쁨으로 대단히 큰 용기를 얻을 수 있을 것이다.

본서는 불충분한 점도 많지만 독자 여러분의 기탄없는 의견이나 지적을 받으면서 임상 속에서 다듬어 지기를 바라고 있다.

마지막으로 집필자 선생님들이 본서가 의도하는 바를 이해해주셔서, 기분 좋게 집필할 수 있었던 것에 대해 진심으로 감사드린다. Sagara(相良) 선생님께는 전문의의 입장으로부터 세심하게 교열해 주신 것에 대해 깊은 감사 말씀드린다. 또 ISHIYAKU PUBLISHERS 편집부 Takeuchi(竹内) 및 관계자 분들께 진심으로 감사의 말씀을 드립니다.

2006년 5월 길일

Tadashi Yano(矢野 忠)

편집 · 집필 일람

- 편집
  - 矢野　　忠　　明治誠灸大學教授
- 집필(집필순)
  - 矢野　　忠　　明治誠灸大學教授
  - 形井　秀一　　筑波技術大學教授
  - 相良　洋子　　さがらレディースクリニック
  - 安野富美子　　こころとからだの元氣プラザ Be－Well! 副所長
  - 志村まゆら　　健康科學大學助教授
  - 角谷　英治　　明治鍼灸大學講師

역자 서문

최근 일반 국민들의 건강과 미용에 대한 관심이 높아지면서 인터넷을 통한 지식의 홍수, 구입과 판매의 용이성 등으로 건강기능식품과 기기용품에 대한 남용이 심각하고 각종 시술을 빙자한 유사의료인이 증가하고 있으며, 과거보다 의료인의 공급이 증가하여 흔히 접하는 매스미디어에서 의료정보가 넘치는 현상이 일어나고 있다. 의료계 환경은 이처럼 내외적 변화에 따라 급변하고 있고 치열한 무한 경쟁의 시대에 들어서 있으며 전문화를 통해 그 돌파구를 찾고 있다. 여성 고유의 생리와 병리에 맞춰 여성의 질병과 치료를 전문으로 연구하는 임상 한의학의 분야는 이미 한의학의 태동과 함께 한의학의 최고 원전인『황제내경』으로부터 시작되었으며 이후 꾸준히 발전하여 왔다. 현재 한국 한의학은 2002년 이후 전문의 제도를 도입하고 있으며 내과, 부인과, 소아과, 정신과, 안이비인후피부과, 침구과, 재활의학과, 사상체질과의 8개 분야의 전문의를 배출하고 있다.

부인과 분야는 시대적 흐름에 맞춰 여성의 특수성을 감안하여 발생하는 질환을 성적으로 성숙한 여성뿐 아니라 소아와 여중고생, 대학생, 직장인은 물론 노년기 여성을 대상으로 하는 여성의학로서의 변모를 꾀하고 있다. 또한 침구 분야는 한방진료에 있어 대표적인 치료 방법으로 각종 연구와 임상에서 많은 유효한 결과가 있고 약에 대해 선입견을 갖고 있는 현대인의 질병치료에서 매우 중요한 역할을 담당하고 있다. 따라서 이를 통합하는 여성 침구학이라는 전문 분야가 요구되고 있으며 이에 맞는 진단과 치료법에 대해 쉽게 이해할 수 있는 지침서가 필요한 시점이다.

이 책은 동양의학의 특징, 사상, 병인, 병태, 진단, 병증, 침구, 치료에 대한 특성을 간략히 설명하고 연령변화에 따라 유년기, 사춘기, 성숙기, 폐경기, 노년기의 여성 신체의 변화와 특성, 진찰과 검사법을 체계적으로 알기 쉽게 기술하고 있다. 아울러 월경병, 성기병, 임신병, 산후병에 대한 기존 부인과학 대표질환 뿐 아니라 시기별 주요 질환을 여성과 관련된 심혈관계, 소화기계, 호흡기계, 비뇨기계, 근골격계, 노화, 대사장애, 정신질환 및 피부미용에 이르기 까지 여성의 일반적인 질환을 총 망라하고 이에 대한 동서의학의 부인과학 지식을 대략적인 내용을 이해하기 쉽게 설명하면서도 일본인 특유의 정리하고 요약하여 그림과 표의 활용하여 이해하기 쉬운 점이 돋보인다. 일본의 동양의학과 한의학의 현실은 여건과 실제적인 측면에서 여러 모로 차이가 있어 가능하면 정확한 표현법을 사용하고 우리 실정에 맞는 문법과 용어로 고치려 노력하였으나 아직도 어색한 부분에 대해 부족한 시간과 번역의 한계를 말하는 것은 핑계가 될 뿐이다. 하지만 이 책은 침구과와 부인과 교수가 함께 작업한 데 의의가 있으므로 실제 임상에 쉽게 활용할 수 있는 여성 침구학 입문서로서의 역할을 할 수 있기를 기대해 본다. 교정에 수고를 아끼지 않은 의국원들과 출간에 도움을 주신 (주)신흥메드싸이언스 관계자에게 감사의 말을 전한다.

2008년 5월

최도영 · 장준복

차례

- 서문 V
- 역자서문 VII

I. 동양의학이란 1

동양의학의 특징 3

- 환경 중시의 의학 3
- 심신일체(心身一體)의 의학 4
- 자연치유력의 의학 4
- 미병(未病)의 의학 4

동양의학의 사상 6

- 음양론(陰陽論) 6
  1. 음양(陰陽)의 성질과 그 관계 6
  2. 음양론(陰陽論)의 의학적 응용 8
- 오행론(五行論) 9
  1. 오행(五行)이란 9
  2. 오행(五行)의 상생(相生) 관계와 상극(相剋) 관계 10
  3. 오행(五行)의 색체표(色體表) 11
  4. 오행론(五行論)의 의학적 응용 12

동양의학의 병인론 13

1. 외인(外因) 13
2. 내인(內因) 15
3. 불내외인(不內外因) 16
4. 동양의학의 병인론의 의미 16

동양의학의 기능 병태학 17

기(氣)·혈(血)·진액(津液)의 생리 기능과 그 병태 17

1. 기(氣) 18
2. 혈(血) 19
3. 진액(津液) 20

장부(臟腑)의 생리 기능과 그 병태 21

1. 장부(臟腑)의 종류 21
2. 장(臟)의 생리 기능과 병태 22
3. 부(腑)의 생리 기능과 병태 25

동양의학의 진단학 27

1. 망진(望診) 27
2. 문진(聞診) 30
3. 문진(問診) 31
4. 절진(切診) 35

병증학(病證學) 41

병증(病證)이란 41

병증의 종류 42

1. 팔강병증(八綱病證) 42
2. 기혈진액 병증 44
3. 장부병증 46
4. 외감병의 병증 47

병증의 결정 47

경락·경혈계 49

1. 경락(經絡)이란 49
2. 경혈(經穴) 52

동양의학의 치료법 55
1. 안마 56
2. 도인(導引) · 기공(氣功) 57
3. 침구(鍼灸) 58
4. 한약 처방 60

II. 여성의 일생과 신체의 변화 63

현대의학에서 본 여성의 신체 65
❀ 연령증가에 의한 성기능 및 신체의 변화 66
1. 유아기 66
2. 사춘기 66
3. 성숙기 68
4. 갱년기 68
5. 노년기 69
❀ 성 주기 70
1. 난소 70
2. 자궁내막 73
3. 월경 74

동양의학에서 본 여성의 신체 75
❀ 여성의 성장과 발육 75
❀ 포궁(자궁)에 대하여 76
1. 포궁(胞宮) 76
2. 포궁(胞宮)과 장부와의 관계 76
3. 포궁(胞宮)과 4맥(충맥 · 임맥 · 독맥 · 대맥) 78
❀ 월경에 대하여 82
❀ 분만 83
1. 임신 83
2. 분만 84

부인병의 병인과 성립 85

✻ 부인병의 병인 85

1. 육음(六淫) 85

2. 칠정(七情) 87

3. 기타 88

✻ 산과 · 부인과 질환의 발생 기전 89

1. 장부 기능의 실조가 충맥 · 임맥에 영향을 주어 일어나는 질환 89

2. 기혈의 실조가 충맥 · 임맥에 영향을 주어 일어나는 질환 89

3. 포궁에의 직접적 손상이 충맥 · 임맥에 영향을 주어 일어나는 질환 89

✻ 치료의 원칙 92

1. 소간기(疏肝氣) 92

2. 화비위(和脾胃) 92

3. 보신기(補腎氣) 92

4. 조기혈(調氣血) 93

III. 산부인과 진료의 기초 95

진찰의 기본 97

✻ 일반 진찰과 진찰상의 배려 97

1. 환자를 맞이하기 위한 준비 97

2. 진찰의 기본요령 98

3. 진찰의 포인트 98

4. 예진의 방법 99

5. 문진(問診) 99

✻ 부인과적 진찰법 100

1. 진찰상의 배려 101

2. 외음부 · 골반 · 하지의 시진(視診) 101

3. 질경 검진 101

4. 내진(內診) · 쌍합진(雙合診) · 직장진(直腸診) 101

✻ 주요 증상의 진찰 진행 방식 102

1. 월경 이상 103

2. 부정성기출혈 103

3. 임신에 수반하는 여러 증상 103

4. 잘 나타나는 증상 103
5. 외음부 증상과 대하(帶下) 104
❀ 동양의학의 진찰법(사진법의 요점) 104
1. 망진(望診) 104
2. 문진(問診) 105
3. 절진(切診) 105

주요 검사법 106

❀ 부인과 내분비 검사법 107
1. 기초 체온 107
2. 호르몬 측정 107
3. 호르몬 부하시험 109
4. 경관 점액 검사 110
5. 자궁내막 조직진 110
❀ 불임 검사법 110
1. 난관 소통성 검사법 112
2. 배란 시기의 진단법 112
3. 정자 검사 113
❀ 조직진과 세포진 114
1. 조직진 114
2. 세포진 114
3. 종양 마커 114
❀ 내시경 검사법 115
1. 질확대경진(colposcopy) 115
2. 자궁경진(hysteroscopy) 115
3. 복강경진(laparoscopy) 115
4. 방광경진(cystoscopy) 115
5. 직장경진(proctoscopy) 115
6. 양수경진(amnioscopy) 116
❀ 초음파 진단법 117
1. 초음파 단층법 117
2. 도플러법 117
❀ 그 밖의 영상 진단 119
1. 초음파 단층촬영(CT) 119

2. 자기공명화상(MRI) 119
❀ 산과 영역에서 행해지는 검사 119
1. 양수 검사 119
2. 태반 기능 검사 120
3. 태아 심박(수) 진통도(cardiotocogram, CTG) 121
4. 태아 채혈 122
5. 골반 계측 123

IV. 여성의 주요 질환 125

여성의 일생과 주요 질환 127

❀ 사춘기의 심신 127
1. 동양의학의 마음과 몸 127
2. 사춘기 여성에게 나타나는 수소(愁訴)와 질환 127
❀ 성숙기의 심신 128
1. 성숙기의 신체적 변화 128
2. 성숙기 여성의 주위 환경 128
3. 성숙기 여성에게 나타나는 각종 증상과 질환 129
❀ 갱년기 · 노년기의 심신 130
1. 동양의학의 마음과 몸 131
2. 노년기에 많은 질환 131

사춘기의 주요 질환 133

❀ 기립성 조절장애(Orthostatic Dysregulation, OD) 133
❀ 긴장성 두통(Tension Headache) 135
❀ 과민성 대장증후군(Irritable Bowel Syndrome, IBS) 138
❀ 과환기증후군(Hyperventilation Syndrome) 140
❀ 아토피 피부염(Atopic Dermatitis) 142

성숙기의 주요 질환 147

❀ 월경의 이상 147
❀ 무월경 149

❀ 월경곤란증(Dysmenorrhea) 151
❀ 월경전 증후군(Premenstrual Syndrome, PMS) 154
❀ 외음질염(Vulvovaginitis) 157
❀ 성감염증(Sexually Transmitted Diseases, STD) 158
❀ 난소종양(Ovarian Tumor) 163
❀ 자궁내막증(Endometriosis) 165
❀ 자궁선근증(Adenomyosis Of The Uterus) 169
❀ 자궁근종(Leiomyoma Of The Uterus) 171
❀ 자궁암(Uterine Cancer) 173
1 자궁경부암 173
2 자궁체부암 174

갱년기 · 노년기의 주요 질환 177

❀ 갱년기 장애(Climacteric Symptoms) 177
❀ 비뇨 · 생식기의 위축 증상 182
❀ 골다공증(Osteoporosis) 183
❀ 고혈압(Hypertension) 185
❀ 고지혈증(Hyperlipemia) 187
❀ 유방암(Breast Cancer) 190

산과의 주요 질환 193

❀ 입덧 · 임신오조(妊娠惡阻, Hyperemesis) 193
❀ 유산(Abortion) 195
❀ 자궁내 태아사망(Intrauterine Fetal Death, IUFD) 198
❀ 자궁외 임신(Ectopic Pregnancy) 199
❀ 포상기태(Hydatidiform Mole) 201
❀ 조산(Premature Delivery) 203
❀ 자궁내 태아발육지연(Intrauterine Growth Retardation, IUGR) 204
❀ 임신고혈압(Pregnancy Induced Hypertension, PIH, 임신중독증) 206
❀ 자간(子癎, Eclampsia) 208
❀ 전치태반(Placenta Previa) 210
❀ 다태임신(Multiple Pregnancy) 212

혈액형 부적합 임신 · 태아 부속물의 이상 214
유선염(Mastitis) 216

V. 여성의 건강 증진과 각종 질환 치료 219

사춘기의 건강관리 221
비만 221
피로감 225
두통 230
변통(便通) 장애 235

성숙기의 건강관리 241
월경통 241
월경 주기의 이상 249
어깨 결림 258
냉증 264
불임증 268
요통 273

임신기의 건강관리 282
입덧 282
골반위 286
절박조산 294
화통분만(和痛分娩) 300
진통 촉진 308
유즙분비부전 313
임신 중의 요통 320
임신 중의 변비 324

갱년기 · 노년기의 건강관리 327
갱년기 장애 327

❊ 요실금(Urinary Incontinence) 332
❊ 이명(Tinnitus) 337
❊ 슬통(변형성 슬관절증) 341
❊ 고혈압증 352

VI. 여성 침구의 전망과 침구 연구의 경향 359

여성 침구의 전망 361

❊ 성차의료와 여성 외래 361
1. 성차의료란 361
2. 동양의학에 있어서의 성차의료 362
3. 여성 외래 363

❊ 여성 침구란 364
1. 여성의 라이프사이클에 따른 「여성 침구」의 가능성 365
2. 일하는 여성과 「여성 침구」 367

❊ 침구치료에 대한 여성의 의식 370

침구 연구의 경향 373

❊ 동물을 대상으로 한 기초적 연구의 성과 373
1. 자궁의 자율신경 조절 373
2. 자궁에 미치는 체성 감각 자극의 효과 375

❊ 인간을 대상으로 한 연구의 성과 380
1. 통증의 조절 380
2. 자율신경계에 미치는 영향 381
3. 근육의 긴장 · 이상 수축에 미치는 영향 381
4. 혈류량에 미치는 영향 383
5. 여성호르몬에 미치는 영향 384

• 찾아보기 387

심신일체(心身一體)의 의학

동양의학에서는 마음과 몸은 일체(심신일체)라고 간주하여, 인체의 모든 활동은 정신과 신체의 상호작용에 의하여 이루어 진다고 했다. 따라서 신체 기능은 감정을 포함한 정신 활동에 영향을 받으며 반대로 정신 활동은 신체 기능에 영향을 받는다. 의학자들은 이러한 심신일체의 인체관에 근거하여 건강이나 질병 상태를 파악하여 거기에 기초를 둔 진찰법이나 치료법을 전개하였다.

동양의학의 인체관은 철학적, 추상적이라고 지적되지만, 지극히 구체적이고 임상적이다. 예를 들어, 장부(臟腑)에 정신 활동을 배속하여 진찰 · 치료에 응용하고 있다. 나아가 환자의 정신이나 감정 상태를 상세하게 진찰하는 것을 통하여, 병고(病苦)의 이해를 추구하려고 한다. 말하자면, 환자를 진찰하여 병고를 치료하려고 한다.

자연치유력의 의학

동양의학은 질병에 대하여 직접적으로 원인을 배제 또는 박멸하지 않고, 인체가 가지는 자연치유력을 활성화시켜 질병 상태를 개선하려고 한다. 특히 침구학에서는 치료 수단〔침(鍼), 구(灸), 안마 등〕으로 물리적 자극을 이용하기 때문에 인체에 내재된 치유력을 적극적으로 활용하려고 한다. 한편 현대 서양의학은 직접적으로 병변부를 제거(외과적 처치)하거나 화학요법(내과적 처치)에 의하여 병원 미생물을 박멸하는 등 원인 그 자체를 배제하려고 한다. 그리하여 동양의학은 주로 심신 기능이 변조한 것 같은 병태에 대해서 유효하고, 현대 서양의학은 원인이 분명한 병태(감염증이나 기질적 질환 등)에 대해서 유효하다고 여겨지고 있다.

많은 질병은 치유력(인체 방어력)의 저하에 의하여 발생하므로 자연치유력을 중시하는 동양의학의 관점은 중대하게 평가되고 있다. 게다가 내재된 치유력을 치료 원리로 하고 있기 때문에 동양의학은 인간에게 친근한 의학이라고 말해지고 있다.

미병(未病)의 의학

현대 서양의학의 진보 · 발전과 공중위생의 보급에 의하여 감염증을 주로 하는 급성 질환은 감소하고 반대로 생활습관의 변화와 스트레스의 증대에 의하여 생활습관병이나 마음의 병이 많아졌다. 생활습관병은 일단 병적 상태가 되면 치유가 곤란하고, 본격적인 질병 상태가 되기 전에 생활 습관의 교정이나 운동요법, 식사요법 등의 비약물요법을 사용하여 예방할 필요가 있다.

동양의학의 특징

핵심사항

- 자연과 인체를 일체로 파악하여 자연과의 공생을 강조하는 환경 중시의 의학
- 마음과 몸을 일체로 보는 심신일체의 의학
- 내재된 치유력을 활성화시키는 자연치유력의 의학
- 본격적인 병에 이르기 전에 치료하여 건강 회복을 촉진시키는 미병(未病)의 의학

환경 중시의 의학

동양의학에서는 자연과 인체를 일체로 파악하여 자연은 대우주(macrocosmos)이며, 인체는 소우주(microcosmos)라고 간주한다. 따라서 인체의 생리, 병리 또는 질병의 발생이나 치료의 법칙 등 모든 것은 자연의 법칙으로 설명할 수 있다. 예를 들어 자연과 인체의 리듬이 조화를 이루면 건강하고, 조화를 이루지 못하면 건강하지 못하다. 이러한 생각을 동양의학에서는 천인합일설(天人合一說)이라고 한다.

이와 같이 자연과 인체의 조화를 중요시하는 생각의 바탕에는, 사람은 자연에 의하여 살아간다고 하는 인식이 있다. 사람은 자연으로부터 독립된 존재(closed system)가 아니라 자연에 둘러싸여, 자연과 정보를 교류하면서 스스로의 질서를 만들어내는 존재(open system)라고 생각하여 자연과의 공생을 중시했다. 이에 따라 계절에 따른 양생(養生)을 고려하여, 의학에 있어 기상(계절)의 변화를 진찰 · 치료에도 활용했다. 말하자면, 동양의학은 기상 의학을 포함한 환경 중시의 의학이다.

I. 동양의학이란

예방 의료로서, 동양의학에서는 「미병의 치료」를 최고의 진료 목표로 하고 있다. 「아직 병에 걸리지 않은 것을 치료한다」는 것은 생활습관병의 예방이나 고령자의 건강 수명 연장의 대책이 될 수도 있어 예방의 의학이 주목받기 시작했다.

동양의학에서는 건강을 유지 증진하려면 양생(養生)법을 중시하고 미병 상태에 대해서는 적극적인 처치를 실시하는 것이 장려되고 있다. 이러한 예방 의료의 전개는 의료비의 증대를 억제하고 감소시키는 비장의 카드가 될 수 있다.

동양의학의 사상

핵심사항

- 동양의학의 주요한 사상으로서 음양론(陰陽論)과 오행론(五行論)이 있다.
- 음양론(陰陽論)은 동양의학의 근본을 이루는 사상이다.
- 음양(陰陽)은 상대적인 대립 개념이며, 서로 전화(轉化)하여 평형한 성질을 가진다.
- 음양론(陰陽論)은 신체기능이나 병리의 설명 또는 치료 방침에 응용된다.
- 오행(五行)이란 목(木) · 화(火) · 토(土) · 금(金) · 수(水)이다.
- 오행(五行)의 색체표란 자연계를 오행의 속성으로 분류한 것이다.
- 오행(五行) 간에는 서로 돕는 상생(相生)의 관계와 서로 억제하는 상극(相剋)의 관계가 있다.
- 오행론(五行論)은 진찰, 치료에 응용된다.

음양론(陰陽論)

동양의학의 근간을 이루는 사상으로서 음양론(陰陽論)이 있다. 음양론은 고대 중국 자연철학의 하나로, 소우주인 인체도 자연의 운행과 같은 법칙에 따라 활동하고 있다고 간주하고, 인체의 기능이나 질병의 발생 과정도 음양론으로 체계적으로 설명하고자 했다(그림 I－1).

1. 음양(陰陽)의 성질과 그 관계

양(陽)의 속성은 밝고 경쾌하고 따뜻하고 활동적이며, 음(陰)의 속성은 어둡고 무겁고 차갑고 조

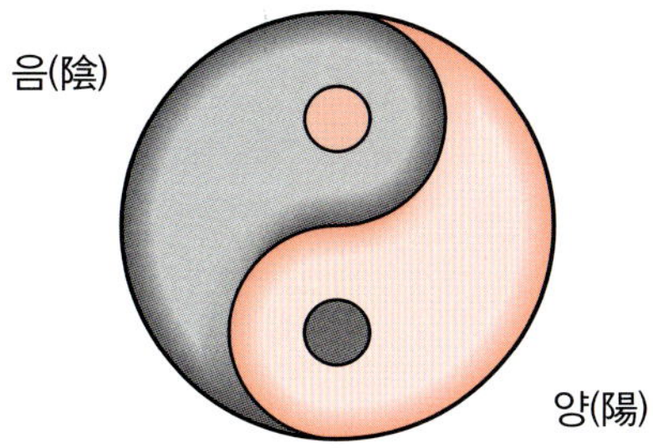

그림 I-1 음양태극도(陰陽太極圖)

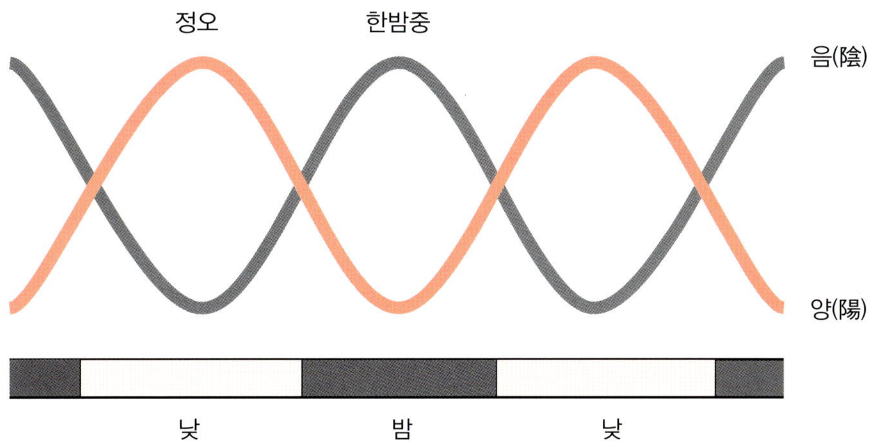

그림 I-2 음양의 소장(消長)과 평형

용하다. 자연의 다양한 현상이나 사물은 크게 음양의 속성으로 나눌 수가 있으며 음양(陰陽)의 관계로 설명할 수 있다고 생각했다. 예를 들어 낮과 밤을 음양으로 표현하면 낮은 밝고 활동적이며, 밤은 어둡고 조용하므로 낮은 양(陽)이며 밤은 음(陰)에 해당한다. 그러나 낮은 서서히 밤으로 이행하고 밤은 이윽고 낮이 되므로 그 경계는 결코 확실히 구분할 수 없으며 연속적이다. 음양론(陰陽論)에서는 이러한 밤낮의 변화는 음양(陰陽)의 소장(消長)에 의하여 파악할 수 있다고 했다(그림 I-2).

이와 같이 음양(陰陽)이라고 하는 사상은 자연현상 및 그 변화를 대립적으로 그리고 통일적으로 설명하는 것으로, 소우주인 인체의 생리, 또는 질병의 발생 과정도 이와 같이 설명할 수 있다고 생각했다.

1) 상대적인 대립 개념으로서의 음양(陰陽)

음양(陰陽)은 대립적인 개념이다. 하늘과 땅, 낮과 밤, 위와 아래, 겉과 속, 뜨거운 것과 차가운 것, 남자와 여자 등 자연계의 다양한 현상이나 사물은 대립적으로 파악할 수 있으며 모두 음양(陰陽)의 속성으로 나눌 수 있다. 그러나 그러한 음양 분류는 절대적인 척도에 의한 것이 아니라 상대적인 것이다. 밤낮의 관계와 같이 대립하는 현상이나 사물은 원칙적으로는 연속적으로 변화하는 것으로, 명료하게 이분할 수 없다. 이로써 음양은 상대적 관계라는 것을 알 수 있다.

2) 서로 전환하는 음양(陰陽)

음(陰)과 양(陽)은 정적인 대립 관계가 아니라 음(陰)에서 양(陽)으로, 양(陽)에서 음(陰)으로 서로 전환될 수 있다. 그것은 음(陰)이 극에 이르렀을 때에 양(陽)으로 바뀌고, 양(陽)이 극에 이르렀을 때에 음(陰)으로 바뀌기 때문이다. 예를 들어 밤낮의 변화와 같이 낮(양)이 최대에 이른 시점으로부터 밤(음)으로 바뀌기 시작한 뒤, 서서히 증가하여 밤(음)이 된다. 이와 같이 음양(陰陽)은 대립의 관계가 아니라 서로 전환하는 성질을 갖고 있다(그림 I－2).

3) 음양(陰陽)의 평형

음양(陰陽)은 항상 평형 상태를 유지하고 있다. 즉, 음(陰)과 양(陽)은 한편으로 치우치지 않게 서로 제어하고 있다. 따라서 한 쪽이 강해지거나 또는 약해지는 것에 의하여 음양(陰陽)의 균형이 무너졌을 경우에 이상이 발생한다. 그러나 음양(陰陽)의 평형은 항상 5대 5의 평형 관계가 아니라, 음양소장(陰陽消長)에 나타나듯이 시간의 추이와 함께 변화하면서 동적 평형 상태를 유지한다(그림 I－2).

2. 음양론(陰陽論)의 의학적 응용

음양론(陰陽論)은 인체의 구분이나 장부(臟腑)의 구분, 인체의 생리 기능 및 병리, 또 치료의 방침으로 이용되고 있다.

1) 음양(陰陽)에 의한 인체의 구분

인체를 음양으로 구분할 때 원칙으로서 네 개의 상하지 부위에서 태양이 닿는 곳을 양(陽)으로 하고, 그림자가 지는 곳을 음(陰)으로 했다. 따라서 배부는 양(陽)이고 흉복부는 음(陰), 외측은 양(陽)이고 내측은 음(陰), 겉은 양(陽)이고 속은 음(陰)으로 했다. 또 상하(上下)에서는 음양(陰陽)의 성질로부터 위는 양(陽), 아래는 음(陰)으로 구분할 수 있다. 이와 같이 인체를 음양(陰陽)으로 구분하는 것에 의하여 질병이 존재하는 부위(병위)를 분명히 하고 치료의 방침도 나타냈다.

2) 음양(陰陽)에 의한 장부(臟腑)의 구분

장부(臟腑)는 기능에 따라 음양으로 구분된다. 장(臟)은 음(陰)에 속하며 물질을 내포하여 조직 · 기관을 기르는 기능을 가진다. 한편 부(腑)는 양(陽)에 속하여 물건을 운반하거나 배출하는 기능을 가진다.

3) 음양(陰陽)에서 본 인체의 생리 · 병리

동양의학에서는, 인체의 다양한 기능은 「기(氣)」에 의하여 행해지며 그 물질적인 기반은 「혈(血)」이라고 생각하고 있다. 음양(陰陽)의 속성으로부터 「기(氣)」와 「혈(血)」을 보면, 「기(氣)」는 양(陽)에 속하고 「혈(血)」은 음(陰)에 속한다. 따라서 「기(氣)」는 양(陽)으로 기능을 의미하고, 「혈(血)」은 음으로 물질을 의미한다. 게다가 「혈(血)」은 「기(氣)」의 기능에 의해 생성되며 「기(氣)」는 「혈(血)」에 의하여 그 기능을 발휘할 수가 있다고 했다.

이와 같이 음양(陰陽) 상호의 작용에 의하여 인체의 정상적인 생리 활동은 유지되지만 음양(陰陽)의 정상적인 관계의 실조는 이상으로 여겨져 병적 상태로 보인다. 즉 인체의 다양한 병리는 음양(陰陽)의 편향에 의하여 생기는 것이라고 파악하고 있다.

4) 음양(陰陽)에서 본 치료 방침

병적 상태는 음양(陰陽)의 실조에 의하여 발생하므로, 치료 방침은 음양(陰陽)의 균형을 회복하도록 세운다. 그 때문에 음양(陰陽)의 실조 상태(어딘가 쇠약해지고 있거나 고조되어 있는지)를 진찰하고 거기에 기초를 두고 치료 방침을 세운다.

오행론(五行論)

1. 오행(五行)이란

오행론(五行論)은 음양론(陰陽論)과 함께 동양의학의 기본을 이루는 중요한 사상이다. 오행론(五行論)에서 자연계는 모두 5개의 기본적 요소로 구성되어 있어 그러한 속성으로 환원할 수 있다고 생각하며, 소우주인 인체의 기능이나 질병의 발생 과정도 오행론으로 설명할 수 있다고 했다.

오행론(五行論)에서 말하는 5개의 기본적 요소란, 목(木) · 화(火) · 토(土) · 금(金) · 수(水)이다. 이것을 오행(五行)이라고 한다. 이 오행(五行)의 속성에 의하여 자연계의 모든 것을 오행으로 귀납하여 자연계를 분류했다. 그리고 오행 간에 존재하는 관계(오행의 상생, 상극)에 의하여 자연계의 질서와 변화를 설명하려고 했다.

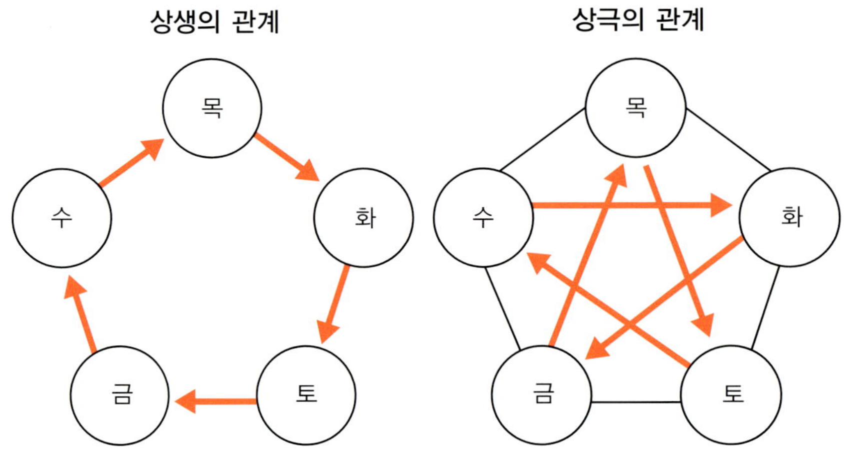

그림 I-3 상생과 상극의 관계

2. 오행(五行)의 상생(相生) 관계와 상극(相剋) 관계

오행(五行) 간에는 상생(相生)과 상극(相剋)이라고 하는 관계성이 있다. 전자는 서로 돕는 관계이며 후자는 서로 억제하는 관계이다.

1) 오행(五行)의 상생(相生) 관계

오행(五行)의 상생(相生)이란 서로 돕는 관계이다. 그것은 낳는 것과 태어나는 것의 관계이기도 하므로 모자(母子) 관계에 있다고 말해지고 있다. 목(木)은 화(火)를 일으키고 화(火)는 토(土)를 일으키며 토(土)는 금(金)을 일으키고 금(金)은 수(水)를 일으키며 수(水)는 목(木)을 일으켜 상생의 관계는 순환한다. 즉 목(木)은 화(火)의 어머니이며, 화(火)는 목(木)의 자식이 되는 관계로부터 오행(五行)의 상생(相生) 관계를 모자(母子) 관계라고 한다(그림 I−3).

2) 오행(五行)의 상극(相剋) 관계

오행(五行)의 상극이란 이기는 것과 지는 것의 관계로, 억제(제어) 관계이다. 목(木)은 토(土)를 누르고(剋) 토(土)는 수(水)를 누르며, 수(水)는 화(火)를 누르고, 화(火)는 금(金)을 누르며, 금(金)은 목(木)을 눌러 상극의 관계는 순환한다. 누른다는 것에는 이긴다는 의미가 있어, 목(木)은 토(土)에 이기고 또 수(水)는 화(火)에 이기는 관계이다(그림 I−3).

3) 오행(五行)의 상생(相生)과 상극(相剋)의 관계

오행(五行)의 상생(相生)과 상극(相剋)의 관계에 의하여 오행의 상호관계는 안정된다. 이 서로

표 I-1 오행의 색체표

	오장(五臟)	오부(五腑)	오색(五色)	오지(五支)	오성(五聲)	오음(五音)	오향(五香)	오미(五味)	오규(五竅)	오액(五液)	오주(五主)	오지(五志)	오정(五精)	오악(五惡)	오기(五氣)	오계(五季)
목(木)	간(肝)	담(膽)	청(青)	조(爪)	호(呼)	각(角)	조(臊)	산(酸)	목(目)	루(淚)	근(筋)	노(怒)	혼(魂)	풍(風)	풍(風)	춘(春)
화(火)	심(心)	소장(小腸)	적(赤)	모(毛)	언(言)	치(徵)	초(焦)	고(苦)	설(舌)	한(汗)	혈맥(血脈)	희(喜) [소(笑)]	신(神)	열(熱)	열(熱)	하(夏)
토(土)	비(脾)	위(胃)	황(黃)	유(乳)	가(歌)	궁(宮)	향(香)	감(甘)	구(口)	연(涎)	기육(肌肉)	사(思) [려(慮)]	의(意)·지(智)	습(濕)	습(濕)	장하(長夏)
금(金)	폐(肺)	대장(大腸)	백(白)	식(息)	곡(哭)	상(商)	성(腥)	신(辛)	비(鼻)	체(涕)	피(皮)	우(憂) [비(悲)]	백(魄)	한(寒)	조(燥)	추(秋)
수(水)	신(腎)	방광(膀胱)	흑(黑)	발(髮)	신(呻)	우(羽)	부(腐)	함(鹹)	이(耳)	타(唾)	골(骨)	공(恐) [경(驚)]	정(精) [지(志)]	조(燥)	한(寒)	동(冬)

돕는 힘(상생)과 서로 억제하는 힘(상극)이 평형이면 오행 상호의 관계는 안정된다. 즉 오행으로 구성되어 있는 자연계는 변화하면서도 안정을 유지하여 일정한 질서를 만들 수가 있다. 이 관계성은 소우주인 인체에도 적용되어 오행의 상생과 상극의 관계가 평형인 상태를 건강이라고 생각하고 부조화가 이상(異常 : 병적 상태)이라고 파악했다.

3. 오행(五行)의 색체표(色體表)

자연계의 모든 것은 오행(五行)의 속성으로 나눌 수가 있다고 하여, 오행(五行)에 의하여 자연계를 분류한 것이 색체표이다. 오행(五行)의 색체표(色體表)에 의하여 분류된 항목은 모두 오행의 속성을 갖는다(표 I－1). 예를 들어 오장(五臟)을 오행(五行)으로 분류하면 간(肝)은 목(木), 심(心)은 화(火), 비(脾)는 토(土), 폐(肺)는 금(金), 신(腎)은 수(水)가 되며, 오주(五主)에서는 근육은 목(木), 혈맥(血脈)은 화(火), 기육(肌肉)은 토(土), 피부는 금(金), 골은 수(水)가 된다. 따라서 간(肝)과 근육은 목(木)에 속하고, 심(心)과 혈맥(血脈)은 화(火)에 속하며, 비(脾)와 기육(肌肉)은 토(土)에 속하고, 폐(肺)와 피부(皮膚)는 금(金)에 속하고, 신(腎)과 골(骨)은 수(水)에 속한다. 이와 같이 목(木)·화(火)·토(土)·금(金)·수(水)에 속하는 항목은 같은 속성을 갖고 관련성이 있는 것으로 간주한다.

오행의 색체표의 내용은 장부의 배속, 진단에 관한 사항의 배속〔오색(五色), 오지(五支), 오성(五聲), 오음(五音), 오향(五香), 오미(五味), 오규(五竅), 오액(五液), 오주(五主)〕, 병인에 관한

사항의 배속〔오악(五惡), 오계(五季)〕, 정신 작용에 관한 사항의 배속〔오지(五志), 오정(五情)〕으로 크게 나눌 수 있다.

4. 오행론(五行論)의 의학적 응용

오행론(五行論)은 진단, 질병의 기전 및 치료의 법칙에 응용된다.

1) 진단에의 응용

오행론(五行論)을 진단에 응용하여, 오색(五色) · 오지(五支) · 오성(五聲) · 오음(五音) · 오향(五香) · 오미(五味) · 오규(五竅) · 오액(五液) · 오주(五主) · 오지(五志) · 오정(五情) · 오악(五惡) · 오기(五氣) · 오계(五季)의 항목을 사용한다. 각각의 항목에 이상 소견이 있으면 대응하는 장부의 병변으로서 파악한다. 예를 들어 오장과 오색의 대응 관계에서는 간(肝)과 청(靑), 심(心)과 적(赤), 비(脾)와 황(黃), 폐(肺)와 백(白), 신(腎)과 흑(黑)이 대응하여 안색이 붉으면 심(心)의 병증(증상)으로 간주하여 심(心)의 병을 고려한다. 또 오장과 오주의 대응 관계로 말하면 간(肝)과 근육(筋肉), 심(心)과 혈맥(血脈), 비(脾)와 기육(肌肉), 폐(肺)와 피부(皮膚), 신(腎)과 골(骨)이 대응하므로, 다리의 근육에 경련이 있다고 하면 간(肝)의 병증이라고 생각하여 간(肝)의 병을 고려한다.

이와 같이 오행(五行)의 색체표(色體表)는 오행(五行)에 속하는 각 항목과 장부와의 대응 관계로부터 장부의 병변을 진단하기 위해서 이용된다.

2) 질병의 전변(轉變)과 치료의 법칙에의 응용

질병의 전변에 대해서도 상생(相生) 및 상극(相剋)의 관계가 응용된다. 이것에는 간(肝)의 병은 심(心)의 병을 일으킨다고 하는 상생의 관계에 의한 경우와 간(肝)의 병은 비(脾)의 병을 일으킨다고 하는 상극(相剋)의 관계에 의한 경우가 있다.

일반적으로는 상생(相生)의 관계에서 질병이 진전하는 경우, 비교적 예후는 양호하다. 그러나 상극(相剋)의 관계에서 질병이 진전하는 경우, 예후가 불량하다고 말해지고 있다.

치료에 있어서도 상생(相生)과 상극(相剋)의 관계가 응용되고 있다. 예를 들어 상생(相生) 관계를 이용하여 심(心)의 병을 치료하려면 그 어머니인 간(肝) 기능을 보충하고, 심(心)의 자식에 해당하는 비(脾)의 기능을 억제한다. 한편 상극(相剋) 관계를 이용하여 비(脾)의 병을 치료하려면 비(脾)를 누르는(이기는) 간(肝)의 기능을 억제하는 것 등이다.

동양의학의 병인론

핵심사항

- 병인은 ① 외인(外因) ② 내인(内因) ③ 불내외인(不内外因)으로 나눌 수 있다.
- 외인(外因)이란 밖으로부터 인체에 침습하는 병인으로, 육음(六淫)과 여기(病氣 : 전염병)가 있다. 육음(六淫)이란 풍(風) · 한(寒) · 열(熱)〔서(署)〕 · 습(濕) · 조(燥) · 화(火)의 육사(六邪)이다.
- 내인(内因)이란 안으로부터 인체를 침범하는 병인으로, 칠정(七情)의 혼란이 있다. 칠정(七情)이란, 노(怒) · 희(喜) · 사(思) · 비(悲) · 우(憂) · 공(恐) · 경(驚)의 일곱 가지 감정(感情)이나 정동(情動)이다.
- 불내외인(不内外因)이란 부적절한 음식 · 과중한 노동에 의한 피로 · 부적절한 방사(房事 : 성생활), 외상 등 뚜렷하게 병의 원인이 되는 것을 가리킨다.
- 외인(外因)의 침습으로 생기는 병을 외감병(外感病)이라고 하며, 내인(内因) · 불내외인(不内外因)으로 생기는 병을 내상병(内傷病)이라고 한다.

동양의학에서 질병은 「사기(邪氣)」가 인체를 침습했을 때와 인체의 정기(正氣)〔원기(元氣), 원기(原氣), 진기(眞氣)라고도 함. 사기(邪氣)에 대립되는 경우에는 정기(正氣)를 사용〕가 허약한 상태가 되었을 때에 발생한다고 하며 그러한 병인으로서 외인(外因), 내인(内因), 불내외인(不内外因)이 있다(그림 I－4).

1. 외인(外因)

외인(外因)이란 밖으로부터 인체를 침습하는 병인으로, 육음(六淫)과 여기(癘氣 : 전염병)가 있

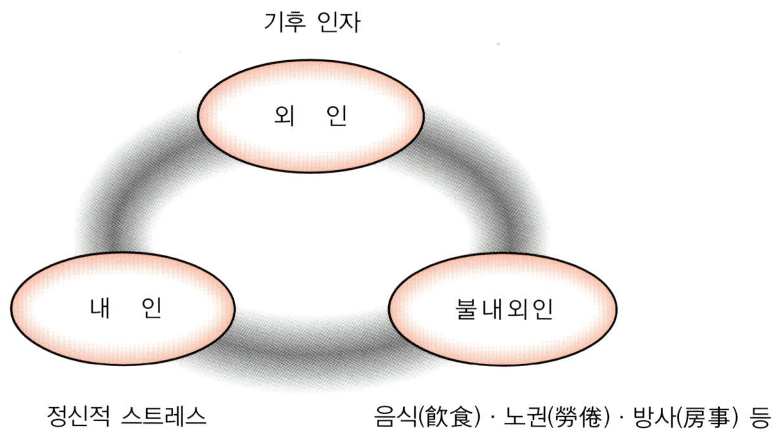

그림 I-4 동양의학의 병인

다. 자연의 기상 현상은 풍(風) · 한(寒) · 열(熱)〔서(暑)〕 · 습(濕) · 조(燥) · 화(火)의 육기(六氣)로 불리는 기후 인자로 구성되어 있다. 공기의 유동이 풍(風), 기온의 저하가 한(寒), 기온의 상승이 열(熱)〔서(暑)〕, 열(서)이 한층 더 상승한 것이 화(火), 습도의 증가가 습(濕), 감소가 조(燥)이다. 이러한 육기(六氣)가 구성하는 모양에 의하여 여러 가지 기상(氣象)이 생겨 사계가 순환한다.

1) 육음(六淫)

육기(六氣)가 신체의 적응 능력을 넘어 작용했을 때, 육기는 사기(邪氣 : 외사)로 변하여 육음〔풍사(風邪), 한사(寒邪), 열사(熱邪)(서사, 署邪), 화사(火邪), 습사(濕邪), 조사(燥邪)〕이 되어 질병의 원인이 된다.

외인(外因)으로 병적 상태가 발생하는 데에는 두 가지가 있다. 하나는 인체의 정기(正氣)가 충실함에도 불구하고 육기가 인체의 적응 능력을 넘어 작용했을 경우이다. 예를 들어, 여름에는 열(서)기는 정상적인 기상 인자로서 작용하지만 장시간 더운 날씨에 있으면 일사병에 걸리듯이 육기(六氣)가 인체의 적응 능력을 넘어 작용하면 육음(六淫)으로 변한다. 또 하나는 인체의 정기(正氣)가 허(虛)하면 상대적으로 육기에 대한 적응 능력이 저하하기 때문에 정상적인 육기(六氣)여도 육음(六淫)으로 바뀌는 경우가 있다. 예를 들어 겨울은 추운 것이 정상적이지만 정기(正氣)가 허하면 한기(寒氣)도 외사로 변하여 한사(寒邪)를 일으킨다. 이와 같이 정기(正氣)가 허하면 생체 방어가 저하하여 쉽게 외사를 감수(感受)하여 발병한다. 이것으로부터 정기(正氣)의 충실의 정도가 질병의 발생에 강하게 관계되기 때문에 치료에 있어 정기(正氣)를 보충하여 살리는 것이 제일 중요하다. 여기에 동양의학의 병인론과 치료관의 특징이 있다.

2) 사계(四季)와 질병 및 장부(臟腑)와의 관계

육기(六氣)의 다소에 의하여 사계(四季)가 발생한다. 봄에는 풍(風), 여름에는 열(熱)〔서(暑)〕, 장하(長夏 : 음력 6월)에는 습(濕), 가을에는 조(燥), 겨울에는 한(寒)이 주된 기(氣)가 되어 계절을 만든다. 이러한 기(氣)가 사기(邪氣)로 바뀌면 봄에는 풍병(風病), 여름에는 서병(暑病), 장하에 습병(濕病), 가을에 조병(燥病), 겨울에 한병(寒病)이 발생한다.

또 육음(六淫)과 장부(臟腑)의 대응 관계에서 풍(風)은 간(肝), 열(熱)〔서(暑)〕은 심(心), 습(濕)은 비(脾), 조(燥)는 폐(肺), 한(寒)은 신(腎)을 상하게 한다. 이것을 계절에서 보면 봄에는 간(肝)의 병, 여름에는 심(心)의 병, 장하(長夏)에는 비(脾)의 병, 가을에는 폐(肺)의 병, 겨울에는 신(腎)의 병이 발생하기 쉽다는 것을 알 수 있다.

3) 여기(癘氣)

여기(癘氣)는 천지(天地)의 사이에 있는 일종의 부정한 기(氣)이며, 유행하고 있는 감염증이나 전염성 질환의 원인을 가리킨다. 역려(疫病)라고도 불리고 있다. 예를 들어 콜레라, 역리(疫痢)〔적리(赤痢)〕, 디프테리아 등의 급성 감염증은 모두 여기(癘氣)에 의한다고 생각되고 있다.

2. 내인(內因)

내인(內因)이란 안으로부터 인체를 침범하는 병인으로, 여기에는 칠정(七情)의 혼란이 있다.

사람의 정상적인 정신 활동이나 감정, 정동(情動)은 노(怒) · 희(喜) · 사(思) · 비(悲) · 우(憂) · 공(恐) · 경(驚)의 7개로 나눌 수 있어 이것을 칠정(七情)이라고 부른다. 칠정이 갑자기 과부족이 되어 그 상태가 장기간 지속되면 장부의 기능을 실조시켜 질병의 원인이 된다. 그러므로 칠정(七情)은 내상칠정(內傷七情)이라고 불린다.

칠정(七情)과 장부(臟腑)는 관련되어 있으며 칠정의 과부족에 의하여 장부의 기능은 손상된다. 반대로 장부의 기능에 변조가 생기면 장부(臟腑)에 대응하는 칠정(七情)이 흐트러져 정신적 수소(愁訴)*를 일으킨다.

- 노(怒) : 인간은 가끔 화내거나 발끈하는데, 이것이 과도하게 되면 간(肝)을 손상시킨다. 또 간기(肝氣)가 고조되어 있으면 작은 일로도 신경질적이고 초조해 한다.
- 희(喜) : 기뻐하면 기가 느긋하게 되지만 과도하게 되면 정신(정상적인 정신 활동을 담당하는 기)을 소모시켜 정신을 불안하게 한다. 과도한 기쁨은 심(心)을 손상시킨다. 또 심(心)의 기능이 실조하면 쉽게 기뻐진다.
- 사(思) : 사려(思慮)이다. 골똘히 생각하는 것이 거듭되면 비(脾)를 손상시킨다. 또 비(脾)의 기능이 실조하면 골똘히 생각하게 된다.
- 비(悲) : 비애 · 고통 중에서 발생한다. 과도한 슬픔은 폐(肺)를 손상시킨다. 또 폐(肺)의 기능이

* 수소(愁訴) : 환자가 애타게 불편을 호소

실조하면 쉽게 슬퍼진다.

- 우(憂) : 마음이 가라앉아 즐겁지 않는 것은 말한다. 우울함이 과도하게 되면 기(氣)가 펴지지 않아 폐(肺)를 손상시킨다. 또 폐(肺)의 기능이 실조하면 마음이 가라앉기 쉬워진다.
- 공(恐) : 공포심이다. 공(恐)은 신(腎)을 손상시킨다. 또 신기(腎氣)가 적으면〔신허(腎虛)〕 쉽게 공포심을 느낀다.
- 경(驚) : 생각지 못한 국면에 직면하였을 때 정신이 극도로 긴장하는 것에 의하여 발생한다. 이렇게 되면 정신이 어지러워져 감정이 불안정하게 된다. 과도한 놀람은 신(腎)을 손상시킨다. 또 신(腎)의 기능이 실조하면 사물에 놀라기 쉬워진다.

3. 불내외인(不內外因)

불내외인(不內外因)은 외인(外因)에도 내인(內因)에도 해당하지 않는 병인으로, 불량한 음식 섭취 · 과중한 노동에 의한 피로 · 부적절한 방사(성생활), 외상 등 분명하게 질병의 원인이 되는 것을 가리킨다. 즉 불내외인은 말하자면 일상생활의 문제이며, 과식 · 과음 · 과로 · 과도한 방사, 나아가 외상이나 약물 중독은 모두 정기(正氣)를 해치는 원인이 된다.

- 음식 : 영양의 근원이지만 폭음 · 폭식하면 비위(脾胃)의 운화(소화 · 흡수)의 기능을 해쳐 비위병의 원인이 된다. 또 유해한 음식물의 섭취, 날것의 과도한 섭취나 오미(五味)의 편식도 비위(脾胃) 병의 원인이 된다.
- 피로(노권) : 과중한 노동에 의한 피로는 비(脾)의 기를 손상시켜, 기력을 감퇴시키고 기허를 일으킨다.
- 방사의 부적절 : 과도한 방사는 정기를 손상시켜 몸을 허약하게 할 뿐만이 아니라, 신기를 해쳐 신허(腎虛)를 일으킨다.

4. 동양의학의 병인론의 의미

동양의학의 병인론은 외인보다는 내인, 불내외인을 중시하는 입장을 취한다. 바꾸어 말하면, 질병의 원인으로서 정신적 스트레스와 생활 습관을 중시하는 입장이다. 그것은 「정기(正氣)」가 충실하면 인체는 외사의 침습을 받기 어렵고, 쉽게 질병 상태가 되지 않는다고 하는 생각에 의한다. 따라서 정기를 쇠약하게 하는 내인(內因)과 불내외인(不內外因)을 외인(外因)보다 중시한다.

이전에는 급성 질환이 질병 구조의 중심이었다. 급성 질환의 상당수는 감염이었다. 말하자면 외인에 의한 질병이다. 근대 서양의학의 진보와 공중위생의 보급에 의하여 급성 질환은 격감했다. 한편 현대에는 생활습관병이나 마음의 병 등, 만성 질환이 증가하고 있다. 이러한 질병의 상당수는 생활 습관의 개선이나 마음의 조절(수양) 등으로 예방할 수 있다. 따라서 동양의학의 병인론이 주목받고 있다.

동양의학의 기능 병태학

핵심사항

- 기(氣)의 생리 기능은 ① 추동(推動) 작용 ② 온후(溫厚) 작용 ③ 방어(防御) 작용 ④ 고섭(固攝) 작용 ⑤ 기화(氣化) 작용의 5가지이다.
- 기(氣)의 주된 병태는 ① 기허(氣虛) ② 기체(氣滯)이다.
- 혈(血)의 주된 생리 기능은 인체 각부에 수곡(水穀)의 기(영양소)와 청기(淸氣 : 산소) 및 액체를 주어, 전신의 조직을 자양하고 윤택하게 한다.
- 혈(血)의 주된 병태는 ① 혈허(虛血) ② 혈어(血瘀)이다.
- 진액(津液)의 주된 생리 기능은 피부 점막을 윤택하게 하고 장부를 원활하게 하며, 관절액이 되어 관절 운동을 원활히 한다.
- 진액(津液)의 주된 병태는 ① 진상(津傷 : 탈수 등) ② 수액 정체(수종 등)이다.
- 장(臟)은 실질 장기로 정기(精氣)를 내포하고 밖으로 흘리지 않는다. 여기에는 간(肝) · 심(心) · 비(脾) · 폐(肺) · 신(腎) · 심포(心包)의 6종류가 있다.
- 부(腑)는 내강 장기이며 물질을 받아 소화하고 그것을 보내 담즙(膽汁) · 변(便) · 요(尿) 등으로 배설한다. 여기에는 담(膽) · 소장(小腸) · 위(胃) · 대장(大腸) · 방광(膀胱) · 삼초(三焦)의 6종류가 있다.
- 기항(奇恒)의 부(府)란, 장(臟)도 아니고 부(腑)도 아니며, 양자의 성질을 가지는 장부(臟腑)로, 여기에는 뇌(腦) · 골(骨) · 수(髓) · 맥(脈) · 담(膽) · 포(胞) 등이 있다.

기(氣) · 혈(血) · 진액(津液)의 생리 기능과 그 병태

1. 기(氣)

1) 기(氣)란

「기(氣)」는 고대 중국인의 자연현상에 대한 소박한 인식이다. 계절의 변천, 생물의 탄생과 죽음 등 이 세상의 모든 사상 및 그 변화는 모두 기(氣)의 운동 변화에 의하여 생기는 것이며, 만물은 기(氣)에 의하여 구성되어 있는 것으로 파악했다. 이것이 동양의 「기(氣)」 사상이다.

이 「기(氣)」 사상은 오늘에도 살아 있다. 천기(天氣), 기후, 기상, 공기, 원기(元氣), 기분, 기합, 병기(病氣), 기력, 전기, 자기 등 일상용어 안에서 그것을 찾아낼 수가 있다. 이러한 용어의 상당수는 자연현상, 정신현상, 보이지 않는 에너지를 나타내고 있는데, 움직이는 것, 유동하는 것, 끊임없이 변화하는 것의 실체로서 「기(氣)」라고 하는 용어를 공통으로 사용하고 있다. 확실히 동양의 「기(氣)」 사상을 반영한 용어이다.

2) 기(氣)의 생성

만물은 「기(氣)」에 의하여 구성되어 있다고 하는 인식은 사람에 있어서도 같다. 따라서 동양의학에서는 인체의 생명 활동은 「기(氣)」에 의해 이루어 진다고 생각하여 「기(氣)」의 성쇠(盛衰)와 그 변화에 의하여 건강으로부터 질병까지를 파악하려고 했다.

인체에 흐르는 「기(氣)」는 원기(原氣), 진기(眞氣), 정기(正氣)라고도 한다〕이라고 하고 있다. 원기는 비위(脾胃)가 운화(소화 · 흡수)에 의하여 거두어들인 수곡(水穀)의 기(음식의 영양소에 해당)와 폐(肺)가 호흡에 의하여 거두어들인 청기(淸氣 : 공기 중의 산소에 해당)에 선천적인 신기(腎氣)〔신정(腎精)〕가 결합하여 생긴 것이다(그림 I－5).

수곡(水穀)의 기(氣)와 청기(淸氣)는 「후천(後天)의 기(氣)」라고 불리며 출생 후에 획득하는 「기(氣)」이다. 한편 선천(先天)의 신기(腎氣)는 부모로부터 받은 「기(氣)」로 선천적으로 가지고 있다. 이 양자(선천의 기와 후천의 기)의 결합에 의하여 생성된 것이 원기(元氣)이다.

원기(元氣)는 체내를 흘러 전신 각 부위에 분포하여 장부 · 경락 등의 여러 가지의 조직의 생리 기능을 담당한다. 예를 들어 원기(元氣)는 장부에 분포하여 장부의 기(氣)가 되어 장부의 생리 활동을 실시하고, 또 경락을 둘러싸 경락의 기(氣)가 되어 경락의 기능을 발휘하는 것 등이다.

3) 기(氣)의 생리 기능과 그 병리

❀ 기(氣)의 생리 기능

「기(氣)는 인간의 근본이 된다」라고 고전에 기록되고 있듯이, 기(氣)는 인체의 모든 생리 기능을 가리킨다. 이 기(氣)의 기능을 정리하면 다음과 같이 된다.

- 추동(推動) 작용 : 인체의 성장 발육, 장부(臟腑) · 경락(經絡)의 기능, 혈(血)의 순환, 진액(津液)의 대사 등의 작용을 한다.

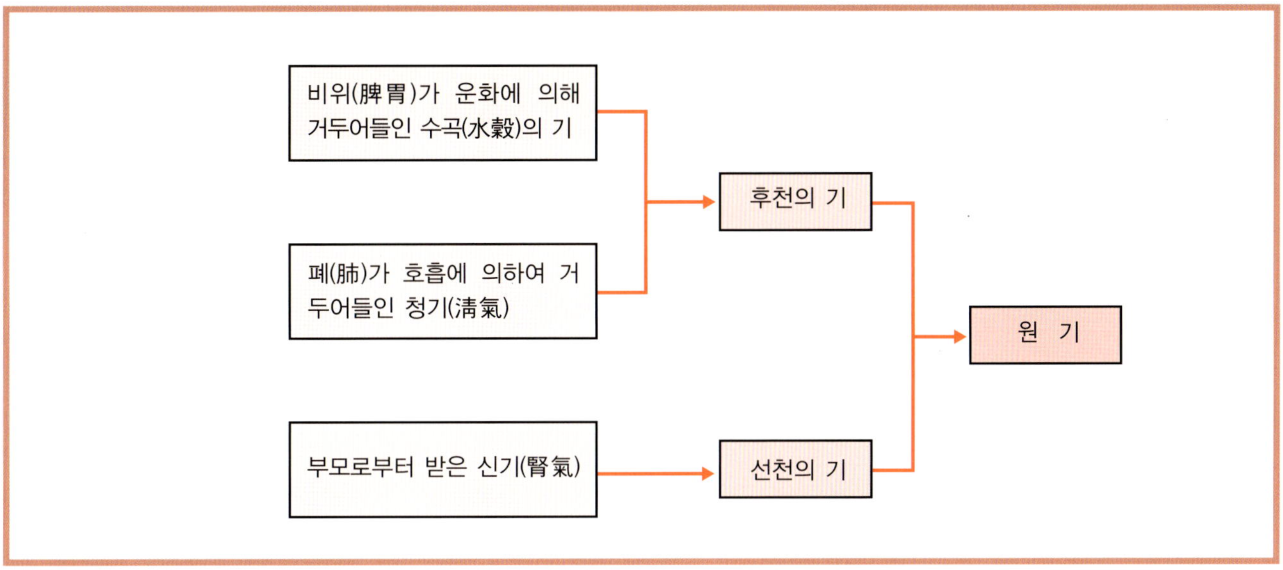

그림 I-5 원기(元氣)의 생성

- 온후(溫厚) 작용 : 인체의 정상적인 체온을 유지한다.
- 방어(防御) 작용 : 인체를 여러 가지의 외사(外邪)로부터 지킨다.
- 고섭(固攝) 작용 : 피를 맥 외로 흘러가지 않게 하거나 요나 땀 등의 체액이 새지 않게 한다.
- 기화(氣化) 작용 : 물질을 에너지로 바꾸거나 에너지 대사에 의하여 물질을 생성한다.

기(氣)의 병리 변화

기(氣)의 주된 병리 변화는 흐르는 기가 부족한 「기허(氣虛)」와, 기가 막히는 「기체(氣滯)」의 2 종류이다〔「기(氣)의 병증」 p.44 참조〕.

2. 혈(血)

1) 혈(血)이란

혈(血)은 경맥(經脈) 안을 흐르는 붉은 액체이며, 인체의 조직을 영양하는 기본적 물질이라고 생각되고 있다. 동양의학에서 말하는 「혈(血)」은 동맥혈에 해당한다고 할 수 있다.

2) 혈(血)의 생성

혈(血)의 생성은 수곡(水穀)의 기(영양물)와 청기(淸氣)가 맥(脈) 중에서 합쳐져 적색의 혈(血)이 되어, 영기(營氣 : 맥 중에 있어 혈의 생성에 관여하여, 혈과 함께 맥 중을 둘러싸는 기)의 작용에 의하여 맥 안으로 흐른다(그림 I-6).

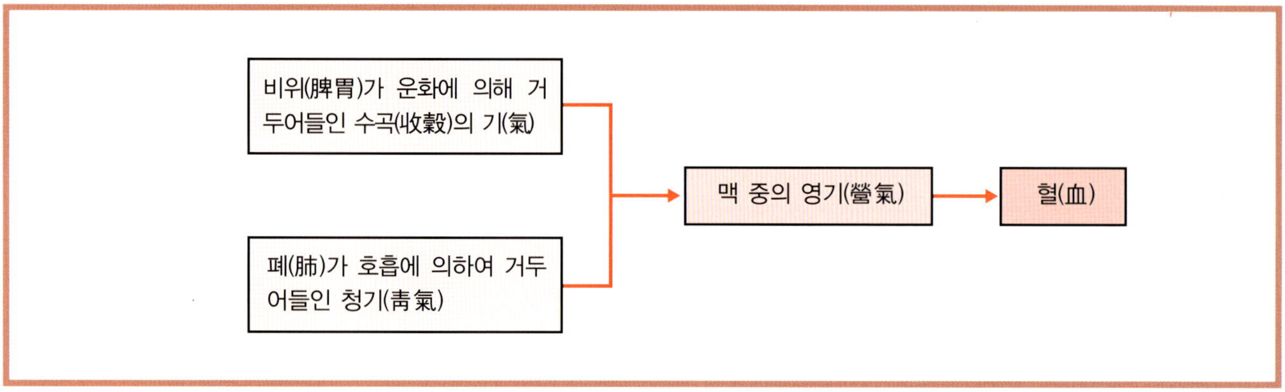

그림 I-6 혈(血)의 생성

3) 혈(血)의 생리 기능과 그 병리

❀ 혈(血)의 생리 기능

혈(血)은 맥(脈) 중을 흘러 인체 각부에 수곡의 기(영양소)와 청기(산소) 및 액체를 공급하여, 전신의 조직을 자양하고 윤택하게 한다. 또 혈(血)은 정신 활동의 기본적 물질로부터 정신 활동에도 깊게 관여한다.

❀ 혈(血)의 병리 변화

혈(血)의 주된 병리 변화는 맥(脈) 중의 혈(血)이 부족한 「혈허(血虛)」이며, 맥(脈) 중 또는 맥외에서 혈(血)이 막히는 「혈어(血瘀)」의 두 종류이다〔「혈(血)의 병증」 p.45 참조〕.

3. 진액(津液)

1) 진액(津液)이란

진액(津液)이란 체내의 모든 액체로, 「진(津)」은 비교적 옅은 액체를 가리키며, 「액(液)」은 비교적 짙은 액체를 말한다. 그러나 일반적으로는 양자에 거의 구별이 없기 때문에 「진액(津液)」으로 총칭된다.

2) 진액(津液)의 생성

진액(津液)은 비위(脾胃)의 운화(소화 · 흡수)에 의하여 받아들여진 액이며 인체의 조직을 윤택하게 하는 중요한 액체 성분이다.

진액(津液)의 대사(수분 대사)는 주로 비(脾) · 폐(肺) · 신(腎)의 3장(臟)에 의하여 실시한다. 그 중에서도 신(腎)이 진액의 대사 전체를 촉진하는 중요한 역할을 담당하고 있다. 비위(脾胃)의 운화에 의하여 흡수된 진액은 폐(肺)에 수송되어 폐(肺)의 선포(宣布)·숙강(肅降)의 기능(전신에 수분을 두르고 여분의 수분을 배설하는 기능)에 의하여 전신에 빠짐없이 공급된다. 피부에 둘러진 진액은 폐(肺)의 선산(宣散)에 의하여 땀으로서 배설되고, 숙강(肅降)에 의하여 신(腎)·방광(膀胱)에 보내진 진액(津液)은 요(尿)로서 배설된다. 이와 같이 하여, 비(脾)·폐(肺)·신(腎)의 3장에 의하여 인체의 수분은 대사되어 체액량은 조절된다. 또한 수분 대사에는 소장(小腸)이나 대장(大腸)도 관여한다.

3) 진액(津液)의 생리 기능과 병리

진액(津液)의 생리 기능

진액(津液)은 피부·점막 및 장부를 윤택하게 하며, 관절액으로서 관절 운동을 원활히 한다. 또 맥(脈) 중의 혈의 성분으로서 맥(脈) 중을 둘러싸고 나아가 맥 외로 나와 조직을 자윤(滋潤)하는 작용을 갖는다.

진액(津液)의 병리 변화

진액(津液)이 부족하여 일어나는 진상(津傷 : 탈수 등)과 수액이 정체하여 일어나는 수액 정체(수종 등)가 있다(「진액의 병증」 p.45 참조).

장부(臟腑)의 생리 기능과 그 병태

동양의학의 장부(臟腑)는 그림 I−7에 나타내듯이 현대 해부학에 있어서의 장기(臟器)와는 다른 것이다. 그것은 실체로서의 장기(臟器)는 아니다. 오히려 기능 단위로서의 장부(臟腑)로서 파악되고 있다.

1. 장부(臟腑)의 종류

장부(臟腑)는 그 성질과 기능으로부터 오장육부〔五臟六腑 : 심포(心包)를 포함하면 육장〕로 나눌 수 있다. 오장(五臟)은 간(肝)·심(心)·비(脾)·폐(肺)·신(腎)의 5종류〔심포(心包)를 포함하면 6종류〕이며, 육부(六腑)는 담(膽)·소장(小腸)·위(胃)·대장(大腸)·방광(膀胱)·삼초(三焦)의 6종류이다.

장(臟)은 실질 장기이며, 정기를 저장하여 밖으로 흐르지 않는다. 부(腑)는 내강 장기이며, 물질(음식물 등)을 받아 소화하여 그것을 보내 담즙(膽汁)·변(便)·요(尿) 등으로 배설한다.

이 밖에 장(臟)도 아니고 부(腑)도 아니고 양자의 성질을 가지는 장부(臟腑)가 있다. 이것을 기항(奇恒)의 부(腑)라고 하는데, 뇌(腦)·골(骨)·수(髓)·맥(脈)·담(膽)·포(胞) 등이다.

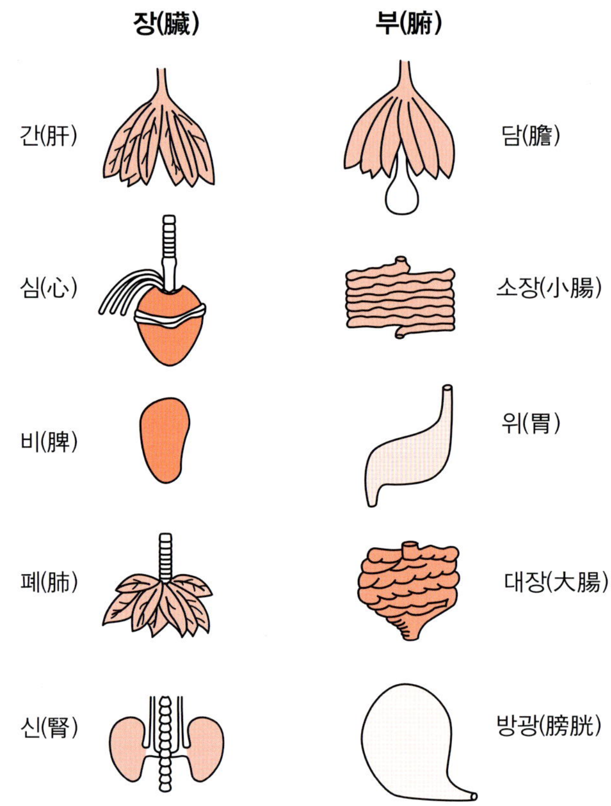

그림 I-7 동양의학에서의 장부 형태

2. 장(臟)의 생리 기능과 병태

간(肝) · 심(心) · 비(脾) · 폐(肺) · 신(腎)의 주된 생리 기능과 병태를 나타낸다.

1) 간(肝)

간(肝)은 제9흉추에 부착하고 있다. 아래에 간의 대표적인 기능과 병리를 나타낸다.

① 간(肝)은 혈(血)을 저장

혈액량의 조절 작용이 있다. 이 기능이 손상되면 눈을 자양할 수 없기 때문에 눈은 건조하여 야맹이 되고 근육에 경련이 일어난다. 부인에 있어서는 월경량이 감소하고 때로는 무월경이 된다.

② 간(肝)은 근육(筋肉)을 주관

근(筋) · 건(腱)을 지배하고 운동을 제어하는 작용이 있다. 이 기능이 손상되면 손발의 경련(拘

攣)이나 지체의 마비(경직)가 일어난다.

③ 간(肝)은 눈에 개규(開竅)

눈의 기능을 조절하는 작용이 있다. 이 작용이 손상되면 야맹, 눈의 건조, 눈의 충혈, 안혼(眼昏) 등의 증상이 일어난다.

④ 간(肝)은 소설(疏泄)

소설(疏泄)이란 막히는 일 없이 느긋하고 평안하게 흐른다는 의미이다. 기분이나 정서(情緒)를 느긋하고 평안하게 하여 안정시키는 작용이 있다. 이 작용이 손상되면 초조해 하거나 신경질적이 된다. 나아가 기혈의 흐름을 유지하여 신체 각부의 기능을 원활히 발휘할 수 있도록 한다.

2) 심(心)

심(心)은 제5흉추에 부착하고 있다. 아래에 심(心)의 대표적인 기능과 병리를 나타낸다.

① 심(心)은 혈맥(血脈)을 주관

순환 작용을 가진다. 이 작용이 손상되면 흉통, 결대맥(結代脈), 동계 등의 증상이 일어난다.

② 심(心)은 신(神)을 저장

정신 · 의식 활동을 정상적으로 실시하게 하는 작용이 있다. 이 작용이 손상되면 심번(心煩), 불면, 건망 등의 증상이 나타난다.

③ 심(心)은 혀에 개규(開竅)

심(心)은 혀와 밀접하게 관계하고 있어 심(心)의 변화는 혀에 나타난다.

3) 비(脾)

비(脾)는 제11흉추에 부착하고 있다. 아래에 대표적인 기능과 병리를 나타낸다.

① 비(脾)는 운화(소화 · 흡수)를 주관

음식물을 소화하고, 영양소를 흡수하는 작용이 있다. 이 작용이 손상되면 식욕 감퇴, 연변(軟便), 복부팽만 등의 증상이 나타난다.

② 비(脾)는 혈(血)의 운행을 주관

경맥(經脈)내의 혈이 밖으로 빠져 나오지 않게 하고 있다. 이 작용을 통혈(統血)이라고 하며 이 작용이 손상되면 출혈(혈변, 피하출혈, 월경과다 등)하기 쉬워진다.

③ 비(脾)는 기육(肌肉)을 주관하고 구순(口脣)에 개규(開竅)

근육을 영양하고 근육 운동을 원활히 하는 작용이 있다. 또 입과 관련하여 식욕이나 미각을 주관한다. 이러한 작용이 손상되면 근육의 위축이나 근력 저하, 식욕의 변화나 미각 이상 등의 증상이 나타난다.

4) 폐(肺)

폐(肺)는 제3흉추에 부착하고 있다. 아래에 대표적인 기능과 병리를 나타낸다.

① 폐(肺)는 기(氣)를 주관

호흡 기능을 조절한다. 이 작용이 손상되면 호흡기 증상〔호흡곤란, 헐떡임(기단, 氣短) 등〕이 나타난다.

② 폐(肺)는 수도(水道)를 통조

비위의 기능에 의하여 보내져 오는 체액(진액)을 위기〔衛氣 : 경맥(經脈)으로부터 나와, 체표나 장부의 둘레를 둘러싸고 외사의 침습을 막거나 장부나 근육을 녹이거나 하는 기(氣)〕와 함께 체표에 둘러싸게 하거나〔선산(宣散)〕, 여분의 체액을 방광에 보내거나〔숙강(肅降)〕 하여 체내의 수분 대사를 실시하고 있다. 이 작용이 손상되면 부종, 적은 요량, 발한 이상 등의 증상이 나타난다.

③ 폐(肺)는 피모(皮毛)를 주관, 코에 개규(開竅)

폐는 피부와 한선(汗腺) 및 코의 기능을 지배하고 있다. 따라서 이러한 작용이 손상되면 피부의 변화나 발한의 이상 또는 코의 증상(비폐색, 콧물, 냄새남) 등이 나타난다.

5) 신(腎)

신(腎)은 양측에 있으며 제2요추에 부착한다. 아래에 대표적인 기능과 병리를 나타낸다.

① 신(腎)은 정(精)을 저장

신(腎)은 선천의 원기를 저장하는 곳이다. 신정(腎情)에 의하여 발육 · 성장이 이루어진다. 따라서 신정의 소모는 발육 부전, 노화 촉진 등의 증상을 일으킨다.

② 신(腎)은 수(水)를 주관

유익한 수분을 재흡수하고, 불필요한 수분을 요로서 배출하는 작용이 있다. 비(脾) · 폐(肺)와 함께 체내의 수분 대사를 실시한다. 이 작용이 손상되면 요량(尿量) 이상이나 수종(水腫)이 일어난다.

③ 신(腎)은 납기(納氣)를 주관

호흡 기능을 주관. 폐(肺)는 호기, 신(腎)은 흡기를 주관하여 이 작용이 손상되면 호흡기 증상〔천식(喘息), 호흡곤란 등〕이 나타난다.

④ 신(腎)은 골(骨)을 주관, 골수(骨髓)를 만들어내 뇌를 충족시킴

신(腎)은 골(骨)을 지배하고, 골수(骨髓)를 만들어 뇌와 관계한다. 따라서 신(腎)에 병변이 일어나면 골(骨)의 발육 장애가 일어나 골(骨)은 약하고 치아(齒牙)는 약해져〔치아는 골여(骨餘)라고 하여 골의 일부임〕, 건망(健忘) 등 정신 기능에도 영향을 미친다.

⑤ 신(腎)은 귀에 개규(開竅)

귀는 신(腎)과 관계하고 있다. 따라서 이 작용이 손상되면 난청(難聽)이나 이명(耳鳴) 등의 증상이 나타난다.

⑥ 허리는 신(腎)의 부(腑)

허리는 신(腎)의 부(腑)이므로 요통은 신(腎)의 병변에 의한 것이 많다.

6) 심포(心包)

심포(心包)는 심(心)을 지키는 장(臟)으로 그 기능과 병변은 심(心)과 일치한다.

3. 부(腑)의 생리 기능과 병태

1) 담(膽)

담(膽)은 제10흉추에 부착한다. 담(膽)은 담즙(膽汁)을 저장하고 소장(小腸)에 배설하여 소화를 돕는다. 또 결단(決斷)의 정신 작용을 가진다.

2) 소장(小腸)

소장(小腸)은 제1천추에 부착하며, 위로는 하완혈(下脘穴 : 배꼽의 바로 위쪽 2촌)의 위치에 유문(幽門)이 있어 위와 경계하고, 아래로는 수분혈(水分穴 : 배꼽의 바로 위쪽 1촌)의 위치에서 난문(蘭門)을 가지고 대장으로 이어진다. 소장(小腸)은 청탁을 나누어(난문의 부위에서), 수기(水氣)는 방광에, 고형물은 대장에 보낸다.

3) 위(胃)

위(胃)는 제12흉추에 부착하고 있다. 음식은 분문(噴門)으로부터 위(胃)에 들어가 소화되면 유문(幽門)을 통하여 소장으로 보내진다. 위는 음식을 받아들여, 부숙(腐熟 : 초기적 소화)시켜 아래로 내리고(장으로 소화물을 이동시킨다) 비(脾)와 협력하여 영양을 흡수하여, 위(胃)의 기(氣)로서 전신을 기른다.

4) 대장(大腸)

대장(大腸)은 제5요추에 부착하지만, 난문(蘭門)을 출발하여 항문에서 끝난다. 대장은 음식(소장으로부터 보내져 온다)의 잔여물(殘渣)을 배출시키고 또 여분의 수분을 재흡수한다.

5) 방광(膀胱)

방광(膀胱)은 제2천추에 부착하고 있다. 소장 하구에서 분리된 수분은 방광의 위를 따라 방광에 저장할 때, 기(氣)의 작용으로 요(尿)로 변화한다. 방광은 저뇨(貯尿)와 배뇨(排尿)를 주관한다.

6) 삼초(三焦)

삼초(三焦)는 「이름만 있고 형태는 없음」이라고 기록되어 있어 그 형태는 분명하지 않다. 삼초(三焦)는 상초(上焦) · 중초(中焦) · 하초(下焦)의 3부로 구분된다. 삼초(三焦)는 특히 진액(津液)을 전신에 둘러 체내의 수로를 준비하여 노폐물을 요(尿), 변(便)으로서 배설시키는 종합적인 기능을 갖는다.

동양의학의 진단학

핵심사항

- 사진(四診)은 망진(望診) · 문진(聞診) · 문진(問診) · 절진(切診)의 네 가지이다.
- 망진(望診)은 시진법(視診法)에 해당하며 대표적인 것으로 설진(舌診)이 있다.
- 문진(聞診)은 동양의학의 독특한 진찰법으로 청각과 후각에 의하여 진찰한다.
- 문진(問診)에서는 특히 환자의 심신에 걸친 자각 증상을 중시한다.
- 절진(切診)은 촉진법에 해당하며 절경(切經), 복진(腹診), 맥진(脈診)이 있다.
- 사진(四診)에 의하여 병증을 결정한다.

사진(四診)은 동양의학의 독특한 진단법으로, 「증(證)」을 결정하기 위해서 실시한다. 이것은 망진(望診) · 문진(聞診) · 문진(問診) · 절진(切診)의 4개의 진찰법으로 이루어진다.

1. 망진(望診)

망진(望診)은 시각으로 환자를 관찰하는 방법이다. 현대의학의 시진(視診)에 해당한다. 관찰하는 내용은 신(神 : 의식) · 색(色 : 안색이나 혀의 색) · 형(形 : 모양) · 태(態 : 동작)이며 이러한 정보로부터 한열(寒熱) · 허실(虛實) · 기혈(氣血) 및 장부(臟腑)의 병변을 추측한다.

1) 일반적인 망진(望診)

① 「신(神)」, 즉 정신 · 의식 상태를 진찰한다

동양의학에서는 사람의 정신 활동이나 의식 수준을 「신(神)」이라고 부르며 「신(神)」의 상태〔득신(得神), 실신(失神), 가신(假神)]을 진찰하는 것으로 질병의 경중과 예후를 판정한다. 또한 득신(得神)이란 의식이 청명하고 병상이 비교적 가벼운 상태를 말한다. 실신(失神)이란 의식 불명, 언어 착란으로 병상이 무거운 상태를 말한다.

임상적으로는 득신(得神)의 환자를 대상으로 하는 경우가 많기 때문에 얼굴의 표정을 관찰하는 것이 중요하다. 얼굴의 표정은 칠정(七情) 상태를 비교적 잘 반영한다. 화난 표정, 고민하고 있는 표정, 슬픈 표정, 무서워하는 표정 등을 관찰한다.

② 얼굴의 기색(색, 윤기)을 진찰한다

안색(顔色)은 자연광 아래에서 관찰한다. 화장이나 자외선의 영향 등으로 안색을 판단할 수 없는 경우는 전완 내측부의 피부의 색으로 판정한다. 안색에 대해서는 오색(청 · 적 · 황 · 백 · 흑)을 진찰한다. 간(肝)의 병에서는 푸르스름하고, 심(心)의 병에서는 빨갛고, 비(脾)의 병에서는 노랗고, 폐(肺)의 병에서는 희고, 신(腎)의 병에서는 거뭇해진다. 또 한열 · 허실 상태도 진찰할 수가 있다. 열이 있으면 얼굴은 붉어지고, 추우면 희어지며, 몹시 무서울 때는 새파래진다.

③ 형태 · 동작을 진찰한다

발육이 양호하여 영양이 좋고, 피부에 윤택이 있어, 혈색이 좋은 상태는 체질이 강장(强壯)이다. 반대로 발육이 나쁘고, 신체가 야위어 있어 피부에 윤기가 없고 혈색이 나쁜 상태는 신체가 허약(證弱)하다.

2) 설진(舌診)

설진(舌診)의 방법

혀는 자연광 아래에서 본다. 환자를 바르게 앉혀 자연스럽게 혀를 내밀게 한다. 설진에서는 반드시 음식물이나 약의 섭취의 유무를 조사하여 그것에 의한 영향을 고려해야 한다.

설진(舌診)의 진찰 내용

설진에서는 ① 정기(正氣)의 성쇠(盛衰) ② 병사(柄邪)의 위치 ③ 병사(病邪)의 성질 ④ 병사(病邪)의 진퇴(進退)를 진찰한다.

설진(舌診)의 포인트

① 반대설(胖大舌)은 기허(氣虛)/ ② 치흔(齒痕)은 기허(氣虛)/ ③ 수박설(瘦薄舌)은 진액부족/ ④ 설태황(舌苔黃)은 열증(熱症)/ ⑤ 설태백(舌苔白)은 한증(寒證), 표증(表證)/ ⑥ 설태후(舌苔厚)에서 활태(滑苔)는 습(濕)의 정체(停滯)/ ⑦ 설질홍(舌質紅)은 열증(熱證)/ ⑧ 설질백(舌質白)은 기허(氣虛), 한증(寒證)/ ⑨ 자설(紫舌), 자반(紫斑)〔어반(瘀斑)〕, 어점(瘀点)은 혈어(血瘀)

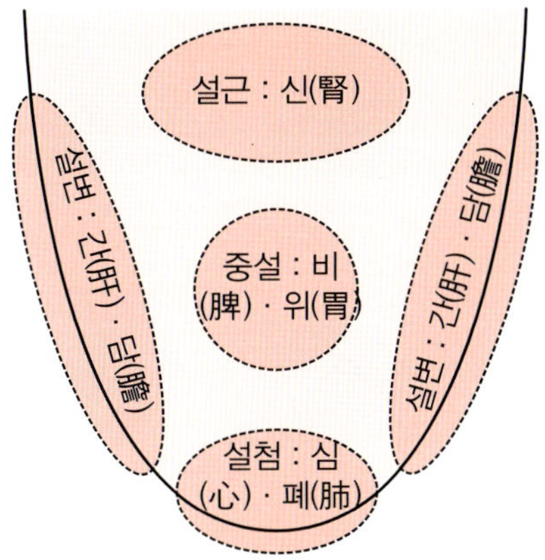

그림 I-8 혀와 장부(臟腑)의 관계

혀와 장부의 관계

혀는 심(心)의 묘(苗)이며, 비(脾)의 외후(外候)라고 말해지고 있다. 심(心)이나 비(脾)에 병변이 있으면 혀에 증상이 나타난다. 또 혀는 경락을 통하여 직접 또는 간접적으로 장기와 연관되므로 장부의 병변이 혀의 일정한 부위에 나타난다. 혀와 장부와의 관계에서는 설첨(舌尖)은 심(心)과 폐(肺), 설중부는 비(脾) · 위(胃), 설근부는 신(腎), 설변부는 간(肝) · 담(膽)에 대응한다. 이러한 부위의 설질이나 설태의 이상이 각 장부의 병변을 나타낸다(그림 I−8).

설질의 색과 형태

① 정상 설(舌)

정상 설의 설질은 알맞은 두께와 크기로, 색은 담홍색으로 선명하며, 설태는 얇은 백태로, 잘 움직이고 촉촉하다.

② 설질의 색

설질의 색이 홍색인 경우는 열증(熱證)을, 담백(淡白)인 경우는 한증(寒證) · 허증(虛證)을, 희미한 청자색에서는 한증(寒證, 보다 강한 한증)을, 자설(紫舌) · 자반(紫瘢)은 어혈(瘀血)을 나타낸다.

③ 설질의 형태

반대설(胖大舌)은 설질이 정상보다 큰 것을 말하며 대부분은 기허(氣證)를 나타낸다. 치흔(齒痕)이란 설변에 치아의 자국이 있는 것으로, 반대설의 설변에 나타나며 대부분은 기허로 습(濕)의 정체를 나타낸다.

수박설(瘦薄舌)은 설질이 얇고 야위어 있는 혀를 말하며, 대부분은 진액(津液)의 소모를 나타낸다. 예를 들어, 수박설로 설질이 다홍색으로 열문(裂紋)이 있는 경우는 열에 의한 진액의 손상을, 설질이 담백인 경우는 기혈양허(氣血兩虛)를 나타낸다.

설태의 색과 태질

① 설태의 색

백태는 일반적으로 표증(表證)을, 박백태는 한증(寒證)을, 황태(黃苔)는 이증(裏證)과 열증(熱證)을, 회태(灰苔)는 이증(裏證)과 열증(熱證) 또는 한증(寒證)을, 흑태(黑答)는 이증(裏證)과 열(熱) 또는 한(寒)이 강한 상태를 나타낸다.

② 태질

설태가 얇은(박태 : 설태가 틈새를 두어 설질이 보이는 상태) 경우는 외감 표증 또는 비위허약(위기허약)을, 두꺼운 경우는 병사(病邪)가 안으로 침입한 것이나 식적(食積 : 음식이 위내에 정체하고 있는 병태) 또는 담습(痰濕 : 담이나 습이 정체하고 있는 병태)을 나타낸다.

설태가 건조한 경우는, 열이 있거나 진액이 소모하고 있는 것을 나타내며, 습윤하여 태면에 많은 수분이 있는 경우〔활태(滑苔)〕는 체내에 습이 정체하고 있는 것을 나타낸다.

3) 배설물의 망진(望診)

가래, 콧물, 소변, 대하, 대변 등 배설물의 색을 관찰하여, 한열(寒熱)을 판단한다. 배설물의 색에 대해서는 원칙으로서 투명하고 옅은 것은 한증(寒證)을, 황색, 점조, 오탁(汚濁)은 열증(熱證)을 나타낸다.

배설물의 망진(望診) 포인트

① 투명, 묽은 것은 한증(寒證)

② 황색, 점조, 오탁(汚濁)은 열증(熱證)

2. 문진(聞診)

문진(聞診)은 동양의학의 독특한 진찰법으로, 청각 · 후각을 이용하여 진찰하는 방법이다. 환자의 오성(五聲), 오음, 호흡, 기침, 딸국질, 병취(病臭), 구취, 분비물 냄새를 대상으로 하여 장부나 기혈 상태를 진찰한다.

오성(五聲)과 장부의 관계

오성이란 호(呼) · 언(言) · 가(歌) · 곡(哭) · 신(呻)을 말하며 환자의 언어나 소리내는 방법을 분류한 것이다. 간의 병에서는 외치는 것 같은 소리〔호(呼)〕를 내고, 심(心)의 병에서는 잘 말하거나 웃거나〔언(言)〕 하고, 비(脾)의 병에서는 마디를 붙여 노래하듯이 말하고〔가(歌)〕, 폐(肺)의 병에서는 울듯이 말하고〔곡(哭)〕, 신(腎)의 병에서는 신음하듯이 말〔신(呻)〕을 한다. 또한, 환자의 목소리의 높이(오음 : 음계)와 장부를 연결한 것도 있다.

※ 호흡 상태

호흡 상태로부터 정기(正氣)의 성쇠 또는 장기 상태를 진찰한다. 호흡이 미약하고 호흡음이 낮은 것은 허증(虛證), 호흡이 거칠고 호흡음이 높은 것은 실증(實證)으로 진찰한다. 또 호흡 기능에는 폐〔肺(호기)〕와 신〔腎(흡기)〕이 관여하기 때문에, 호흡곤란은 폐(肺), 또는 폐(肺) · 신(腎)의 병변을 따라 발생하는 것으로 파악한다. 또한 기침은 폐(肺), 딸국질 · 트림은 위(胃)와 관계한다.

※ 분비물 · 배설물의 냄새

냄새가 강하게 악취를 풍기는 것은 대부분은 열증(熱證)이며, 약간 비린내를 발하는 것은 한증(寒證)이다. 그 외에 구취는 위열(胃熱)을 나타내며, 트림에 썩는 냄새나 시큼한 냄새를 수반하는 것은 식적(食積)이다.

배설물의 문진(聞診) 포인트

① 냄새가 강한 것은 열증(熱證)

② 비린내는 한증(寒證)

3. 문진(問診)

문진(問診)은 기본적으로는 서양의학의 문진과 같다. 그러나 동양의학의 문진은 환자의 자각 증상을 중시하는 것에 특징이 있다.

문진 사항은 성명 · 연령 · 성별 · 혼인 · 직업 · 주소 등의 일반 상황, 생활 습관, 음식의 기호, 가족력, 기왕력, 현병력, 현증에 대하여 청취한다.

※ 심신 소견의 문진

현증의 문진은 한열(寒熱), 땀, 통증, 이목(耳目), 수면, 음식과 미각, 대소변 등에 대해서 청취한다.

문진(問診)의 포인트

① 한열(寒熱)에 대하여 묻는다/ ② 땀에 대하여 묻는다/ ③ 통증에 대하여 묻는다/ ④ 이목

(耳目)에 대하여 묻는다/ ⑤ 수면에 대하여 묻는다/ ⑥ 음식과 미각에 대하여 묻는다/ ⑦ 대소변에 대하여 묻는다

① 한열(寒熱)에 대하여 묻는다

오한(惡寒), 발열, 외한(畏寒)에 대하여 문진한다.

오한(惡寒)은 한기가 나며 따뜻하게 해도 낫지 않는 상태로, 대부분은 발열을 수반하는 것이 많다. 오한이 강하고, 발열이 가벼운 것은 풍한(風寒) 표증, 반대로 오한은 가볍고 발열이 강한 것은 풍열(風熱) 표증으로, 모두 풍사(風邪)의 침습에 의한 표증이며, 외감병에 나타난다.

외한(畏寒)은 추워하지만 따뜻하게 하면 낫는 상태이며, 이것에는 양허(陽虛)에 의한 허한증(虛寒症)과 한사(寒邪)가 안으로 들어간 실한증(實寒症)이 있다. 양허에 의한 외한은 일반적으로 냉증이라고 하는 것으로 특히 손발에 냉기가 자각된다. 실한증은 추운 환경 상태에 노출되어 일어나거나 차가운 것을 너무 많이 먹는 것에 의해 일어난다.

한편 발열하지만 오한은 없는 것에 실열증(實寒症)과 허열증(虛熱症, 음허열)이 있다. 실열증(實熱症)의 경우는 열이 높고, 장열(壯熱 : 고열)이 된다. 허열증(虛熱症)은 음허에 의한 것으로, 일반적으로는 오후 또는 밤이 되어 발열하는 조열(潮熱)이 된다. 또 손바닥과 발의 안쪽에 열기가

표 I-2 통증과 그 특징

통증의 종류	통증의 특징
실통(實痛)	갑작스런 통증으로, 통증은 강하고, 거안(拒按 : 누르면 통증이 악화), 음식에 의하여 통증이 악화되는 것 등
허통(虛痛)	통증이 장시간 계속되어 콕콕 아프며, 희안(喜按 : 누르면 통증이 경감), 음식에 의하여 통증이 경감하는 것 등
창통(脹痛)	통증에 창만감을 수반한다. 기체(氣滯)에 따른다.
중통(重痛)	통증에 뻐근함을 수반한다.
자통(刺痛)	바늘로 찌르는 것 같은 통증, 어혈에 따른다.
작통(灼痛)	통증에 작열감을 수반한다. 열사(熱邪)에 따른다.
냉통(冷痛)	통증에 냉감을 수반한다. 한사(寒邪)에 따른다.
은통(隱痛)	콕콕하고 계속 아프다. 기혈양허(氣血兩虛)에 따른다.

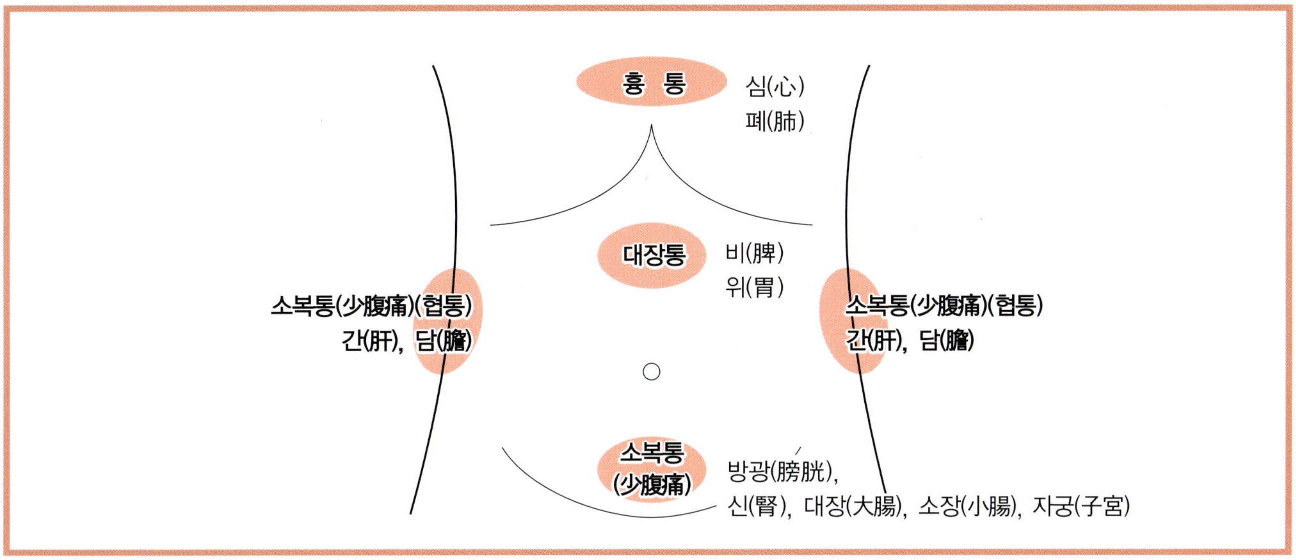

그림 I-9 흉복부의 통증과 장부

상복부를 대복(大腹), 하복부를 소복(小腹), 협복(脇腹)을 소복(少腹)이라고 한다. 대복통(大腹痛)의 위통(胃痛)을 완통(脘痛)이라고 하고 소복통(少腹痛)을 협통(脇痛)이라고 한다.

자각된다〔오심번열(五心煩熱)〕.

② 땀에 대하여 묻는다

땀이란 양기의 기능에 의하여 진액(津液)이 증발하여 체표로 배설된 것을 가리킨다. 병이 표증으로 무한(無汗)인 경우는 표실증(表實證)을, 유한(有汗)인 경우는 표허증(表虛證)을 나타낸다.

한편, 이증(裏證)에서 자한(自汗)인 경우는 양허를, 도한(盜汗)인 경우는 음허(陰虛)를 나타낸다. 또 대한(大汗)은 이열(裏熱)이 강한 경우가 많은데 냉한(冷汗)에서 대한(大汗)하는 경우는 망양〔亡陽 : 양기가 쇠미(衰微)하는 위험한 상태〕에 의한 것으로 매우 위험한 상황을 나타낸다.

③ 통증에 대하여 묻는다

문진(問診) 사항으로서 실통(實痛)과 허통(虛痛)의 감별, 통증의 성질, 통증의 부위에 대하여 문진한다.

실통(實痛)은 갑작스런 통증으로, 통증은 강하고 거안(拒按 : 누르면 통증이 악화), 음식에 의하여 통증이 악화되는 등의 성질을 나타낸다. 한편, 허통은 통증이 장시간 계속되어 콕콕 아프며, 희안(喜按 : 누르면 통증이 경감), 음식에 의하여 통증이 경감하는 등의 성질을 나타낸다.

통증의 성질로부터 통증을 분류하면(표 I-2) 창통〔脹痛 : 기체(氣滯)에 의함〕, 중통〔重痛 : 침통이라고도 하며 습사(濕邪)에 의함〕, 자통(刺痛 : 어혈에 의함), 작통(灼痛 : 열증에 의함), 냉통(冷痛 : 한증에 의함), 은통〔隱痛 : 기혈양허(氣血兩虛)에 의함〕으로 나눌 수 있다.

또 근육통이나 관절통을 비증(痺證)으로 하여, 여기에는 풍비〔風痺 : 유주성(遊走性) 통증〕, 한비(寒痺 : 차가워지면 악화, 따뜻하게 하면 경감), 습비(濕痺 : 고정성의 뻐근한 통증), 열비(熱痺 : 염증성 통증)가 있다.

통증의 부위와 병변부위와의 관계를 보면, 두통에서는 두항통(頭項痛, 후두통)은 태양경(太陽經), 전액통(전두통)은 양명경(陽明經), 측두통은 소양경(少陽經), 두정통(頭頂痛)은 궐음경(厥陰經)과 관계한다. 또 흉통은 심(心) 또는 폐(肺), 완통(脘痛)은 위(胃), 복통이며 대복통은 비(脾), 하복통은 방광(膀胱) · 신(腎) · 대장(大腸) · 소장(小腸) 또는 자궁(子宮), 소복통(협통)은 간(肝) 또는 담(膽), 요통은 신(腎)과 관계한다(그림 I−9).

④ 이목(耳目)에 대하여 묻는다

기본적 문진 사항으로서 이명, 이롱(청력 장애), 현기증, 안혼(眼昏)에 대하여 문진(問診)한다.

이명, 이롱은 대부분 신허(腎虛)에서 일어난다. 현기증은 신 음허(陰虛), 간양의 항진(간양상항) 또 담습(痰濕)에 의하여 일어난다. 눈안개의 상당수는 간허(肝虛)에 의한다. 일반적으로는 귀는 신(腎), 눈은 간(肝)과 관계한다.

⑤ 수면(睡眠)에 대하여 묻는다

기본적 문진 사항으로서 불면에 대하여 문진(問診)한다.

불면에는 허실(虛實)이 있다. 허증(虛證)의 불면은 만성으로 발생하는 것이 많으며, 기허 · 혈허 · 음허에 나타난다. 한편, 실증(實證)의 불면은 급성으로 발생하는 것이 많으며, 일반적으로 잠버릇이 나쁘고 가만히 있지 못하며 초조함 등의 증상을 수반한다. 또한 장부(臟腑)와의 관계에서는 불면의 상당수는 심(心) · 비(脾) · 간(肝)의 병변에 따라 일어난다.

⑥ 음(飮) · 식(食)과 미각(味覺)을 묻는다

기본적 문진 사항으로서 구갈, 식욕, 미각에 대하여 문진(問診)한다.

입이 마르지 않거나, 입이 말라도 따뜻한 것을 소량 밖에 마시지 않는 경우는 한증이며, 입이 말라 차가운 것을 마시고 싶어하여 많이 마시는 것은 열증이다.

식욕이 감퇴하여 식후에 복부가 팽만〔창민(脹悶)〕한 것은 비위가 약하고, 반대로 식욕이 왕성하여 먹어도 곧바로 공복이 되는 것은 위열(胃熱)이며, 공복감이 있는데 식욕이 없는 것은 위음(胃陰) 부족이다.

환자는 몸이 요구하는 것, 또는 부족한 것을 요구하므로 어떤 맛의 음식을 좋아하는지를 문진(問診)하여 오장의 병변을 진찰한다. 오미(五味)와 오장(五臟)의 대응은, 산(酸)은 간(肝), 고(苦)는 심(心), 감(甘)은 비(脾), 신(辛)은 폐(肺), 함(鹹)은 신(腎)이며, 오미 중에서 좋아하고 원하는 맛으로부터 오장의 병변을 진찰한다. 예를 들어 최근 단 것을 먹고 싶어하고, 즐겨 먹는다면 비(脾)의 병변을 생각할 수 있다.

또 입속이 달고, 쓴 것으로부터도 오장의 병변을 물을 수가 있다. 입속이 시큼하고 타액으로 흘러넘치는 것은 간(肝)·담(膽)의 병변, 단 것은 비(脾)의 병변, 짠 것은 신(腎)의 병변, 쓴 것은 간(肝)·담(膽)의 병변이나 열증의 경우이다.

⑦ 대소변에 대하여 묻는다

기본적 문진 사항으로서 대변과 소변에 대하여 문진(問診)한다.

대변에 대하여 변의 상태(변비, 연변, 수양변)를 알아본다.

실증 변비의 상당수는 외감열병(발열의 강한 질병)으로 나타나며 허증(虛證)의 변비는 기허나 양허(허한증) 또는 음허(허열)에 나타난다. 실증(實證) 또는 음허에 의한 변비는 열에 의한 진액의 손상에 의하여 변이 딱딱해져 변비에 걸린 것으로 기허나 양허에 의한 것은 장의 운동성 저하에 의하여 변비가 일어난 것이다.

설사에 대해서는 변의 성상을 알아본다. 갑자기 일어나는 격렬한 설사로, 게다가 강한 발열이 있는 경우는 실증(實證)의 설사이다. 열이 없고 연변인 경우는 비허(脾虛)에 의한 것이고, 수양변은 비(脾) 또는 신(腎)의 양허에 의한다.

소변에 대해서는 요량, 배뇨 횟수를 알아본다. 요량이 적은 경우는 열에 의한 진액 부족에 의한 것인지, 대량의 발한 또는 구토로 인한 탈수에 의한 것인지, 부종이 있는지 없는지를 살펴본다.

요량이 많은 경우는 허한(虛汗)에 의한 경우와 소갈증(당뇨병)에 의한 경우가 있다. 배뇨 횟수가 많고 요의(尿意)가 여러 차례이며 요량이 적고 또는 배뇨통이 있는 것은 방광에 열이 있는 것이며, 여력(餘瀝 : 배뇨 후에도 요가 뚝뚝 떨어지는 상태)이나 야간뇨가 많은 경우는 신허에 의한다.

4. 절진(切診)

절진(切診)은 환자의 신체에 직접 닿아 병상을 진찰하는 진찰법이며, 현대의학의 촉진법에 상당한다. 동양의학의 절진(切診)에는 맥진(脈診), 복진(腹診), 절경(切經)의 3종류가 있는데 현대의학의 촉진(觸診)과는 다른 것이다.

절진(切診)의 포인트

① 절진(切診)에는 맥진(脈診), 복진(腹診), 절경(切經)이 있다.

② 조맥(祖脈)은 맥진(脈診)의 기본이 되는 맥상(脈狀)으로, 부맥(浮脈), 침맥(沈脈), 지맥(遲脈), 삭맥(數脈), 허맥(虛脈), 실맥(實脈)을 진찰한다.

③ 주된 복진은 오장진과 특정 복증이다.

④ 특정 복증의 대표적인 것에 심하비경(心下痞硬, 심), 흉협고만(胸脇苦滿, 간·담), 소복급결(小腹急結, 혈흔), 소복불인(小腹不仁, 신)이 있다.

1) 맥진(脈診)

맥진에는 3부(部) 9후(候)의 기구맥진, 인영(人迎)기구맥진, 육부정위(六部定位)의 맥진(맥차진, 비교맥진이라고도 한다) 등이 있는데, 여기에서는 맥진의 기본에 해당하는 조맥(祖脈)에 대하여 이야기한다.

조맥은 맥진의 가장 기본적인 것으로 부맥(浮脈), 침맥(沈脈), 지맥(遲脈), 삭맥(數脈), 허맥(虛脈), 실맥(實脈)을 진찰한다.

- 부맥(浮脈) : 떠 있는 맥으로 손가락을 가볍게 대면 맥이 느껴지고 강하게 누르면 사라지는 것 같은 맥이다. 질병이 겉에 있을 때 만져진다.
- 침맥(沈脈) : 잠긴 맥으로 손가락을 가볍게 댄 것만으로는 맥이 느껴지지 않고, 강하게 눌러야 맥이 느껴진다. 질병이 안에 있을 때 만져진다.
- 지맥(遲脈) : 술자의 1호흡에 3동(動) 이하의 늦은 맥이다. 한증(寒證)에서 나타난다.
- 삭맥(數脈) : 술자의 1호흡에 6동 이상의 빠른 맥이다. 열증(熱症)에서 나타난다.
- 허맥(虛脈) : 손가락을 가볍게 대어도 강하게 대어도 약하게 느껴지는 무력한 맥이다. 기허, 혈허 등의 허증(虛證)에서 나타난다.
- 실맥(實脈) : 손가락을 가볍게 대어도 강하게 대어도 강하게 느껴지는 유력한 맥이다. 병사(病邪)가 항진하는 실증(實證)에서 나타난다.

2) 복진(腹診)

복진(腹診)에 오장(五臟)은 흉복부의 촉진이다. 환자를 안정, 앙와위로 하지를 펴게 하여 조용하게 호흡시키고 술자는 환자의 왼쪽에 위치하여 따뜻한 손으로 촉진한다. 이 때, 흉복부의 팽륭 상태, 함하, 피부 상태(매끄러움 · 습윤 · 온도), 경도, 두께, 압통 · 경결 등을 촉진한다.

❀ 오장진(五臟診)

복부에 오장을 배속하여, 복부의 동계(動悸), 압통(押痛) · 경결(硬結)을 기초로 오장의 병변을 진찰한다. 심(心)은 심하(와)부, 간(肝)은 배꼽의 좌측, 폐(肺)는 배꼽의 우측, 비(脾)는 중앙부, 신(腎)은 하복부에 배속하고 있다(그림 I－10).

❀ 특정 복증

특정 복증은 탕액(湯液, 한방)으로 사용하며, 「증(證)」을 결정하는 데 매우 중시되고 있다. 아래에 대표적인 복증을 나타낸다(그림 I－11).

- 평인(平人)의 배 : 건강한 사람의 배로, 복부 전체가 따뜻하고 적당히 윤택이 있어, 딱딱하지도 않고, 부드럽지도 않고, 상복부가 평평하고, 하복부가 약간 포동포동한 배이다.
- 심하비경(心下痞硬) : 심하부(명치)가 자각적으로 파악되는 것이 비(痞)이며, 타각적으로 저항

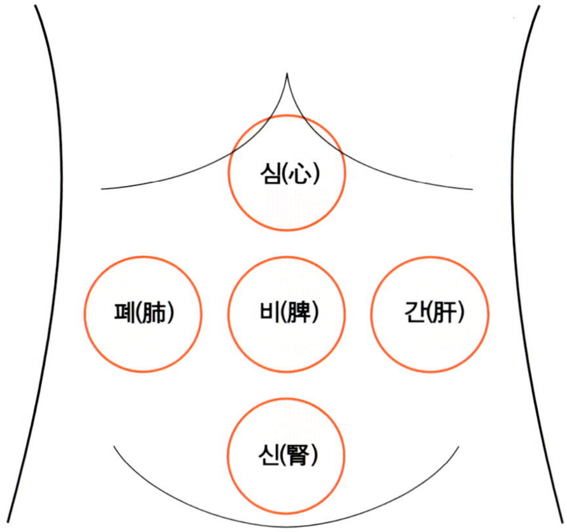

그림 I-10 오장진(五臟診)

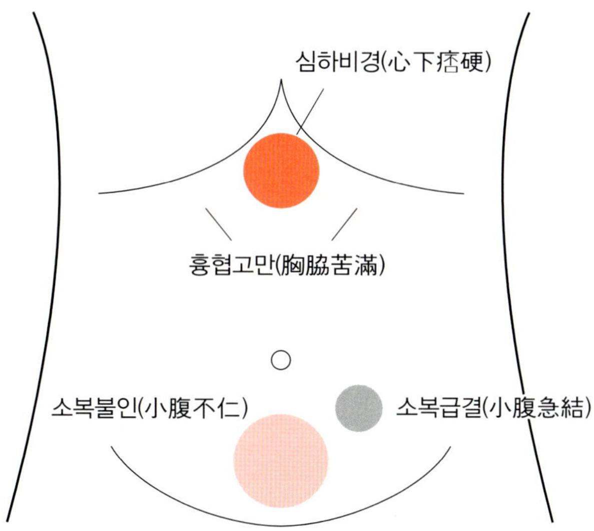

그림 I-11 대표적인 특정 복증

모혈(募穴)과 수혈(兪穴)

❖ 흉복부

① 중부(中府, 폐) ② 전중(膻中, 심포) ③ 거궐(巨闕, 심) ④ 기문(期門, 간) ⑤ 일월(日月, 담) ⑥ 장문(章門, 비) ⑦ 중완(中脘, 위) ⑧ 석문(石門, 삼초), ⑨ 경문(京門, 신) ⑩ 천추(天樞, 대장) ⑪ 관원(關元, 소장) ⑫ 중극(中極, 방광)

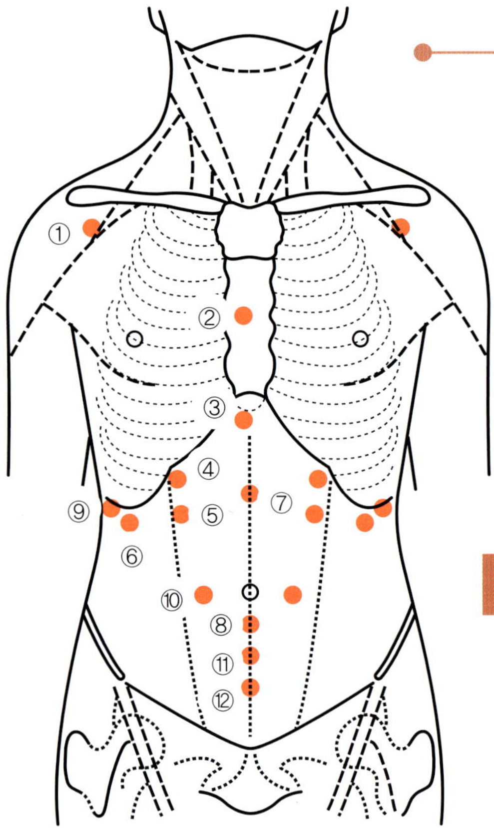

〈흉복부 : 모혈(幕穴)〉

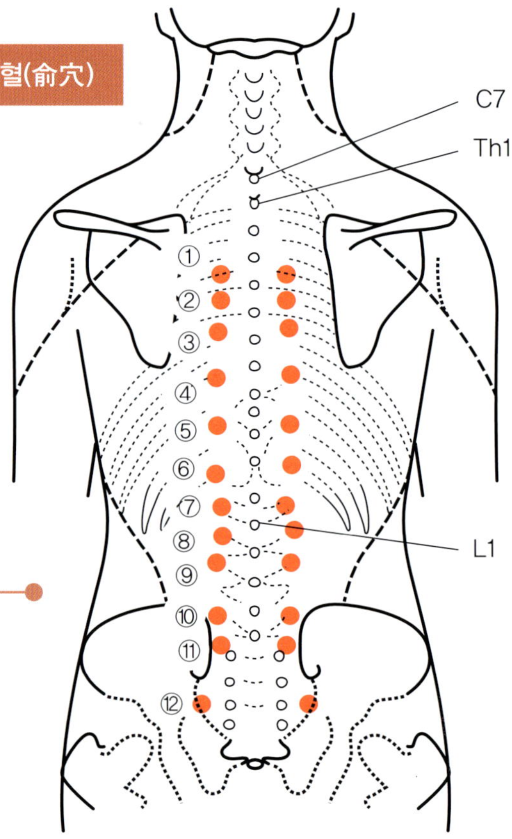

〈배요부 : 수혈(兪穴)〉

❖ 배요부

① 폐수(肺兪, 폐) ② 궐음수(厥陰兪, 심포) ③ 심수(心兪, 심) ④ 격수(膈兪, 담) ⑤ 간수(肝兪, 간) ⑥ 비수(脾兪, 비) ⑦ 위수(胃兪, 위) ⑧ 삼초수(三焦兪, 삼초) ⑨ 신수(腎兪, 신) ⑩ 대장수(大腸兪, 대장) ⑪ 관원수(關元兪, 소장) ⑫ 방광수(膀胱兪, 방광)

그림 I-12 수모혈(兪募穴)과 원혈(原穴)(계속)

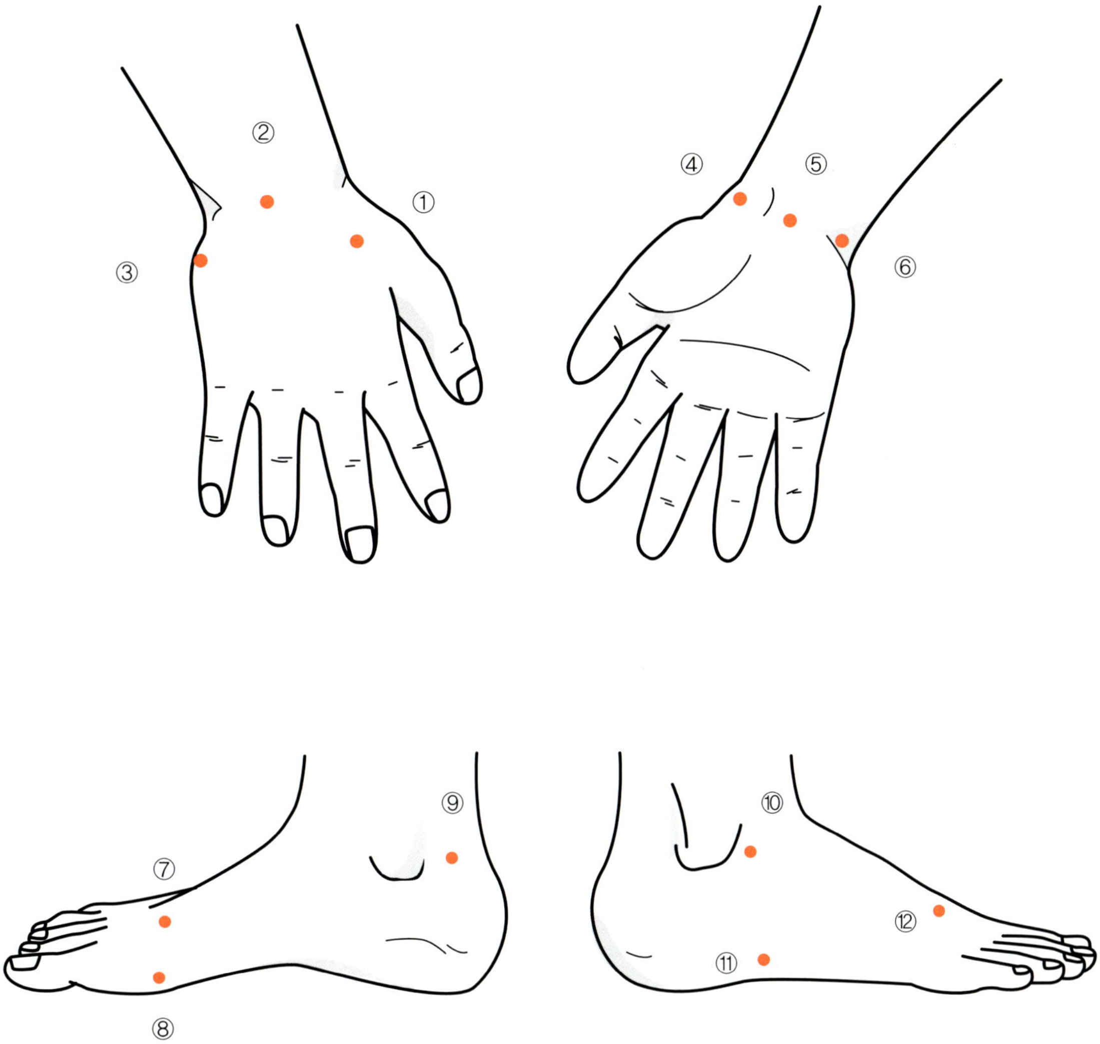

원혈(原穴)

① 합곡(合谷, 대장경) ② 양지(陽池, 삼초경) ③ 완골(腕骨, 소장경) ④ 태연〔太淵, 폐경(肺經)〕 ⑤ 대능(大陵, 심포경) ⑥ 신문(神門, 심경) ⑦ 태충(太衝, 간) ⑧ 태백(太白, 비경) ⑨ 태계(太谿, 신) ⑩ 구허(丘墟, 담경) ⑪ 경골(京骨, 방광경) ⑫ 충양(衝陽, 위경)

그림 I-12 (계속)

감이 있는 것을 경(硬)이라고 한다. 심(心) · 심포(心包)의 병변을 나타낸다.

- 흉협고만(胸脇苦滿) : 계늑하부에 충만감이 있어, 늑골궁의 하연을 누르면 고만감(苦滿感)이나 압통이 있다. 간(肝) · 담(膽)의 병변을 나타낸다.
- 소복급결(小腹急結) : 좌장골 와부에 저항 · 경결이 있다. 어혈(瘀血)의 증이다.
- 소복불인(小腹不仁)〔제하불인(臍下不仁)〕 : 하복부가 무력하고 공허하며, 지각마비 · 지각둔마가 있다. 신허(腎虛)에 많이 나타난다.

3) 절경(切經)

절경(切經)의 포인트

① 실증(實證)의 경혈 반응은 압통 · 경결(통증이 악화), 긴장, 열감

② 허증(虛證)의 경혈 반응은 압통 · 경결(기분 좋음), 함하(陷下), 냉감, 불인(不仁), 피부의 까칠함

절경(切經)은 경락 또는 경혈의 반응을 촉찰(觸察)에 의하여 진찰하는 방법이다. 압통 · 경결, 함하(陷下 : 누르면 연약하여 움푹 패이는 느낌), 긴장, 피부온 변화(한열), 피부의 까칠함 등에 대해서 촉찰한다.

실증(實證)의 반응은 압통 · 경결(누르면 통증이 증강하는 것), 긴장, 열기이며, 허증(虛證)의 반응은 압통 · 경결(누르면 기분 좋음), 함하(움푹한 곳), 냉감, 불인(지각마비 · 지각둔마), 피부의 까칠함 등이다.

절경(切經)에 있어서의 경락 반응 및 경혈 반응이 어느 경락에 나타나는지에 의하여, 어느 장부 · 경락에 병변이 있는지를 진찰할 수 있다. 특히 배부에 있는 수혈(兪穴)과 흉복부에 있는 모혈(募穴) 및 각 경락의 원혈의 반응이 중요하다(그림 I－12).

병증학(病證學)

핵심사항

- 병증(病證)이란 심신에 걸친 변형의 패턴을 나타내는 동시에 치료의 방침을 제시한다.
- 병증(病證)의 기본은 팔강병증(八綱病證 : 표리, 한열, 실허, 음양)이다.
- 팔강병증과 병인으로부터 외감병(外感病)인지, 내상병(内傷病)인지를 판정한다.
- 내상병(内傷病)에서는 기혈진액(氣血津液)병증, 장부(臟腑)병증으로 변증(辨證)을 시행한다. 외감병(外感病)에서는 육경(六經)병증, 위기영혈(衛氣營血)병증으로 변증을 시행한다.

병증(病證)이란

병증(病證)은 서양의학의 질병명과는 달리, 일종의 증후군과 같이 심신에 걸친 다양한 증상이 집합한 상태를 나타낸다. 예를 들어 요통이면 서양의학에서는 요부의 제검사로부터 요추 추간판 탈출증에 의한 요통인지, 변형성 요추증에 의한 요통인지 원인이 되는 질환을 진단하지만 동양의학에서는 안색, 혀의 상태, 귀의 상태, 눈의 상태, 치아의 상태, 요통의 상태, 발의 상태, 식사의 취향, 기분 등 심신에 걸친 전신 상태를 사진(四診)에 의하여 진찰하고, 예를 들어 「신허증(腎虛證)」에 의한 요통과 같이 병증을 결정한다.

이와 같이 동양의학의 진찰은 서양의학과 같이 질환을 진단하는 것이 아니라 병증을 결정하여 최적의 치료 방침을 구하기 위한 것이다. 예를 들어 신허(腎虛)라고 하는 병증이 결정되면 병증의 본질이 신기(腎氣)의 쇠약을 나타내므로, 치료에 있어서는 이것을 보충하도록 치료 방침을 세운다. 동양의학이 「진단이 곧 치료」의 체계라고 말해지는 근거이다.

병증의 종류

1. 팔강병증(八綱病證)

팔강(八綱)이란 음양(陰陽), 표리(表裏), 한열(寒熱), 허실(虛實)이다. 팔강(八綱)에 의하여 심신의 변형 패턴을 파악한 것이 팔강병증이며 각종 병증의 기초가 되고 있다.

팔강병증에서 표리(表裏)는 질병의 병위를, 한열(寒熱)은 질병의 성질을, 허실(虛實)은 질병에 있어서 정사(正邪)의 성쇠를 나타내며 그 총강으로서 음양(陰陽)이 있다. 즉 표증 · 열증 · 실증을 양증(陽證)으로 삼고, 이증 · 한증 · 허증을 음증(陰證)이라고 총괄한다. 그러나 음양의 병증은 구체적으로 질병의 상태를 파악하는 데 서로 모순되는 것이 많아, 실제적이지 않으므로 표리, 한열, 허실에 의하여 병증을 세운다. 그 중에서도 한열, 허실이 가장 중요하다.

팔강병증(八綱病證)의 포인트

① 표리(表裏)는 질병의 병위를, 한열(寒熱)은 질병의 성질을, 허실(虛實)은 질병에 있어서의 정사(正邪)를 나타내며 그 총강으로서 음양(陰陽)이 있다.

② 팔강(八綱)과 병인(病因)으로부터 외감병(外感病)과 내상병(內傷病)을 감별한다.

③ 표증(表證)은 외감병, 이증(裏證)은 내상병에 의한 것이 많다.

④ 한증(寒證)은 양기 부족(양허 또는 허한)에 의한 것이 많다. 뜸이나 온열 요법이 효과적이다.

⑤ 열증(熱證)에는 음액 부족(음허 또는 허열)에 의한 것이 있는데, 대부분은 만성병으로 나타난다.

⑥ 허증(虛證)은 정기(正氣)가 쇠약해진 상태로 대부분은 내상병에 나타난다. 일반적으로는 기능 저하 상태를 나타낸다.

⑦ 실증(實證)은 외사의 침입 또는 병적 산물의 축적에 의하여 일어나는 것으로 일반적으로는 기능이 항진한 병적 상태를 나타낸다.

⑧ 장부의 기능 실조에 의하여 체내에 병적 산물〔기체(氣滯), 담음(痰飮), 어혈(瘀血) 등〕이 생기면 실증(實證)을 나타낸다. 기본적으로는 이증(裏證)이며 허증(虛證)인 것이 실증(實證)으로 변화한 것이다.

1) 표리(表裏)

표증(表證)이란 질병이 체표에 있는 것을 나타내는 것으로 외사(外邪)를 감수하는 것에 의하여 발병한다. 그 증상은 오한, 발열, 두통, 관절통(신체통) 등으로 외감병의 초기 증상이 주를 이룬다.

이증(裏證)이란 질병이 체내의 심부에 있는 것을 나타내는 것으로 장부 기능의 실조를 수반하고 있다. 이증(裏證)에는 외사가 체내의 심부에 침입하여 일어나는 이증과 내인이나 불내외인의 병인에 의하여 일어나는 내상병으로서의 이증이 있는데 내상병에 의한 것이 대부분이다. 이증(裏證)의 증상은 장부 기능의 실조에 기인하는 것으로 다양한 증상을 나타낸다. 또한, 표증을 제외할 수 있을 때 모두 이증으로 간주한다.

2) 한열(寒熱)

한증(寒證)에는 한사의 침습에 의한 경우와 양기의 부족(양허)에 의한 경우가 있다.

한사(寒邪)의 침습에 의한 것은 실증성의 한증이며, 외감병의 초기에 나타난다. 외감병의 초기는 표(表)에 있기 때문에 실증성 한증의 대부분은 표한증(表寒證)이라고 파악할 수 있다. 단, 직접 안으로 들어가 장부를 침습하는 일도 있는데 이것을 한사직중(寒邪直中)이라 한다. 대부분은 차가워진 음식물의 섭취나, 직접 복부를 차게 했을 때에 발병(냉기에 의한 복통)한다.

양기의 부족에 의한 것은 허증성의 한증이며, 양기 부족에 의한 음기의 상대적 증대에 의하여 한증이 발생한다. 이것을 양허(陽虛) 또는 허한(虛寒)이라고 한다.

한증의 증상의 특징으로서 오한(惡寒), 오풍(惡風 : 경도의 오한), 외한, 안면창백, 사지궐냉(손발의 냉기) 등 냉기의 증상이 중심이며 그 외에는 냉기가 있는 장소에 의하여 증상이 다르다(위에 머물면 위통, 배에 머물면 복통 · 설사 등).

실한(實寒 : 실증성의 한증)의 경우는 한사의 침습에 의하여 발생하는 것으로 증상이 현저하며, 따뜻하게 하는 것을 우선으로 한다. 허한(虛寒)의 경우는 손발의 냉기나 외한 등 비교적 한증의 증상은 가벼워 이른바 「냉증」 상태를 나타낸다. 이 경우 양기를 높이도록 치료한다. 온열 요법이 효과적이다.

열증(熱證)에는 열사의 침습에 의한 경우와 음액의 부족(음허)에 의한 경우가 있다. 열사의 침습에 의한 것은 실증성(實證性)의 열증이며, 외감병으로 나타난다. 외감병이 아직 표(表)에 있을 때는 표열증(表熱證)으로 파악되고 안으로 들어가면 이열증(裏熱證)을 나타내 증상은 격렬해진다.

음기 부족에 의한 것은 허증성(虛證性)의 열증이며 음액의 부족에 의한 양기의 상대적 증대에 의하여 열증이 발생한다. 이것을 음허(陰虛) 또는 허열(虛熱)이라고 하며, 만성병에서 많이 나타난다.

열증 증상의 특징으로서 발열, 조열(潮熱 : 일정한 시각에 발열하는 것), 구갈, 안면홍조, 오심번열(수족이 뜨거워지며 가슴이 답답함), 차가운 것을 좋아하는 것 등 열의 증상이 중심이다. 그 외에는 열이 있는 장소에 따라 증상이 다르다(위에 머물면 위열에 의한 위통 · 구취, 배에 머물면 변비 등).

실열(실증성의 열증)의 경우는 열사의 침습에 의하여 발생하는 것이므로 증상이 현저하고, 차게 하는 것을 우선으로 한다. 허열(虛熱)의 경우는 붉어짐, 수족의 열감(오심번열)이나 조열 등으로 비교적 열증의 증상은 가벼워 이른바「열감(달아오름)」상태를 나타낸다. 이 경우는 음액을 보충하여, 음양의 균형을 준비한다.

3) 허실(虛實)

허증(虛證)은 정기(正氣)가 쇠약해진 상태로, 대부분은 내상병에 나타난다. 정기(正氣)의 쇠약은 체질 허약, 질병의 장기화, 정기(正氣)가 손상되고, 나아가 출혈이나 방사 과다에 의한 신정의 소모에 의한다. 또 외사의 침습에 의하여 정기(正氣)가 손상되었을 때에도 일어난다.

실증(實證)은 외사의 침입 또는 병적 산물의 축적에 의하여 일어나는 것으로 일반적으로는 기능이 항진한 병적 상태를 나타낸다. 실증(實證)은 정기(正氣)가 충실한 상태에 대하여 병사와의 투쟁에 의하여 나타나는 것이므로 비교적 격렬한 증상을 나타낸다.

외사(육음의 사)의 침습에 의하여 일어나는 실증(實證)은 표증 · 이증 모두 실한증 · 실열증으로서 나타난다. 병적 산물의 병사에 의한 실증(實證)은, 장부의 기능 실조에 의하여 체내에 병적 산물(기체, 담음, 어혈 등)을 생성하여 그것이 병사로서 작용하는 것에 의하여 일어나는 것이다. 기본적으로는 이증(裏證)이며 허증(虛證)인 것이 실증(實證)으로 변화한 것이다.

2. 기혈진액 병증

기(氣) · 혈(血) · 진액(津液)은 전신을 흘러 조직, 장부, 경락 등의 정상적인 기능을 유지하고 있는데 이들에 과부족이 생기거나 흐름에 정체가 생기거나 하면 병적 상태가 발생한다. 내상병의 병증으로 삼아, 기 · 혈 · 진액의 병태를 진찰한다.

1) 기(氣)의 병증

기(氣)의 병증으로 기허(氣虛)와 기체(氣滯)를 들 수 있다.

기허(氣虛)

기허(氣虛)란 기의 부족에 의해 장부의 기능이 저하한 상태이며, 원기의 부족, 장부 기능의 저하, 병사에 대한 저항력의 저하(방어 작용의 저하)에 의하여 발생한다.

기허의 증상은 피로, 목소리에 힘이 없음, 기단(헐떡임), 자한 등 일반적으로 기의 부족에 기초를 둔 증상이다. 임상에 있어서는 어느 장부의 기허인지를 판별해야 한다.

기체(氣滯)

기체(氣滯)란 인체를 흐르고 있는 기가 정체하는 것에 의하여 일어나는 상태이다. 기체는 감정의 억울, 음식 부적절, 외사의 감수 등에 의하여 장부 또는 경락에 병변이 생겨 발생하지만, 대부분은 감정의 억울에 의하여 일어난다.

기체 증상의 특징은 창민(脹悶 : 부풀어 괴로움, 메인 것 같은 느낌)과 동통(疼痛)이다. 기체에 의한 동통의 특징은 정신적인 영향을 받기 쉽고, 정신 상태에 의하여 좋아지거나 나빠지거나 통증의 정도가 변화한다. 임상에 있어서는 어느 부위에 기체가 일어나고 있는지 판별해야 한다.

2) 혈(血)의 병증

혈(血)의 병증으로 혈허(血虛)와 혈어(血瘀)를 들 수 있다.

ꕥ 혈허(血虛)

혈허(血虛)란 혈(血)의 부족에 의하여 자양 작용이 저하한 상태로, 비위(脾胃)의 운화 작용(소화 · 흡수)의 저하에 수반하여 혈(血)이 생성되지 않을 때나, 출혈 또는 혈액의 파괴에 의하여 순환 혈액량이 저하하는 것에 의하여 일어난다.

혈허의 증상은 안면 창백 또는 위황(萎黃), 입술이나 손금의 색이 흐림, 비틀거림(현기증), 불면, 손발의 저림 등이며 일반적으로는 혈행 장애나 거기에 기초를 두는 영양 장애에 의하여 일어난다. 임상적으로는 어느 장부의 혈허인지 판별해야 한다.

ꕥ 혈어(血瘀)

혈어(血瘀)란 순환 장애에 의한 병리적인 병변을 가리키며 기허나 기체 또는 한사에 의한 경맥(經脈)의 수축에 의하여 경락을 흐르고 있는 혈이 막혔을 때, 또 외상 등에 의하여 출혈이 발생했을 때 일어난다.

혈어의 대표적인 증상은 동통(疼痛), 출혈, 청색증, 종류(腫瘤 : 응어리)이다. 통증의 경우는 자통(刺痛)이 되어, 통증 부위가 고정되어 있다. 복부에서는 통증을 수반한 종류(腫瘤)가 만져진다. 출혈은 신체 각부에 나타나 피부에서는 자반이 되며 소화관 출혈에서는 흑변(便)이 되어 나타난다.

어혈(瘀血)과 혈어(血瘀)

중의학에서는 혈(血)의 정체, 출혈된 맥 외의 혈을 어혈(瘀血)이라 하고, 그에 따라 일어나는 일련의 병리적인 병태를 혈어(血瘀)라고 한다. 일본 한방에서는 어혈이 양쪽 모두의 의미를 갖게 하고 있다.

3) 진액(津液)의 병증

진액(津液)의 병증으로서 진상(津傷 : 진액 부족)과 수액 정체를 들 수 있다.

❀ 진상(진액 부족)

진상(津傷)이란 진액의 부족에 따라 일어나는 병적인 상태로 탈수 상태를 나타내며, 대량의 발한이나 구토에 의한 체액의 상실, 또 만성병에 의한 음허(陰虛)가 원인이 되어 일어난다. 진상(津傷)의 증상은 입이나 목의 건조, 피부의 건조, 요량 감소, 변비 등이다.

❀ 수액 정체

수액 정체란 여분의 진액이 체내에 정체한 상태이다. 수분 대사를 주관하는 비(脾)・폐(肺)・신(腎)의 기능 실조에 의하여 진액이 체내에 정체하여 담음(痰飮 : 위부에 수분이 저장한 병태), 수종(부종) 등을 일으킨다.

3. 장부병증

1) 간(肝)・담(膽)의 병증

간(肝)의 병증에서 잘 나타나는 증상은 흉협(胸脇)이나 소복(少腹)의 창통(脹痛 : 팽창한 것 같은 통증), 초조, 신경질적, 비틀거림(현기증), 사지의 떨림, 손발의 경련, 안질환(야맹, 눈안개 등), 생리불순 등이다. 증상과 타 진찰 소견을 합하여 간의 병증을 진찰한다. 대표적인 병증에는 실증(實證)으로서 간울기체증(肝鬱氣滯證)〔간기울결증(肝氣鬱結證)〕, 간양상항증(肝陽上亢證), 간풍내동증(肝風內動證) 등이, 허증(虛證)으로서 간혈허증(肝血虛證), 간음허증(肝陰虛證)이 있다.

담(膽)의 병증으로 잘 나타나는 증상은 입이 쓰고, 놀라거나 공포를 느꼈을 때에 일어나는 동계, 불면 등이다.

2) 심(心)・소장(小腸)의 병증

심(心)의 병증으로 잘 나타나는 증상은 동계(動悸)〔심계(心悸), 강한 것을 정충(怔忡)〕, 심번(心煩 : 흉중이 번민하여 가슴이 답답함), 불면, 다몽, 건망 등이다. 증상과 타 진찰 소견을 합하여 심의 병증을 진찰한다. 대표적인 병증에는 실증(實證)으로서 심화상염증(心火上炎證), 심혈어조증(心血瘀阻證) 등이, 허증(虛證)으로서 심기허증(心氣虛證), 심양허증(心陽虛證), 심혈허증(心血虛證), 심음허증(心陰虛證) 등이 있다.

소장(小腸)의 병증으로 잘 나타나는 증상은 붉은색의 소변, 요도의 작열감 등이다.

3) 비(脾)・위(胃)의 병증

비(脾)의 병증으로 잘 나타나는 증상은 식욕 부진, 식후의 팽만감, 위하수・탈항, 연변・설사, 피하출혈, 월경과다, 미각 이상, 피로 등이다. 증상과 타 진찰 소견을 합하여, 비(脾)의 병증을 진찰한다. 대표적인 병증에는 비허증(脾虛證), 비양허증(脾陽虛證), 중기하함증(中氣下陷證) 등의 허증(虛證)이 많다.

위(胃)의 병증에서 잘 나타나는 증상은 위통, 소화불량, 트림, 오심 · 구토 등이다. 증상과 다른 진찰 소견을 합하여 위(胃)의 병증을 진찰한다. 대표적인 병증에는 위한증(胃寒證), 위열증(胃熱證), 위음허증(胃陰虛證) 등이 있다.

4) 폐(肺) · 대장(大腸)의 병증

폐(肺)의 병증으로 잘 나타나는 증상은 기침, 헐떡임, 호흡곤란, 비색 등이다. 증상과 타 진찰 소견을 합하여 폐의 병증을 진찰한다. 대표적인 병증에는, 실증(實證)에 풍열범폐증(風熱犯肺證), 풍한범폐증(風寒犯肺證) 등이, 허증(虛證)에 폐기허증(肺氣虛證), 폐음허증(肺陰虛證) 등이 있다.

대장(大腸)의 병증으로 잘 나타나는 증상은 변비, 설사이다.

5) 신(腎) · 방광(膀胱)의 병증

신(腎)의 병증으로 잘 나타나는 증상은 허리나 무릎의 뻐근함 · 통증, 이명, 난청, 호흡곤란, 발기 장애, 불임증, 폐경, 배뇨 장애 등이다. 증상과 타 진찰 소견을 합하여, 신(腎)의 병증을 진찰한다. 대표적인 병증에는 신양허증(腎陽虛證), 신음허증(腎陰虛證), 신기불고증(腎氣不固證), 신불납기증(腎不納氣證) 등의 허증(虛證)이 많다.

방광(膀胱)의 병증으로 잘 나타나는 증상은, 빈뇨, 요폐, 요실금 등이다.

4. 외감병의 병증

대표적인 병증이 육경병증(六經病證)이다. 외감병을 태양병증(太陽病證), 양명병증(陽明病證), 소양병증(少陽病證), 태음병증(太陰病證), 소음병증(少陰病證), 궐음병증(厥陰病證)으로 나누어 외감병의 진전 단계로서 파악했다. 이 밖에 위기영혈병증(衛氣營血病證) 등이 있다.

병증의 결정

병증의 결정은 적절한 치료를 행하기 위한 것으로서 사진(四診)에 의하여 얻을 수 있는 다양한 진단 정보를 종합 처리하여 결정한다.

병증의 결정에서는, 우선 각종 병증의 기초가 되는 팔강병증(八綱病證)의 변증(병증의 감별)으로부터 실시한다. 즉, 사진(四診)으로 얻을 수 있던 모든 진단 정보를 표증인지 이증인지, 허증(虛證)인지 실증(實證)인지, 한증인지 열증인지를 판별하고, 병인과 아울러 외감병인지 내상병인지를 감별한다.

허리의 뻐근함을 주소로 한 환자를 예로 들어본다. 발이 차갑고, 투명한 요, 빈뇨가 나타나며 지치기 쉽고 기운이 나지 않는다. 소견으로는 설질 및 설태는 약간 희고, 맥은 약간 가라앉아 약하

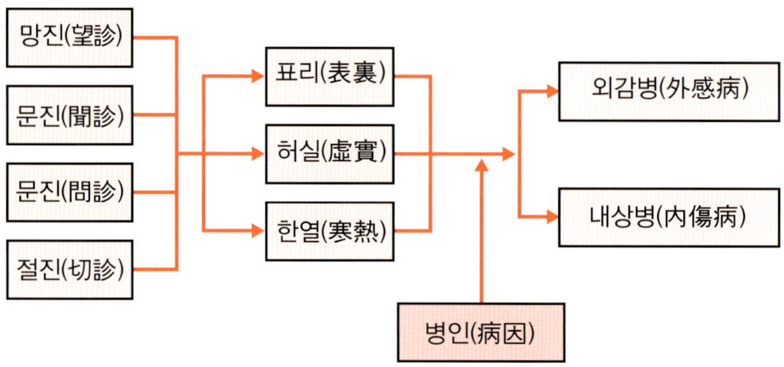

그림 I-13 병증 결정의 진행 방식

다. 팔강병증(八綱病證)에 의한 변증에서는, 표리(表裏)에 있어서는 외사에 의한 표증의 소견(오한, 발열, 두통, 두항부가 결림 등)은 나타나지 않으므로 이증이라고 생각한다. 또 허리가 뻐근함, 다리의 냉기, 맥이 가라앉음, 설질(舌質)이 담백(淡白)으로부터도 이증이 뒷받침된다. 한열에 대해서는 열증의 소견은 일절 없고, 발이 차가움, 설질 담백, 요의 횟수와 요의 색(투명) 등 한증을 나타내는 소견이 주요한 것으로부터 한증이라고 생각한다. 허실에 대해서는, 맥이 약하고, 지치기 쉬우며, 기운이 없는 등, 건강의 쇠약에 의한 소견이 주요하여 허증(虛證)을 생각한다. 따라서 팔강병증(八綱病證)에서는 이한허(裏寒虛)의 병증이라고 본다. 즉, 한(寒)에서 허(虛)는 양기의 부족, 허한에 의한 것이기 때문에, 음양의 증(證)으로 말하면 음증이 되어 치료의 기본적인 방침은 양기를 보충하게 된다. 게다가 외사에 의한 증상이 아니므로 내상병이라고 본다.

이상과 같이 팔강병증(八綱病證)으로 우선 기본적인 병증을 판정하고 다음의 병증(내상병이면 기혈진액병증으로, 외감병이면 육경병증으로)의 감별로 진행된다(그림 I-13).

외감병에 대해서는 외사 관여의 유무에 의하여 판정한다. 즉 외사에 의하여 발생했을 경우를 외감병으로 간주한다. 외감병의 상당수는 겉으로부터 들어가므로 초기는 표증 · 실증의 증상이 현저한 것이 특징적이다.

경락 · 경혈계

핵심사항

- 경락(經絡)은 경맥(經脈)과 낙맥(絡脈)으로 이루어지며 체표와 장부(내장)를 유기적으로 연결 짓는 통로이다.
- 경맥(經脈)은 주로 몸의 심부를 세로로 흐르며 낙맥(絡脈)은 몸의 천부에 그물코와 같이 분포하여 전신을 흐른다.
- 십이경맥(十二經脈)은 장부와 연결되며, 각각의 경맥(經脈)에 육장육부의 이름이 붙여져 있다.
- 경락(經絡)은 기혈(氣血)이 흐르는 통로이다.
- 혈자리는 속칭이며, 여기에는 경혈(經穴), 경외기혈(經外奇穴), 아시혈(阿是穴)이 있다.
- 경혈(經穴)이란 십이정경맥과 팔기경맥 중 임맥(任脈) · 독맥(督脈)의 합계 14경맥상에 존재하는 혈자리이며 합계 361혈이 나타난다(WHO, 1989년).
- 경혈(經穴)은 기혈(氣血)의 변동이 나타나는 점(진단점)이며 또 치료의 포인트(치료점)이기도 하다.
- 경혈(經穴) 중에서도 특히 진단 및 치료상 중요한 경혈을 요혈(要穴)이라고 한다.

전신에 빠짐없이 분포한 경락, 그것은 신경이나 혈관, 또는 림프관과 다른 것으로, 확실히 동양의학의 독특한 생체 제어 시스템이다. 말하자면 동양의학 독자적인 생명 에너지(기혈) 전달계인 것과 동시에 생체 정보의 전달 경로이기도 하다.

1. 경락(經絡)이란

경락(經絡)은 경맥(經脈)과 낙맥(絡脈)으로 이루어진다(표 I－3).

표 I-3 경락 · 경혈의 분류

- 경락계통
  - 경 락 (經 絡)
    - 경 맥 (經 脈)
      - 십이경맥(十二經脈) : 분육(分肉)의 사이를 순행(循行)하며, 안은 장부에 속하고 겉은 사지관절과 연결된다.
      - 기경팔맥(奇經八脈) : 정경(正經)과는 별도의 길을 가는 경맥
      - 십이경별(十二經別) : 별행의 정경이라고 하며, 경맥으로부터 나뉘어져 나온 경맥과 합쳐진다.
    - 낙 맥 (絡 脈)
      - 십오별락(十五別絡) : 주된 낙맥
      - 낙맥(絡脈) : 경맥이나 낙맥으로부터 나뉘어져 가로 또는 비스듬하게 달리는 작은 분지
      - 손맥(孫脈) : 경맥으로부터 더욱 나뉘어져 가늘게 분지한 맥
  - 외 연 (外 連)
    - 십이경근(十二經筋) : 체표의 십이경맥의 주행에 관련된 근내계층으로 내장으로는 들어가지 않는다.
    - 십이피부(十二皮部) : 피부(皮膚)에 있어서 경맥의 분포 영역

경맥(經脈)은 세로선, 낙맥(絡脈)은 가로선이라고 생각되며 세로의 경맥과 경맥을 연결하는 선이 낙맥(絡脈)이다. 또 낙맥(絡脈)은 체표면을 덮는 얕게 흐르는 분지이며, 경맥은 낙맥보다 깊이 흐르고, 장부과 직결되어 있다.

경락이 체표면으로부터 장부에 이를 때까지의 경로(통로)를 보면, 피모(체표)→낙맥(絡脈)→경맥(經脈)→장기가 되고 있다(그림 I-14). 그 중에서 경맥(經脈)은 생명 현상을 영위하기 위한 기본 요소인 기혈이 운행하는 중요한 경로로 중시되고 있다.

동양의학에서는 질병이 발생하는 원인의 하나로, 체외로부터의 사기(邪氣 : 외사)가 침입하는 것에 의한 것으로 파악하고 있다. 이 경우, 피모(체표)를 침습한 사기(邪氣)는 그림 I-14과 같이 흐름에 따라 낙맥(絡脈), 경맥(經脈)으로 진행되어 장부에 이른다. 병기는 그에 동반하여 진행된다. 한편 내인이나 불내외인에 의하여 장부의 기능이 변조하면, 반대의 경로를 통하여 피모(체표)에 이르러 압통이나 결림 또는 피부의 까칠함 등의 체표 소견을 나타낸다.

이와 같이 경락은 병이 머무는 장소가 되기도 하며, 또 병이 발전하는 전달 경로가 되기도 한다. 어쨌든 사기(邪氣)가 경락의 어딘가에 정체하여 기혈의 운행이 방해되거나, 기혈의 부족을 야기하면, 질병 상태로 진행한다. 그 상태를 침(鍼)을 놓거나 뜸을 하거나 또는 안마 등에 의하여 사기(邪氣)를 없애거나, 기혈이 순조롭게 흐르도록 하거나 기혈을 이끌어 보충하는 것에 의하여 개선시킨다. 그것이 동양의학의 치료이다.

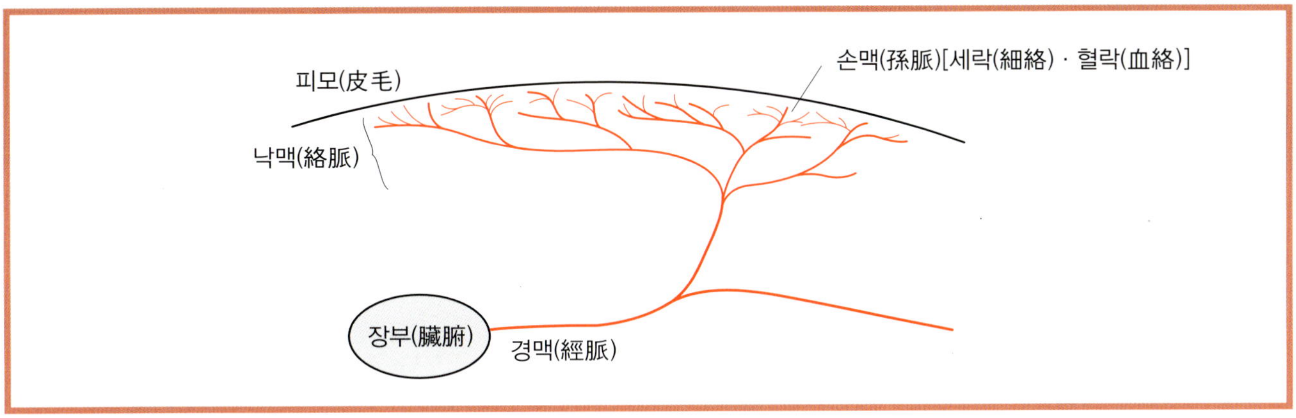

그림 I-14 경락의 기본 구조

1) 경맥(經脈)

경맥(經脈)에는, 십이경맥(十二經脈), 기경팔맥(奇經八脈), 십이경별(十二經別)이 있다.

십이경맥은 상하지와 체간을 연결하는 라인으로, 상하지 각각 6개씩 있어, 십이정경(十二正經)이라고 하고 있다. 정경은 모두 경혈을 가지는 경맥이다. 십이경맥은 육장육부(육장 : 간 · 심 · 비 · 폐 · 신 · 심포, 육부 : 담 · 소장 · 위 · 대장 · 방광 · 삼초)와 연결되며, 체표와 육장육부를 연결하여 장부－경락계를 구성한다(표 I－4).

기경팔맥(기경)은 정경의 기능을 조절한다고 생각되고 있다.[11] 그것을 강과 호수의 관계로 비유하면, '강(정경)의 물이 많으면 호수(기경팔맥)에 저류하고, 강의 물이 적으면 호수로부터 보급한다' 라는 상호관계로 말할 수 있다. 이 기경팔맥 가운데 독맥(督脈)과 임맥(任脈)은 정경과 같이 경혈을 갖는다(표 I－5).

십이경별은 정경으로부터 나뉘어 주행하는 맥으로, 경맥보다 비교적 심부를 순행하게 된다. 그 작용은 표리의 경맥의 관계를 강화하여 정경이 관계되어 있지 않은 기관에 기혈의 부족을 보충하는 것이다.

정경 십이경맥과 기경팔맥 중 임맥과 독맥의 합계 14경맥은 각각의 경맥상에 경혈을 가지므로 특히 중요하다.

2) 낙맥(絡脈)

낙맥(絡脈)은 세로의 경맥과 경맥을 연결하는 가로의 라인이다. 낙맥(絡脈)은 경맥으로부터 떨어진 지맥으로, 나아가 손맥(孫脈) 등으로 나뉘어 체표에 그물코 모양으로 분포한다. 낙맥(絡脈)은 체표에 그물코 모양으로 분포하는 미세정맥이나 동정맥문합지(動靜脈吻合枝) 등을 의미한다고 생각되고 있다.

표 I-4 십이경맥(十二經脈)과 기경팔맥(奇經八脈)

- 십이경맥(十二經脈)
  - 손의 삼음(三陰)
    - 수태음폐경(手太陰肺經)
    - 수소음심경(手少陰心經)
    - 수궐음심포경(手厥陰心包經)
  - 손의 삼양(三陽)
    - 수양명대장경(手陽明大腸經)
    - 수태양소장경(手太陽小腸經)
    - 수소양삼초경(手少陽三焦經)
  - 발의 삼음(三陰)
    - 족태음비경(足太陰脾經)
    - 족소음신경(足少陰腎經)
    - 족궐음간경(足厥陰肝經)
  - 발의 삼양(三陽)
    - 족양명위경(足陽明胃經)
    - 족태양방광경(足太陽膀胱經)
    - 족소장담경(足少陽膽經)
- 기경팔맥(奇經八脈))
  - 임맥(任脈)
  - 독맥(督脈)
  - 충맥(衝脈)
  - 대맥(帶脈)
  - 음유맥(陰維脈)
  - 양유맥(陽維脈)
  - 음교맥(陰蹻脈)
  - 양교맥(陽蹻脈)

2. 경혈(經穴)

1) 경혈(經穴)이란

경혈(經穴)을 혈자리라고도 하는데 혈자리는 속칭이다. 전문적으로는 경혈이라고 했을 경우, 14경맥(십이정경과 임맥 및 독맥) 위에 있는 혈자리를 가리킨다. 이것을 경맥에 소속하여 있는 혈자리라고 하는 의미로 경혈이라고 한다. 그러나 혈자리에는 경맥상에 없는 혈자리도 있어, 그것들을 전문적으로는 기혈(奇穴) 및 아시혈(阿是穴)이라고 부른다. 경혈, 기혈, 아시혈을 총칭하여 수혈(腧穴)이라고 하는데, 일반적으로는 혈자리라고 속칭하는 것이 많다(표 I-5).

2) 경혈(經穴)의 부위와 반응

경혈(經穴)은 기가 출입하는 곳으로 되어 있다. 정기(正氣), 사기(邪氣) 모두가 출입한다. 외부로부터 침습한 사기(邪氣)는 낙맥(絡脈)을 통하여 경맥(經脈)에 들어와, 이윽고 장부(臟腑)에 이르는 일이 있다. 그 상태는 경혈의 반응으로서 나타난다. 또 장부의 변조는 기혈의 순환에 영향을 주고, 그 상태도 경혈의 반응으로서 나타난다.

이와 같이 경혈은 질병 상태 시에 어떠한 반응을 나타내는 부위이다. 동양의학적 진단에 대해서 절경〔경맥 · 경혈 반응을 촉진에 의하여 진찰〕은 동양의학적인 진단을 실시하는 데 있어서 매우 중요하다. 즉, 경혈은 진단점으로서 이용된다.

또한, 경혈의 반응은 크지는 실(實)의 반응과 허(虛)의 반응으로 나눌 수 있어 진료에 응용되고

표 I-5 혈자리의 종류

수혈(腧穴)	혈자리의 총칭
경혈(經穴)	수혈 중, 정경 12경맥 및 임맥 · 독맥상의 혈자리로, 정혈(正穴)과 같은 의미 경혈은 명칭, 부위가 정해져 있다. 『황제내경소문(黃帝內經素門)』에는 경혈의 수를 1년의 날짜에 맞추어 365혈로 하고 있지만, 1989년의 WHO 제네바 회의에서 361혈이 인정되었다.
기혈(奇穴)	경혈 이외에 명칭과 부위가 정해져 있는 혈자리. 특효적인 효과가 있는 혈자리로 되어 있다.
아시혈(阿是穴)	명칭도 부위도 정해지지 않은 혈자리로, 말하자면 반응점에 해당한다. 「통증을 이용하여 치유한다」고 여겨져 눌러서 압통이나 기분 좋음을 느끼는 것 같은 부기를 혈자리로서 치료에 사용한다. 천응혈(天應穴)이라고도 한다.

있다. 실(實)의 반응은 열감, 무한, 경결, 긴장, 압통 등이며, 허의 반응은 냉감, 발한, 함요, 탄력 없음, 누르면 기분 좋음 등이다.

3) 경혈(經穴)의 작용

경혈(經穴)은 병기가 있을 때 어떠한 반응이 나타나는 부위이며 그 반응의 내용은 진단을 실시하기 위해서 중요한 의미가 있다고 전술했는데, 반응을 나타낸 경혈은 기혈의 변조를 조절하거나 하기 위한 중요한 치료 포인트가 된다.

치료점으로서의 경혈은 각각 특유의 치료적 작용을 가지고 임상에 응용되고 있다. 하나는 소속하는 경맥에 파급하는 효과이며, 또 하나는 경혈이 있는 부위 및 그 주변에의 효과이다. 예를 들어 족삼리(足三里)라고 하는 경혈은 위경에 소속되어 있으므로 위장 증상에 대한 효과와, 발에 있기

표 I-6 요혈(要穴)의 종류

1. 오행혈(오수혈)〔정(井) · 형(榮) · 수(兪) · 경(經) · 합(合)〕
2. 원혈(십이원혈)
3. 낙혈(絡穴)〔십오락혈(十五絡穴)〕
4. 극혈(郄穴)〔십육극혈(十六郄穴)〕
5. 팔맥교회혈(八脈交會穴)
6. 수혈〔배수혈(背俞穴)〕
7. 모혈(募穴)
8. 팔회혈(八會穴)
9. 교회혈(交會穴)

표 I-7 경맥(經脈)의 길이와 골도법(骨度法)

손의 육양(손에서 머리까지)	5척	합해서	3장(丈)
손의 육음(손에서 흉중까지)	3척 5촌	합해서	2장 1척
발의 육양(발에서 머리까지)	8척	합해서	4장 8척
발의 육음(발에서 흉중까지)	6척 5촌	합해서	3장 9척
교맥(蹻脈, 발에서 눈까지)	7척 5촌	합해서	1장 5척
독맥(督脈) · 임맥(任脈)	각각 4척 5촌	합해서	9척
모두 합해서			16장 2척

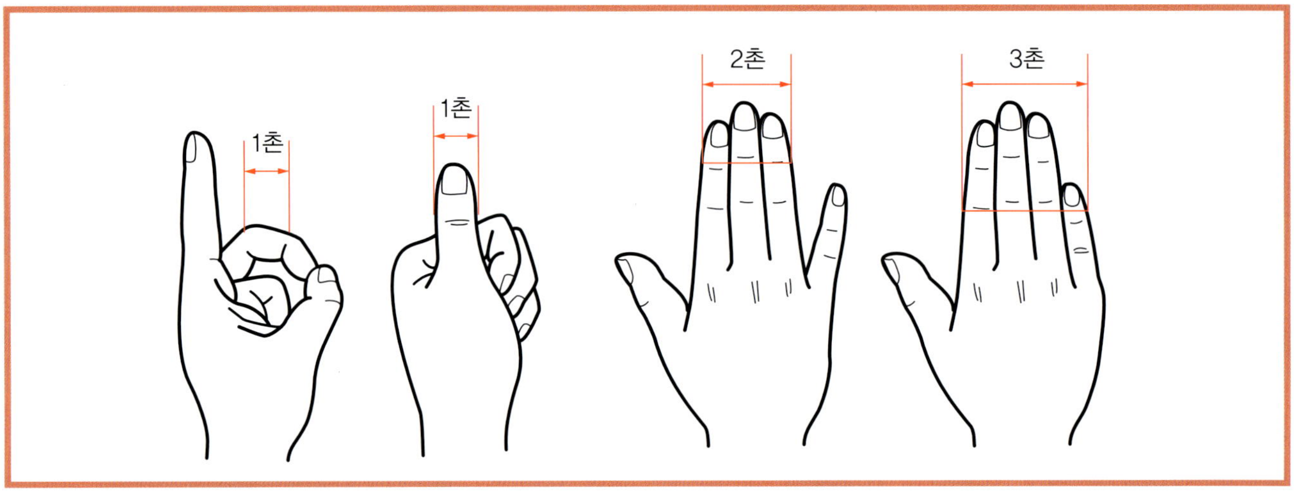

그림 I-15 동신촌법(同身寸法)

때문에 발의 피로나 슬통에 대한 효과를 겸비한다.

또 경혈 중에는 장부-경락 이론에 의하여 진단점 및 치료점으로서 특별히 중요한 경혈을 정하고 있다. 그것들을 요혈(要穴)이라고 하며 표 I-6에 나타내듯이 몇 개의 종류가 있으며 작용이 각각 다르다.

4) 경혈을 취하는 방법

경혈을 취하는 방법(취혈)에는 골도법(骨度法)과 동신촌법(同身寸法)이 있다.

골도법은 신장(身長)이 7척 5촌인 사람을 표준으로 하여 몸의 부위 마다 표준 길이를 정하여 어디에 혈자리가 위치하는지를 결정하는 방법이다(표 I-7).

동신촌법은 그림 I-15와 같이 환자의 손가락 폭으로 촌수를 정하여 그것을 기준으로서 취혈하는 방법이다. 간편해서 보급되어 있지만, 정확한 취혈에는 골도법이 좋다고 여겨지고 있다.

동양의학의 치료법

핵심사항

- 동양의학의 치료법에는 침(鍼), 구(灸), 한약(탕액), 안마(按摩) · 도인(導引) · 기공(氣功) 등이 있다.
- 안마(按摩)는 수기요법의 일종으로 건강 유지 증진에 널리 이용되고 있다.
- 도인(導引)는 호흡법을 포함한 자기 체조법의 일종이다.
- 기공(氣功)은 호흡법이나 운동 또는 존사(存思 : 의식의 집중)로써 기혈의 조화를 이루어, 경락을 소통시켜, 신체의 치유력을 높이는 요법이다. 주로 내기공에 의한다. 양생 기공이 넓게 보급되어 있다.
- 침구치료는 침(鍼)과 구(灸)라고 하는 미세한 물리적 자극을 이용하여 생체의 특정 부위(혈자리)에 적용시켜, 질병의 예방 또는 치료를 실시하는 요법이다.
- 침(鍼)에는 피부를 자극하는 침〔시침(鍉鍼) 등〕, 피하를 자극하는 침(원피침, 피내침 등), 찌르는 침〔호침(毫鍼) 등〕이 있다.
- 구(灸)는 뜸쑥(艾)을 이용하여 신체에 온열 자극을 주는 방법으로 직접구와 간접구가 있다.
- 한약제는 초근목피(草根木皮), 광물, 동물의 뼈 등을 소재로 하여 여러 종류의 단미를 동시에 달여 이용한다.
- 한약제의 처방은 증(證)에 근거하여 실시한다.

『황제내경소문(黃帝內經素問)』 이법방의론편(異法方宜論篇)에는 중국의 기후 풍토, 사회환경의 차이에 따라 동서남북의 각지에서 발생하는 병이 달라 그에 대응한 다른 치료법이 발달했다고 기술되어 있다. 이법방의론편에 의하면 그 치료법은 표 I−8과 같이 된다.

표 I−8에 나타내듯이 이 정리하는 방법에는 오행론(五行論 : 동양의학에 있어서의 자연철학의

표 I-8 중국의 지역과 각각의 치료법

동방 – 폄석(砭石)	…	간단한 외과적 처치
서방 – 독약(毒藥)	…	한약제에 의한 탕액요법
북방 – 구(灸)	…	뜸쑥에 의한 온열요법
남방 – 구침(九鍼)	…	금속에 의한 체표 자극치료
중앙 – 도인(導引)	…	「안마」등의 수기요법, 운동요법, 체조법 등

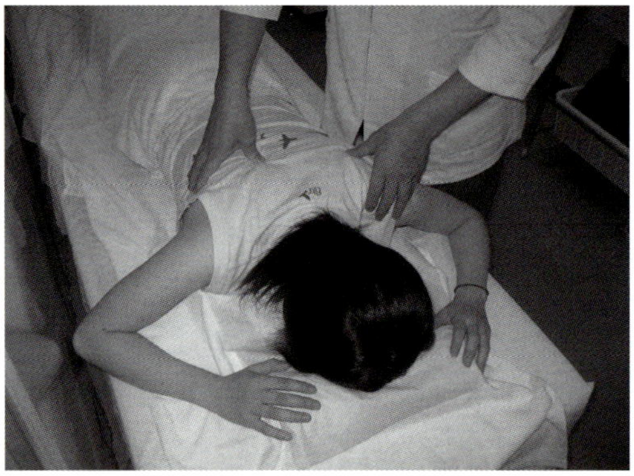

그림 I-16 안마

하나)의 영향이 나타나 사변적인 것은 아니지만 당시 이미 병이 생활환경이나 자연환경과 밀접하게 관련하여 발생하는 것을 이해하고 있어, 병에 따라 치료 용구나 치료법이 차이가 났던 것은 특필해야 할 것이다.

1. 안마

안마는 중국의 중앙, 황하 유역에서 발생한 것으로 평가되고 있다.

안마는 중국에서 발생하여 일본에 도래하고 나서, 수기요법으로서 널리 일반 대중에게 사랑받고 있다. 고전적 안마는 동양의학적인 진찰에 근거하여 경맥(經脈)의 기혈의 정체를 풀고 기혈의 흐름을 원활히 하는 것을 목적으로 했지만, 메이지 이후 피로 회복을 비롯한 건강 유지 · 증진에 널리 이용되게 되었다.

안마는 의복 위로부터 시술하여 주로 원심성의 자극을 생체에 가하는 것에 특징이 있다. 중의학에서는 추나(推拿)라고 하고 있다.

최근에는 터치 케어의 일환으로서 임산부의 건강 유지나 분만 시 요천추부통의 관리, 또 아기의 치료에도 응용되어 주목을 끌고 있다. 또 심신의 재충전의 요법으로서도 인기를 끌고 있다.

마사지

서양에서 발생한 수기요법이다. 원칙적으로는 피부에 직접 시술한다. 그 때 윤활제(潤滑劑)나 오일이 이용된다. 안마와 달리 수기는 사지 말초로부터 몸의 중심으로 향하여 구심적으로 실시한다.

2. 도인(導引) · 기공(氣功)

도인(導引)은 중국 고대 요양법의 일종으로 호흡과 신체 동작을 통하여 몸 안에 자연의 대기를 도입하는 방법이다. 말하자면 호흡법을 도입한 자기체조법이다.

도인(導引)은 신체를 적극적으로 움직여 호흡을 통하여, 더러워진 기를 토해내고 새로운 기를 흡수하여 신체의 에너지원인 기의 조정을 실시한다.

기공(氣功)은 호흡법이나 운동 또는 존사(存思 : 의식의 집중)로써 기혈을 조화하여 경락을 소통하여 신체의 치유력을 높이는 요법으로, 경기공(硬氣功 : 무술 기공)과 연기공(軟氣功 : 의료 기공)으로 나눌 수 있다. 연기공은 일반적으로 기공 요법이라고 부르며, 기공사가 환자의 치료로서 실시하는 외기공과 자기단련법으로서 스스로 실시하는 내기공(요양 기공)으로 나눌 수 있다. 내기공은 나아가 신체를 움직이는 동공(태극권 등)과 조용하게 호흡하여 존사(存思)하는 정공(靜功)으로 나눌 수 있다.

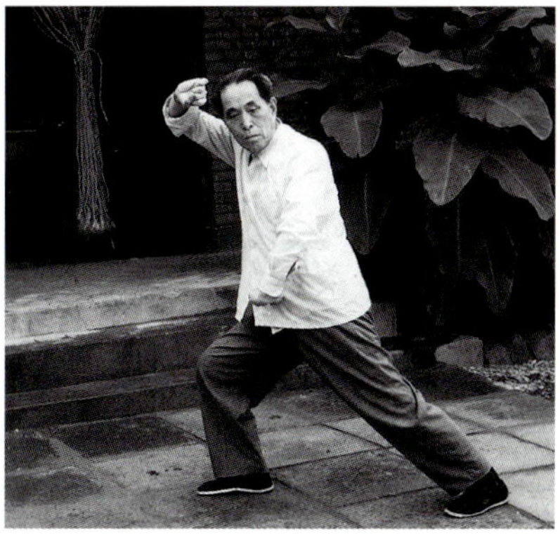

그림 I-17 기공(氣功)

태극권을 하고 있는 고(故) 마예당(馬禮堂) 선생

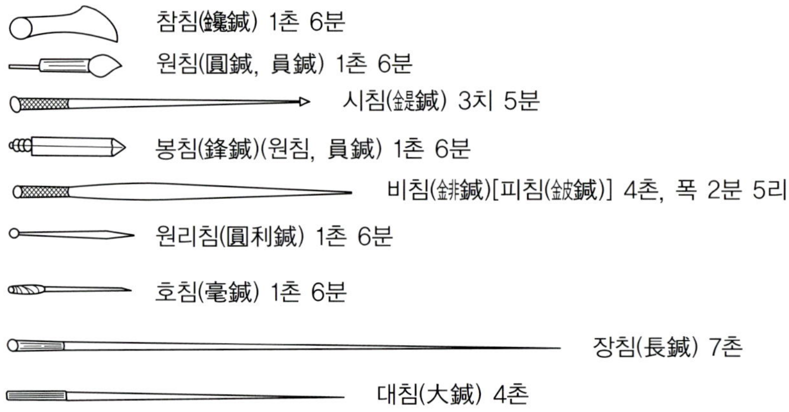

구침 중 특히 호침(毫鍼)이 자주 사용된다. 길이 40~50mm, 크기 0.2mm 전후

그림 I-18 고대 구침(九鍼)

3. 침구(鍼灸)

침구(鍼灸)는 중국의 황하 유역에 발생한 황하 문명 중에서, 2000년 이상 전에 체계화된 의학이다. 원전(原典)은 기원전 4~5C 무렵의 춘추전국시대부터 기원전 100년경의 전한 시대까지 정리된 황제내경(『소문(素問)』·『영추(靈樞)』)이다. 침구는 침과 뜸쑥이라고 하는 다른 도구에 의한 치료법을 합하여 표현한 말이다.

침구치료는 침(鍼)과 구(灸)라고 하는 미세한 물리적 자극을 이용하여, 생체의 특정 부위(혈자리)에 작용시켜 질병의 예방, 치료를 실시하는 요법이다.

1) 침(鍼)

침(鍼)은, 고대에 9종류(구침)가 있다고 여겨지며(그림 I－18), 종기(부스럼) 등의 절개, 피부의 찰과, 피하로부터 근층(筋層), 가끔 골까지 자입하는 자극 등, 그 목적에 따라 구분하여 사용되었다. 그러나 오늘날에는 외과적인 처치는 금지되고 있어, 오로지 가는 침〔호침(毫鍼)〕이나, 체표나 피하에서 혈자리를 자극하는 침(소아침, 원피침, 피내침 등)이 이용되고 있다. 또 침의 재질은, 옛날에는 철 등이 사용되고 있었지만 최근에는 멸균된 스테인레스의 일회용 침이 이용되고 있다(그림 I－19).

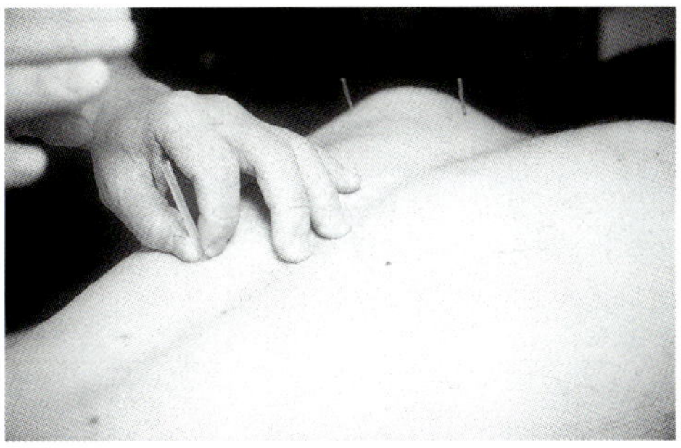

그림 I-19 침(鍼)

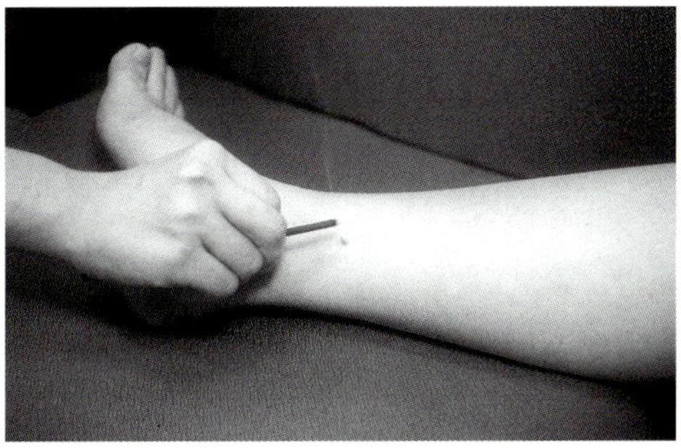

그림 I-20 구(灸)〔삼음교(三陰交)〕

2) 구(灸, 뜸)(그림 I-20)

구(灸)는 뜸쑥을 이용한 온열 요법의 일종이다. 뜸쑥은 쑥을 원재료로 하며 이것을 건조시켜 맷돌로 갈아 당기(唐箕)에 걸어 쑥 잎 속에 밀생하고 있는 흰 털〔모용(毛茸)〕을 정제하여 만든다.

구 치료에는 뜸쑥을 체표 상에서 직접 연소시켜 자극하는 직접구(투열구 등)와 뜸쑥의 전도열이나 복사열을 이용한 간접구가 있다. 구(灸)라고 했을 경우, 투열구로 대표되는 직접구를 가리킨다. 이것은 뜸쑥을 엄지와 검지로 비틀어 작은 애주(艾炷 : 원추형 만든 뜸쑥)를 만들어 혈자리에 올려두고 향에 점화하는 방법으로, 가벼운 화상을 수반하여 작은 구흔(灸痕)을 남긴다. 한편 간접구는 생강구나 염구로 대표되듯이, 체표와 뜸쑥의 사이에 생강이나 소금 등을 넣어 간접적으로 열자극(전도열)을 작용시키는 방법이다. 또 온통구(溫筒灸)나 봉구(棒灸)와 같이 피부로부터 뜸쑥을 일정 거리를 떼어 놓고 자극하는 방법에서는 복사열을 이용한다. 간접구는 자극 감각이 완만하여 화상을 일으키지 않는다.

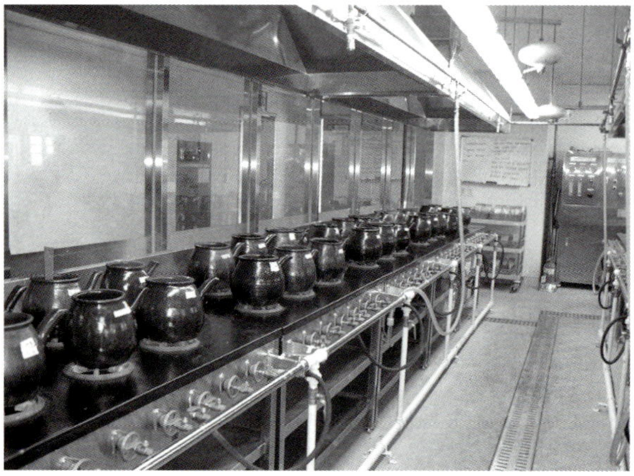

그림 I-21 한약제

한국의 한의대학 부속 병원에서 입원 환자용으로 한약제를 달이고 있는 풍경

4. 한약 처방

한약제는 몇 종류 이상의 단미(單味 : 하나 하나의 소재)를 혼합하여 이용하여 복합적인 효과를 기대하는 동양의학적인 약물요법이다. 자연계에 존재하는 초근목피, 광물, 동물의 뼈 등 모든 것을 소재로 한다. 대부분은 건조시켜 장기적으로 보존하여, 필요에 따라서 달여 복용하는 것으로 이것으로부터 탕액요법이라고도 불리고 있다. 그 중에는 환약으로 하거나 가루약, 연고 등으로 해서 사용하는 것도 있지만, 원칙은 탕약을 복용한다.

한방(韓方)의 처방은 기본적으로는 수증(隨證) 치료에 의한 것으로 동양의학적인 진찰에 의하여 「증(證)」을 세우고 거기에 기초를 두고 한약제를 처방한다. 일본에서는 증(證)이라고 하면 대부분은 방제변증에 의한다. 즉 갈근탕증(葛根湯證), 계지탕증(桂枝湯證) 등, 증(證)이 그대로 방제(方劑)를 나타내게 된다.

일본에서는 한약제의 처방에 건강 보험이 적용되고 있기 때문에 이용 빈도는 높다. 그러나 의사의 처방이 한방증의 생각에 반드시 의거하지 않고, 서양의학적인 발상에 의하여 처방되는 것이 많으므로 임상 효과를 충분히 얻을 수 없기도 하고 가끔 부작용이 생기거나 하는 등 문제가 되고 있다. 그 때문에 현재 한약제 효과의 재검토 연구도 진행되고 있다. 또 일본에서는 투약 방법으로서 엑기스제화하는 방법이 발전하여 왔지만, 한국이나 중국에서는 탕약에 의한 투약이 중심이다. 한국에서는 한의원으로부터 전국으로 탕약 팩을 배송하는 방법이 발달되어 있다. 또 한국이나 중국에서는 동양의학의 전문 병원이 있어 전통 의학에 의한 진료가 전문적, 종합적으로 행해지고 있다(그림 I－21).

참고문헌

1) 天津中医学院, 後藤学園・編：鍼灸学［基礎編］. 第 1 版，東洋学術出版社，千葉，1992.

2) 天津中医学院, 後藤学園・編：鍼灸学［臨床編］. 第 1 版，東洋学術出版社，千葉，1994.

3) 天津中医学院, 後藤学園・編：鍼灸学［経穴編］. 第 1 版，東洋学術出版社，千葉，1997.

4) 山田光胤，代田文彦：図説東洋医学. 学習研究社，東京，1983.

5) 上海中医学院・編：改訂 中医学基礎. 燎原，東京，1989.

6) 矢野　忠：女性のための東洋医学入門. 日中出版，1998.

7) 天津中医学院第一附属病院針灸科・編：森和・監訳；針灸臨床の理論と実際. 上巻，国書刊行会，東京，1988.

8) 天津中医学院第一附属病院針灸科・編：森和・監訳；針灸臨床の理論と実際. 下巻，国書刊行会，東京，1988.

9) 山西医学李丁・天津中医学院・編：浅川要，生田智恵子，木田　洋，横山瑞生・訳；針灸経穴辞典. 第 2 版，東洋学術出版社，1987.

10) 神戸中医学研究会・編：中医学入門. 医歯薬出版，東京，1987.

11) 内山恵子：中医診断学ノート. 東洋学術出版社，千葉，1988.

12) 上海中医学院・編，神戸中医学研究会・訳；中医学基礎. 燎原，東京，1981.

13) 南京中医学院・編著：中医学概論邦訳委員会・訳編；中国漢方医学概論. 中国漢方医学書刊行会，東京，1973.

II. 여성의 일생과 신체의 변화

현대의학에서 본 여성의 신체

핵심사항

- 유아기에서 난소는 출생부터 초경까지는 계속 증대하고 사춘기에 가까워짐에 따라 커져 약 4배까지 된다.
- 사춘기 이전에는 시상하부가 성 스테로이드에 의하여 억제되기 때문에 배란은 일어나지 않고, 난포(卵胞)는 어느 정도 성숙한 후에 폐쇄에 빠진다. 난포(卵胞)의 폐쇄 반복에 의한 결합 조직화와 간질화(間質化)에 의하여 난소 용적은 증대한다.
- 사춘기에는 에스트로겐의 네가티브 피드백에 대한 시상하부의 감수성이 저하하기 때문에, GnRH(성선자극호르몬분비호르몬)의 분비가 증가한다. 이것에 의하여 뇌하수체로부터의 황체형성호르몬(LH) 및 난포자극호르몬(FSH)의 분비가 증가하여, 자극된 난소로부터 에스트로겐과 프로게스테론이 분비된다. 이 에스트로겐과 프로게스테론 및 부신 유래의 안드로겐에 의하여 제2차 성징이 발현한다. 특히 골반 발육의 변화는 제2차 성징 중에서도 중요하다.
- 적혈구, 헤모글로빈, 적혈구용적률치는 10세 경까지 상승하는데, 여자는 12세에 저하한 후에는 큰 변화가 나타나지 않기 때문에 중학생, 고교생에 있어 빈혈이 증가한다.
- 성숙기는 여성으로서 성숙하는 시기로 신체 및 생식기가 완전하게 여성으로서의 기능을 발휘한다.
- 갱년기에는 난소의 성선자극호르몬에 대한 반응성은 저하하여, 난소의 에스트라디올(estradiol, 에스트로겐의 일종) 분비량은 저하한다.
- 갱년기에는 여러 가지의 부정수소(不定愁訴)*(어깨 결림, 열성홍조, 두통, 심계항진 등)가 나타나는 경우가 많다〈갱년기 장애〉.
- 폐경 후 저에스트로겐혈증 때문에 파골세포의 기능은 항진하고, 뼈의 리모델링은 고회전이 된다. 이 때문에 상대적으로 골흡수가 활성화되고 골량은 감소한다.
- 노년기에서는 이제 난소결핍증상은 없지만 에스트로겐 저하에 따라 성기의 퇴행 위축이 나타나며 그

* 부정수소(不定愁訴) : 일정하지 않은 증상을 호소

때문에 노인성 질염, 외음소양증(外陰搔痒症) 등이 일어나기 쉬워진다. 또 골다공증, 허혈성 심질환도 증가한다.

연령증가에 의한 성기능 및 신체의 변화

1. 유아기

1) 신체의 성장

신장 약 50cm로 탄생한 여자 아이는 15~18년 후, 약 160cm 전후까지 성장한다. 그러나 신장은 일정한 비율로 성장해 가는 것은 아니다. 태아기로부터 출산 직후에 나타난 급격한 성장(제1발육급진기)은 유아기가 되면 저하하며, 전(前)사춘기에는 거의 일정하지만 사춘기가 되면 다시 증가하여 급격한 성장의 촉진(제2발육급진기)이 나타난다.

2) 난소의 발육

난소 중 난자의 수는 임신 20주에는 약 700만 개가 되지만 출생까지 그 65%는 자연스럽게 소멸하여 약 200만 개가 된다. 출생 후에는 사춘기까지 지속적으로 폐쇄 · 퇴축하여, 7세에 약 30~50만 개, 사춘기에는 약 20만 개까지 감소한다.

난소 중량은 출생부터 초경까지는 증대를 계속한다. 소아기에는 난소는 매우 작지만(1~2g 정도), 사춘기에 가까워짐에 따라 커져, 약 4배가 된다.

3) 호르몬

뇌하수체－난소축의 호르몬에 있어서는 생후 며칠에 태반 유래의 에스트로겐이 감소하기 때문에, 네가티브 피드백에 의하여 황체형성호르몬(LH)이나 난포자극호르몬(FSH)은 상승하지만 점차 저하하여 생후 1년 정도에 낮은 수치가 된다. 사춘기 이전에는 시상하부를 중심으로 한 중추가 성스테로이드호르몬에 의하여 강력하게 억제되기 때문에 배란은 일어나지 않고 난포는 어느 정도 성숙한 후에 폐쇄한다.

2. 사춘기

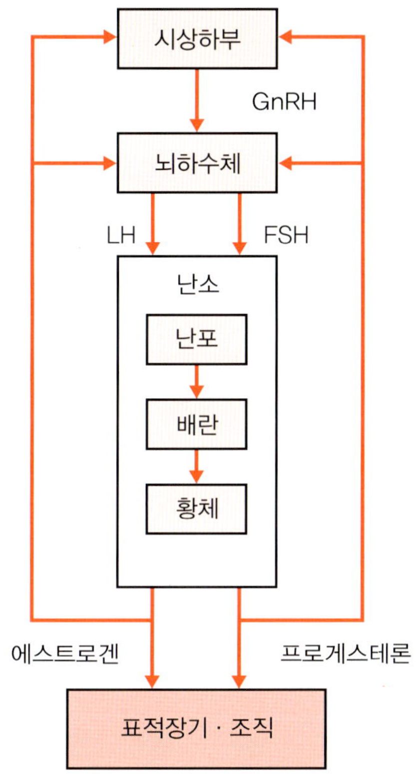

그림 II-1 시상하부－뇌하수체－난소축

시상하부－뇌하수체－난소축에 있어서의 성선자극호르몬(LH와 FSH)과 난소 스테로이드호르몬(에스트로겐, 프로게스테론)의 네가티브 피드백

1) 시상하부－뇌하수체－난소축의 발육

사춘기란 제2차 성징의 출현(유방 발육, 음모 발생 등)으로부터 초경을 거쳐, 월경 주기가 거의 순조롭게 될 때까지의 기간이며, 일본에서는 8~9세 경부터 17~18세 경까지의 기간으로 되어 있다. 즉 사춘기는 유아기와 성숙기의 이행기에 해당한다.

사춘기에는 에스트로겐의 네가티브 피드백에 대한 시상하부의 감수성이 저하하기 때문에, GnRH(성선자극호르몬분비호르몬)의 분비가 증가한다(그림 II－1). 이것에 의하여 뇌하수체로부터의 난포자극호르몬(FSH) 및 황체형성호르몬(LH)의 분비가 증가하여 난소로부터는 한층 더 많은 에스트로겐이나 프로게스테론이 분비되게 된다. 이러한 성 스테로이드 호르몬과 부신 유래의 안드로겐에 의하여 제2차 성징이 발현한다.

특히 골반의 발육의 변화는 제2차 성징 중에서도 중요하다. 여자 골반의 성숙은 난소 기능의 성숙이 완성되는 연령보다 1~2년 빠르다고 말해지고 있다. 또 신장의 발육도 같은 시기에 나타나지만, 골반의 발육이 신장의 성장보다는 현저하다.

2) 골밀도와 빈혈

초음파 골밀도 측정 장치에서의 계측에서는 고등학생의 시기에 가장 골밀도가 높아진다고 하며 20세 이후는 감소한다고 말해지고 있다.

사춘기에는 신체 발육과 함께 순환 혈액량도 현저하게 증가하여 철 수요가 증대하는 것이 알려져 있다. 그러나 적혈구, 헤모글로빈, 적혈구용적률치는 10세 경까지는 상승하지만, 여자의 경우 12세에 저하한 후 큰 변화가 나타나지 않으므로 중학생, 고등학생의 빈혈이 증가한다. 따라서 초등학생의 시기부터 적절한 식사 섭취가 중요한 것이 지적되고 있다.

3. 성숙기

성숙기(일반적으로는 18~45세)는 여성으로서 성숙하는 시기로 신체 및 생식기는 완전하게 여성으로서의 기능을 발휘한다.

1) 월경

초경 직후 난소 기능은 아직 불안정한 경우가 많으며, 주기 날짜의 불균형, 무배란주기, 황체 기능부전 등의 상태가 나타나는 것이 많다. 또 월경 주기는 월경 개시 후 2~3년 동안은 불규칙하지만, 그 후 25~38일형의 규칙적인 주기로 이행한다. 폐경 전 2~3년에는 다시 월경 주기가 불규칙하게 된다.

2) 신체의 변화

신장(身長)은 성숙기에는 성장하지 않지만 체중은 오히려 증가한다. 즉, 연령 증가와 함께 BMI (body mass index)는 증가한다.

성숙기에 혈압은 수축기 혈압, 확장기 혈압 모두 연령 증가와 함께 증가한다.

이 변화는 남성과 같아, 교감신경 활동의 항진, 혈중 카테콜아민 상승 등이 관여된다.

4. 갱년기

갱년기(45~55세)는 생식기(성숙기)와 비생식기(노년기)의 이행기로, 난소 기능이 쇠퇴하기 시작하고 나서 소실할 때까지의 시기에 해당한다.

1) 성호르몬

40세가 되면 난소 중의 난포 폐쇄가 급격하게 진행하여 난포수가 감소한다. 난소 중에 난모세포가 없어지면 난소 스테로이드 호르몬 및 인히빈(inhibin)은 감소하여 LH와 FSH는 네가티브 피드백이 제외되기 때문에 신속하게 상승한다. 특히 FSH 농도는 난포가 감소함에 따라 LH보다 조기에, 그리고 최종 월경의 2~3년 전부터 상승하기 시작한다고 말해지고 있다.

갱년기에는 월경 주기의 불순, 월경 혈량의 증가나 감소가 나타난다. 갱년기 개시 전 난소 중의 난모세포는 10,000개 이하로 감소하여, 난포의 성선자극호르몬에 대한 반응성도 저하한다. 난포의 에스트라디올(estradiol, 에스트로겐의 일종) 분비량은 저하하여, 무배란성 주기가 되는 경우도 많다. 이와 같이 난소 기능은 약 10년에 걸쳐 저하하다가 결국 완전하게 폐지된다(폐경). 또한, 갱년기에는 여러 가지 폐경기 증후(어깨 결림, 열성홍조, 두통, 심계항진 등)를 수반하는 갱년기 장애가 발생하는 경우가 많다.

인히빈(inhibin)

난소성 단백 호르몬의 일종으로 과립막세포로부터 생성된다. 황체기에 주로 생성되어 난포자극호르몬(FSH)을 특이적으로 억제한다. 폐경하면 거의 생성되지 않게 된다.

2) 신체의 변화

여성의 신체는 많은 장기 · 조직에 에스트로겐 수용체가 존재하기 때문에 폐경에 수반하는 에스트로겐의 감소는 전신적 변화를 일으킨다. 저에스트로겐혈증에 의하여 파골세포의 기능이 항진하고, 뼈의 리모델링(remodeling)은 가속화되어 상대적으로 골흡수가 활성화 된다. 이 때문에 폐경 후 여성은 골다공증의 위험이 높아진다.

또 에스트로겐의 감소에 의해 질 점막은 위축하여 감염에 대한 저항력이 저하하기 때문에 외음부 위화감이나 출혈, 대하 등이 일어나기 쉬워진다. 나아가 골반저 지지조직의 취약화가 진행되어, 내성기의 하수나 복압성 요실금이 일어나게 된다.

피부에 있어서도 에스트로겐의 저하에 의하여 간질의 수분량, 콜라겐 양이 저하해 피부의 노화로 나타난다.

5. 노년기

노년기에는 난소 결핍 증상은 없지만 에스트로겐 저하에 의하여 성기의 퇴행 위축이 나타난다. 그 때문에 노인성 질염, 외음소양증이 일어나기 쉬워진다. 또 골다공증, 허혈성 심질환도 증가한다. 나아가 자궁 중량도 감소(41~50세에 평균 57g, 51~60세에 49g, 61~70세에 39.5g)한다. 또 에스트로겐의 감소에 의하여 골반저근군의 위축 · 이완이 일어나, 골반 장기의 하수나 탈〔자궁탈(子

宮脫) 등]도 일어나기 쉬워진다.

에스트로겐

지방질 대사의 개선이나 혈관에의 직접적 효과에 의하여, 심혈관계의 보호 작용을 가진다. 따라서 폐경 후 급속히 에스트로겐이 감소하여 노년기에는 허혈성 심질환이 증가한다.

성 주기

뇌하수체 전엽으로 분비되는 성선자극호르몬에 의하여 난소내에 있어 난포 발육, 배란 및 황체 형성이라고 하는 일련의 변화가 일어난다. 이 변화와 함께 난소로부터 분비되는 스테로이드 호르몬 및 인히빈이 간뇌 및 뇌하수체에 피드백으로 작용하여 성 주기가 형성된다. 따라서 이 과정에서 이상이 생기면 성 주기에 변조가 일어나 가끔 무월경이 된다.

1. 난소

난소는 난포 형성과 호르몬 생성이라고 하는 2개의 기능을 가지며, 이들 2개의 기능은 서로 관여하고 있다. 난포는 난세포와 그것을 둘러싸는 난포 상피, 나아가 그 주위에 있는 간질로 이루어진다. 난포의 발육은 주로 난포 상피세포의 증식에 의한 것으로 그 발육 단계에 의하여, ① 원시 난포 ② 발육 난포 ③ 성숙 난포로 분류된다.

1) 원시 난포

직경 40~50㎛로, 난세포가 1층의 난포 상피에 의하여 둘러싸여 있다. 출생 시에는 약 200만 개 있는데 연령 증가와 함께 감소한다. 대부분은 폐쇄 · 위축하며, 성숙하는 것은 400개 전후이다.

2) 발육 난포

편평한 난포 상피는 점차 증식 · 비대하여 중층화한다. 그리고 난포 상피의 세포내에 과립을 포함한 과립막을 형성하고, 그 다음에 난세포와 과립막세포와의 사이에 투명층을 형성한다. 또한 과립막세포가 4층 이하인 난포는 뇌하수체로부터의 성선자극호르몬의 하나인 난포자극호르몬(FSH)의 작용과는 관계없는 것으로 발육하지만 그 이후의 발육에는 FSH가 필요하다. 과립막세포층의 외측은 기저막을 통하여 피막에 의해 둘러싸여 있는데, 이 피막은 간질 세포의 증식에 의하여 형성된 것으로 난포막(卵胞膜)이라 불리고 있다. 난포막의 내측을 내층 난포막이라고 하고 외측을 외층 난포

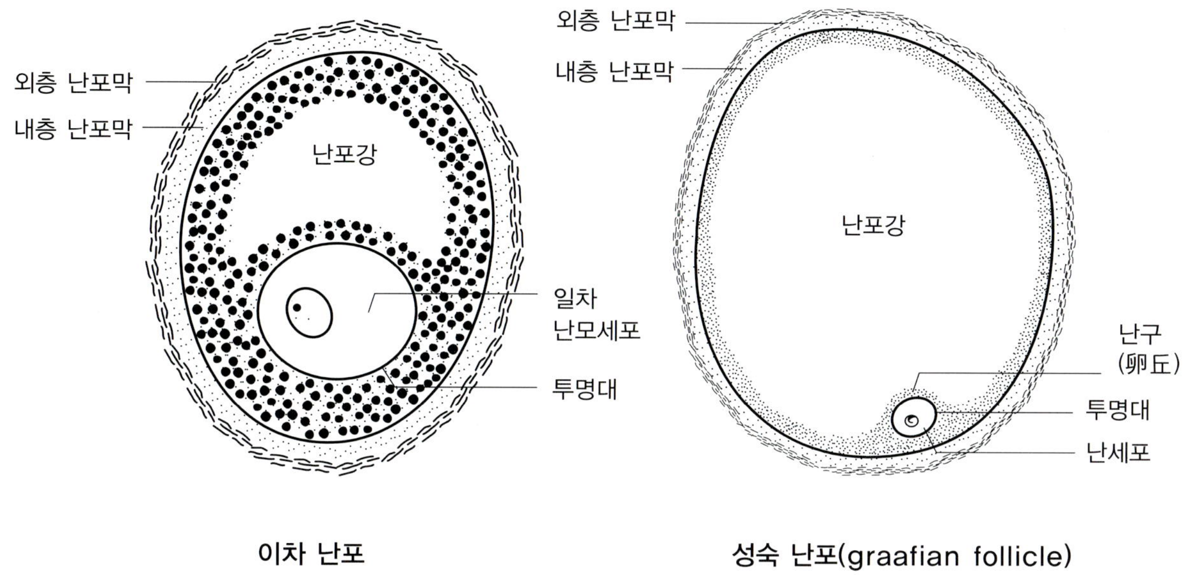

그림 II-2 **난성숙**(참고문헌 3 참조)

과립막세포의 일부가 융해 소실하여 세포간에 형성하는 공포(空胞)가 서로 융합해 커져 난포강이 된다. 난포강 안은 투명한 난포액으로 채워진다. 이 단계의 난포를 2차 난포라고 한다. 한층 더 난포가 발육하여 3차 난포가 되기까지는 10~14일 정도 걸린다.

막이라고 한다. 내층 난포막은 혈관에 풍부하고 큰 선세포(腺細胞)를 가지지만 외층 난포막은 섬유 성분이 많다.

난포가 한층 더 발육하면 과립막세포의 일부가 융해 소실하여 세포간에 공포(空胞)를 형성한다. 이 공포는 서로 융합하여 커져 난포강이 된다. 난포강 안은 투명한 난포액으로 채워지지만 난포액의 증량에 수반하여 난포는 증대하여 육안적으로 눈에 띄는 정도의 크기가 되어, 난소의 표면으로 돌출해 온다. 또한 이 단계의 난포를 2차 난포라고 한다(그림 II−2). 한편, 발육한 난세포는 난구(卵丘)라 불리는 과립막세포의 집단에 의하여 감싸진다.

과립막세포는 난포막세포로 생성된 안드로겐을 FSH의 존재하에 에스트로겐으로 변환한다. 에스트로겐은 난포 자신에게 작용하며 나아가 과립막세포의 증식을 재촉하여 FSH 수용체의 수를 늘린다. 또한, 월경 주기의 초기에는 15~20개의 난포가 FSH에 자극되어 발육하지만, 충분히 성숙

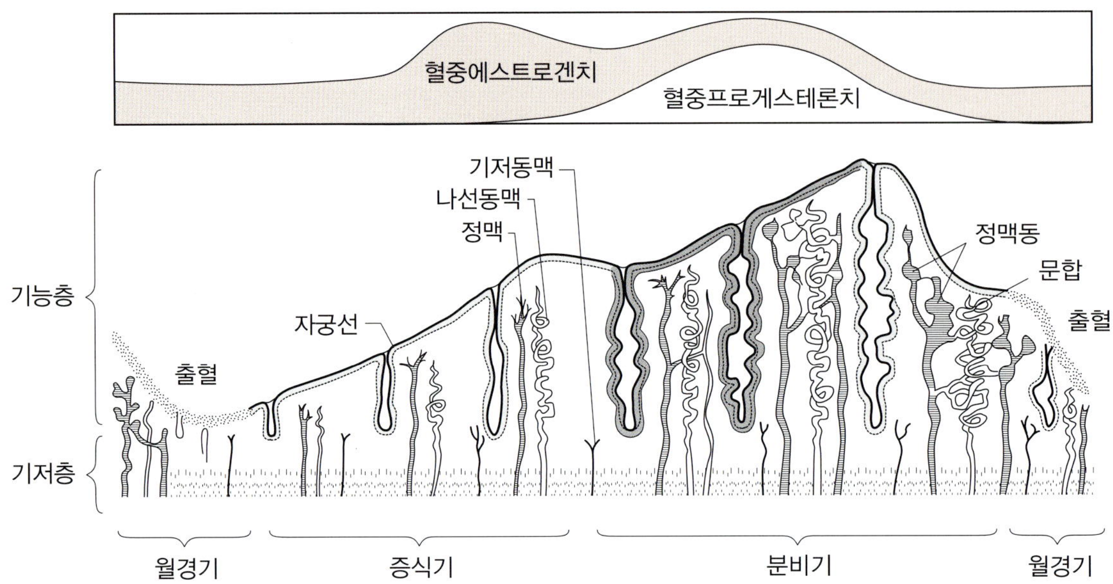

그림 II-3 자궁내막의 주기성 변화(참고문헌 2 참조)

하여 배란에 이르는 것은 통상 1개뿐이며 그 외에는 폐쇄 난포가 된다.

3) 성숙 난포

난포가 발육하여 직경 15~18mm 정도의 크기가 되어 배란의 준비가 갖추어진다. 이 시기의 난포를 성숙 난포(그림 II-2)라고 한다. 난포가 발육하여 성숙 난포가 되기까지는 10~14일 걸린다고 말해지고 있다. 배란에 이르는 난포는 원칙으로서 매월 1개이며, 그 외의 대부분은 발육 난포는 불완전한 성숙 단계에서 발육을 퇴축하여 폐쇄 난포가 된다.

4) 배란

성숙 난포의 증대에 의하여 팽륭한 난포벽의 외벽은 얇아져, 팽륭부로부터 마침내 파열한다. 이 부분을 난포반(卵胞斑)이라고 부르는데, 난(卵)은 난구를 구성하는 과립막세포(난구세포)와 함께 배출된다. 이것이 배란이다.

이러한 배란 기구는 황체형성호르몬(LH)의 급격한 대량 분비(LH Surge)에 의하여 일어난다. 통상의 호르몬 분비의 조절은 네가티브 피드백에 의하여 이루어지지만 LH Surge는 포지티브 피드백에 의하여 일어난다. 즉 에스트로겐은 난포의 발육 시기에는 LH 및 FSH에 네가티브 피드백 작용을 가지지만, 배란기의 고농도로 급상승하는 시기에는 포지티브 피드백 작용을 나타내, LH

Surge를 유발한다. 배란은 LH Surge의 개시로부터 37~40시간, LH peak부터는 16~24시간에 일어난다.

2. 자궁내막

자궁내막은 근층에 접하는 기저층과 자궁내강측의 기능층(해면층과 치밀층으로 이루어짐)으로 나눌 수 있다. 기능층은 성 스테로이드 호르몬에 잘 반응하여, 월경기 · 증식기 · 분비기의 순서로 주기적으로 변화한다(그림 II−3).

1) 증식기

월경 종료로부터 배란까지의 기간이다. 초기에는 내막은 얇고(1~2mm 정도), 자궁선의 선강은 좁고, 비교적 직선 모양이지만, 에스트로겐의 작용으로 발육하여 내막의 두께는 늘어나(3~4mm), 증식기 후기가 되면 자궁선(腺)은 길어지고 선강도 확대하여 굴곡하게 된다. 내막의 혈관은 이 시기가 되면 나선형을 나타내 나선동맥(코일동맥이라고도 함)으로 불린다.

2) 분비기

배란으로부터 월경 시작 직전까지의 기간이다. 배란 후, 에스트로겐의 작용에 프로게스테론의 작용이 더해져, 내막은 한층 더 비후한다. 자궁선은 강하게 구부러지고, 선강은 현저하게 확대한다. 선세포는 커지고 높이를 늘리게 된다. 분비기의 4일경에는 선세포는 활발한 분비 활동을 실시하여, 선강내에 분비물이 나타나게 된다. 선강은 확대하여 굴뚝 모양을 나타내며 간질에 부종이 나타나게 된다. 분비기 후기가 되면 내막은 7mm 정도로 비후한다. 간질의 부종도 매우 분명하여, 혈관의 신생이 나타나게 된다. 또한, 이 시기는 난소 주기로부터 보면 황체기에 해당한다.

황체기

황체로부터 분비되는 프로게스테론이 시상하부에 작용하여 체온이 상승하는 시기를 말한다. 난소 주기로부터 온 표현이다. 기초체온곡선의 후반의 고온상에 해당한다. 통상 36°C 이상이다. 고온기가 3주 이상 계속되면 임신의 가능성이 높다. 내막주기로부터 보면 분비기에 해당한다.

3) 월경기

월경은 에스트로겐과 프로게스테론의 소퇴에 의하여 일어난다. 자궁내막의 혈관이 깨져 내막조직 내에 혈액이 침투하여, 내막은 괴사에 빠지고 자궁내막의 기능층이 탈락된다. 탈락된 조직은 점막에 포함되는 효소에 의해 자기 융해하여, 혈액과 함께 자궁 외에 배출된다. 기능층의 탈락된

후에는 기저층으로부터 점막 상피의 재생이 일어난다.

3. 월경

1) 월경이란

월경이란, 통상 약 1개월의 간격(25~38일)으로 일어나며, 한정된 날짜(3~7일)에 자연스럽게 멈춘다. 자궁내막으로부터의 생리적 출혈이라고 정의된다. 또한 월경의 제1일부터 다음의 월경 개시 전날까지의 날짜를 월경 주기라고 부른다.

월경은 초경으로부터 폐경에 이르는 여성의 성숙기를 통하여, 임신, 수유 및 어떤 종류의 질환을 제외하고 거의 규칙적으로 반복하여 출현한다.

2) 월경의 내용물과 수반 증상

월경의 내용물은 혈액, 자궁내막 단편, 점액으로 이루어지며 성상은 암적색, 유동성, 약알칼리성이다. 또한, 월경혈이 응고하지 않는 이유는 내막결합 조직 중의 플라스민 활성 물질에 의하여 섬유소가 녹아 나오기 때문이지만, 양이 많은 경우에는 응혈이 섞인다.

월경의 직전 및 월경 중에는 골반내에 현저한 울혈이 일어나고, 골반내 장기는 충혈되며, 자궁체는 약간 비대하고 유연해지고, 자궁 질부는 남자색(藍紫色)을 나타내고 질도 연화한다. 골반내 신경은 압박받아 하복부의 중압감, 하복통, 요통, 요의빈삭(尿意頻數)를 자각한다. 그 외에도 변비, 설사, 유방의 종창 및 통증, 유두의 과민성 등이 나타난다. 전신 증상으로서는 불쾌감, 피로감, 두통, 현기증, 식욕 감퇴, 오심, 졸음, 불면, 변덕, 우울 등이 나타난다.

플라스민(plasmin)

피블린(fiblin)을 분해하는 효소, 즉 혈액 응고를 억제하는 물질이다. 이 밖에 조직 단백질의 분해를 실시하여, 혈전 용해 이외에도 조직의 재생을 실시하는 것으로, 염증 · 창상 치유, 세포 이동 등에 관여한다고 생각되고 있다.

동양의학에서 본 여성의 신체

핵심사항

- 여성은 7의 배수로 성장 발육을 한다.
- 14세에 초경을 맞이하고 49세에 폐경이 된다.
- 포궁(胞宮)은 「기항(奇恒)의 부(府)」로 여겨지며 월경을 유발시키고 태아를 임신하여 기른다.
- 포궁(胞宮)과 깊이 관계하는 장부는 신(腎), 간(肝), 비위(脾胃)이다.
- 포궁(胞宮)과 관계 깊은 경맥(經脈)은 임맥(任脈) · 독맥(督脈) · 충맥(衝脈) · 대맥(帶脈)이다.
- 월경은 신기의 충실, 천계(天癸)의 생성과 성숙, 충맥 · 임맥의 개통에 의하여 행해지지만, 근본은 신기의 충실에 있다. 또 충맥 · 임맥의 기혈을 흐르게 하기 위해서는 비(脾) · 간(肝)의 장의 작용이 필요하고 독맥 · 대맥으로부터의 제어도 받고 있다.

여성의 성장과 발육

동양의학에서는 인체의 성장 · 발육은 신기(腎氣 : 부모로부터 받은 생명력)에 의하여 행해지는 것으로 되어 있다.

『황제내경소문(黃帝內經素問)』 상고천진론편에는 여자는 7세가 되면 신기(腎氣)의 기능이 왕성하게 되어 치아가 새로 나고 두발도 길어진다. 14세가 되면 신정(腎精 : 신이 내포하는 생명의 근본적 물질)으로부터 천계(天癸 : 성선자극호르몬, 성호르몬과 같은 것)가 생성되어 그 작용으로 임맥이 포궁(자궁)을 통하여 태충(太衝)의 맥(충맥의 맥)도 번창하게 되기 때문에, 기혈이 포궁에 이르러 월경이 시작된다. 그러나 49세가 되면 임맥은 공허하게 되고 태충의 맥도 쇠약해지기 때문에 포궁에 기혈이 이르지 못하고 월경이 정지해 버린다. 따라서 아이를 임신하는 것은 없다고 기록되어 있다(표 II−1).

이와 같이 여성의 발육은 7의 배수(7세 주기)로 성장 · 발육하여 7×7의 49세에 폐경이 된다고 하고 있다. 덧붙여서 남성은 8의 배수(8세 주기)로 성장 · 발육하여 8×8의 64세에 치아가 빠지고 머리카락이 빠진다고 기록되어 있다(표 II−1).

이처럼 동양의학에서는 남녀의 성장 · 발육을 「신기(腎氣)」의 성쇠의 과정으로서 파악하고 있어 각종의 원인에 의하여 「신기」를 해치게 되면 성장 · 발육에 이상을 초래하고 여러 가지 질병의 발생에 관련된다고 인식하고 있다.

천계(天癸)

선천적인 신정(腎精)에서 생성된다. 천계는 신(腎)에 축적되며 후천의 수곡 정밀에 의하여 자양되고 있다. 일정 시기가 되면 신기가 왕성하게 되어 천계가 성숙한다. 성선 자극 호르몬, 성 호르몬과 같은 것이다.

포궁(자궁)에 대하여

1. 포궁(胞宮)

동양의학에서는 자궁을 「여자포(女子胞)」〔『황제내경(黃帝內經)』〕, 「자소(子所)」〔『황제내경(黃帝內經)』〕, 「자궁」〔『신농본초경(神農本草經)』〕, 「포궁」〔『제병원후론(諸病源候論)』〕, 「자장(子臟)」〔『금궤요략(金匱要略)』〕 등으로 칭하고 있다. 여기에서는 포궁(胞宮)이라는 용어를 사용한다.

포궁(胞宮)은 「기항의 부(府)」라고 여겨지고 있다. 기항의 부는 육장육부과 달리, 장과 부의 양쪽 모두의 기능을 겸비하는 특수한 기관이다. 포궁은 월경이라고 하는 부(腑)의 기능을 가짐과 동시에 태아를 임신하고 기른다고 하는 장(臟)으로서의 기능도 갖기 때문이다.

2. 포궁(胞宮)과 장부와의 관계

포궁(胞宮)과 오장과의 생리적 관계를 아래에 나타낸다. 그 중에서도 포궁과 관계가 깊은 장부는 신(腎), 간(肝), 비위(脾胃)이다.

표 II-1 여성과 남성의 발육 과정

여성
7세 : 신기(腎氣)가 왕성하게 되고 치아가 다시 난다. 두발이 길어진다. 14세 : 천계(天癸)에 이르러, 임맥을 통하여 태충의 맥이 왕성하게 되어 월경이 시작된다. 아이를 만들 수 있게 된다. 21세 : 신기는 평균이며 사랑니가 완성되며, 신체가 성숙한다. 28세 : 근골(筋骨)이 딱딱하고 강하며 두발이 갖추어지며, 가장 충실하다. 35세 : 수족양명경맥(手足陽明經脈)이 쇠약하여 얼굴색이 나빠지고 머리카락이 빠지기 시작한다. 42세 : 손발의 삼양경맥(三陽經脈)이 상부에서부터 쇠약해져 안색이 나빠지고 흰머리가 생긴다. 49세 : 임맥 공허에 의하여 태충의 맥이 쇠약해지고 월경이 정지해, 다시 아이를 만들 수 없게 된다.
남성
8세 : 신기가 번창하게 되고 치아가 다시 난다. 두발이 길어진다. 16세 : 신기가 왕성하게 되고 천계에 이르러 정기가 넘쳐 나온다. 아이를 만들 수 있다. 24세 : 신기가 평균이며 근골이 강해져, 사랑니가 완성되며 신체가 성숙한다. 32세 : 근골이 튼튼하고, 충실하다. 40세 : 신기가 쇠약해지기 시작하여 두발이 빠지고 치아가 나빠진다. 48세 : 양기가 쇠약해져 안색이 나쁘고, 흰머리가 생긴다. 56세 : 간기가 쇠약해져 근육이 잘 움직이지 못하게 되고 정액이 적어진다. 64세 : 치아가 빠지고 머리카락이 빠진다. 〔『황제내경소문(黃帝內經素門)』 상고천진론편(上古天眞論篇)의 요약〕

1) 신(腎)과 포궁

「포락(胞絡)은 신(腎)에 연결된다」(『소문(素問)』 기병편)라고 하여, 신(腎)과 포궁은 밀접하게 관련되어 있다.

신(腎)은 선천적(부모로부터 받은 생명력)인 것과 동시에 건강의 근본이며 정(精)을 저장하여 인체의 성장 · 발육 · 생식을 주관한다. 또 정(精)은 피를 변화시키는 근원〔신정으로부터 혈(血)을 생성하기 때문에 신정은 그 원료가 됨〕이며, 월경이나 임신의 물질적 기반이 되고 있다. 여자는 14세에 신기가 번창하게 되어 천계가 성숙하는 것을 기다려 포궁이 기능한다.

2) 간(肝)과 포궁

간경(肝經)은 임맥 · 독맥을 통하여 포궁으로 연결되기 때문에 간과 포궁은 관계한다.

간(肝)은 혈(血)을 내포하여 소설(疏泄)을 주관하며, 혈해(血海, 충맥)를 제어한다. 즉, 혈(血)의 저장(貯藏) 및 혈량의 조절 기능은 포궁의 생리 기능에 큰 영향을 미친다(제I장 p.22 참조).

3) 비위(脾胃)와 포궁(胞宮)

비경(脾經)은 중극혈로 임맥과 교회(交會)하며, 임맥을 통하여 간접적으로 포궁(胞宮)과 관계한다.

비(脾)는 운화(소화 · 흡수)를 주관하고, 기혈의 생화〔비(脾)의 운화에 의하여 흡수된 수곡(水穀)의 정미(精微)로부터 기혈을 생성〕를 실행한다. 즉, 비(脾)는 후천의 근원(출생 후 음식 등에서 거두어들인 생명력)이다. 동시에 비(脾)는 중기(中氣, 중초의 기 : 음식으로부터 거두어들인 영양소 등에서 건강의 근본)을 주관하고, 그 기는 상승하여 혈을 통섭〔경맥(經脈)으로부터 피가 빠져나가게 하는 작용〕한다. 즉, 비(脾)가 통섭하는 혈(血)이 월경 · 임신의 기능에 물질적 기반을 주고 있다.

또 「충맥은 양명(陽明)에 뒤따른다」라고 여겨져 족 양명경과 관계한다. 위는 비(脾)와 표리관계에 있어 위는 수곡의 바다이며, 음식의 수납과 부숙(腐熟 : 음식물을 받아, 그것을 소화하는 것)을 주관하며 위 안의 곡기(穀氣)〔위기(胃氣)〕가 번창하게 되면 충맥 · 임맥의 기혈도 번창하게 되어 이것에 의하여 포궁의 생리 기능도 정상을 유지할 수가 있다.

4) 심(心)과 포궁(胞宮)

『소문(素問)』 평열병론편에 「포맥은 심(心)에 속하고 포중에 연락된다」라고 되어있기 때문에, 심(心)은 포궁과 관계한다. 심(心)은 신명(정신작용)과 혈맥(혈의 운행 : 순환)을 주관하기 때문에 포궁의 기능은 심(心)에 의해서도 영향을 받게 된다.

5) 폐(肺)와 포궁(胞宮)

폐(肺)는 신체의 기를 주관하며, 「폐조백맥(肺朝百脈 : 전신의 혈액은 모두 폐를 통과한다)」와 「통조수도(通調水道 : 폐의 숙강 기능에 의하여 수분 대사를 조정한다)」에 의하여 수곡의 정밀의 수송 기능(영양을 전신에 퍼트림)이 있다. 즉, 생체 내부의 정(精) · 혈(血) · 진(津) · 액(液)은 폐에 의하여 운행된다. 따라서 포궁에 필요한 물질은 폐에 의하여 수송 · 조절되기 때문에 폐는 포궁의 기능에 영향을 미치게 된다.

3. 포궁(胞宮)과 4맥(충맥 · 임맥 · 독맥 · 대맥)

포궁(胞宮)의 생리 기능은 충맥(衝脈) · 임맥(任脈) · 독맥(督脈) · 대맥(帶脈)의 4개의 경맥(經脈)의 지배를 받고 있다. 특히 포궁과 충맥 · 임맥과의 관계는 밀접(충맥과 임맥은 포궁으로부터 일어난다)하다. 충맥 · 임맥 · 독맥 · 대맥의 4맥은 기경에 속하고, 그 외는 십이경맥(經脈)과 연결되어 포궁과 전신을 연락시켜, 포궁의 정상적인 생리 기능을 유지하고 있다.

1) 충맥(衝脈)과 포궁(胞宮)

충맥(衝脈)은 포궁에서 일어나, 상행하면 「제양(諸陽)에 이르고」, 하행하면 「제음(諸陰)에 이

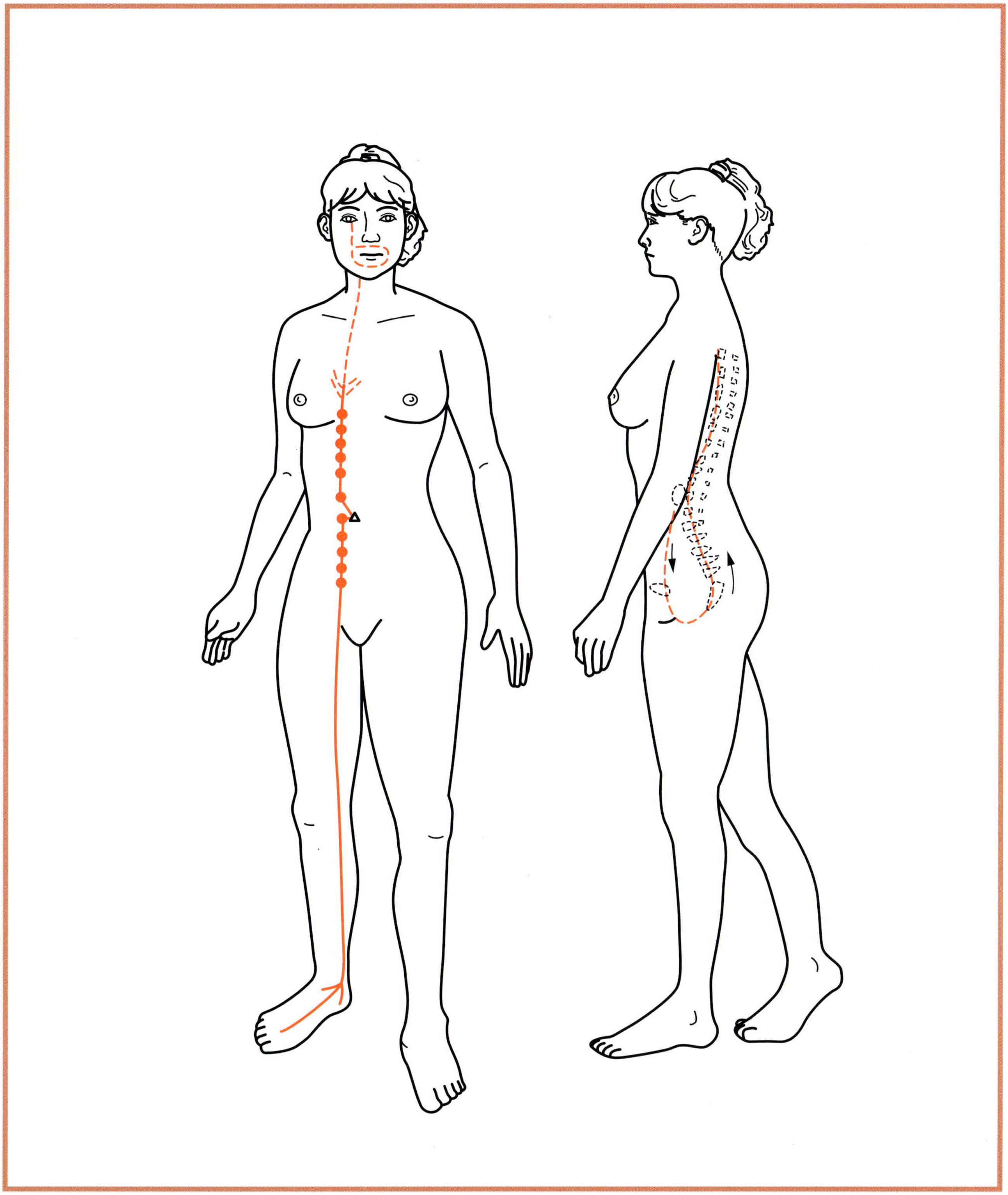

그림 II-4 충맥(衝脈)

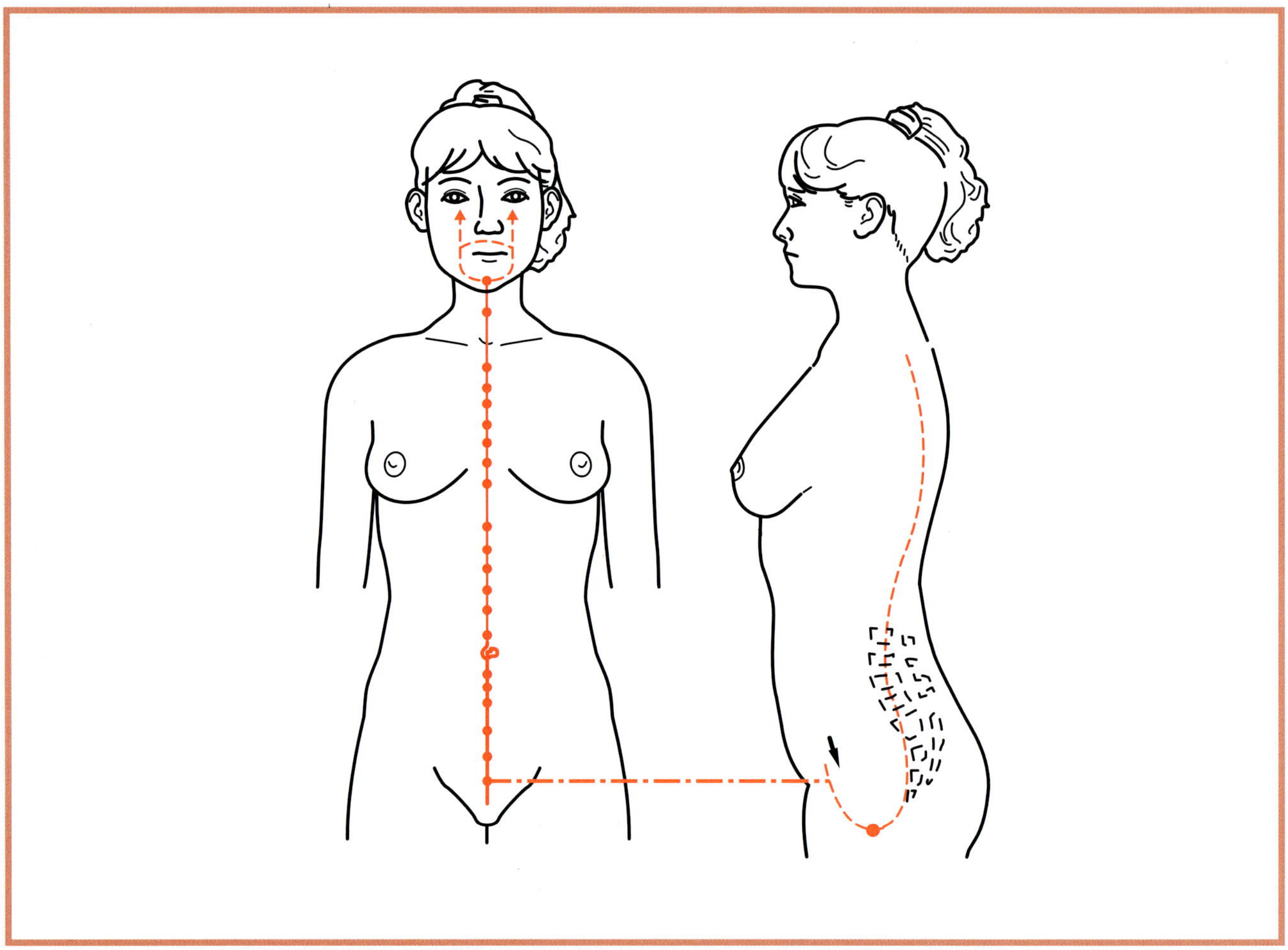

그림 II-5 임맥(任脈)

르기」 때문에, 경맥이나 장부의 기혈을 축적할 수가 있다(그림 II-4). 또 충맥은 다리의 양명경 및 다리의 소음신경과 병행하고 있다. 따라서 이 맥은 선천 및 후천의 경맥(신경이나 비경·위경을 가리킴)과 연결되게 되어, 선천과 후천의 기를 축적할 수가 있다. 이것으로부터 충맥은 「십이경의 바다」 「혈해」라고도 불리고 있다. 따라서 여성에 있어 「혈해(血海)」라고도 칭해지는 충맥의 정혈이 충실하는 것에 의하여, 포궁의 정상적인 생리 기능이 유지된다.

2) 임맥(任脈)과 포궁(胞宮)

임맥(任脈)은 충맥과 함께 포궁으로부터 일어나는 경맥(기경)으로, 포궁의 기능과 밀접하게 관계하고 있다(그림 II-5). 월경·임신은 임맥의 기가 통하여 실시한다.

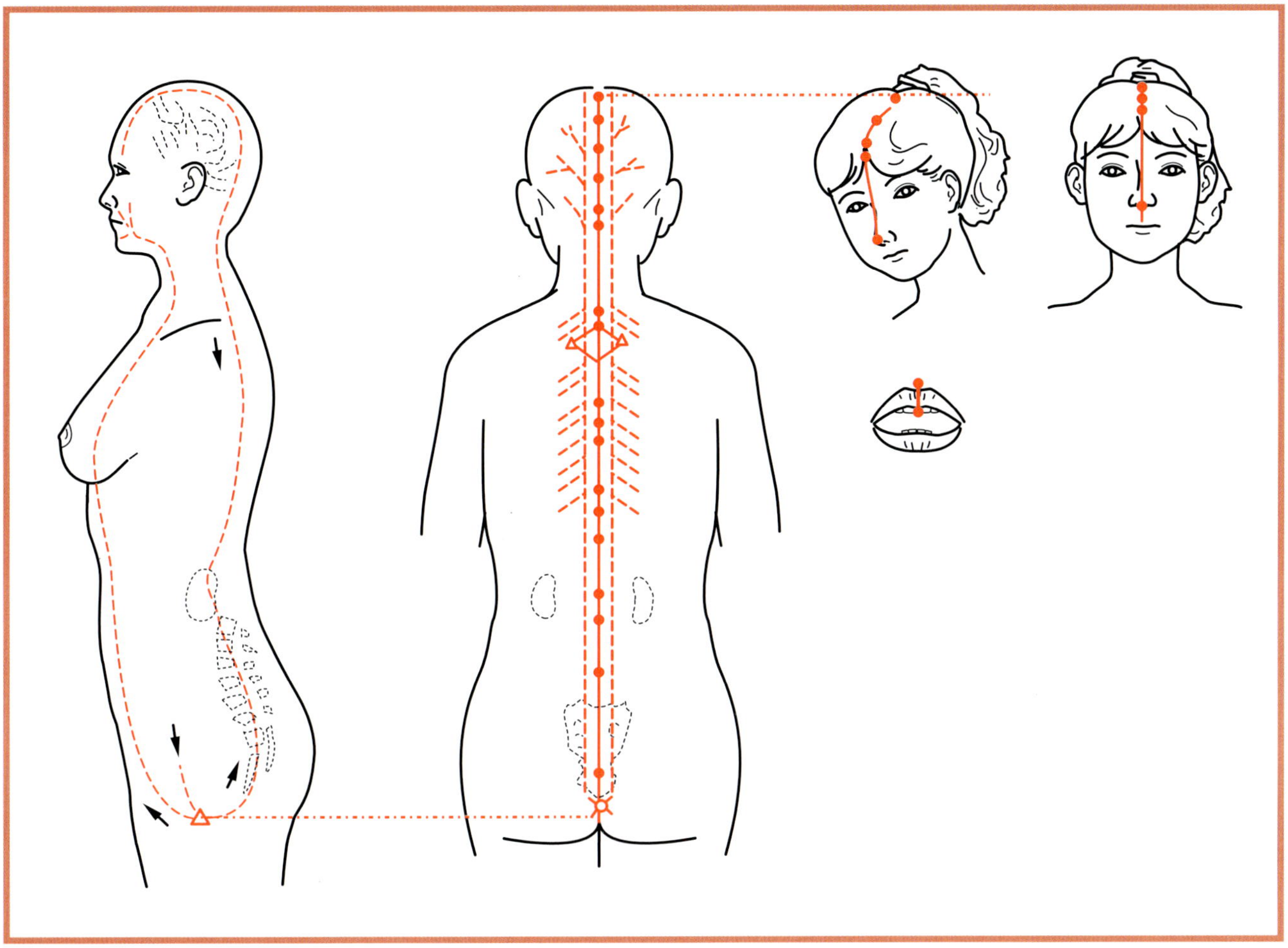

그림 II-6 독맥(督脈)

임맥(任脈)은 「음경(陰經)의 바다」라고도 불리우며 음경의 경락 모든 기능을 통괄하는 중요한 기능이 있어, 「충은 혈해(血海)가 되고, 임(任)은 태포(胎胞)를 주관하게 된다」라고 말해져 충맥이 충실하고 나아가 임맥이 통하고 나서야 월경 · 임신이 가능해진다.

3) 독맥(督脈)과 포궁(胞宮)

독맥(督脈)도 포궁으로부터 일어나, 임맥과 순환 왕복하여 경맥(經脈) 음양의 기의 균형을 유지함과 함께 월경 주기의 규칙성을 유지하여 포궁의 기능을 정상적으로 유지하고 있다(그림 II-6).

독맥(督脈)은 「양(陽)의 바다」라고 부르며 양경의 경락의 기능을 통괄하고 있다. 또 독맥은 「척추를 관통하여 신(腎)에 속하기」 때문에 신(腎)과 밀접한 관계를 갖는다.

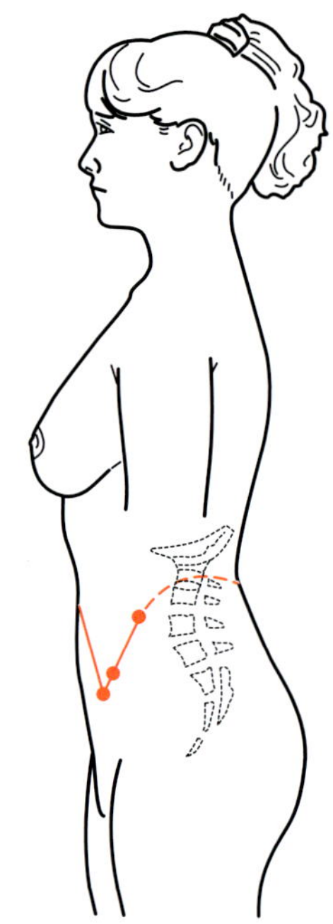

그림 II-7 대맥(帶脈)

4) 대맥(帶脈)과 포궁(胞宮)

대맥(帶脈)은 요복부를 일주하여 충맥 · 임맥 · 독맥의 3맥과 교회(交會)하여 간접적으로 포궁으로 연결되고 있다(그림 II-7). 즉, 대맥은 충맥 · 임맥 · 독맥의 3맥의 상호의 조정을 할 수 있는 중요한 경맥(經脈)이다.

월경에 대하여

동양의학에서는 월경을 「월진(月眞)」, 「월사(月事)」, 「월수(月水)」, 「경수(經水)」라고 하며, 포궁(자궁)으로부터의 주기적 출혈을 가리킨다.

월경은 신기의 충실, 천계의 생성과 성숙, 충맥 · 임맥의 3맥 개통에 의하여 행해지지만, 근본은 신기의 충실에 있다. 또 충맥 · 임맥에 기혈을 모으기 위해서는 비(脾) · 간(肝)의 장의 작용이 필

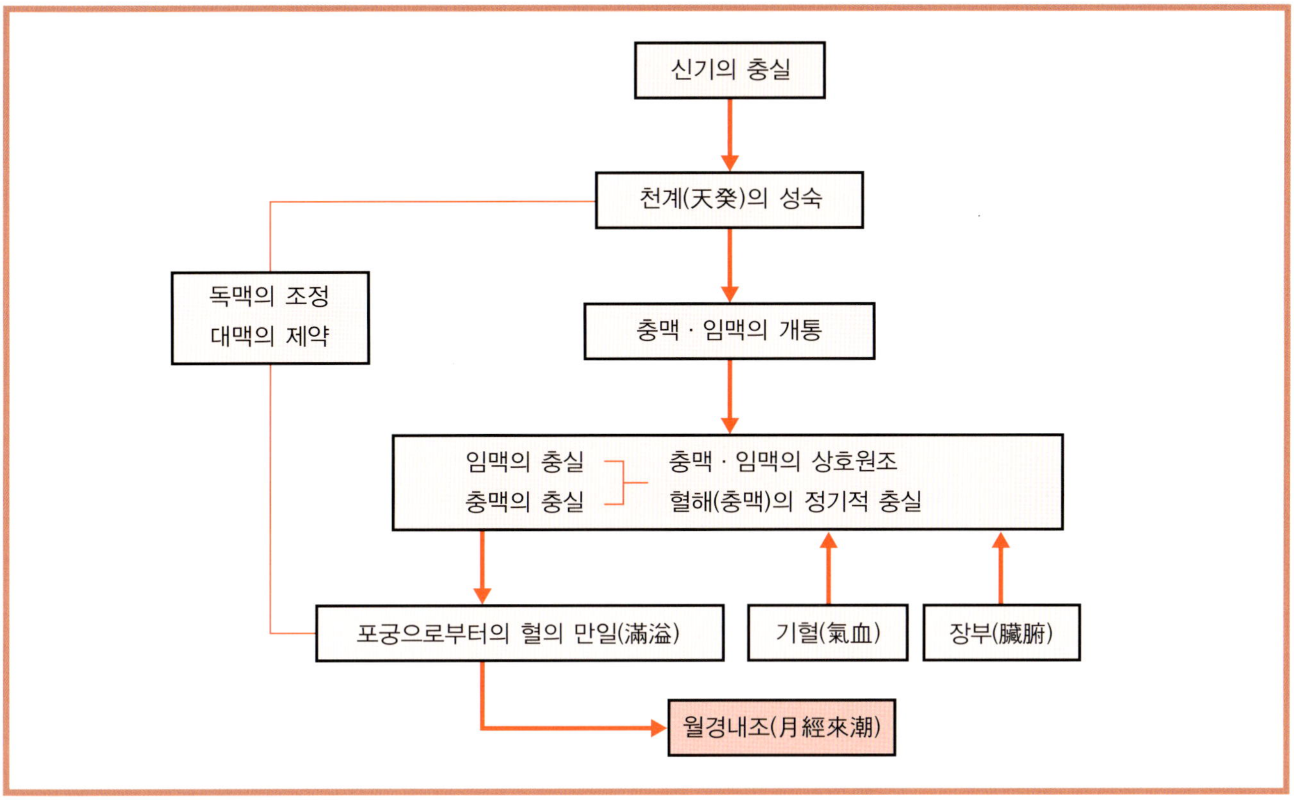

그림 II-8 월경의 성립

요하고, 독맥 · 대맥으로부터의 제어도 받고 있다(그림 II－8).

신기 → 천계 → 충맥 · 임맥의 개통(開通) → 포궁이라고 하는 월경의 발생 기전으로부터 알 수 있듯이, 신(腎)은 여성의 생리 기능 중에서 주도적 역할을 하고 있다. 따라서 부인과 질환의 진료에 대하여 반드시 신(腎)을 고려해야 한다. 또 기혈의 실조를 일으키는 것 같은 원인은 충맥 · 임맥에 영향을 미치기 때문에 여러 가지 산부인과계의 질환을 일으키게 된다.

분만

1. 임신

1) 임신의 경과

월경이 주기적으로 찾아오면 수태하여 임신할 수 있다.

남녀의 성교에 의하여 수태하려면 신기(腎氣)가 충실하고 번창하며 천계가 성숙하여 충맥 · 임맥의 기능이 정상적으로 작용하는 것이 필요하다. 또한, 임신하면 모체에서는 월경이 정지하지만 이것은 장부의 기혈이 충맥 · 임맥에 따라 태아를 기르기 때문이라고 설명되고 있다. 이 때문에 임신 기간 중 대체로 피가 부족하기 쉽고 기는 편성(偏盛 : 치우쳐 흥분)하기 쉬운 상황이 된다.

한편, 태아의 발육 상황에 대하여 『천금요방(千金要方)』에는 다음과 같이 기록되고 있다. 「임신 1개월에 배(胚)를 시작하고, 2개월에 고(膏)를 시작하고, 3개월에 포(胞)를 시작하고, 4개월에 형체가 완성되며, 5개월에 움직이기 시작하고, 6개월에 근골(筋骨)이 서고, 7개월에 모발이 생기며 8개월에 장부(臟腑)가 갖추어지며, 9개월에 곡기(穀氣)가 위(胃)에 들어오며 10개월에 온갖 신이 갖추어지며, 날이 차면 태어나게 된다」라고 되어 있다. 또 「임신 1개월은 간경, 2개월은 담경, 3개월은 심포경(심경), 4개월은 삼초경(소장경), 5개월은 비경, 6개월은 위경, 7개월은 폐경, 8개월은 대장경, 9개월은 신경, 10개월은 방광경」이라고 하여, 임신월과 경맥(經脈)을 관련지었다. 이와 같이 임신의 경과를 경맥과의 관련으로 파악하고 있는데 그것은 임신의 경과에 수반하는 심신의 변화를 이해하는 데 있어 흥미롭다.

2) 임신 중의 신체 증상

임신 초기에 입덧이 생긴다. 이것은 피가 하부〔태(胎)〕에 모여 충맥의 기가 왕성하게 되면, 간기가 상역(上逆)하여 위기불강(胃氣不降 : 위기가 아래에 내려가지 않고, 위로 올라가려고 하면 오심 · 구토가 생김)을 초래하므로 편식 · 오심 · 구토 · 기상 시의 현훈(휘청거림)이라는 증상이 나타난다. 그러나 일반적으로 그 정도는 가벼워, 20~40일이면 자연스럽게 소실된다.

임신 3개월에 백대하(白帶下)가 약간 많아지고, 임신 6개월이 되면 태아는 커지기 때문에, 기기(氣機 : 기가 둘러싸는 것)가 저체(阻滯)되어 수도통조(水道通調 : 수분 대사)가 장애된다. 그 때문에 경도의 부종이 발생한다. 임신 말기에서는 태아에 의하여 방광이나 직장이 압박받기 때문에 변비나 빈뇨 등이 나타난다.

2. 분만

정상적인 분만에 대해서는 「정상분만은 부인이 잉태한 지 10개월이 되면, 갑자기 하복부, 요부에 저릿저릿한 통증이 발생하며 잇따라 태아는 돈함(頓陷 : 점차 내려옴)하고, 제복(臍腹)에 이르면 통증이 극에 달하고 요문에 이르러 통증이 더하며, 곡도(穀道 : 항문)는 돌출하여(튀어 나와 있음), 계속해서 「양수 파수와 출혈로 아이는 출산한다」라고 기록되고 있다.

부인병의 병인과 성립

핵심사항

* 병인으로서, 칠정(七情)에서는 노(怒) · 사(思) · 공(恐)이, 육음(六淫)에서는 한(寒) · 열(熱) · 습(濕)이 중시되고 있다.
* 산과 · 부인과 질환은 ① 장부기능의 실조 ② 기혈의 실조 ③ 포궁의 직접적 손상의 세 가지 원인이 충맥 · 임맥의 기능에 영향을 주는 것에 의하여 발생한다.
* 산과 · 부인과의 치료는 기본적으로 충맥 · 임맥을 조절하는 것으로, 그것을 위해서는 신기를 보충하여 비위를 화합하고 간기를 소통하게 하여 기혈을 준비하는 것이다.

부인병의 병인

부인병의 병인을 그림 II-9에 나타낸다. 이러한 병인에 의하여 여러 가지 부인병이 일어나지만 발병하는지 아닌지는 체질의 강약, 장부, 4맥(임맥 · 충맥 · 독맥 · 대맥) 및 포궁의 기능의 성쇠에 의한다. 즉, 질병은 인체의 방어력(면역력), 자연치유력의 힘에 의하여 정해지는 것으로 파악하고 있다.

1. 육음(六淫)

여기에서는 산과 · 부인과 질환과 관계가 깊은 한 · 열 · 습에 대하여 기술한다.

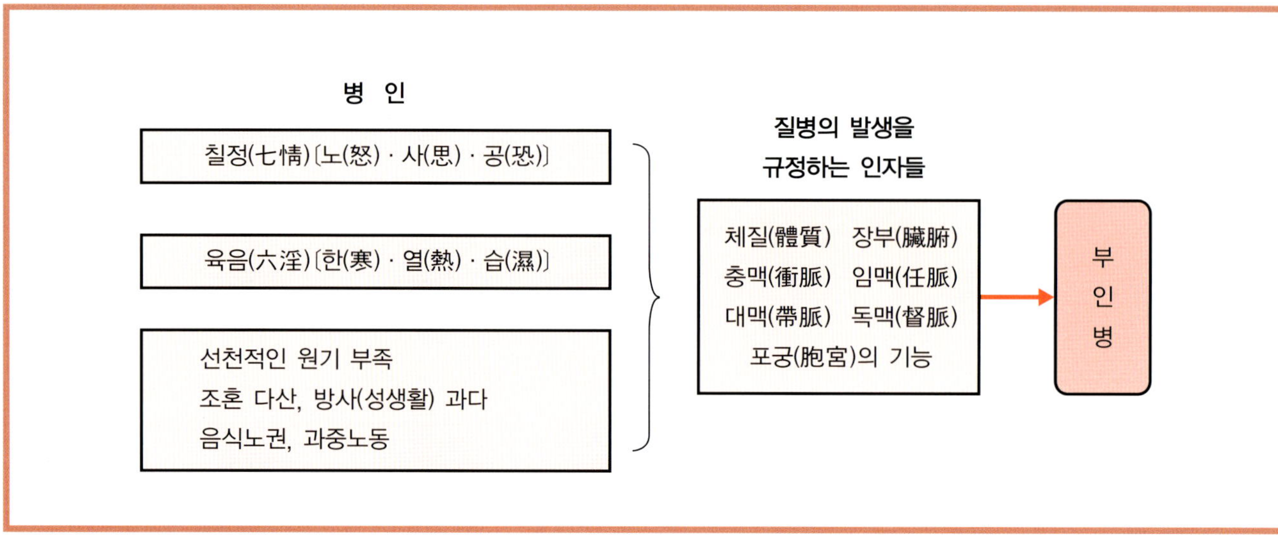

그림 II-9 부인병의 병인

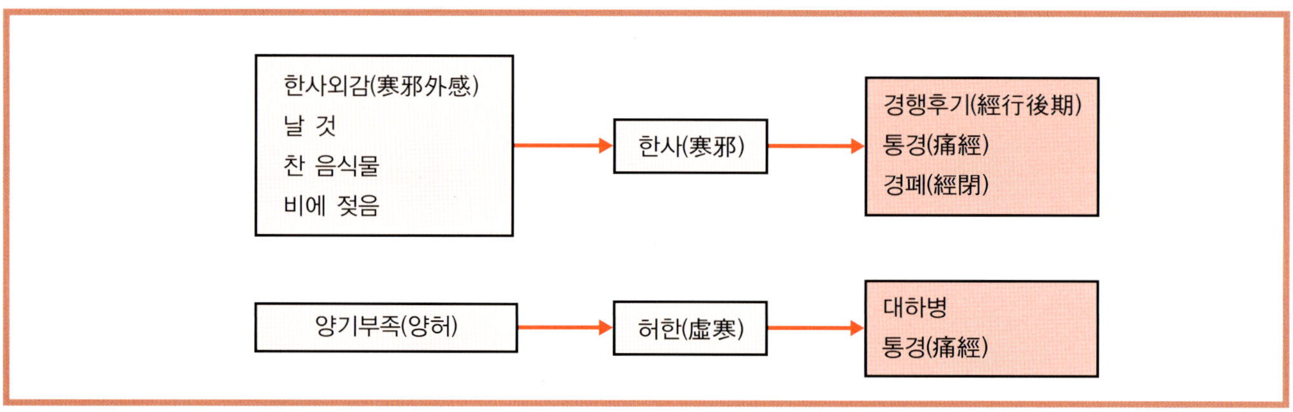

그림 II-10 한사와 질병

1) 한사(寒邪)

한사를 외감(추위를 입음)하거나 날 것 · 찬 음식물을 과식하거나 비에 젖거나 하여 몸을 차게 하면 기(氣)의 흐름이 조체(阻滯)하고, 혈(血)이 응체된다(한사에 의하여 혈의 흐름이 막힘). 부인에 있어서는 경행후기(經行後期 : 월경이 1주 이상 늦거나 주기가 연장하거나 하는 것) · 통경(월경통) · 경폐(무월경) 등이 출현한다(그림 II−10).

또 몸이 양기 부족(양허)으로 허한(양기 부족에 의한 냉감)이 발생하면, 대하병 · 통경(월경통) 등이 발생한다(그림 II−10). 냉한 체질의 여성에게 잘 나타난다.

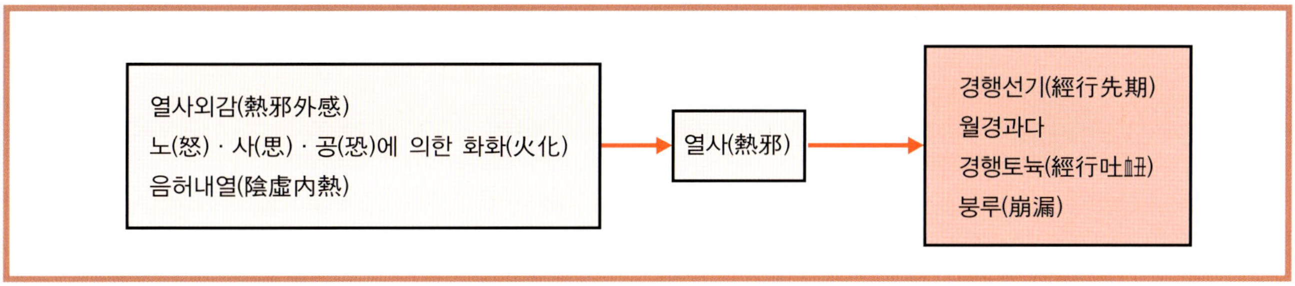

그림 II-11 열사와 질병

2) 열사(熱邪)

열사를 받거나(더위를 먹다) 노 · 사 · 공이 극에 달하여 화화(火化 : 감정이 흥분되어 열이 생기는 것)하거나 매운 것을 너무 많이 먹거나 또는 음허로 허열이 발생하면, 열에 의하여 혈이 망행하여 출혈하기도 한다. 부인에 있어서는 경행선기(經行先期 : 월경이 1~2주 이상 빨라지는 것) · 월경과다 · 경행토뉵(經行吐衄 : 월경기 또는 월경기 전후에 규칙적으로 출혈하는 코피나 토혈로, 열에 의함), 붕루(崩漏 : 월경 이외의 부정성기출혈) 등이 발생한다(그림 II-11).

화화(火化)

분노나 초조 등에 의하여 기가 막혀 그 상태가 격렬해지면 막힌 기는 열로 변한다. 예를 들어 간기의 울결이 불화하여 간화가 된다.

3) 습사(濕邪)

습도를 받거나 또는 비위양허에 의하여 수습(체액)이 정체하면, 여분의 체액에 의하여 분비물이 증가하거나 위장 증상이 생기거나 부종이 발하기도 한다. 부인이나 임산부에 있어서는 대하병 · 임신구토 · 임신 종창(임신에 의한 하지의 부종 등) 등이 출현한다(그림 II-12).

2. 칠정(七情)

여기에서는 산부인과 질환과 관계가 깊은 노 · 사 · 공에 대해서만 기술한다(표 II-2).

1) 노(怒)

억울 · 분노는 항상 기체 · 기역을 일으킨다. 기가 막히거나 기가 역류하면, 부인에 있어 통경(기

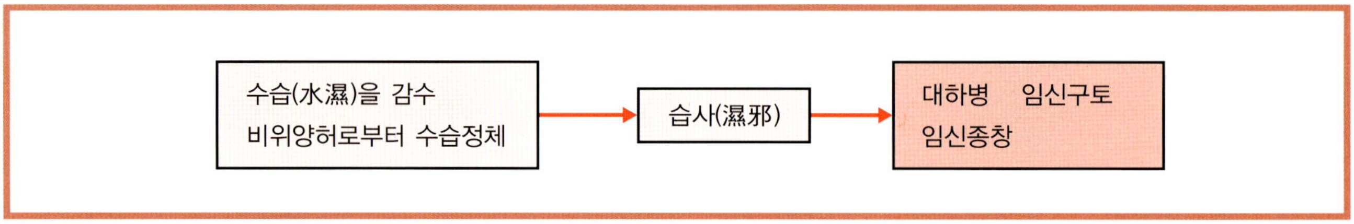

그림 II-12 습사와 질병

표 II-2 노(怒) · 사(思) · 공(恐)과 부인병

① 노(怒) : 억울(抑鬱) 분노(憤怒)는 항상 기체 · 기역을 초래하고, 통경 · 경행토뉵(經行吐衄) 등을 초래한다.
② 사(思) : 계속 우려하면 항상 기결을 초래하고, 경폐 · 경행선후무정기 등을 초래한다.
③ 공(恐) : 과도한 놀람이나 공포는 기하(氣下) · 기란(氣亂)을 초래하고, 붕루(崩漏) · 태동 불안 등을 초래한다.

체에 의한 월경통) · 경행토뉵〔經行吐衄 : 분노가 심해져 열사가 발생하여 그 때문에 경행토뉵(經行吐衄)이 됨〕 등을 초래한다.

2) 사(思)

계속 우려(憂慮)하면 기결(氣結)을 일으킨다. 기(氣)가 결(結)하면 혈(血)의 흐름이 막히거나 불안정하게 되기 때문에 부인에 있어 경폐(무월경) · 경행선후무정기(經行先後無定期, 월경 주기의 불순) 등을 초래한다.

3) 공(恐)

과도한 놀람이나 공포는 기하(氣下) · 기란(氣亂 : 놀라움에 의하여 기가 떨어지고, 공에 의하여 기가 흐트러짐)을 일으킨다. 기가 흐트러지면 기혈은 불안정해져, 부인이나 임산부에 있어 붕루(崩漏 : 부정성기출혈) · 태동 불안(절박조산 : 허리가 빼근하고 복통을 수반하며 태아가 움직여 내려감) 등을 초래한다.

3. 기타

선천적 건강 부족 · 조혼 · 다산 · 방사 과다는 신기의 손상을 초래한다. 또 음식의 부적절은 비위의 손상을 초래하고, 임신 중의 과중 노동은 태아의 발육에 손상을 초래한다.

칠정(七情)과 기(氣)의 변동

화내면 기는 상승/ 무서워하면 기는 하강/ 기뻐하면 기는 풀어짐/ 놀라면 기는 흐트러짐/ 슬퍼하면 기는 사라짐/ 생각하면 기는 뭉침/ 슬퍼하면 기는 줄어듦

산과 · 부인과 질환의 발생 기전

산과 · 부인과 질환은 아래와 같은 세 가지 병태에 의하여 발생한다고 생각되고 있다(그림 II－13).

1. 장부 기능의 실조가 충맥 · 임맥에 영향을 주어 일어나는 질환

신(腎) · 간(肝) · 비(脾)의 병태에 의하여 다음의 질병이 발생한다(그림 II－14, 15, 16).

2. 기혈의 실조가 충맥 · 임맥에 영향을 주어 일어나는 질환

월경 · 임신 · 출산 · 유즙(乳汁)은 모두 혈(血)을 필요로 하기 때문에 혈(血)을 소모한다. 그 때문에 부인이나 임산부에 있어서는 항상 혈(血)이 부족하여 기혈의 균형이 어긋나, 기가 편성(偏盛 : 치우쳐 흥분한 상태), 과도한 상태(기능 항진)가 되기 쉽다. 기혈의 병변에 따라 다음의 질환이 발생한다(그림 II－17, 18).

3. 포궁에의 직접적 손상이 충맥 · 임맥에 영향을 주어 일어나는 질환

포궁(자궁)의 감염, 포궁이 직접 받는 한습 등의 사기(邪氣)에 의한 침습, 포궁의 외상 · 방사 과다에 의한 손상 등으로, 충맥 · 임맥의 기능이 손상되면 월경병이나 냉병이 발생한다.

① 장부 기능의 실조가 충맥 · 임맥에 영향을 주는 것에 의하여 발생하는 질환

② 기혈의 실조가 충맥 · 임맥에 영향을 주는 것에 의하여 발생하는 질환

③ 포궁의 직접적 손상이 충맥 · 임맥에 영향을 준 것에 의하여 발생하는 질환

그림 II-13 산과 · 부인과 질환의 발생 기전

	원인	→	질병
①	신기 부족으로부터 충맥 · 임맥의 고섭 작용이 저하하여 포맥(胞脈)이 무력	→	태동불안 · 유산 불임증 · 음정(陰挺)
②	혈해(충맥) 혈의 축적 · 만일(滿溢) 실조	→	경행선후무정기 (經行先後無定期)
③	신음이 손상되어 충맥 · 임맥이 혈허	→	경행후기(經行後期) 불임증 월경과소 · 경폐
④	음허내열에 의한 열이 충맥 · 임맥으로 들어감	→	경행선기(經行先期) · 붕루(崩漏)
⑤	신양 부족에 의하여 충맥 · 임맥이 따뜻해지지 않아 허한(虛寒)	→	경행설사(經行泄瀉) 불임증 태동불안

그림 II-14 신(腎)의 병태에 의한 질병

	원인	→	질병
①	정지실조(情志失調)에 의한 간울기체(肝鬱氣滯)가 발생하면 피가 정체하여, 충맥 · 임맥의 흐름이 정체해 혈해(충맥)의 피의 축적 · 만일(滿溢)이 실조	→	경행선후무정기 통경 · 경폐
②	간기범위(肝氣犯胃)를 일으키면 위하강작용이 실조	→	임신구토
③	간울화화(肝鬱化火)로 발전하면 그 열이 충맥 · 임맥을 손상	→	경행선기(經行先期) 월경과다 · 붕루(崩漏) 경행토뉵(經行吐衄)
④	음혈부족의 상태에서 임신하면 혈(血)은 태아를 양육하기 위하여 충맥 · 임맥에 모여, 간혈이 더욱 허해져 간양편항(肝陽偏亢)	→	임신현훈 자간(子癎) (간풍 내동에 의함)

그림 II-15 간(肝)의 병태에 의한 질병

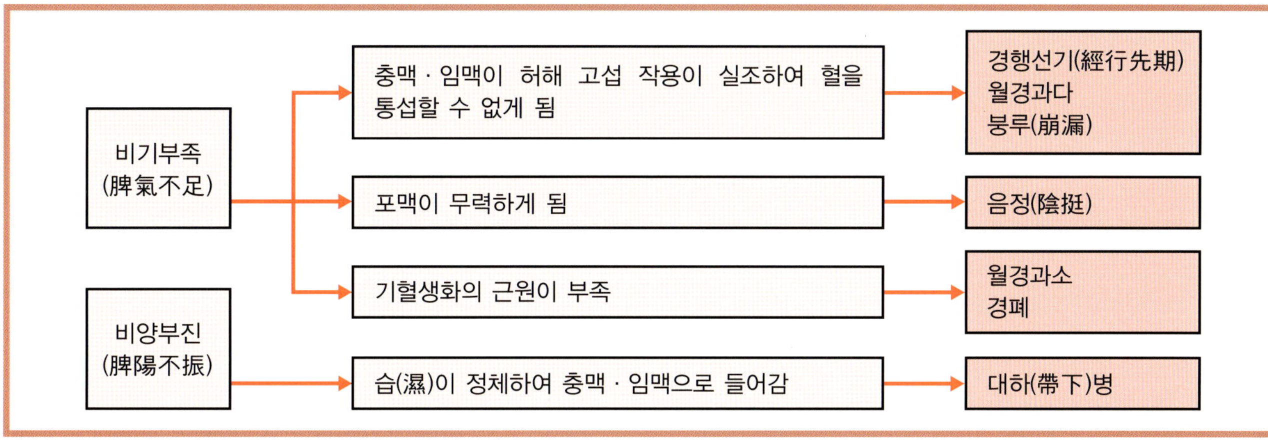

그림 II-16 비(脾)의 병태에 의한 질병

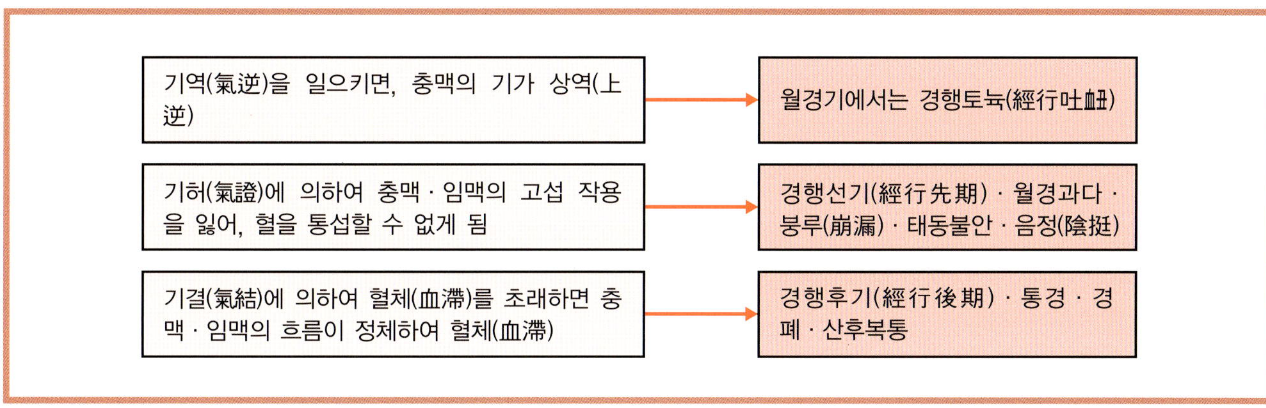

그림 II-17 기(氣)의 병태에 의한 질병

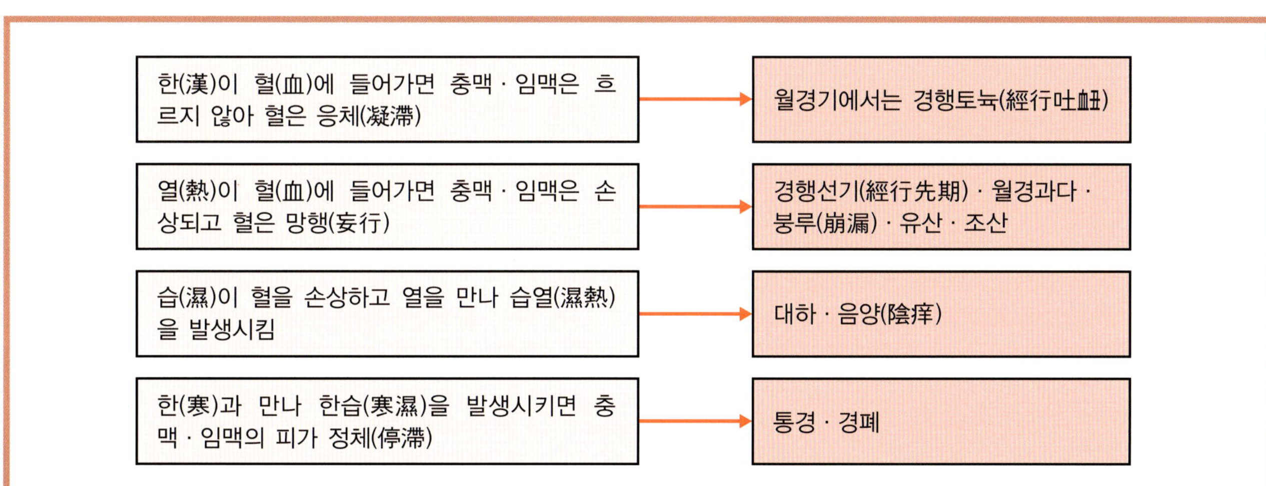

그림 II-18 혈(血)의 병태에 의한 질병

치료의 원칙

기본적으로는 충맥 · 임맥을 조절하는 것이 원칙이 된다. 그러기 위해서는 신기(腎氣)를 보충하고 비위(脾胃)를 화합하며 간기를 통하게 하며, 기혈을 조절하는 것이다(그림 II－19).

1. 소간기(疏肝氣)

부인은 생리상, 혈(血)이 잘 손상되기 때문에 기혈의 균형을 잃어, 기분편성(氣分偏盛 : 기가 편중되어 흥분)이 되기 쉽고, 그 때문에 정서적 · 감정적으로 불안정하게 되기 쉽고, 간은 조달(條達, 간기가 막히지 않고 흘러 신체 각부에 이름)을 잃어, 소설작용(원활히 기능하는 것)에 실조를 일으켜 충맥 · 임맥의 부조(不調)를 일으키기 쉬워져 여러 가지의 산부인과 질환이 발생한다. 게다가 간은 혈해(충맥)를 주관하기 때문에 간 기능의 조정은 빠뜨려서는 안 될 치료이다.

2. 화비위(和脾胃)

비위는 후천적인 것이며 기혈 성장의 근원이다. 비위의 운화 기능이 순조로우면 기혈은 왕성하고 혈해가 충만하여, 월경은 순조롭고, 임신에 이상을 초래하는 경우는 없다. 음식의 부적절이나 우려, 심로에 의해서 비위가 손상되어 충맥 · 임맥의 부진을 일으켜 여러 가지의 산과 · 부인과 질환이 발생한다.

3. 보신기(補腎氣)

신(腎)은 선천적이며, 정기를 저장하여 인체의 성장 · 발육을 재촉한다. 신기가 왕성하면, 충맥 · 임맥이 활성화된다. 신기가 부족하게 되면 충맥 · 임맥의 부진을 일으켜, 여러 가지의 산과 ·

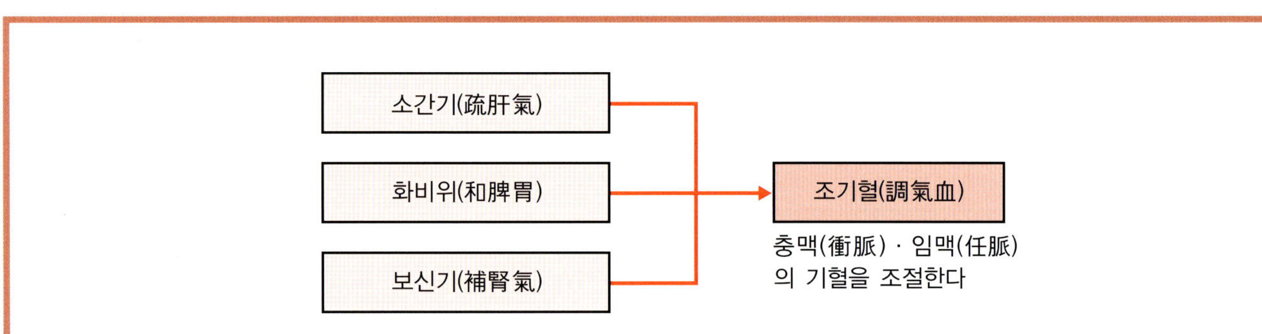

그림 II-19 산과 · 부인과의 치료 원칙

부인과 질환이 발병한다.

4. 조기혈(調氣血)

기혈(氣血)은 모두 장부에 유래하여, 경락을 운행하여 부인의 생리적 기능을 한다.

기(氣)는 혈(血)의 솔(帥)이고, 혈(血)은 기(氣)의 어머니이며, 양자는 서로 협력한다. 부인에 있어 기혈이 성립되어 있으면 오장은 건강하고, 충맥 · 임맥은 번창한다. 그러나 부인은 혈(血)을 본(本)으로 하고 있지만, 월경 · 임신 · 출산 · 수유 등은 모두 혈을 소모한다. 그 때문에 기혈의 균형이 깨지기 쉬워진다. 따라서 기혈을 준비하는 것이 치료에 있어 가장 중요한 것이다.

참고문헌

1) 池ノ上　克，鈴木秋悦，高山雅臣，広井正彦・編：エッセンシャル産科学・婦人科学．第2版，医歯薬出版，東京，1996.

2) 矢嶋・聡，中野仁雄，武谷雄二・編：NEW 産婦人科学．南江堂，東京，1997.

3) 坂元正一，水野正彦，武谷雄二・編：プリンシプル産科婦人科学 1．第3版，メジカルビュー社，東京，2000.

4) 坂元正一，水野正彦，武谷雄二・編：プリンシプル産科婦人科学 2．第3版，メジカルビュー社，東京，2000.

5) 小川重男・編：必修産婦人科学，改訂第2版，南江堂，東京，1983.

6) 黒竜江中医学院・編：中医産婦人科の臨床応用．雄渾社＋人民衛生出版社，1986.

7) 黒竜江中医学院・編：中医臨床大系　産婦人科学．雄渾社＋人民衛生出版社，1985.

8) 南京中医学院経教研組・編：石田秀実・監訳；現代語訳黄帝内経素問〔上巻〕．東洋学術出版社，東京，1991.

9) 南京中医学院経教研組・編：石田秀実・監訳；現代語訳黄帝内経素問〔中巻〕．東洋学術出版社，東京，1992.

10) 南京中医学院経教研組・編：石田秀実・監訳；現代語訳黄帝内経素問〔下巻〕．東洋学術出版社，東京，1993.

11) 南京中医学院系・編：石田秀実・白杉悦雄・監訳；現代語訳黄帝内経霊枢〔上巻〕．東洋学術出版社，東京，1999.

12) 南京中医学院系・編：石田秀実・白杉悦雄・監訳；現代語訳黄帝内経霊枢〔下巻〕．東洋学術出版社，東京，2000.

13) 山田光胤，代田文彦：図説東洋医学．学習研究社，東京，1983.

14) 矢野　忠：女性のための東洋医学入門．日中出版，1998.

III. 산부인과 진료의 기초

진찰의 기본

일반 진찰과 진찰상의 배려

핵심사항

- 예진표를 활용한다.
- 문진(問診)에 해당하는 기본적인 주의사항으로서 ① 연령에 대한 배려 ② 임신에 대한 배려 ③ 숨겨진 호소에 대한 배려 ④ 기왕력에 대한 배려를 들 수 있다.
- 월경에 대해서는 초경 연령, 평소의 월경 상태, 주기, 지속 날짜와 양, 응혈의 유무, 월경통의 유무, 월경통에 대한 진통제의 사용 상황과 취침의 필요성, 월경 시 위화감, 최종 월경의 양 · 기간 등에 대하여 청취한다.
- 기왕의 임신 및 분만에 대해서는 임신의 연령, 임신의 경과, 분만의 시기 · 양식 및 이상, 출생 시 체중, 아이의 이상, 산도의 이상 등에 대해서 청취한다.

1. 환자를 맞이하기 위한 준비

진찰을 원활히 진행하여 시술자 · 환자 사이의 좋은 관계를 만들려면 몇 가지의 항목에 주의해야한다. 편안한 분위기를 만드는 것이 중요한데 그렇게 하기 위해서는 ① 진료실 구비 ② 예진표 활용 ③ 몸가짐에 주의하는 것 등이 필요하다.

① 진료실 구비

환자와 의료자 모두 의자에 앉으며, 마주 앉기보다는 90°로 앉는 것이 좋다. 입실과 동시에 침대에 앉게 하거나 눕게 하는 것이 아니라, 느긋한 분위기로 커뮤니케이션이 이루어지도록 의자에 앉게한다.

② 예진표 이용

단시간에 빠짐없이 필요한 정보를 수집하기 위해서는 예진표를 활용한다. 특히 산부인과의 경우 문진 내용에 따라서는 환자의 수치심을 자극하는 경우도 있으므로 미리 예진표로 환자의 상태를 파악하면 좀 더 매끄럽게 대응할 수 있다.

③ 의료자의 몸가짐

의료자는 항상 청결한 몸가짐에 주의한 것이 중요하다.

2. 진찰의 기본요령

환자가 편안함을 느낄 수 있는 분위기의 진료실에서 진찰을 실시한다. 진찰을 원활하게 진행시키려면 아래에 나타낸 기본적 면접 기법이 필요하다.

① 환자에게 인사

「안녕하세요. 오래 기다리셨죠」 등과 같이 우호적으로 호감이 가도록 인사를 한다.

② 환자의 확인

환자가 본인이 맞는지를 「○○○씨 되시죠?」라고 이름을 불러 확인한다.

③ 자기소개

「오늘 담당 의사인 ○○○입니다. 잘 부탁드립니다」와 같이 자기소개를 한다.

④ 이제부터 무엇을 할지의 설명

지금부터 행해지는 것에 대하여 그 내용을 간단하게 설명한다. 예를 들어 「먼저 ○○○환자분께 이야기를 듣고 그 후에 진찰하겠습니다. 그리고 나서 치료를 실시하려고 하는데 괜찮으신가요?」라고 설명하며, 진찰에 있어 환자의 이해와 협력을 필요로 하는 경우는 설명을 추가한다. 특히 동양의학적인 진찰에서는 환부와 관계가 없는 부위, 예를 들어 후배복진 등과 같이 체간부의 촉진을 실시하는데, 그러한 경우는 미리 진찰의 대강을 설명하여 두는 것이 환자에게 불신감을 주지 않고 또 진찰과정에서 환자의 협력을 얻는 데에도 필요하다. 침구치료를 처음 받는 환자에게는 치료의 문제점(유해현상 등)에 대해서도 설명을 해 두는 것이 중요하다.

3. 진찰의 포인트

몇 가지 기본적인 질문의 예를 경과에 따라 소개한다.

- 전반에는 열린 질문(open-ended questions)을 활용한다. 구체적으로는「어떻게 오셨습니까?」등과 같이 환자의 대답을 한정하지 않는 것 같은 질문이다. 지금까지의 문진에서는「어디가 안 좋으십니까?」라고 하는 것처럼 한정된 내용이었지만 열린 질문을 함으로써 환자가 자유롭게 이야기할 수 있도록 한다.
- 전반의 정리를 하고, 환자와 함께 확인한다. 환자가 가장 치료를 원하는 증상, 그것을 어떻게 표현했는지를 확인하고 그 다음에 침구치료의 진찰 동기 또는 이유를 확인한다.
- 중반에는 닫힌 질문(closed questions)과 요약을 활용한다. 환자의 주소를 확인할 수 있으면 그것에 대하여 상세하게 청취한다. 그리고 나서 내용을 요약하여 환자와 함께 확인한 후에 정보를 공유한다.
- 후반에는 열린 질문과 닫힌 질문을 적당히 구분하여 사용한다. 생활상의 문제점이나 병의 예후에 대한 걱정거리나 불안 등에 관한 청취를 실시한다.
- 종료 시에는「그 밖에 물어 볼 것이 있습니까?」와 같은 말을 하거나, 말하고 싶은 것이 있는지 아닌지에 대해서 질문하고 청취한다. 그 다음에「여러 가지 물어보았으니 그럼 지금부터 검사를 실시합니다」라고 말하고 검사의 내용에 대하여 설명을 실시한다.

4. 예진의 방법

부인과의 예진표는 진찰의 이유, 월경력, 임신 · 출산력, 기왕력, 가족력의 항목 등으로 이루어지며 대부분은 수치를 기입하거나 OX식으로 해당하는 항목을 선택하는 정도로 간단하게 기재할 수 있게 되어 있다. 예진표의 작성에 있어서는 침구진료용으로 독자적으로 연구하는 것이 좋다.

5. 문진(問診)

1) 문진 사항

기본적인 문진 항목은 성명, 연령, 주소, 직업, 신장, 체중, 초경 연령, 월경 주기, 최종 월경, 결혼 유무 및 결혼 연령, 남편의 건재여부 및 직업, 기왕 임신, 분만의 횟수 및 경과, 아이의 발육, 유조산의 유무 및 횟수, 그 외의 기왕 질환, 현재의 호소, 피임의 유무 및 방법, 수혈의 유무, 약제 알레르기의 기왕력, 식욕, 수면, 변통, 배뇨 등이다. 특히 월경의 이상 및 기왕의 임신에 대해서는 상세하게 청취하는 것이 중요해지고 있다.

월경에 있어서는 초경 연령, 평소의 월경 상태, 주기, 지속 날짜와 양 및 응혈의 유무, 월경통의 유무, 월경통에 대한 진통제의 사용 상황과 취침의 필요성, 월경 시 위화감, 최종 월경의 양 · 기간 등이다.

기왕의 임신 및 분만에 대해서는 임신의 연령, 임신의 경과, 분만의 시기 · 양식 및 이상, 출생

시 체중, 아이의 이상, 산욕(産褥)의 이상 등이다.

2) 문진에 있어서의 기본적인 주의사항

❁ 연령에 대한 배려

부인과 질환에 있어서는 소아기 · 사춘기 · 성숙기 · 갱년기 · 노년기의 각 시기에 따라 호소하는 증상의 임상적 의의는 크게 다르다. 예를 들어 월경통의 경우, 사춘기에는 기능성 월경곤란증이 많은 데 비하여 30세 이후에서는 기질성 월경곤란증이 많다. 부정성기출혈의 경우도 사춘기와 폐경 후에는 그 임상적 의의가 크게 바뀐다. 전자는 배란 장애에 수반하는 호르몬 이상에 의한 것이 많고, 후자에서는 자궁근종이나 자궁암 등의 기질적인 병변에 의한 것이 많다. 이와 같이 환자의 연령을 끊임없이 염두에 두고 진찰을 진행시킨다.

❁ 임신에 대한 배려

임신 가능한 연령층에 대해서는 결혼의 유무, 무월경의 유무에 관계없이 항상 임신을 고려하여 진찰을 진행시킨다.

❁ 숨은 호소(또는 숨겨진 호소)에 대한 배려

대체로 수치심 때문에 증상을 호소하지 않는 경우가 있다. 이러한 일이 일어나지 않도록 쉽게 친숙해질 수 있는 분위기를 만들어 수치심을 느끼지 않도록 주의하고, 증상을 숨기지 않도록 진찰을 진행시킨다.

❁ 기왕력에 대한 배려

고혈압, 신장염, 당뇨병 등의 기왕에 주의한다. 특히 임신력에 관한 사항, 예를 들어 유조산의 유무와 시기, 분만 시의 산과 합병증의 유무, 분만 양식 등을 청취한다.

부인과적 진찰법

핵 심 사 항

- 시진(視診)에서는 ① 골반 ② 하지의 상태 ③ 외음부 · 치구(恥丘) 상태를 관찰한다.
- 내진(內診)은 산부인과의 기본적인 진찰 기술이다.

부인과 진료에는 ① 외음부 · 골반 · 하지의 시진 ② 질경 검진 ③ 쌍합진(내진)이 있다. 또한 다른 진찰법에 대한 지식도 알아 두는 것이 좋다.

1. 진찰상의 배려

산부인과 진찰의 특수성을 고려하여 간호사(여성)를 입회하게 하여 진찰을 한다. 성교 경험이 없거나 부인과 진찰의 경험이 없는 여성은 과도하게 긴장하여 촉진이 곤란한 경우가 있으므로 미리 진찰의 의의와 필요성에 대하여 설명해 둔다. 또 진찰에 앞서 배뇨하게 하는 것이 바람직하다. 또한 정확한 진찰을 하려면 개각위(開脚位)(앙와위 : 무릎을 복부로 끌어 올려 복벽을 이탈하게 함)가 좋다고 여겨지고 있다.

2. 외음부 · 골반 · 하지의 시진(視診)

시진(視診)은 내진 전에 반드시 실시한다. 필요에 따라 촉진도 병용된다.

시진(視診)에서는, 골반에 있어서는 골반의 크기 · 형태 · 좌우 대칭성을, 하지에 있어서는 발진의 유무, 부종, 정맥류, 발모 상태, 개각도(開脚度), 근육의 발육을, 외음부 · 치부에 있어서는 발육 상태, 기형의 유무, 음모 상태, 정맥류, 발진, 발적, 종창, 종류(腫瘤), 궤양, 외상의 유무, 음핵의 크기, 외요도구의 형태, 항문의 치핵(痔核), 탈항(脫肛), 열상, 질 전정 · 처녀막 상태를 관찰한다.

3. 질경진

질경(膣鏡)에 의하여 질관을 개대하여 자궁 질부를 노출한다. 질벽, 자궁 질부, 분비물을 관찰한다. 자궁 질부나 질벽의 세포진, 분비물의 배양 검사 등을 실시하는 경우도 있다. 질의 전후벽은 질경(膣鏡)을 들어 올리면서 관찰한다.

4. 내진(内診) · 쌍합진(雙合診) · 직장진(直腸診)

내진(内診)은 방광에 요가 저류하고 있으면 자궁체가 불명료하게 되므로 반드시 배뇨 후 실시한다.

쌍합진(雙合診)이란 질 복벽 쌍합진이다(그림 III-1). 최근에는 내진에 이어 경질 초음파 검사를 실시하고 나서 상세한 소견을 듣는 경우가 많다.

직장진(直腸診)은 성교 미경험자로 내진을 할 수 없는 환자, 골반의 결합직의 이상이나 더글라스와의 이상, 또는 직장에 이상이 추정되는 경우에 실시한다. 특히 암, 자궁내막증, 자궁 후방의 종류(腫瘤), 골반 결합직염(자궁 주위 결합직염)의 예에 적절하다.

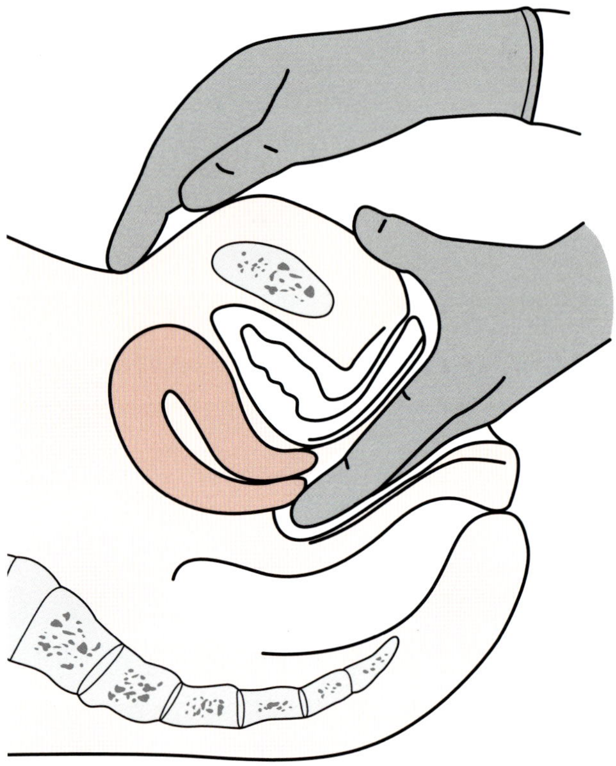

그림 III-1 정상 자궁의 쌍합진(참고문헌 4 참조)

쌍합진은 왼손(오른손)의 시지와 중지를 질내에 삽입하여 오른손(왼손)을 복벽에 대고, 양손으로 촉진하는 방법이다. 자궁, 부속기, 더글라스와 등의 상태를 진찰한다.

주요 증상의 진찰 진행 방식

핵심사항

- 진찰의 기본은 침구치료의 적합 · 부적합 판단이다.
- 부적합이라고 생각되는 경우나 적합 · 부적합의 판단이 서지 않는 경우에는 신속하게 전문의의 진찰을 권한다.

1. 월경 이상

무월경인 경우, 환자의 연령에 따라서는 결혼의 유무에 관계없이 우선 임신을 생각한다. 임신이 아닌 것으로 판정되면 속발성 무월경인지 연발성 무월경인지를 감별하기 위하여 진찰을 진행시킨다.

월경 주기의 이상에서는 희발월경인지 빈발월경인지를 청취한다. 성숙기부터 갱년기에 걸친 빈발월경에서는 자궁근종 등의 기질적인 병변에 의한 부정성기출혈 때문에 빈발월경으로 보이는 경우도 있다.

월경량의 이상에서는 과소월경인지 과다월경인지를 청취한다. 과다월경의 경우, 성숙기에서는 자궁근종이나 자궁선근증 등의 기질적인 병변이 원인인 경우가 적지 않다.

월경통에서는 기능성인지 기질성인지를 감별한다. 성숙기에 발생하여 진행성으로 악화되는 경우는 자궁근종이나 자궁내막증 등 기질적 병변을 고려할 필요가 있다.

2. 부정성기출혈

임신 가능한 연령층에서 부정성기출혈이 있으면 우선 임신을 생각한다. 임신이 아닌 경우, 성숙기 또는 갱년기에는 자궁경부암이나 자궁체부암 등의 악성 질환, 자궁경관 폴립이나 자궁근종(특히 점막하근종), 이른바 갱년기 출혈을 포함한 기능성 자궁 출혈 등을, 폐경 후에는 자궁체(내막)암 · 자궁경부암, 노인성 질염 등을 생각한다. 또한, 환자가 부정성기출혈을 호소하여 내원했을 경우에는 빈혈 등 전신 상태에도 주의한다.

3. 임신에 수반하는 여러 증상

월경이 끝나고, 예정 월경이 1~2주 늦었을 무렵(개인차는 있음)부터 식욕 부진, 기호의 변화, 오심, 구토 등의 소화기 증상이 나타나는 것 같으면 입덧을 의심하여 임신을 고려한다. 또한 그 때 소화기 질환과의 감별이 중요하다.

임신 상반기에 부정성기출혈이 나타나면 유산이나 자궁외 임신 중절, 포상기태(胞狀奇胎) 등을 생각한다. 임신 후반기에서는 조산, 전치태반, 상위 태반 조기 박리 등의 병변을 생각할 수 있다.

4. 잘 나타나는 증상

하복통은 월경곤란증에 의한 것이 많지만, 수뇨관 · 방광 · 장관 등으로부터 오는 것도 있어 그러한 질환과 감별해야 한다. 산부인과 질환으로 하복통을 초래하는 주요한 질환은 자궁근종이나 자궁내막증, 난소낭종 경염전, 자궁이나 부속기의 염증, 임신에 근거하는 하복통 등이 있다.

요통은 산부인과 질환, 정형외과 질환, 소화기계, 비뇨기계의 질환에 의한 요통이 있으므로 감별이 필요하다.

배뇨통, 빈뇨(頻尿), 무뇨 · 빈뇨(貧尿), 배뇨 곤란, 요실금 등의 배뇨 장애의 원인은 요로감염증, 비뇨생식기의 기질적 병변, 골반저 지지조직의 이완, 정신적인 것 등 다방면에 걸쳐 있으므로 어떠한 질환이나 병변에 의한 것인지 감별이 필요하다.

부정수소(不定愁訴)의 경우, 월경전 긴장증후군, 자율신경실조증, 갱년기 장애, 난소기능결핍증상, 심신증 등을 고려한다.

5. 외음부 증상과 대하(帶下)

외음부의 소양감은 질염(질트리코모나스증, 질칸디다병 등)이나 피부염(접촉성 피부염, 아토피 피부염 등), 바이러스성 질환〔성기 헤르페스, 첨규(尖圭) 콘딜로마(condyloma) 등〕 등을 생각할 수 있다.

외음부 통증에는 외음부의 염증〔단순성 외음염, 바르톨린선염(bartholinitis)〕이나 궤양(외음 헤르페스, 급성 외음 궤양), 외음부 이형증, 외음의 외상 등이 있다.

대하(帶下)에 있어서는 병적인지 생리적인지를 감별한다. 젊은 미혼 여성의 대하는 대부분 생리적인 대하이다. 병적인 대하에는 감염증〔세균, 진균류, 트리코모나스(trichomonas) 등〕이나 종양성 질환(자궁경부암, 자궁체부암 등)을 생각할 수 있다.

동양의학의 진찰법(사진법의 요점)

핵심사항

- 망진(望診)에서는 경량(월경량), 경색, 경질에 대하여 진찰한다.
- 문진(問診)에서는 서양의학과 같이 연령 · 월경 · 대하 · 결혼 · 출산력 · 기왕력 및 생활환경에 대하여 청취한다.
- 절진(切診)에서는 맥진(脈診)과 복진(腹診)을 실시한다.

산부인과 질환의 진찰에서는 월경, 대하, 임신, 산후에 대하여 중시한다.

1. 망진(望診)

〈월경의 망진〉

❀ 경량(經量, 월경량)

경량과다(월경과다 : 월경량이 많음)는 혈열(血熱), 기허(氣虛)에 의한다. 경량과소(월경량이 적음)는 혈허(血虛), 신허(腎虛) 또는 한응혈체(寒凝血滯)에 의한다. 경량이 많았다 적었다 하여 정해지지 않는 경우는 기체에 의하는 경우가 많다.

❀ 경색(經色)

자홍색 또는 선홍색은 혈열이 많고, 담홍색은 기허, 혈허에 속한다. 암자색은 기체(氣滯)에 속하는 것이 많으며 여기에 혈괴가 섞여 있으면 혈어(血瘀)이다.

❀ 경질(經質)

질이 점조이면 열, 희박하면 허한(양허)에 의한다. 대하량이 많으면 병적이다. 백색 대하의 대부분은 비허 · 신허이고, 황색 대하는 습열(濕熱)에서 나타난다. 대하의 질이 희박한 것은 비허 · 신허에 의한 것이고, 점조인 것은 습열에 의한 것이다.

2. 문진(問診)

서양의학과 같이 연령 · 월경 · 대하 · 결혼 · 출산력 · 기왕력을 문진하고, 생활환경에 대해서도 청취한다.

3. 절진(切診)

1) 맥진(脈診)

월경 시작 및 월경 기간에서는 맥은 활리(滑利 : 매끄러운 맥)인 경우가 많다. 비허습성(비허에 의하여 습이 체내에 과잉으로 모여 있는 상태)에 의한 대하병(질로부터 액체의 유출이 있는 것)에서는 맥은 완활(약간 느긋하고 매끄러운 맥), 신기허손(腎氣虛損, 신허)에서는 척맥의 침지(沈遲 : 가라앉아 있고 느린 맥)가 많다.

임신맥에서는 임신 3개월 이후, 육맥(六脈)은 모두 활리(滑利)이며, 특히 척맥(尺脈)이 강하다. 맥이 침세(沈細 : 가라앉아 있고 가는 맥)하고 차분하거나 양 척맥이 매우 약한 경우는 신기가 쇠약하여 충맥 · 임맥의 부족에 빠져 있는 경우가 많아 태기 불안이나 유산을 초래하기 쉽다.

2) 복진(腹診)

월경 시작 시에 하복부에 동통(疼痛) · 거안(拒按)이 있으면 실증(實證), 콕콕 아프고 희안(喜按)이 있으면 허증(虛證)이다. 나아가 사지에 냉기가 있고 하복부에 통증이 있으며, 희온 · 희안(따뜻하게 하거나 손대거나 하면 증상이 경감)이면 허한(양허)이다. 하복부내에 결괴(結塊)가 촉지되고 누르면 격통(激痛)이 있는 경우는 혈어이다.

주요 검사법

핵심사항

- 부인과 내분비 검사법에는, ① 기초 체온(BBT) ② 호르몬 측정 ③ 호르몬 부하시험 ④ 경관 점액 검사 ⑤ 자궁내막 조직진 등이 있다.
- 기초 체온이란 충분한 수면을 취한 후 아침 기상 시(침대에서 일어나기 전)에 부인 체온계로 측정한 구강설하의 체온을 말한다. 기초 체온은 황체로부터 프로게스테론이 분비되면 상승하기 때문에 고온상(高溫相)의 유무나 길이에 의하여 황체 기능을 추측할 수 있다.
- 불임 검사에는 난소 기능의 검사 외에, ① 난관 소통 검사법 ② 배란 시기의 추정 ③ 정자 검사 등이 있다.
- 세포진이나 병리조직진은 종양성 질환의 진단에 이용된다. 악성 질환이 의심되는 경우는 보조적 진단으로서 종양 마커의 검사를 병용하는 경우가 많다. 또 자궁내막 조직진은 황체 기능을 보기 위한 불임 검사의 하나로서 행해지는 경우도 있어, 자궁내막 일부진(日付診)이라 불린다.
- 부인과 내시경 검사에는 질 확대경진(콜포스코피), 자궁경진(히스테로스코피), 복강경진(라파로스코피) 등이 있다.
- 초음파 단층법은 탐촉자(프로브)로부터 초음파를 발생시켜 생체로부터의 반사파를 전기회로 변환하여 화상화하는 것이다. 경복법과 경질법이 있는데 모두 산부인과의 진찰에 불가결한 것이다.
- 그 외의 화상 진단으로서 CT와 MRI가 있다. 모두 골반내 장기의 진단이나 감별에 유용하지만 특히 MRI는 안전성이 높아 산과 영역에서도 이용된다.
- 산과 영역에서 행해지는 검사에는 초음파 진단법 외에 양수 검사, 태반 기능 검사, 태아 심박(수) 진통도(陣痛圖), 태아 채혈, 골반 계측 등이 있다.

부인과 내분비 검사법

1. 기초 체온

충분한 수면을 취한 뒤의 아침 기상 시(침대에서 일어나기 전) 부인 체온계로 측정한 구강설하의 체온을 말한다. 기초 체온(basal body temperature, BBT)을 매일 기록한 기초체온곡선에 의하여 배란의 유무나 시기, 황체 기능 등을 추측할 수 있다.

1) 기초 체온의 의의

기초 체온은 황체로부터 분비되는 프로게스테론이 체온 중추에 작용하여 상승한다. 따라서 배란 전의 난포기에는 저온상이며 배란 후의 황체기에는 고온상이 된다. 반대로 기초체온곡선이 저온상과 고온상의 2상성(相性)이면 배란성 주기라고 생각된다. 정상 배란성 주기에서 저온상과 고온상의 온도차는 0.3°C 이상이며, 고온상의 길이는 12~16일로 되어 있다. 기초체온곡선이 1상성이면 무배란성이며, 또 고온상이 12일 미만이면 황체 기능 부전이라고 생각된다. 고온상이 3주 이상 계속되는 경우는 임신을 의심한다.

2) 기초체온곡선의 분류

기초체온곡선은 그림 III－2와 같이 I~VII형으로 분류되고 있다. I ~VI형은 2상성을 VII형은 1상성을 나타낸다. I형은 정상 배란 주기를, II~VI형은 갱년기 장애형을 나타낸다. VII형은 무배란성으로 월경형 출혈이 있는 경우는 무배란주기증이며, 출혈이 없는 경우는 무월경이다.

2. 호르몬 측정

뇌하수체 호르몬, 난소 유래성 스테로이드 호르몬의 혈중 농도를 측정한다. 측정법에는 면역학적 미량 측정법인 방사면역측정법(radioimmunoassay, RIA)이나 ELISA(enzyme－linked immunosorbent assay)법 등이 이용된다. 아래에 주요한 호르몬 측정의 의의에 대하여 소개한다.

1) 혈중 FSH(난포자극호르몬)치 및 혈중 LH(황체화호르몬)치

FSH와 LH 모두 뇌하수체 전엽으로 분비된다. 혈중 FSH치가 30mlU/ml 이상을 나타내는 경우는 난소로부터의 에스트로겐 분비가 극히 낮은 것으로 보인다. 폐경 여성에서는 생리적 상태이지만 젊은 여성의 경우는 조발 폐경 또는 난소결핍증후군을 의심한다. 무배란, 무월경에서도 정상 고나드트로핀성인 경우에는 배란기의 LH의 방출 장애를 나타내는 것으로 시상하부성의 배란 장애가 추정된다. 저고나드트로핀은 시상하부 또는 하수체의 장애에 의한다. 양자의 감별은 GnRH(성선자극호르몬방출호르몬) 부하시험〔LHRH(황체화호르몬방출호르몬) 부하시험〕에 의한다.

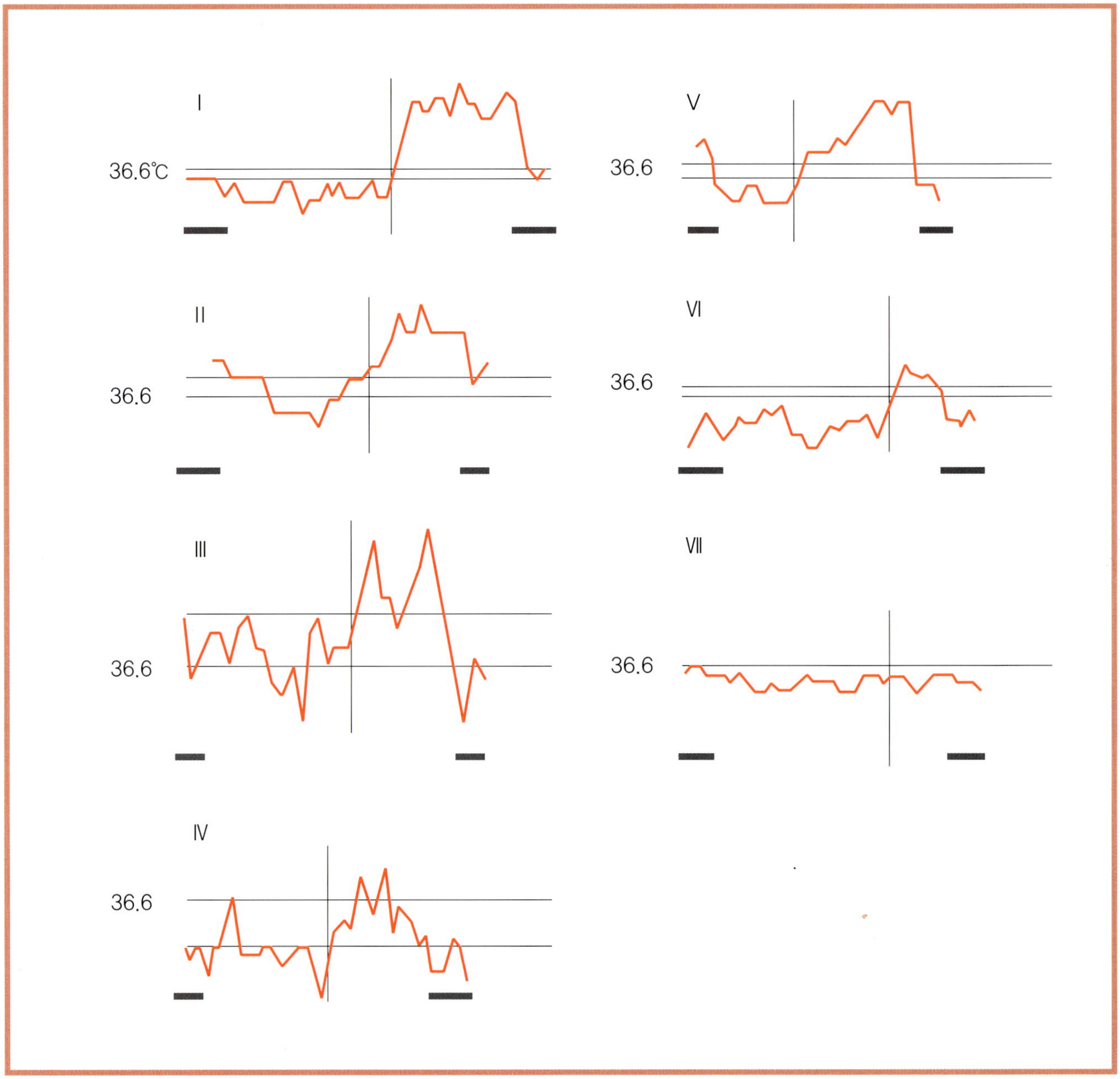

그림 III-2 **기초 체온형(Matsumoto의 분류)**(참고문헌 4 참조)

기초 체온은 저온상과 고온상의 2상성을 나타낸다. I~VI형은 2상성을, VII형은 저온상의 1상성을 나타낸다. I형은 정상 배란 주기를 나타낸다.

혈중 LH치의 변동 폭은 FSH에 비하여 크지만 기초치가 비교적 높은 수치(20mIU/ml 이하)로 LH/FSH비가 1 이상을 나타내는 경우는 다낭포성 난소증후군을 의심한다.

다낭포성 난소증후군

난소의 경화성 낭포성 질환으로 다모증, 비만증, 월경 이상, 불임증, 난소 비대를 특징으로 한다.

2) 혈중 프로락틴(PRL)치

뇌하수체 전엽으로 분비되어 기상 후부터 오후 4시경까지는 비교적 낮은 수치를 나타내, 잠 든 후부터 기상 직전까지는 비교적 높은 수치를 나타내는 일내 변동이 있다.

고프로락틴혈증은 배란 장애와 밀접하게 관련된다. 높은 수치(15ng/ml 이상)를 나타내는 경우에는 재검사 후 항 도파민 작동제(항정신병제 : 주로 신경안정제)의 복용 유무를 확인함과 동시에 프로락틴 생성 종양(뇌하수체 선종 등)의 검색을 실시한다.

3) 혈중 에스트라디올(estradiol)치 및 혈중 프로게스테론치

난소 유래의 성 스테로이드 호르몬이다. 에스트라디올은 에스트로겐의 하나로, 난포로부터 분비된다. 혈중 에스트라디올 치는 난포 발육의 정도를 추측하는 가장 좋은 지표로 되어 있다. 배란 직전의 피크치는 200~300pg/ml이다.

프로게스테론은 주로 황체로부터 분비된다. 따라서 배란 후에 증가한다. 황체의 스테로이드 생성 부족이 일어나면 자궁내막의 분비성 변화가 불충분해져 착상 장애의 원인이 된다. 황체기 중기의 혈중 프로게스테론치가 10ng/ml 이하일 때는 황체 기능 부전을 의심한다.

4) 혈중 테스토스테론치

테스토스테론은 여성에 있어 주로 난소와 부신으로 생성된다. 따라서 혈중 테스토스테론의 높은 수치는 부신피질이나 난소 또는 양 장기에서의 생성 과잉 중 하나에 의한 것이다. 남성화 징후〔무월경 또는 월경불순, 다모, 음성의 저음화, 음핵의 비대, 좌창(座瘡)의 증가 등〕를 수반하는 배란 장애 예에서 측정을 실시한다.

3. 호르몬 부하시험

시상하부 뇌하수체 난소축의 기능을 보기 위하여 실시한다.

1) GnRH 부하시험(LHRH 부하시험)

무월경, 무배란, 배란 장애의 원인 검색을 위하여 실시한다. GnRH 100㎍을 근육주사 또는 정맥주사해, 부하 전 15, 30, 60, 90, 120분 후 채혈하여 LH, FSH를 측정한다. 통상은 난포기 초기에

실시한다. 전치 및 부하 후의 반응 패턴에 의하여 시상하부 장애 형태, 뇌하수체 장애 형태, 난소 장애 형태, 다낭성 난소 증후군 등을 진단한다.

2) TRH 부하시험

TRH(갑상선자극호르몬 분비호르몬)에 의하여 뇌하수체로부터의 PRL(프로락틴) 분비가 촉진되는 것을 이용한 PRL 분비예비능을 보는 검사이다. 배란 장애나 유즙누출증의 원인 검색을 위하여 실시한다. TRH 500μg을 근육주사 또는 정맥주사하여, 부하 전 15, 30, 60, 90, 120분 후 채혈하여 PRL을 측정한다. 앞의 수치가 높아 반응이 나쁜 경우는 뇌하수체 선종의 가능성이 있다. 또 과잉 반응을 나타내는 경우는 잠재성 고PRL 혈증이 의심된다.

3) 기타

에스트로겐에 대한 성 중추의 피드백 기능을 보기 위한 에스트로겐 부하시험, 고나드트로핀에 대한 난소의 반응성을 보기 위한 hMG 부하시험 등이 있다.

4. 경관 점액 검사

경관 점액(경관선으로부터 분비됨)의 성상은 난소 주기에 수반하는 혈중 성호르몬 농도의 변화를 반영한다. 에스트로겐에 의하여 점액은 증량하고 점조성은 저하하며, 견사성(牽絲性)은 증가하고 정자의 통과성은 향상한다. 도말(塗沫) 자연 건조 표본으로 고사리잎 모양 결정 형성이 나타난다. 한편 프로게스테론에 의하여 점액은 감소하여 점조성은 증대하고 견실성은 저하한다.

이 검사법은 배란 전기에는 경관 점액의 분비량이 점차 증량하기 때문에 배란 시기의 간편한 추정법으로서 이용된다.

5. 자궁내막 조직진

자궁내막은 에스트로겐과 프로게스테론의 작용을 받아 증식, 발육하여 대략 4주간의 주기에 재생, 박리를 반복한다. 이와 같이 자궁내막이 받은 호르몬의 작용에 따라 자궁 점막의 조직상이 변화하기 때문에, 자궁내막 일부진을 실시한다.

이 검사는 기초 체온상의 배란 후의 경과일 수와 그 사이의 호르몬 작용이라는 동조성을 자궁내막 조직상으로 평가하는 것으로 일부(日付)와 조직상이 일치하지 않는 경우는 불임의 원인이 된다고 생각되고 있지만 그 평가는 어려워 필수 검사는 아니다.

불임 검사법

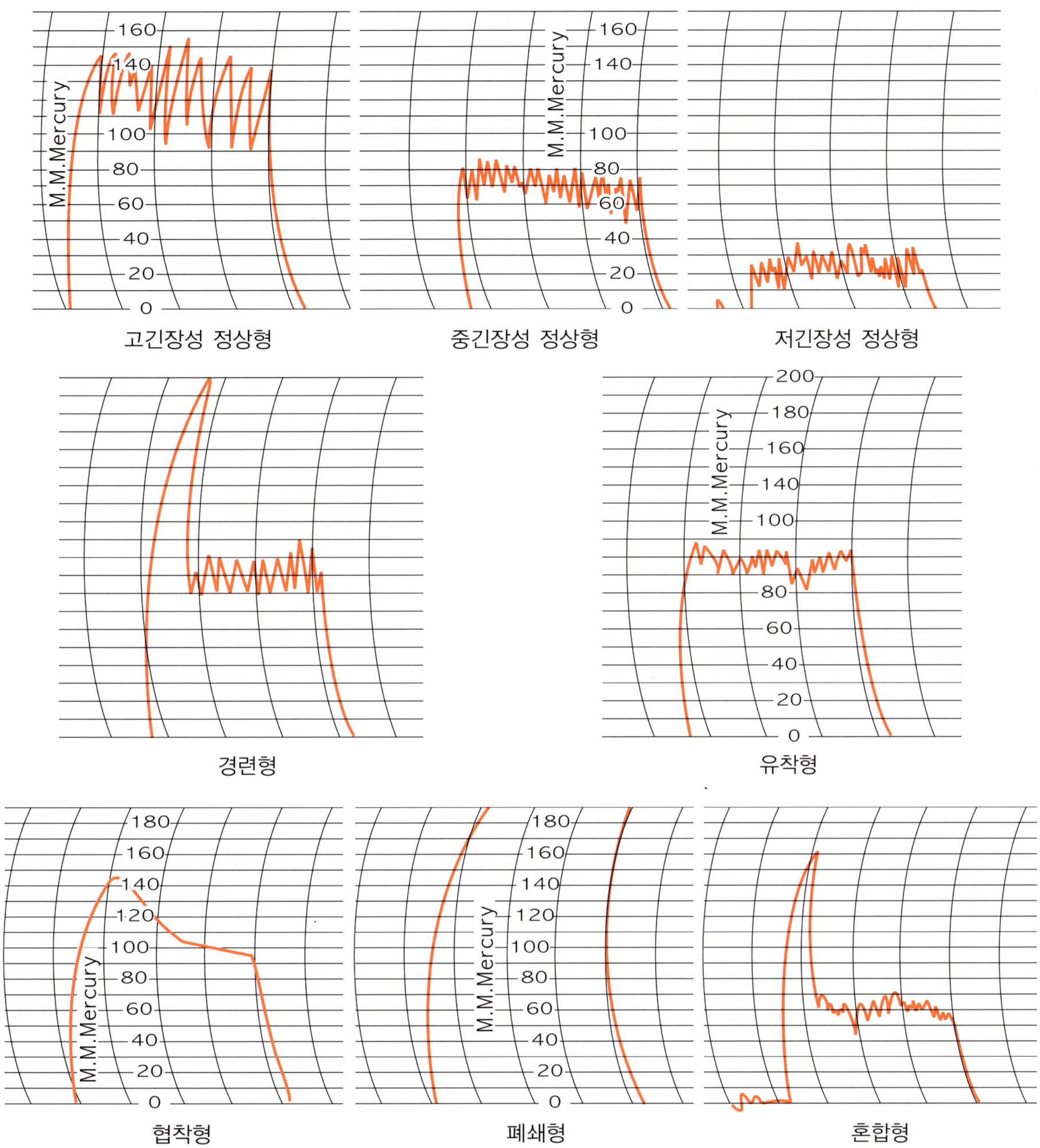

그림 III-3 난관통기법(참고문헌 1 참조)

스크리닝 테스트로서 일반적으로 잘 이용된다. 탄산가스를 일정한 압력(200mmHg 정도)으로 외자궁구에서 주입하여 내압의 변동을 키모그래프로 기록한다. 환기 곡선은 그 파형 패턴에 따라 정상형, 경련형, 유착형, 협착형, 폐쇄형, 혼합형으로 분류된다.

불임 검사에는, ① 난관 소통성 검사법(난관통기법, 자궁난관조영법, 난관통수법, 난관통색소법) ② 배란 시의 진단법(자각 증상, 기초 체온, 경관 점액 검사, 질 도말(vaginal smear), 초음파 검사, 호르몬 측정) ③ 정자 검사 등이 있다.

1. 난관 소통성 검사법

여성의 불임증 중에는, 난관 인자에 의한 것이 약 40%로 추정된다. 그런 만큼 난관 소통성 검사는 매우 중요하다. 검사는 원칙적으로 월경 종료 후 배란까지의 사이에 실시한다.

1) 난관통기법(Rubin test)

스크리닝 테스트로서 일반적으로 잘 이용되고 있다. 방법은, 탄산가스를 일정한 압력(200mmHg 정도)으로 외자궁구에서 주입하여, 내압의 변동을 키모그래프로 기록한다(그림 III－3). 동시에 복벽에 청진기를 대어, 난관채(卵管采)로부터의 가스의 방출음을 듣는다. 다만 난관조영법에 비하여 확실성이 부족하고, 일측 난관 폐색의 경우는 진단할 수 없으며, 폐색 부위를 확정할 수 없는 등의 결점이 있다.

2) 자궁난관조영법

외자궁구로부터 조영제를 자궁강에 주입하여, 자궁내강과 난관을 X선으로 조영한다. 자궁 및 난관 내강 상태를 알 수 있는 가장 유효한 검사법이다. 난관의 소통성이나 폐색 부분의 진단에 널리 이용되고 있다. 자궁난관조영으로 난관에 이상 소견이 나타나는 경우는 복강경 검사를 실시하여 정확한 진단을 실시함과 동시에 유착 박리 등의 치료를 실시한다.

3) 난관통수법, 난관통색소법

생리식염수를 외자궁구로부터 천천히 주입한다. 난관의 소통성은 주입 시의 저항, 주입량에 의하여 판정한다. 인디고칼민액을 이용하여 난관 통수를 실시하여, 복강내에 배출된 색소가 복막으로부터 흡수 · 배뇨되는 것을 확인하는 것이 난관통색소법(chromotubation)이다. 복강경 검사 시에 난관의 소통성을 검사하는 데도 이용된다.

2. 배란 시기의 진단법

배란 시기를 진단하는 것은 Huhner 시험(성교 후 시험 : Huhner test)의 시기나 인공 수정의 시기를 결정하는 데 중요하다. 배란 시기의 결정은 ① 자각 증상 ② 기초 체온 측정 ③ 경관 점액 검사 ④ 질 도말(vaginal smear) ⑤ 초음파 단층법 ⑥ 호르몬 측정법에 의한다.

① 자각 증상

중간통(배란통), 중간기 출혈, 대하감(帶下感) 등 이른바 배란기 증상이 뚜렷한 경우에는 이러한 자각 증상으로부터 배란 시기를 추측할 수가 있다.

② 기초 체온(BBT) 측정

배란은 저체온층의 마지막 날과 그 전후 3일 이내에 일어나는 경우가 많다. 월경이 안정되어 있는 경우(주기가 일정)는 과거의 BBT로부터 배란일을 계산하여 다음 배란일을 추정한다.

③ 경관 점액 검사

경관 점액은 배란 1일 전쯤에 피크에 달한다. 또 성상이 변화하여 점조성이 저하(경관 점액 0.4 이상)하고, 견실성이 증가(10cm 이상)하여 결정 형성(+++)이 나타나는 경우는 배란이 가깝다고 판정한다.

④ 질 도말(vaginal smear)

질 상피세포는 월경 주기에 의하여 변화한다. 혈중 에스트로겐이 증량하여 배란이 가까워지면 각화한 표층 세포가 다수 출현한다. 따라서 질 도말(vaginal smear)의 표층 세포의 비율(smear index)을 측정하는 것으로 배란일을 추정할 수 있다. 이 검사는 통상, 경관 점액 검사로 배란일을 예측할 수 없는 경우(경관 점액 분비 부전)에 이용한다.

⑤ 초음파 단층법

경시적으로 난포의 발육을 계측하여 배란 시기를 예측한다. 배란 직전이 되면 난포의 직경은 20mm 전후로 증대한다. 월경이 불순하고 게다가 경관 점액 분비가 나쁘며, 배란일의 예측이 곤란한 경우에 이용된다.

⑥ 호르몬 측정법

혈중 에스트라디올(estradiol)이 피크에 달하면 LH(황체화 호르몬) surge가 개시하여 34~42시간 후에 배란이 일어난다고 여겨지고 있다. 최근에는 요중 LH를 검출하는 키트를 이용하여 LH surge를 확인하여 배란을 추정하고 있다.

3. 정자 검사

남성 불임증의 진단에 이용된다. 정자 검사는 사정 후 2시간 이내에 실시한다. 또한 정액은 컨디션이나 금욕 기간 등에 의하여 영향을 받기 때문에 일정 기간을 두고 2~3회 검사하고 나서 판정하도록 권유받고 있다.

1) 정액 검사

정상적인 정액은 백색 혼탁이다. 정상 남성의 1회 사정량은 2~5ml이며, 2ml 이하를 정액 감소증이라고 한다. 정자수는 20×10^6/ml 이상을 정상, 20×10^6/ml 이하를 정자감소증, 정자가 전혀 나타나지 않는 경우를 무정자증이라고 한다. 또한 적색을 나타내는 경우는 부생식기의 염증을 의심한다.

정자의 운동성에 있어서는 운동성 정자의 백분율을 조사하여 50% 이상을 정상, 50% 이하를 정자 무력증으로 한다. 또 정자의 기형에 대해서는 명확한 진단 기준이 없지만 정상 형태의 정자가 30% 이상이면 정상으로 하고, 이 이하를 기형정자증으로 하는 경우가 많다.

2) 성교 후 경관 점액 검사

질내에 사정된 정자는 경관 점액 중을 통과하여 난관 팽대부에 이른다. 그러나 경관 점액 중에 있어 정자의 통과 장애가 있으면 불임의 원인이 된다. 이것으로부터 정자와 경관 점액 적합성의 검사는 불임증의 진단에 이용된다.

Huhner 시험은 불임 검사로서 잘 실시되고 있다. 추정 배란일 내지 그 전후에 성교를 실시하여 경관 내 정자 상태를 관찰한다.

BBT 및 경관 점액 검사로부터 배란일을 추정하여 2일 이상의 금욕 기간을 두고 성교를 실시하게하여, 성교 후 2~3시간 이내에 후질(後膣) 원개(圓蓋)의 내용액, 자궁경관 점액을 채취하여, 세균 검사하(×400배)에서 1시야 내의 전체 정자 수, 운동 정자 수를 센다. 판정 기준으로 통일된 것은 없지만, 정상적인 것은 경관 내에 10~수십 개의 운동 정자가 나타난다. 음성의 경우는 3회 반복 검사를 실시한다.

조직진과 세포진

1. 조직진

조직진이란 절제 겸자 등을 이용하여 조직을 채취해 병리조직학적으로 검사하는 방법으로, 악성 종양을 비롯한 많은 질병의 확정 진단은 이 방법에 의한다.

2. 세포진

세포진이란 조직으로부터 박리한 세포를 도말 세균 검사하는 방법으로, 종양의 감별 또는 모(母) 조직의 병변의 진단에 이용된다. 환자에게 주는 고통이 적은 데다가 간편하고 쉬워 스크리닝에 이용된다.

3. 종양 마커

악성 종양이 의심되는 경우는 조직진, 세포진과 함께 종양 마커를 측정한다. 종양 마커는 종양의 종류에 따라서 달라, 진단뿐만 아니라 치료의 효과나 예후 판정에 이용된다.

내시경 검사법

1. 질확대경진(colposcopy)

질 확대경(조명 장치가 붙은 입체 현미경의 일종)은 자궁 질부를 직시하에서 확대하여 관찰하기 위한 목적으로 고안 · 개발되었다. 이 장치를 이용하여 자궁 경부의 병변을 자세하게 관찰할 수 있다. 초산 가공(가공 콜포스코피)에 의하여 이상 소견이 떠오르게 하여 실시하는 목표 생검 조직진은 자궁경부암의 조기진단으로서 필수적이다.

2. 자궁경진(hysteroscopy)

자궁강내에 내시경을 삽입하여 자궁내강을 관찰하는 방법이다. 주로 자궁체부암, 점막하근종, 폴립 등 종양 병변의 유무를 관찰한다. 또한, 부정 자궁 출혈, 자궁내 이물, 유착, 자궁외 임신 등의 보조 진단에도 유용하다. 또 자궁경을 이용한 난관재소통술이나 불임 치료, 근종이나 폴립 절제 등의 치료도 실시한다.

3. 복강경진(laparoscopy)

이산화탄소를 이용하여 인공적으로 복부를 팽륭(기복)시킨 후, 복벽을 통해 내시경을 복강내에 삽입하여 복강 내장기를 관찰하는 검사이다. 내 · 외진으로 확정 진단이 되지 않는 비정형적인 자궁외 임신이나 난소 출혈, 불임증, 자궁내막증, 골반내 종양 등의 진단, 치료에 이용되고 있다.

4. 방광경진(cystoscopy)

방광내강 및 내요도구나 수뇨관의 방광개구부를 직접적으로 관찰하기 위한 내시경이다. 여성 성기와 요로계는 서로 인접하고 있기 때문에 여성 성기의 변화는 방광에 대해서 여러 가지 형태적, 기능적 변화도 초래하는 경우가 많다.

5. 직장경진(proctoscopy)

항문륜부로부터 S상 결장 하반부까지 내강을 직시하는 것이 가능하다. 자궁경부암을 비롯하여 체부암(體部癌)이나 종암(腫癌) 등의 악성 종양에 의한 직장벽 침윤이나 전이가 의심되는 경우, 악성 종양의 방사선요법에 따르는 직장염이나 직장 궤양 등의 직장 장애가 생각되는 경우, 직장벽이나 점막면에 침윤한 자궁내막증을 감별하는 경우 등에 사용된다.

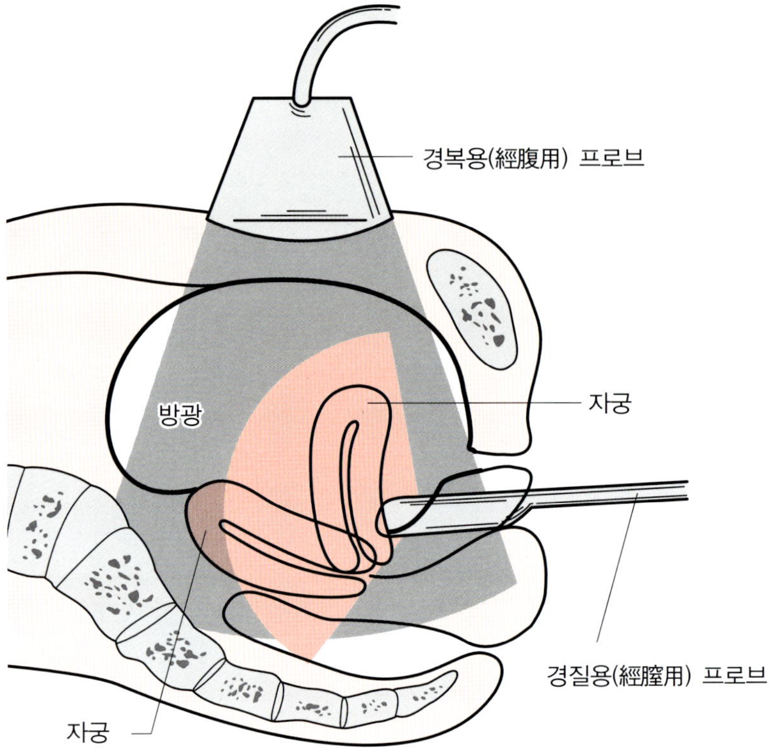

그림 III-4 초음파 검사법(참고문헌 4 참조)

6. 양수경진(amnioscopy)

임신 말기(36주 이후)나 분만 시에, 자궁경관으로부터 난막에 틈새를 만들어 양수의 혼탁 · 색조 · 양을 관찰하는 내시경 검사이다. 태아 가사(fetal distress)의 유무를 추정하기 위해서 행해지고 있었지만 최근에는 분만 감시 장치의 보급에 의하여 거의 행해지지 않게 되었다.

초음파 진단법

초음파 진단법은 안전성이 높고 태아에 대해서도 반복하여 사용할 수 있는 검사법이기 때문에 산부인과 영역에서는 중요한 검사이다. 게다가 초음파 진단법에 의해서만 확실히 얻을 수 있는 진단 정보가 많은 것도 특징이다.

1. 초음파 단층법

초음파 단층법은 초음파 펄스파를 생체내에 입사하여, 반사해 온 초음파의 위치와 힘으로부터 신체의 구조를 추측하는 방법이다. 일반적으로는 B 모드법에 따른 단층 화상이 이용된다.

B 모드법은 초음파로 신체를 스캔하여 단층상을 이차원 화상으로서 표시하는 방법이다. 단층상은 실시간으로 추출되어 태아나 태아의 심(心)의 움직임을 관찰할 수 있다. 산부인과 영역에서는 경복 주사법과 경질 주사법의 2종류가 있다. 경질 주사법에서는 자궁의 형상이나 종양의 유무 등의 관찰을 한다.

1) 경질 주사법(경질 초음파)

경질용의 전용 프로브(탐촉자)를 이용하여 자궁이나 난소 등을 관찰한다(그림 III-4). 자궁에서는 형상이나 크기, 근층내의 종양의 유무, 내막의 성상 등의 관찰을 할 수 있어 난소에서는 난포의 발육, 배란, 황체 형성, 난소종양의 유무나 성상 등을 관찰할 수 있다.

경질 초음파는 불임증 치료에 불가결한 기본 검사법으로서 이용되고 있다. 산과 영역에서는 임신 초기에 주로 이용된다. 자궁내 임신이나 태아 심박의 확인, 태아의 발육, 다태임신, 유산, 태아기형, 자궁외 임신, 포상기태 등의 이상을 경복 초음파보다 조기에 확실히 진단할 수 있다.

2) 경복 주사법(경복 초음파)

복부용의 프로브를 이용하여 복강내, 골반강내를 주사한다. 하복부나 골반강내의 종양 진단이 주요하다. 자궁근종, 양성 난소 낭종, 악성 난소 낭종, 복수 등의 감별에 이용된다.

임산부에 있어 경복 초음파가 많이 이용되는 것은 임신 중기 이후이며 태아 발육이나 태아 생존(심박동), 태아수, 태위의 확인(골반위 등), 양수량의 판정, 태반 부착부위의 진단, 기형의 발견 등에 이용되고 있다.

2. 도플러법

초음파의 도플러 효과를 이용한 검사법으로 태아 심박의 유무나 제대동맥의 혈류속도 등의 계측에 이용된다.

1) 초음파 도플러 태아 심박 검출 장치

모체의 복벽 위로부터 태아 심박을 검출하는 전용 장치이다. 태아 심박의 검출율이 100%가 되는 12주 이후에 이용된다. 태아 심박수의 정상치는 120~160박/분이다.

2) 태아 심박(수) 진통도

태아 심박(수) 진통도의 태아 심박계는 대부분이 초음파 도플러 신호를 채용하고 있다. 최근에

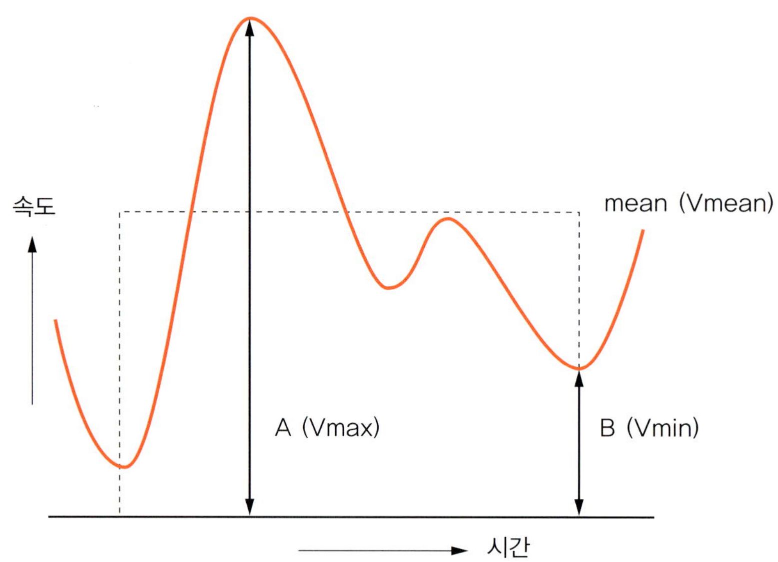

그림 III-5 초음파 펄스 도플러법으로 얻을 수 있는 혈관 저항 지수(참고문헌 4 참조)

초음파 펄스 도플러법으로 얻을 수 있던 혈류 속도 파형으로부터 혈관 저항 지수를 산출할 수 있다. 그림 중 A는 수축기 최고 속도(Vmax)를, B는 확장기 말기 최고 속도(Vmin)를, mean은 평균 속도(Vmean)를 나타낸다. 종축은 속도를, 횡축은 시간을 나타낸다. 아래의 식에 의하여 RI, PI를 구한다.

RI = (Vmax−Vmin)/Vmax, PI = (Vmax−Vmin)/Vmean

는 펄스파를 이용한 장치가 증가하고 있다.

3) 펄스 도플러 장치

혈류로부터 얻을 수 있는 도플러 신호의 파워스펙트럼을 연속적으로 표시하는 것으로 혈류의 속도 파형을 얻을 수 있다. 제대동맥이나 태아대동맥 등 혈류속도 파형을 기록하여 혈류동태를 관찰한다. 혈관 저항 지수〔저항 계수 : resistance index(RI), 박동 계수 : pulsatility index(PI)〕 등의 지표가 이용된다(그림 III−5).

4) 컬러 도플러 장치

펄스 도플러법으로 주사(走査)하여, 움직임의 방향에 따라 색이 들어간 속도 분포의 단층상을 만들어, 이것을 통상의 단층상에 겹쳐 맞춘 것이다. 태아의 심질환의 진단이나 동계맥의 혈류속도 파형을 얻을 때의 가이드로서 이용된다. 최근에는 종양혈류의 임피던스(impedance)를 보는 것으로 악성 종양의 진단에도 응용되고 있다.

그 밖의 영상 진단

1. 컴퓨터 단층촬영(CT)

CT검사에서는 조직 · 장기의 성상이나 확대를 몇 안 되는 X선 흡수의 차이로서 파악할 수가 있기 때문에 종양성 질환의 감별이나 침윤의 유무 · 정도를 관찰하는 데 유용하다. 방사선 피폭의 문제가 있어 임산부에게는 적합하지 않다.

2. 자기공명화상(MRI)

CT검사와 같이, 조직 콘트라스트가 뛰어난 화상을 얻을 수 있고 방사선 피폭이 없다는 특징이 있다. 그러나 페이스메이커(pacemaker) 사용자에는 금기이며, 체내에 금속이 매몰되어 있는 환자는 실시할 수 없는 경우가 있다. 또 태아에 대한 안전성이 확립하여 있다고는 할 수 없기 때문에 임산부에 대한 적응은 신중하게 생각한다.

산과 영역에서 행해지는 검사

1. 양수 검사

양수에는 양막, 섬모막, 태아 피부, 태아 기도 등에서의 분비물이나 박리 또는 태아뇨나 태아변 등이 포함되어 세포 성분과 비세포 성분으로 나눌 수 있다.

세포 성분에는 모체 유래의 세포는 포함되지 않고, 유전학적으로는 태아와 동일한 것이다. 따라서 양수 중의 세포를 조사하면 태아의 염색체나 유전학적인 특성을 알 수 있다.

비세포 성분은 주로 물인데 전해질, 호르몬, 단백질 등을 포함하여, 특정 물질을 조사하는 것에 의하여 태아의 진단이 가능하다.

양수의 채취(양수천자)는 요추 천자바늘을 이용하여 경복적으로 실시한다(그림 III-6). 우선은 초음파로 태아 및 태반의 위치를 확인하여 천자 가능한 양수강을 확정하고 나서 실시한다. 임신 상반기에서는 태아에 비하여 양수강이 상대적으로 커서 천자하기 쉽지만, 임신 후반기에서는 태아가 성장하기 때문에 어려워진다. 또한, 양수천자는 그 목적에 따라 유전적 양수천자(염색체 이상의 검색, 선천성 대사이상증의 검색, 성별 판정 등), 진단적 양수천자(Rh 부적합 임신, 태아 성숙도 판정, 양수 과다의 판정, 태아 이상의 진단, 태아 태반 기능 검사 등), 치료적 양수천자(자궁내 태아 수혈, 양수과다증, 임신 중기 중절 등)로 대별된다.

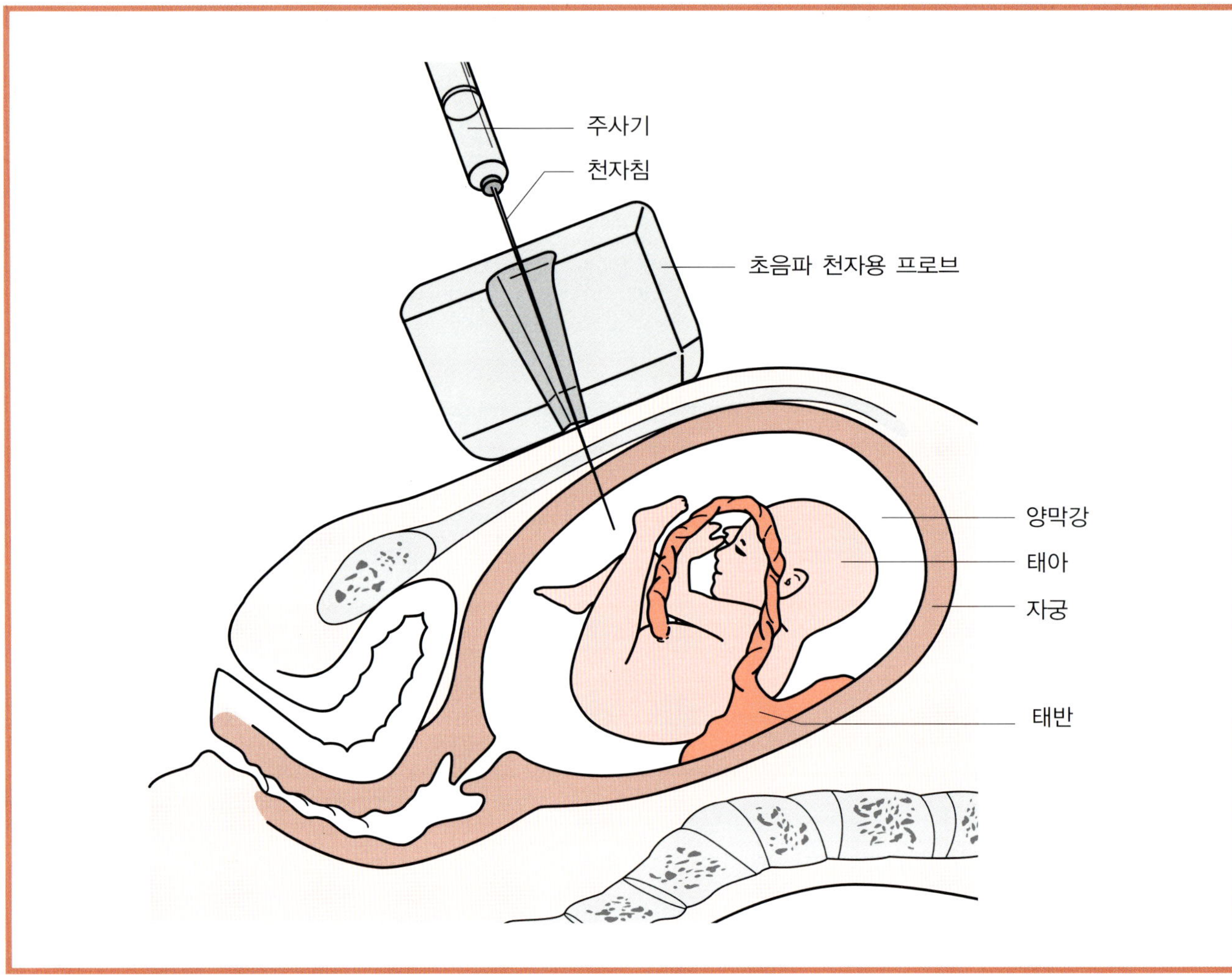

그림 III-6 양수의 채취(양수천자)(참고문헌 1 참조)

초음파로 태아 및 태반의 위치를 확인하여 천자 가능한 양수강을 확정하고 나서, 요추 천자바늘을 이용하여 경복적으로 실시한다.

2. 태반 기능 검사

태아 · 태반으로부터 생성되는 호르몬이나 효소를 측정하는 생화학적 검사법과 초음파 장치나 태아 심박수 모니터링 등에 의한 생리학적 검사법이 있다. 몇 가지 검사법을 조합하여 태반 기능을 추측한다.

1) 요중 에스트리올(E3)

모체 요중 E3는 태아 부신에서 생성된 DHEA－S(황산 디히드로에피안드로스테론 : 부신피질로부터 생성되는 안드로겐의 일종)가 태아 간장–태반–모체 간장의 경로를 거쳐 배설되므로 ① 태아부신 및 태반 기능 ② 태아, 태반에 있어서의 스테로이드 전환 기능 ③ 태아, 태반 및 모체의 혈액 순환 기능 등을 알 수 있는 지표가 된다.

에스트리올(estriol)

임신 중에는 태아부신으로부터 분비된 안드로겐(DHEA–S)을 재료로서 태반에서 에스트리올로 전환되어 임산부 요중으로 배설된다.

2) 사람 태반 락토오겐(hPL)

hPL은 태반 섬모로 생성되어 모체 순환으로 이행하여 요중에 거의 배설되지 않기 때문에 모체 혈중 hPL은 태반 기능의 좋은 지표가 된다.

3) DHEA–S 부하시험

태반에서의 DHEA–S의 에스트라디올로의 전환을 보는 것에 의하여 태반의 예비능을 추측한다. 모체에 DHEA–S를 정맥주사 한 후, 혈중의 에스트라디올(estradiol) 치를 시간에 따라 측정하여, 투여 전측정 치와 비교한다. 정상 임산부에서는 부하 후 15분부터 급증하여, 30분에 피크를 나타낸다. 피크치가 지연되었을 경우는 태반혈류량의 저하가, 또 에스트라디올치의 증가를 볼 수 없는 경우는 태반 예비능의 저하가 의심된다.

3. 태아 심박(수) 진통도(cardiotocogram, CTG)

태아 심박수와 진통을 동시에 모니터하여 표시한 것을 태아 심박(수) 진통도(CTG)(그림 III–7)라고 한다. 계측 방법에는 모체복벽상에 트랜스듀서를 장착하는 외측법과 태아 두부에 전극을 장착해, 양수강 내에 진통(자궁 내압) 측정용의 카테터를 삽입하는 내측법이 있는데, 외측법이 일반적이다.

태아 심박수의 변동 패턴에 의하여 태아의 자율신경 상태나 저산소 상태의 평가를 실시한다. 임신 중의 태아 상태를 평가하기 위해서는 일과성 빈맥의 유무를 보는 논스트레스테스트(NST), 자궁 수축의 부하를 주어 심박수의 변동을 보는 콘트라쿠션스트레스테스트 등이 있다. 또 분만 시에는 자궁 수축에 수반하는 일과성 서맥의 유무에 의하여 태아의 저산소 상태의 유무를 판단한다.

NST(nonstress test)

NST는 임신 중(자궁 수축이 없는 시기) 태아 건강 상태를 평가하는 지표. 태동 등에 수반하여

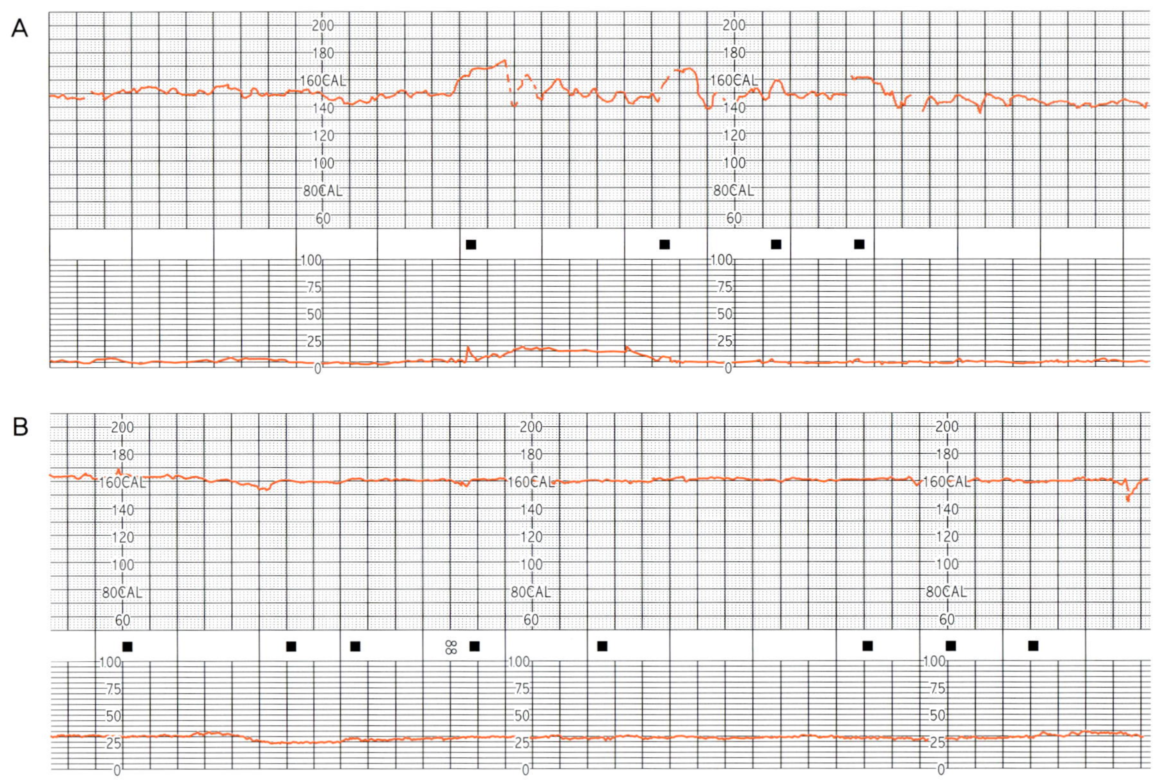

그림 III-7 태아 심박(수) 진통도(참고문헌 3에서 인용)

그림 중 위의 곡선이 태아 심박, 아래의 곡선이 진통 곡선. 태아 심박수의 변동 패턴에 의하여 태아 상태를 추정한다. 심박수도와 진통도 사이의 ■가 태동을 나타낸다.

상단의 A는 NST의 reactive pattern, 하단의 B는 NST의 non−reactive pattern

태아 심박수 도상에 일과성 빈맥이 출현하는지 어떤지로 판정한다. 20분간 2회 이상의 일과성 빈맥〔기선 심박수로부터 15bpm(beats per minute) 이상의 상승, 지속은 15초 이상 2분 이내〕가 있는 경우를 reactive로 판정하고 태아 상태는 양호하다고 생각한다. 그 이외는 non−reactive로 판정한다.

4. 태아 채혈

초음파 가이드하에 제대정맥을 천자하여 태아의 혈액을 채취하여 여러 가지의 검사를 실시하는 방법이다. 태아의 염색체 검사, 태반 기능 검사, 가스 분석, 혈액 일반 검사, 감염증 검사 등이 행해지지만, 채혈에 수반하는 위험이 있기 때문에 기본적으로 행해지는 검사는 아니다.

5. 골반 계측

X선을 이용하는 방법과 체표로부터 계측하는 방법이 있는데, 후자는 현재 거의 행해지지 않는다. X선을 이용하는 방법에는 골반의 전후경을 계측하는 굿맨(Goodman)법과 횡경을 계측하는 마르티우스(Martius)법이 있다. 태아가 통과 장애를 일으킬 가능성이 높은 협골반이 의심되는 경우에 실시한다. 굿맨법에 따르는 치골 결합 후면과 천골갑 사이의 최단 거리(산과적 진결합선)와 아두 대횡경과의 차이가 0.5cm 이하인 경우는 아두골반불균형(cephalopelvic disproportion, CPD)이라고 진단되어 제왕절개의 적응증이 된다.

참고문헌

1) 矢嶋　聡，中野仁雄，武谷雄二・編：NEW 産婦人科学．南江堂，東京，1997.

2) 水野正彦，武谷雄二・監修：改訂版プリンシプル産科婦人科学 1．メジカルビュー社，東京，2000.

3) 水野正彦，武谷雄二・監修：改訂版プリンシプル産科婦人科学 2．メジカルビュー社，東京，2000.

4) 池ノ上克，鈴木秋悦，高山雅臣，広井正彦・編：エッセンシャル産科学・婦人科学．医歯薬出版，東京，1996.

5) 坂元正一，竹村　喬・編：産婦人科 MOOK 33 ベッドサイドの婦人科診断．金原出版，東京，1985.

6) 武谷雄二・総編集：新女性医学大系・4 女性の症候学．中山書店，東京，1999.

7) 武谷雄二・総編集：新女性医学大系・9 女性と予防医学．中山書店，東京，1999.

8) 武谷雄二・総編集：新女性医学大系・10 女性と感染症．中山書店，東京，1999.

9) 武谷雄二・総編集：新女性医学大系・12 排卵と月経．中山書店，東京，1999.

10) 武谷雄二・総編集：新女性医学大系・15 不妊・不育．中山書店，東京，1999.

11) 小倉久男・編：産婦人科疾患別重要ポイント．医学教育出版，東京，1999.

IV. 여성의 주요 질환

여성의 일생과 주요 질환

사춘기의 심신

1. 동양의학의 마음과 몸

동양의학에서는 오행 이론 중에서 혼(魂), 신(神), 의(意), 백(魄), 정(精)의 다섯 가지 정신 작용과 화남, 기쁨, 생각, 근심, 슬픔, 무서움, 놀라움의 7개의 감정 작용이 육체와 깊은 관계에 있어 그것들이 오장육부의 기능에 강하게 영향을 준다고 인식하고 있다.

이것은 정신과 육체의 관계를 오행 분류의 관점으로 인식하여, 그 양자가 통일적으로 작용하는 것이 인간의 존재 방법이라는 것을 의학적으로 파악하고 있었다고 할 수 있다.

이와 같이 동양의학, 특히 침구는 마음과 신체 두 가지를 독자적인 관점에서 파악하고 있기 때문에 인간 심신의 병을 생각할 때, 특히 심신의 불균형 상태가 출현하기 쉬운 사춘기의 문제를 파악하고 해결하는 치료 수단으로서 중요하고, 충분히 살려야 할 것이다.

2. 사춘기 여성에게 나타나는 수소(愁訴)와 질환

사춘기에 있어 기능조절계는 매우 불안정하고, 또 정신적으로도 발육 단계에 있기 때문에 심신의 건강 장애를 일으키기 쉽다. 특히, 정신적인 문제가 신체 증상의 형태로 나타나는 경향이 있다.

사춘기에 잘 일어나는 질병으로서 월경곤란증, 과민성 대장증후군, 또는 기립성 현기증이나 과환기증후군 등을 들 수 있다. 또 두통 증상이 나타나는 경우가 많은데 긴장성 두통이 대부분을 차지한다. 그 외에 비만, 변비, 냉증도 잘 나타난다.

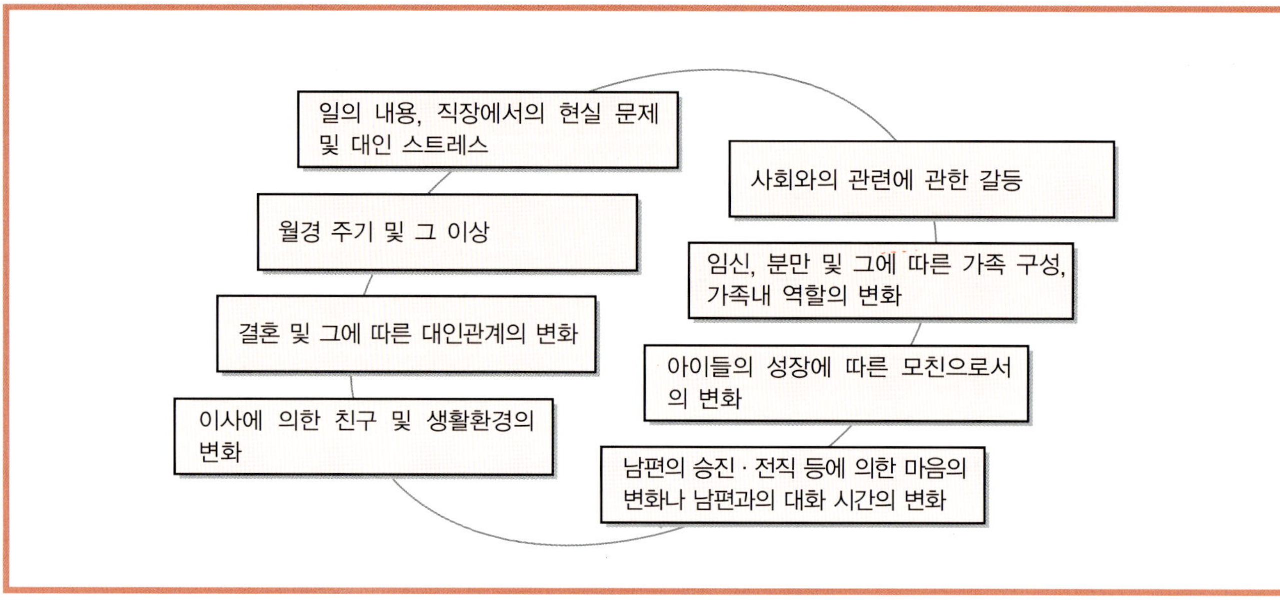

그림 IV-1 성숙기 여성에 있어 심신 변조를 초래하기 쉬운 주위 환경

성숙기는 심신 모두 안정되었던 시기이지만, 그림에 나타내는 것 같은 요인이 심신의 부조화를 일으켜 부정수소로 나타나게 된다고 생각되고 있다.

성숙기의 심신

1. 성숙기의 신체적 변화

성숙기란 일반적으로는 사춘기가 끝나는 18세 경부터 갱년기가 시작하는 45세까지의 기간을 가리킨다. 이 기간에는 종족 보존을 위하여 생식기능이 안정적으로 유지된다. 즉 임신, 출산, 수유 등의 특이적인 내분비 환경이 형성되어 여성으로서의 기능이 발휘된다. 그러나 성숙기의 전반과 후반에는 지극히 다른 변화를 나타내는 것도 이 시기의 특징이다(제II장 「연령 증가에 의한 성기능 및 신체의 변화」, p.68 참조).

2. 성숙기 여성의 주위 환경

성숙기는 위에서 설명한 것처럼 신체적으로는 안정된 시기이다. 그렇지만 안정되어 있는 성숙기에도 월경 주기의 존재, 가정이나 직장에서의 스트레스, 또 자아 동일성이 확립되지 않은 것이 요인이 되어 심리적 · 신체적으로도 변화를 일으켜 부정 수소가 나타나게 된다.

20~30대에 있어서는 임신, 출산, 그에 따른 가족구성의 변화 및 가정내 역할의 정신적 변화, 아

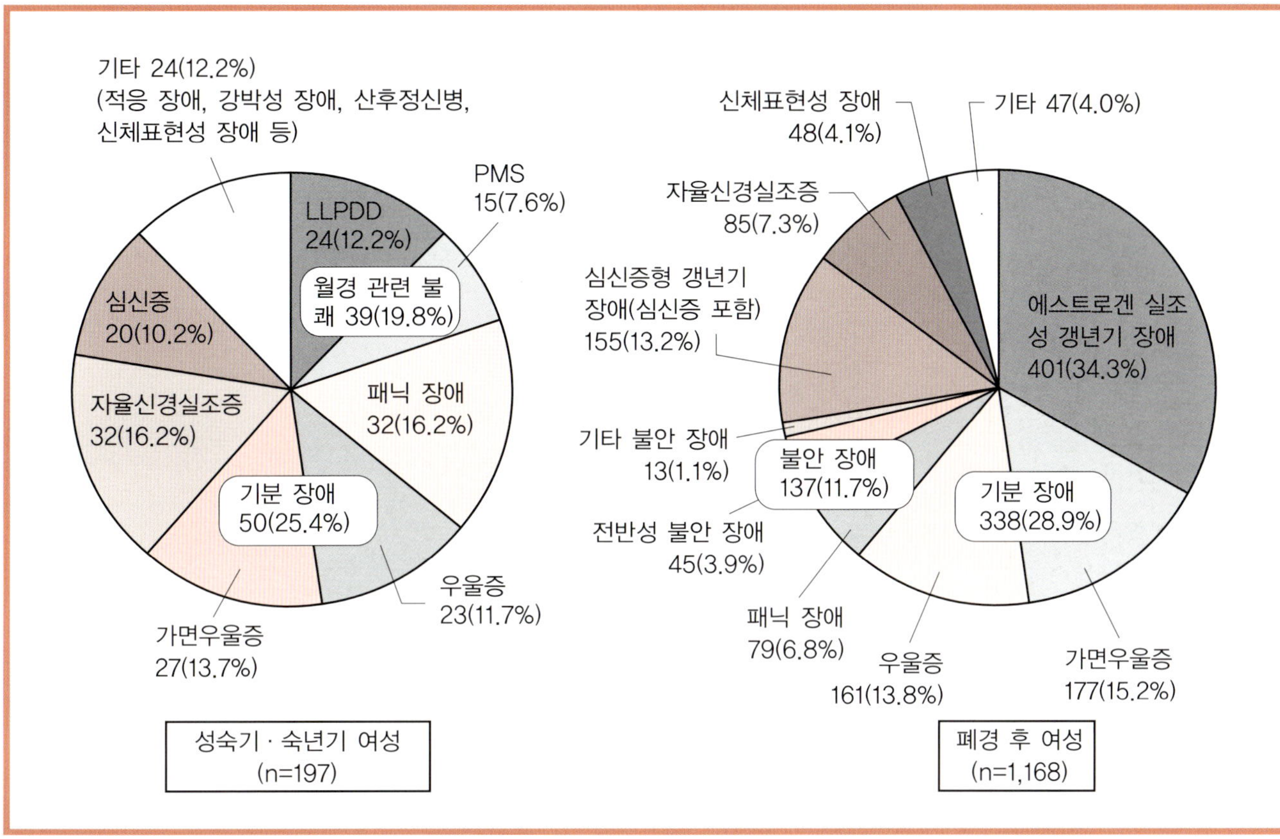

그림 IV-2 여성의 부정수소(不定愁訴) 예에 있어서의 질환 내역과 빈도(참고문헌 12 참조)

성숙기 여성에서는 월경 관련 질환인 LLPDD(황체기 후기 위화 장애) · PMS(월경전 증후군), 정신 질환(패닉 장애, 기분 장애), 자율신경실조증이 많았다.

이의 성장에 수반하는 모친으로서의 마음의 변화 등이 일어나기 쉽다. 30~40대가 되면 남편의 승진, 전직에 의하여, 또 남편과의 대화 시간의 단축 등에 의하여 마음의 변화가 생긴다. 또 남편이 직장 일 등으로 가정을 벗어나 혼자 생활하게 되면 가정내의 대인관계나 일상생활이 변화한다. 이러한 여러 가지 주위의 환경 변화가, 성숙 여성에 있어 심신의 불화를 가져오는 요인이 된다(그림 IV－1). 또 일하는 여성에 있어서는 일에의 불만이나 불안, 직장에서의 대인 스트레스 등이 심신 불화의 요인이 된다.

3. 성숙기 여성에게 나타나는 각종 증상과 질환

성숙기 여성과 갱년기(폐경 후) 여성에게 호발하는 10가지 호소 증상을 표 IV－1에 나타낸다. 가장 빈도 높은 증상은 전신 권태감이며 그 다음으로 어깨 결림 · 항강통, 열성홍조였다. 또 불안

표 IV-1 성숙기 여성과 갱년기(폐경기) 여성에게 나타나는 부정수소(不定愁訴)의 비교(참고문헌 12)

성숙기 · 장년기 부정수소(不定愁訴)(197예)			에스트로겐 실조 급성 장애(401예)		
증상 순위	n	%	증상 순위	n	%
1 전신 권태감	73	37.8	1 열성홍조	135	33.7
2 어깨 결림 · 항강통	61	31.6	2 어깨 결림 · 항통	101	25.2
3 열성홍조	60	31.1	3 발한	90	22.4
4 두통 · 두중감	54	28.0	4 전신 권태감	68	17.0
5 불안감	47	24.4	5 신체 각부의 통증	67	16.7
6 기력 저하 · 억울	45	23.3	6 현기증	52	13.0
7 동계	44	22.8	7 두통 · 두중감	50	12.5
8 주의력 감퇴	37	19.2	8 신체 위화감	29	7.3
9 불면	31	16.1	9 기력 저하 · 억울	28	7.0
10 현기증	30	15.5	10 불안감	20	5.0

감이나 기력 저하 · 억울의 정신 신경 증상도 잘 나타나며 휘청거림, 불면도 나타났다. 이러한 수소는 표 IV−1에 나타내듯이 갱년기에 있어서의 에스트로겐의 급속한 감소에 기인하는 증상(열성홍조가 제1위이며, 기력 저하 · 억울은 하위)과는 비슷하면서도 다른 것이다.

마찬가지로, 배경에 있는 질병을 보면 성숙기 여성과 폐경 후 여성과는 달리 월경 관련 질환이 많았다(그림 IV−2).

황체기 후기 위화 장애(LLPDD)

월경 전 불쾌 장애로 여겨지며 월경전 증후군(PMS)에 비하여 뚜렷한 억울, 뚜렷한 불안, 뚜렷한 감정불안정, 여러 활동에 있어서의 흥미 감퇴가 나타난다. 황체기의 에스트라디올(estradiol)이나 프로게스테론의 과잉 분비 등이 그 원인의 하나이다. 우울에 나타나는 정신 · 신체 증상이 중심이 되어, 치료에는 심리요법을 빼놓을 수 없다.

갱년기 · 노년기의 심신

1. 동양의학에서 마음과 몸

동양의학에서는 갱년기 · 노년기의 신체 변화에 대하여『황제내경소문(黃帝內經素問)』상고천진론편에서 '신기(腎氣)가 쇠약해진 것과 동시에 여자는「임맥이 허해지고 태충맥이 쇠소해지며 천계가 다하여 땅의 기운이 통하지 않으므로 형체가 무너진다' 고 언급되어 있다.

이러한 신기의 쇠약으로 월경불순, 번조, 짜증, 정신 피로, 현기증, 이명이나 난청, 동계, 불면, 오심번열, 근골 기능의 쇠퇴, 치아의 쇠약, 머리카락의 백발화나 탈락, 생식기능이나 배뇨 · 배설 기능의 쇠약, 식욕 부진, 감각 이상 등을 초래하는 것은 고전[13-17] 에 실린 설명에 의하여 충분히 이해할 수 있다. 또 이러한 상태를 중의학에서는「경단전후제증(經斷前後諸症)」이라고 한다.

또『중의심리학(中醫心理學)[18]』에서는 갱년기에 신기의 쇠약이 한층 더 진행되어 음양 균형의 변화가 진행하면「간기가 실조하여, 번조, 우울 등이 불쾌한 감정이 되기 쉽고, 건강에 매우 유해하다. ……, 이 시기는 특히 자기 해탈(解脫)이 필요하여, 충실한 일과 심신의 건강을 위하여 유익한 활동 중에서 즐거움과 평온함을 추구해야 하는 것이다. ……, 갱년기를 맞이할 때는 사심 없이 태연하게 마음을 활달하게 하고 현실 생활과 인생의 노쇠라고 하는 피할 수 없는 현실을 맞이해야 할 것이다」라고 하여 자신의 마음가짐이 중요하다는 것을 반복해서 말하고 있다.

2. 노년기에 많은 질환

노년기는 여러 가지 질환을 복합적으로 가지는 경향이 있다(표 IV－2).

동양의학에서는 지치기 쉽고, 기력이 없고, 추위를 타는 사람에게서 사지의 냉감, 뻐근함, 앉고 싶어함, 눕고 싶어함, 악력이 약해짐, 전신이 떨림 등이 일반적으로 나타난다고 본다. 이것은「오장이 모두 허하고 기혈, 정신은 쇠약해져 조화를 잃어 기능이 저하되어, 회복이 어렵고, 장부 기혈 기능의 쇠퇴와 정지의 실조가 일어나 기체, 혈어, 담음 등의 지속성 병변을 일으키기 쉽게 한다」고 생각된다.

이들은 동양의학적인 치료로 개선되지만 대부분은 완전 치유가 아닌 증상의 완화이며 기능의 쇠약을 조금 늦추거나 기능의 저하에 의하여 이차적으로 생기는 통증이나 불쾌감 등을 없애는 것이 치료의 목적이 된다.

표 IV-2 노년기에 많은 질환

• 뇌혈관 장애	• 심질환(승모판 폐쇄부전 등)	• 만성 변비
• 인지증	• 당뇨병	• 폐색성 동맥경화증
• 갑상선기능저하증	• 신부전	• 변형성 슬관절증
• 고혈압	• 골다공증	

「심(心)」의 항에서 말했지만 노년기는 심신이 쇠퇴해가는 시기이므로, 심신에 과도하고 무리한 활동을 실시하게 하지 않고, 작용시킬 수 있는 기능을 살리는 활동을 무리 없는 범위에서 실시한다.

참고문헌

1) 武谷雄二・総編集：新女性医学大系・3 エージングと身体機能．中山書店，東京，2001.
2) 武谷雄二・総編集：新女性医学大系・4 女性の症候学．中山書店，東京，1999.
3) 武谷雄二・総編集：新女性医学大系・9 女性と予防医学．中山書店，東京，1998.
4) 武谷雄二・総編集：新女性医学大系・18 思春期医学．中山書店，東京，2000.
5) 森　崇：青春内科とその実態．産婦人科治療，81：181-185，2000.
6) 伊野田法子：私はこうしている思春期の悩み．産婦人科治療，81：186-188，2000.
7) 和栗雅子，藤田富雄：母性内科からみた妊産婦の健康管理．産婦人科治療，82：640-646，2000.
8) 森井浩世：中高年女性によくみられる内科疾患．産婦人科治療，82：647-649，2001.
9) 平原史樹：中高年の Quality of life（QOL）．産婦人科治療，81：632-637，2000.
10) 廣井正彦：女性のライフサイクルと QOL．産婦人科治療，82：613-620，2001.
11) 長井信篤，野添新一：思春期によくみられる内科疾患と健康管理．産婦人科治療，82：628-633，2001.
12) 後山尚久：更年期の不定愁訴と漢方治療．産科と婦人科，77（1）：837-846，2000.
13)『素問』上古天真論篇，第一.
14)『素問』逆調論篇，第三十四.
15)『素問』五蔵生成篇，第十.
16)『霊枢』五味篇，第五十六.
17)『霊枢』脈度篇，第十七.
18) 中医心理学．東京，谷口書店，1997，pp410-412．原著は，中医心理学，湖北科学技術出版社.

사춘기의 주요 질환

기립성 조절장애(Orthostatic Dysregulation, OD)

핵심사항

- 기립성 조절장애는 10~18세 무렵에 발생하기 쉬운 자율신경실조증의 하나이다.
- 두통, 복통, 전신 권태, 아침에 일어나기 힘듦 등의 신체 부진이 있다.
- 과민성 체질이나 이상 체질의 아이가 많으며, 정신적인 면의 영향도 크다.
- 기립성 조절장애의 치료 시에는 급격한 신장(身長)의 성장이나, 월경 시작 등의 신체적 변화, 과식이나 거식, 밤샘 등의 정신적인 변화 등, 심신 양면의 변화를 파악할 수 있는 섬세함이 필요하다.
- 약물 치료로는 자율신경안정제, 자율신경조정제, 혈압강하제 등이 투여된다.

기립성 조절장애(이하, OD)는 사춘기 전후의 초등학교 고학년에서 고등학생(10~18세의 무렵)에 발생하기 쉬운 장애로, 자율신경실조증의 하나이다. 초 · 중학생의 2%, 사춘기의 약 5~10%가 OD라고 하는 조사도 있다. 기립성 현기증, 헐떡임, 두통, 복통, 전신 권태 등의 신체 부진 증상이 나타나며 초중고 여자에게 많다.

또 밤에 잠들기가 힘들고, 아침에 일어나기 힘들며, 오전 중에는 상태가 나쁜 일도 있어, 학교에 가고 싶지 않다고 호소하는 경우가 많아, 히키코모리(외출하지 않고 집에만 틀어박혀 있는 사람)

표 IV-3 기립성 조절장애 진단 기준

대증상	• 기립성 현기증, 또는 현기증을 일으키기 쉽다. • 서 있으면 울렁거리고 심해지면 넘어진다. • 입욕 시 또는 싫은 것을 보거나 들으면 울렁거린다. • 조금 움직이면 동계 또는 헐떡임이 생긴다. • 아침에 잠에서 깨기 힘들고, 오전 중 상태가 나쁘다.
소증상	• 안색이 창백하다. • 식욕 부진 • 산통(疝痛)을 가끔 호소한다. • 권태 또는 지치기 쉽다. • 두통을 자주 호소한다. • 멀미하기 쉽다. • 기립 시험에서 수축기와 이완기 혈압차의 협소화(16mmHg 이상) • 기립 시험에서 수축기 혈압이 안정 시부터 21mmHg 이상 저하 • 기립 시험에서 맥박 수 1분에 21회 이상 증가 • 기립 시험에서 입위 심전도 TII의 0.2mV 이상의 감고(減高), 그 외의 변화

판정 : 이상의 항목 중,

◆대증상 1과 소증상 3 이상/ ◆대증상 2와 소증상 1 이상/ ◆대증상 3 이상으로, 기질성 질환을 제외할 수 있었을 경우를 기립성 조절장애로 판정한다.

나 등교거부 등의 주요인이라고 생각되고 있다. 이러한 증상은 빈혈, 결핵, 갑상선의 병, 만성 간염, 만성 신염 등의 병이 원인으로 나타나는 일도 있어 그러한 만성병을 제외할 필요가 있다.

【병태】 일반적으로 OD에 걸린 아이는, 중추신경의 교감신경과 부교감신경이 함께 항진되어 말초에서 양 자율신경이 긴장 항진이나 또는 불안정한 상태에 빠지기 쉽다고 생각된다.

또 과민성 체질이나 이상 체질의 아이가 많으며, 정신적인 면의 영향도 크다고 지적된다.

1. 기립성 조절장애의 진단

OD의 진단 기준은 표 IV-3에 나타내는 대증상과 소증상의 항목으로부터 판정된다. 대증상은 기립성 조절장애에 특이적인 증상이 많고, 소증상은 일반적인 자율신경 증상이나 부정수소(不定愁訴)가 많다. 또 눈앞이 캄캄해지는 증상을 수반하는 강한 기립성 현기증을 반복하며, 겨울철에는 완해하고, 봄철 전후로부터 악화되며, 가족, 특히 부모님이 OD(특히 남자의 경우) 등에 해당하면 OD를 강하게 의심한다.

2. 혈압 측정에 의한 검사법

이것은 와위 시와 입위 직후의 혈압을 측정하여 비교하는 검사법이다.

혈압계를 장착하여, 우선 와위 시 혈압을 측정한다. 일어나게 하여 기립 후 즉시 혈압을 측정하여, 기립 30초 후 혈압치를 얻는다. 30초 후 수축기 혈압이 와위 시 혈압치로 돌아가지 않은 증례는 혈압 회복이 늦다고 판단해, OD를 의심한다.

3. 현대의학적 치료

치료에는 자율신경안정제, 자율신경조정제, 혈압강하제 등이 투여된다.

4. 주위에서 조심할 점

이 시기에는 아이를 제대로 관찰하여, 급격한 신장(身長)의 성장이나 월경의 시작, 과식이나 거식, 밤샘 등 세세한 것을 확실히 판별해 심신의 문제를 어떻게 해결하면 좋은지, 부모가 아이의 입장이 되어 생각할 필요가 있다.

아이에게 자신의 생각이나 생활의 리듬, 삶의 방법을 주입하는 것을 피하는 것과 동시에 아이와 거리를 두면서도 부모의 입장이 되어 걱정하는 것이 필요하다.

긴장성 두통(Tension Headache)

핵 심 사 항

- 긴장성 두통은 항배부의 근긴장이 일으키는 두통으로 심리적 영향이 크다.
- 좌식 중심의 직종에 종사하는 사람에게 발생하기 쉽다.
- 세계적인 두통 분류에서 일차성 두통으로 자리 잡았다.
- 긴장형 두통은 브라디키닌(bradykinin), 젖산, K^+ 등의 노폐물이 항배부의 근육에 축적되어 통증을 일으키게 하고 있는 상태이다.
- 약물요법은 항불안제, 근이완제를 사용한다. 또 자율훈련법이나 바이오피드백 등의 심신의학적 접근도 실시한다.

긴장형 두통은 두경부 근육의 지속적인 긴장이 일으키는 두통으로 정신적 긴장이 크게 영향을 준다. 후두부나 항부를 단단히 조이는 느낌이 든다고 호소하는 경우가 많아 며칠에서 수개월 계속되는 경우가 있다. 목 · 어깨 결림이나 등쪽의 긴장감을 수반하는 것이 많다.

장시간 같은 자세를 취하는 것 같은, 예를 들어 좌식의 사무직, 운전기사 등에게 많다고 한다. 즉, 항배부에 지속적인 부하가 걸려, 항배부 근육의 긴장을 장시간 강요당하는 경우에 발생하기 쉽다. 아침보다 오후나 저녁에 예민하지만 두통이 계속되면 하루 종일 느끼게 되어 얼마간의 휴식으로는 증상이 경감하지 않는다.

심신 양면의 휴식이나 기분 전환 등이 필요하다.

긴장형 두통에 대하여 「국제두통분류 제2판」에서는 큰 변경은 없다. 긴장형 두통은 표 IV-4와 같이 분류되고 있다.

두통의 국제 분류

미국신경학회의 두통분류특별위원회원의 분류(1962년)가 세계적인 최초의 분류이다.[1] 1988년 국제두통학회(International Headache Society, IHS)의 두통분류위원회(위원장 Jef Olesen)에 의하여 「국제두통분류 제1판」이 발표되고,[2] 근수축성 두통이 긴장형 두통이라고 개칭되었다. 또 이 분류에서는 각 두통 타입에 「명확한 진단 기준」(explicit diagnostic criteria)이 제시된 결과로, 전 세계의 연구자나 임상가로부터 널리 받아들여져 임상 연구나 역학적 연구에 이용되어 신약의 개발에 공헌했다. 게다가 「국제두통분류 제2판」이 2004년 IHS에 의하여 발표되고,[3] 2004년 6월 30일에 일본어판이 출판되었다.[4]

표 IV-4 긴장형 두통의 분류

분류	기준
1.1 희발(infrequent) 반복성 긴장형 두통	월 1일 미만인 것
1.2 빈발(frequent) 반복성 긴장형 두통	월 1~15일 미만인 것
1.3 만성(chronic) 긴장형 두통	월 15일 이상인 것

각각 「측두부 주위의 압통을 수반하는 것과 따르지 않는 것」으로 세분된다.

【병태】 긴장형 두통은 측두부 및 항배부의 근육의 긴장과 근긴장에 악영향을 미치는 지속적인 정신적 긴장이 있기 때문에 두부의 근긴장을 완화하지 못하고 근육의 허혈로부터 브라디키닌, 젖산, K^+ 등의 노폐물이 항배부의 근육에 축적되어 통각 섬유를 자극하여 발생된다. 이것이 두통을 일으키게 하고 있는 상태이다.

【임상 증상】 긴장형 두통은 20~50대에 남녀차이 없이 발생해 지속한다. 두부로부터 후두부, 또는 측두부에 걸쳐 일어나 두중감, 압박감, 단단히 조이는 느낌으로 호소하는 환자가 많으며 통증은 지속한다. 항배부의 결림이나 통증, 증상이 강할 때는 구역, 가끔 구토도 있다. 현기증을 호소하는 경우도 있다.

1. 진찰의 요점

진찰에서는 다음과 같은 사항에 대하여 문진(問診)을 한다. 참기 어려운 격통(激痛)의 경우는 의사의 진찰을 권한다.

- 두통의 발생 방법과 경과, 빈도 : 언제, 어떠한 계기로 시작되며 현재에 이르는 경과는 어떠한가, 또 그 통증의 빈도는 어느 정도인가?
- 두통의 부위 : 두통은 머리 전체인가, 측두부나 두정 등의 일부인가, 전후 좌우 등의 부위의 차이는 명확한가?
- 통증의 성질 : 박동성의 통증인가, 압박받는 것 같은 통증인가, 날카로운 찌르는 것 같은 통증인가?
- 통증의 정도 : 견딜 수 있는 통증인가, 격렬하고 가만히 있을 수 없는 것 같은 통증인가?
- 두통의 타입, 지속 시간 : 두통은 초단위로 느끼는지, 수 시간 계속되는지, 또는 몇 일간 지속하는지?
- 수반 증상 : 어깨 결림, 항배부통, 섬휘암전(閃輝暗轉), 유루(流淚), 이중으로 보임, 시력 저하 등
- 유인(誘因) : 음식물(예를 들어 초콜릿, 알코올 등), 정신적 스트레스, 머리를 부딪힘
- 두부 · 안면 · 경부의 합병증 : 두부 외상, 경추 염좌, 경추증, 안질환, 이비인후과 질환, 치통 등의 유무, 고혈압 등
- 기왕력이나 가족력 : 두통의 기왕력이나 가족의 두통력 등

2. 현대의학적 치료법

약물요법은 심리적 긴장이 있는 경우에는 항불안제를, 근긴장의 경감에는 근이완제를 사용한다. 그러나 그 효과가 충분하지 않은 경우, 자율훈련법이나 바이오피드백 등의 심신 의학적 접근을 하는 일도 있다.

그 밖에 안과나 이비인후과 질환, 경추증 등이 있는 경우는 그 치료를, 억울증의 경우는 항우울제를 투여하는 등의 치료도 필요하고, 또 후두신경이나 안와상신경 등에의 차단요법도 행해지고 있다.

과민성 대장증후군(Irritable Bowel Syndrome, IBS)

핵 심 사 항

* 과민성 대장증후군은 복통과 설사, 변비를 주증상으로 하며 원인이 되는 기질적 질환이 없는 상태를 말한다.
* 여성이나 젊은 세대에 많다(일본의 경우).
* 자율신경 실조나 정신적 스트레스 등으로 발생한다.
* 과민성 대장증후군의 병태는 소화관의 지각 과민에 의한 운동 이상을 생각할 수 있다.
* 약물요법은 정장제 · 고분자 중합체, 항콜린제 · 소화관 운동 조정제 · 설사약 등의 소화기계 약물, 또는 한약이 투여된다.

IBS를 Namiki(竝木)[5]는 「장관의 기능 이상에 기초를 두고, 운동 · 긴장의 항진, 그 외의 부조화가 일어나 거기에 따라 여러 가지의 불안정한 복부 증상을 수반하는 복통 및 배변 이상이 지속하는 것으로 그 환자의 치료 시 많은 경우 심신 의학적 입장으로부터의 고려가 중요한 의미를 갖는 증후군」이라고 정의한다.

일본에 있어서의 IBS의 이환율은 일반 사람의 약 2%, 노동 인구의 약 25%라고 되어 있다. 남녀비는 1 : 2로 여성에게 많으며, 이환율은 20~30대의 비교적 젊은 세대에 높고, 연령이 높아짐에 따라 감소한다.

이전에는 만성 대장염에 의한 증후군이라고 생각되고 있었지만 대장에는 염증이 나타나지 않기 때문에 대장 기능 이상에 의한 것이라고 하는 것으로 「과민성 대장증후군」이라고 불리고 있었다. 1970년대가 되어, 대장만이 아니라 소장도 관여하는 것이 밝혀져 「과민성 대장증후군」으로 용어가 바뀌었다.

이 증후군은 자율신경 실조 등의 문제가 있거나 정신적 불안이나 긴장, 흥분, 슬픔이나 분노 등의 감정 기복이나, 일이나 대인관계의 고민 등 정신적 스트레스가 원인이 되어 발생한다. 또 자율신경계의 기능에 이상이 생기기 쉽고 정신적인 스트레스에 약한 사람이 폭음 · 폭식, 알코올류, 찬 것 등의 섭취, 과로, 풍사(風邪 : 감기), 신체의 냉기 등의 스트레스 때문에 발생하는 경우도 있다.

【병태】 IBS의 원인은 IBS가 복통이나 설사, 변비를 주증상으로 하기 때문에 소화관의 지각 과민에 의한 운동 이상을 생각할 수 있다. 또 환자의 85% 이상이 정신적 스트레스에 의하여 복통이나

설사 · 변비 증상이 악화되고, 나아가 약 25%에서 식사에 의한 복통의 유발이 나타나므로 위결장 반사의 항진을 생각할 수 있다. 정신적 스트레스나 음식물에 의한 위장의 물리적 신전 자극 등에 대하여, 과잉 소화관 운동 반응을 나타내는 것 등이 알려져 있어 이들이 병태의 본체로 생각되고 있다. 이것을 스트레스－뇌－소화관의 상호작용, 즉 뇌장상관(brain－gut interactions)이라고 하는 표현을 사용하는 경우도 있다.

【분류와 증상】 증상에 따라 다음과 같은 분류가 있다.

- 만성 · 지속성 설사형 : 원인 불명의 설사가 만성적으로 일어난다. 복통은 있어도 경도이다. 위결장 반사의 항진을 수반하는 것이 많으며, 먹자마자 대변이 보고 싶어진다. 5~6회/일의 연변이나 수양변
- 변비형 : 원인 불명의 변비가 만성적으로 있다. 변비에 이어 격렬한 복통이 있어 점액변을 배출하며, 그 후 설사가 있다.
- 설사 · 변비 교대형(불안정형) : 원인 불명의 설사와 변비가 교대로 일어난다. 복통을 수반하는 경련성 변비로 시작되어 토끼 변과 같은 분변이 나오고 그 후 설사로 이행한다.

1. 진찰

우선 기본적으로 의식 상태, 체온, 맥박, 혈압, 피부 소견, 탈수 증상, 부종, 빈혈, 영양 상태 등을 진찰한다. 또 복부의 저항이나 압통, 복부 팽만, 고창(鼓脹) 등을 진찰한다.

내과에서는 위 · 대장 조영, 초음파 검사 등이 일반적인 소화관 검사나 요검사, 혈액검사에 의하여 기질적 질환, 그 외를 제외한 후 복통이나 설사 · 변비 · 졸음이 지속하는 것으로써 진단된다.

표 IV-5 과민성 대장증후군의 Rome II 진단 기준

12개월 사이에 적어도 12주(연속할 필요는 없다) 이상, 이하의 3항목 중 2항목 이상을 수반하는 복부 불쾌감 또는 복통이 있다.

(1) 배변에 의하여 완화한다.

(2) 배변 횟수의 변화를 수반한다.

(3) 변의 성상의 변화를 수반한다.

진단의 참고 사항

· 배변 횟수의 이상(연구상의 이상은 1일 3회보다 많음, 또는 1주 3회 미만)

· 이상한 변의 성상〔토분(兎糞)상, 경사 또는 연변, 수양변〕

· 점액변의 배출

· 가스 증상, 또는 복부 팽만감

표 IV－5에 IBS의 Rome II진단 기준[6]을 나타낸다.

2. 치료법

약물은 정장제 · 고분자 중합체, 항콜린제 · 소화관 운동 조정제 · 설사약 등의 소화기계 약물, 또는 한방제가 투여된다. 그러나 근본치료로는 식사요법과 규칙적인 식생활과 배변 습관 · 생활 습관의 개선이 필요하다. 적극적으로 운동을 권하는 것도 한 가지 방법이다. 또 정신 증상, 스트레스 상황이 강한 경우는 항불안제 · 항우울제의 처방 및 직장 환경이나 가정내의 환경 조정도 필요하다. 간이 정신요법이나 절식요법이나 최면요법이 성공하는 경우도 있다.

과환기증후군(Hyperventilation Syndrome)

핵심사항

- 과환기증후군은 불수의적으로 과환기 발작이 발생한다.
- 본인은 매우 강한 불안에 빠지지만, 서서히 완해하여 원래대로 돌아가며 후유증도 없다.
- 발생은 25세 이하, 특히 사춘기의 여성에게 많았지만 남성이나 중년 이상이 증가하는 경향에 있다.
- 동맥혈의 CO_2 분압 저하, 호흡성 알칼로시스 발생, 교감신경 β－수용체의 기능항진 상태 등에 의하여 출현한다.
- 치료법은 paper bag rebreathing을 실시하게 한다. 지아제팜 등의 정맥주사, 향정신제나 β－교감신경 차단제 등을 투여한다.

불수의적으로 발생하는 과환기 발작에 의하여 호흡기, 순환기, 뇌 · 신경 · 근육 계통 등 전신성으로 다채로운 신체 증상을 나타내는 증후군이다. 과잉환기증후군이나 과호흡증후군이라고도 불린다.

발작을 일으킨 본인은 매우 강한 불안에 빠지지만 서서히 완해하여 원래대로 돌아간다. 방치하면 수십 분 계속되는 경우도 있지만 사망하는 경우는 없고 후유증도 없다. 긴장, 불안, 흥분, 공포 등의 심인성 요인이나, 통증, 피로 등의 신체적 요인에 의하여 발생한다. 내과 외래 환자의 2~3%에서 나타나며 남녀 비는 1 : 2로 여성에게 많으며, 발생 시기는 25세 이하, 특히 사춘기에 많다고

표 IV-6 과환기증후군의 진단 기준

1) 불수의적인 과환기 발작에 의하여 호흡기, 순환기, 뇌 · 신경 · 근육 계통 등 전신적으로 다양한 증상이 출현. 단, 기질적 질환에 의하지 않는다.
2) 과호흡 테스트에 의하여 같은 임상 증상이 출현
3) 발작 시 $PaCO_2$의 비정상적 저하와 pH의 비정상적 상승
4) 교감신경 기능의 항진
5) Paper bag rebreathing법 또는 3~5% CO_2 혼합 공기의 흡입 등으로 임상 증상이 완화 또는 소실
6) 발생과 그 후의 경과에 관여하고 있는 심리적 인자의 처리에 의하여 완화 또는 치유

여겨지고 있었다. 최근 남성이나 중년 이상의 환자가 증가하는 경향에 있다.

【병태】 갑자기 또는 서서히 호흡이 힘들어지고, 차츰 불안이 더 심해져 양 손의 손가락이나 입 근처가 저린 감각이 몰려온다. 가슴이 답답하거나 죽음의 공포 등이 수반되며, 심한 경우는 테타니 형태의 증상도 출현해 손발이 저리거나 전신 경련, 각궁반장(角弓反張) 등이 출현하여, 실신하는 일도 있다.

동맥혈의 CO_2 분압이 저하되어, 호흡성 알칼리증이 생겨 교감신경 β-수용체의 기능항진 상태로 인하여 증상이 발현된다.

1. 진단

과환기증후군의 진단 기준[7]은 표 IV-6에 나타낸다.

2. 치료법

발작 시에는, ① 안심시키고, 호흡을 천천히 시키거나 멈추게 한다. 또 ② paper bag rebreathing(봉투를 이용한 재호흡법)을 실시하게 하는 방법이 자주 이용된다. 의료적으로는 ③ 지아제팜 정맥주사를 한다.

간헐기에는 ① 충분한 검사를 하여, 다른 문제가 아닌 것을 환자에게 납득시키고, ② 과호흡 테스트로 유발하여 그것을 소실시킬 수 있는 체험을 시켜 병태를 충분히 설명하며, ③ 항불안제, 항우울제 등의 향정신제나 β-교감신경차단제 등을 투여, ④ 자율훈련법, 행동요법 등의 심리요법이나 절식요법 등을 실시하거나 환경을 조정하는 등의 치료를 한다.

Paper bag rebreathing법

발작을 일으키고 있는 환자에게 종이 봉투나 비닐 봉투로 입을 가린 채 호흡을 시키는 방법이다. 다소 완만하게 덮는 방법인 이 방법은 환자 동맥혈의 CO_2 분압이 저하하고 O_2 분압이 상승하고 있는 상태이므로 산소 공급량을 줄이고 이산화탄소 분압을 올리고 산소 분압을 내리는 것을 목적으로 하는 간편한 방법이다.

과호흡 테스트법

1분간 30회 이상의 속도로 심호흡을 실시하게 하는 방법으로, 3~5분간 실시한다. 통상, 호흡의 횟수는 1분에 15~16회 정도이기 때문에 호흡을 여러 차례 실시하게 하여 산소흡수량을 일시적으로 증가시켜, 과호흡 상태를 인위적으로 만들게 하는 것을 의미한다.

자율훈련법

최면치료로부터 탄생한 「자기 의지에 의한 훈련법」으로, 뇌 제어적인 치료법이라고 할 수 있다. 「마음이 안정되어 있다」라고 하는 의식하에 ① 「양 팔, 양 다리가 무겁다」 ② 「양팔, 양 다리가 따뜻하다」 ③ 「심장이 조용하고 규칙적으로 뛰고 있다」 ④ 「편하게 호흡할 수 있다」 ⑤ 「배가 따뜻하다」 ⑥ 「이마가 상쾌하고 시원하다」의 6단계를 대략 2~4주간씩으로 마스터하여 다소 시끄러운 곳에서도 그것이 가능한 상태에까지 훈련하는 통합적인 심신 의학적 요법의 기초를 이루는 방법이다.

행동요법

환자의 부적응 행동이 어떠한 일로부터 이루어지고, 또 소실하거나 변용하거나 했는지, 또는 반대로 그것이 어떠한 방법에 의하여 가장 효과적으로 개선될 수가 있는지를 실험적으로 행해진 결과를 근거로 하여 검토하고 실천하여 환자의 부적응 행동을 개선하려고 하는 것이다.

아토피 피부염(Atopic Dermatitis)

핵 심 사 항

- 악화 · 완해를 반복하는, 통증이 있는 습진을 주 병변으로 하는 질환
- 가족력 · 기왕력에 기관지 천식, 알레르기성 비염, 결막염, 아토피 피부염이 있다.

- 최근 30년간 유병률이 5배 가까이 증가. 최근에는 성인 아토피 피부염 환자가 증가하는 경향
- 경중의 정도는는 경증, 중등증, 중증, 최중증으로 나누어 볼 수 있다.
- 식물(食物) 항원은 계란 흰자, 우유, 대두, 쌀이나 밀, 돼지고기 등을 꼽을 수 있다.
- 환경 항원은 집먼지와 곰팡이, 화분, 동물의 털, 사람의 때 등이다.
- 의학적 치료는 부신피질 호르몬제(스테로이드제)의 외용과 항히스타민제, 항알레르기제의 내복이 가장 일반적이다.

일본 피부과 학회[9]에 의하면, 「아토피 피부염은 악화 · 완해를 반복하는, 통증이 있는 습진을 주병변으로 하는 질환이며 환자의 상당수는 아토피 소인을 가진다」라고 정의되고 있다.

아토피 피부염은 생후 6개월 정도부터 나타나며 아이에게 가장 많다. 특히 1~6세 유아의 10~30%는 아토피 피부염에 한 번은 걸린다고 생각된다. 근래의 30년간에 유병율이 3%에서 14.5%로 5배 가까이 증가하고 있다. 또 유병율은 소아에서 28%, 성인에서는 2%를 나타낸다는 보고도 있다. 아토피 피부염은 정의한 바와 같이 유전적 소인을 가지는 사람에게 발생하기 쉽고, 그 가족 내 발생 빈도는 20~30%이다. 최근에는 성인의 아토피 피부염 환자가 증가하는 경향을 보인다.

【성인】 유아기에는 음식, 발한, 환경 인자, 세균 · 진균류 등을 들 수 있지만, 사춘기가 됨에 따라 접촉 항원이나 스트레스 등이 더해진다.

주요 항원으로 음식 항원과 환경 항원을 꼽을 수 있다. 음식 항원으로는 계란 흰자, 우유 · 대두가 3대 알레르겐으로서 주목받아 왔다. 최근에는 쌀이나 밀, 돼지고기 등 일상적으로 섭취하는 음식도 원인으로 지적되고 있다. 환경 항원 가운데 관계가 깊은 것은 집먼지와 진드기, 곰팡이, 화분, 동물의 털, 사람의 때 등이며, 특히 집먼지와 진드기가 문제로 여겨진다. 이것은 같은 항원에 특이적인 IgE, IgG 및 IgG4 항체의 출현율과 혈중 농도가 높은 것으로 확인되고 있으며 또 진드기 항원을 제거한 생활환경에서는 피진이 완화하고, 진드기 항원을 이용한 첩포(貼布) 시험에서 특이적 양성 반응을 나타내는 것 등에 의한다.

또 피부의 제일 외측에 있는 각질층에 포함되는 세라미드라고 하는 지방질이 적기 때문에 각질층의 수분을 유지하는 능력이 낮고, 피부는 건조하기 쉬워 각질층 전체의 기능도 잘 작용하지 않기 때문에 외부의 자극이 간단하게 피부 안에 들어오기 쉽다고 여겨진다.

아토피 소인

(1) 가족력－기왕력(기관지 천식, 알레르기성 비염, 결막염, 아토피성 피부염 중 하나, 또는 복수의 질환) 또는 (2) IgE 항체를 생성하기 쉬운 소인

【임상 증상】 영아의 경우에는 안면이나 두부에 붉은 발진(홍반)이나 부풀어 오르는 발진(구진)이 나타나고 유아가 되면 홍반이나 구진, 태선화 병변이 목이나 액와, 주와나 슬와에 생기는 경우가 많다. 영유아 모두 귓불이 끊어지는 경우가 많으며, 소파흔(할퀸 상처)을 볼 수 있다.

또 유아 · 학동기가 되면 발진이나 태선화와 함께 피부가 건조한 상태(쌀겨 모양의 피부 상태)도 볼 수 있다. 게다가 청년기 이후는 피부의 건조가 진행되어 빳빳하고 두꺼워진다. 얼굴이나 몸이 붉어지거나 목 주위 등에 색소가 침착해 거무스름해지는 일이 있다.

표 IV-7 아토피 피부염의 진단 안내(후생노동성 심신장애연구)

2. 아토피 피부염의 주요병변

1) 영아에 대하여

① 안면 피부 또는 두부 피부를 중심으로 한 홍반 또는 구진이 있다.
귀 잘림을 볼 수 있는 경우가 많다.

② 홍반 또는 구진이 있다.

(주) 홍반 : 붉은 발진, 구진 : 부풀어 오른 발진, 소파흔 : 긁은 상처의 자국

2) 영아 · 학령기 아동에 대하여

① 경부 피부 또는 액와, 주와의 피부를 중심으로 한 홍반, 구진 또는 태선화 병변이 있다. 귀 잘림을 볼 수 있는 경우가 많다.

② 건조성 피부나 비강 모양 낙설을 수반하는 모공 일치성 각화성 구진이 있다.

③ 환부 피부에 소파흔이 있다.

(주) 태선화 : 집으면 딱딱한, 살결이 거친 피부
비강(粃糠)형 낙설 : 쌀겨 모양의 피부의 단편

3. 아토피 피부염의 진단 기준

1) 영아에 대하여

2－1)에 나타내는 병변 가운데, ①, ② 쌍방을 만족시키고 〔별표〕에 나타내는 피부 질환을 단독으로 이환한 경우를 제외한 것을 아토피 피부염으로 한다.

2) 유아 · 학동에 대하여

2－2)에 나타내는 병변 중 ① 또는 ② 및 ③의 쌍방 및 아래와 같은 i), ii)의 조건을 충족시키고, 〔별표〕에 나타내는 피부 질환을 단독으로 이환한 경우를 제외한 것을 아토피 피부염으로 한다.

i) 피부에 가려움이 있다.
ii) 만성(발생 후 6개월 이상)의 경과를 취하고 있다.

[별표]
1) 기저귀독/ 2) 땀띠/ 3) 전염성 농가진/ 4) 접촉 피부염(독오름)/ 5) 피부 칸디다병/ 6) 영아 지루성 피부염/ 7) 심상성 어린선(魚鱗蘚, 거친 살갗)/ 8) 개선(疥癬)/ 9) 벌레 물림/ 10) 모공성 태선

표 IV-8 아토피 피부염의 중증도(후생노동성 심신장애 연구)

경증　　: 면적과 관계없이, 경도의 피진만 나타난다.
중등증 : 강한 염증을 수반하는 피진이 체표면적의 10% 미만에 나타난다.
중증　　: 강한 염증을 수반하는 피진이 체표면적의 10% 이상, 30% 미만에 나타난다.
최중증 : 강한 염증을 수반하는 피진이 체표면적의 30% 이상으로 나타난다.

* 경도의 피진 = 경도의 홍반, 건조, 낙설 주체의 병변
** 강한 염증을 수반하는 피진 : 홍반, 구진, 미란, 침윤, 태선화 등을 수반하는 병변

태선화 병변

피부 결이 거칠어져 빳빳한 상태로, 손으로 잡아보면 딱딱하다.

1. 아토피 피부염의 중증도(일본 피부과 학회)

아토피 피부염의 진단의 안내 중의 「아토피 피부염의 주요병변」(후생노동성 심신장애 연구)을 표 IV−7에 나타낸다.

중증도의 기준으로서 후생과학연구반이 제시하고 있는 것은 표 IV−8의 4단계이다.[9]

2. 치료법

부신피질 호르몬제(스테로이드제)의 외용과 항히스타민제, 항알레르기제의 내복이 가장 일반적이다. 스테로이드제 이외에 비스테로이드계의 소염 외용제도 있다. 음식 알레르기가 명확한 경우는, 알레르겐의 음식을 먹지 않는 배제 식사요법을 실시한다. 피부의 땀이나 때를 세심하게 제거하거나 하는 스킨케어도 중요하다.

또 탈감작요법(체질개선요법), 자율훈련법 등의 심신 의학적인 치료, 일광욕, 인공 자외선 조사를 하는 광선요법, 해수욕요법도 있다. 원인이 확실치 않은 경우는, EPA(에이코사펜타엔산) 제제의 내복, 장내 곰팡이를 퇴치하는 항진균류제나 정장제의 내복 등 대증요법을 한다. 한방요법도 행해지고 있다.

참고문헌

1) The Ad Hoc Committee on Classification of Headache : Classification of headache. *Arch Neural*, 6 : 137–176, 1962.

2) Headache Classification Committee of the International Headache Society : Classification and diagnostic criteria for headache disorders, cranial neuralgias And facial pain. *Headache*, 8 (Suppl 7) : 1–96, 1988.

3) Headache Classification Subcommittee of the International Headache Society : The International Classification of Headache Disorders ; 2nd ed. *Cephalalgia*, 24(suppl 1) : 1–160, 2004.

4) 日本頭痛学会・新国際分類普及委員会：国際頭痛分類第2版. 日本頭痛学会誌, 31(1)；1–188, 2004.

5) 並木正義：過敏性腸症候群の現代医学的治療. 現代東洋医学, 6(1)：13–17, 1985.

6) Douglas A, Drossman ed.: Rome II : The Functional Gastrointestinal Disorders, Degnon Associates, Virginia, USA.

7) 五島雄一郎, 後藤由夫, 鈴木仁一：心身症の新しい診断と治療. 心身医学研修ハンドブック, 大阪, 医薬ジャーナル, 1987.

8) 石川中, 末松弘行：心身医学. 東京, 朝倉書店, 1979.

9) アトピー性皮膚炎治療ガイドライン 2002, http://www.kyudai-derm.org/atopy/atopy.html

성숙기의 주요 질환

월경의 이상

핵 심 사 항

- 월경 주기가 24일 이내인 경우를 빈발월경, 39일 이상인 경우를 희발월경이라고 한다. 또 출혈이 2일 이내인 경우를 과단월경, 8일 이상인 경우를 과장월경이라고 한다. 과단월경, 과장월경에는 각각 과소월경, 과다월경을 수반하는 것이 많다.
- 월경 주기의 이상은 내분비 기능 이상에 따라 일어나는 경우가 많지만, 월경의 지속이나 출혈량의 이상은 기질적 원인에 의한 것이 적지 않다.
- 진단은 문진, 부인과적 진찰(내진, 초음파 검사)과 함께 기초 체온의 측정, 혈액 검사 등에 의하여 실시한다.
- 기능적인 원인에 대해서는 호르몬요법이나 배란 유발을 하는 경우가 많다. 기질적인 원인이 있는 경우는 각각의 질환에 대한 치료를 실시한다.

월경 개시일부터 다음 월경 개시 전날까지의 날짜를 월경 주기 날짜라고 하며, 정상적인 월경 주기는 주기 날짜가 25~38일, 변동이 6일 이내이다. 또 월경 지속 날짜는 3~7일이 정상이다. 24일 이내의 주기를 갖는 월경을 빈발월경, 39일 이상의 주기를 갖는 월경을 희발월경이라고 한다.

표 IV-9 월경 이상의 분류(참고문헌 2 참조)

1. 초경 시기의 이상	조발월경, 지발월경
2. 월경 주기의 이상	무월경, 빈발월경, 희발월경, 부정 주기
3. 월경 지속 날짜의 이상	과단월경, 과장월경
4. 월경혈량의 이상	과소월경, 과다월경
5. 월경 수반 증상	월경곤란증, 월경전 증후군

또 출혈이 2일 이내인 경우를 과단월경, 8일 이상 계속되는 경우를 과장월경이라고 한다. 과단월경은 과소월경(출혈량이 20~30ml 이하)에 수반하는 것이 많으며, 과장월경은 과다월경(출혈이 150ml 이상)에 수반하는 것이 많다.

표 IV−9에 분류를 나타낸다.

【성인】 월경 주기의 이상은 대부분이 내분비 기능 이상(무배란주기증, 갱년기 장애증 등)에 의하지만, 희발월경의 일부는 만성 전신성 질환(간기능 이상, 당대사 이상, 교원병 등)에 의한 것도 있다. 지속 날짜나 출혈량의 이상은 내분비 기능 이상에 의한 것 외에 기질성의 경우가 있다. 기질적 원인으로서는 과단월경 또는 과소월경의 경우는 자궁강 유착(Asherman 증후군 : 자궁강의 외상성 유착으로, 자궁 내용 제거술 등으로 과도하게 소파 했을 경우에 의한다), 자궁내막염, 자궁발육부전 등이, 과장월경 또는 과다월경의 경우는 자궁근종, 자궁선근증, 자궁내막증, 자궁내막증식증, 자궁내막암, IUD 삽입(IUD : intrauterine contraceptive device의 약어로 자궁내 피임 장치) 등의 부인과적 원인 외에 혈액 질환, 선천성 출혈성 소인, 항응고제 사용 등이 있다.

1. 진찰의 요점

현병력, 부인과적 진찰(내진, 초음파 검사)에 더하여, 기초 체온을 측정시키고 배란의 유무를 확인한다. 또 혈액검사에 의하여, 빈혈의 유무, 난소 호르몬의 분비 상태, 고나드트로핀, 프로락틴, 갑상선 기능 등을 체크한다.

2. 치료법

1) 월경 주기의 이상

배란이 있고, 임신을 원하지 않고, 빈혈이 없으면 경과 관찰로 좋다. 무배란주기증의 경우는 에스트로겐 지속 상태에 의한 자궁내막의 증식을 억제하기 위하여 황체 호르몬제의 투여 또는 배란유발을 실시한다. 임신을 원하는 경우는, 배란 유발이나 황체 호르몬의 보충 등을 실시한다. 빈혈이 있는 경우는 빈혈 치료와 동시에 출혈량을 줄이기 위하여 호르몬요법을 고려한다.

2) 월경의 지속 및 출혈량의 이상

기능성의 경우는 호르몬요법이나 배란 유발을 실시한다. 자궁강 유착에 대해서는 IUD 삽입이나 박리를, 자궁내막염의 경우는 항생 물질 투여, 자궁 발육 부전의 경우는 호르몬요법을 실시한다. 과장월경 · 과다 월경으로 기질적 원인이 발견되었을 경우는 각각의 질환에 대한 치료를 실시한다.

무월경

핵 심 사 항

- 월경이 없는 상태를 무월경이라고 한다. 초경 이전, 폐경 이후 및 임신 · 산욕(産褥) · 수유기의 무월경은 생리적 무월경이며 그 이외는 병적 무월경이다. 병적 무월경 가운데, 18세가 되어도 초경이 시작되지 않는 것을 원발성 무월경, 이제까지 있었던 월경이 3개월 이상 없는 것을 속발성 무월경이라고 한다.
- 원발성 무월경은 성관 분화 이상이나 염색체 이상에 의한 것이 많아, 성관 개방 수술이나 조강술 등 외과적 치료나 호르몬 보충요법을 한다.
- 속발성 무월경은 중증도나 연령, 임신 희망의 유무에 의하여 호르몬요법이나 배란 유발을 한다.

월경이 없는 상태를 무월경이라고 한다. 초경 이전, 폐경 이후 및 임신 · 산전 · 수유기의 무월경은 생리적인 무월경이며, 그 이외의 무월경을 병적 무월경이라고 한다. 병적 무월경 중 18세가 되어도 초경이 일어나지 않는 것을 원발성 무월경, 지금까지 있던 월경이 3개월 이상 정지한 것을 속발성 무월경이라고 한다.

【성인】 시상하부－뇌하수체－난소축 및 자궁의 이상에 의한 것과 다른 질환에 의한 이차적인 것이 있다(표 IV－10).

생리적 무월경과 병적 무월경, 원발성 무월경과 속발성 무월경 외에, 원인에 따라 표 IV－10과 같이 분류된다. 또 병태에 의한 분류로서 게스타겐을 투여하여 소퇴출혈(혈중의 에스트로겐 또는 프로게스테론, 또는 양자의 농도로부터 감소했을 때 생기는 자궁으로부터의 출혈)이 일어나는 제1형 무월경과 에스트로겐과 게스타겐을 동시에 투여하여 처음에 소퇴출혈이 일어나는 제2형 무월경으로 분류한다.

표 IV-10 병적 무월경의 병인적 분류(참고문헌 1 참조)

I. 성기능계의 일시적 장애에 의한 것
  1. 시상하부성 무월경
     신경성 식욕부진증, 체중감소성 무월경, 심인성 무월경, 유루증(Chiari－Frommel 증후군, Argonz－del Castillo 증후군), Frohlich 증후군*, Carman 증후군*
  2. 뇌하수체성 무월경
     프로락틴 생성 뇌하수체 선종(prolactinoma), 시몬즈병(Simmonds' disease), Sheehan 증후군, 쿠싱 증후군, 뇌하수체 주변 종양, 첨단 거대증
  3. 난소성 무월경*
     성선 형성 이상증(삭형 성선 형성 이상증, 혼합성 성선 형성 이상증, 터너 증후군), 조발 난소 부전, 호르몬 생성 난소종양
  4. 자궁성 무월경
     자궁 발육 부전증자궁 결손증*, 결핵성 자궁내막염, 외상성 무월경(Asherman 증후군)
  5. 잠복 월경
     처녀막 폐쇄*, 질횡격막증*, 직강결손증*, 공동뇨생식동*

II. 성기능계의 이차적 장애에 의한 것
     갑상선 질환, 부신 질환, 중증 빈혈, 간질환, 당뇨병, 교원병

주 : *표시한 질환은 원발성 무월경의 원인으로 거론된다.

1. 진찰의 요점

전신적 진찰〔야윔이나 비만의 유무, 유방 발육, 액모(腋毛)나 음모의 발육 상태 등〕, 내진(內診 : 외음기형의 유무, 처녀막이나 직강 상태, 자궁의 유무나 크기, 부속기 종양의 유무 등), 영상 진단, 기초 체온, 염색체 검사, 여러 가지의 내분비학적 검사를 실시한다.

2. 치료법

원발성 무월경 중, 성관 분화 이상에 대해서는 성관개방수술이나 질조형술 등의 외과적 치료를 한다. 성선 형성 이상증에 대해서는 호르몬 보충요법을 한다. 속발성 무월경의 경우는 중증도나 연령, 임신 희망의 유무에 의하여 호르몬요법이나 배란 유발이 고려된다.

게스타겐(gestagen)

프로게스토겐으로 난소의 황체로부터 분비되는 황체 호르몬의 작용을 갖는 물질의 총칭. 프로게스테론은 그 중 하나이다.

월경곤란증(Dysmenorrhea)

핵심사항

- 월경곤란증이란 월경 직전 내지, 월경 시에 하복통이나 요통이라고 하는 진통을 주증상으로 하여, 여러 가지의 증상을 수반하는 병적 상태를 말한다.
- 기능성 월경곤란증과 기질성 월경곤란증이 있다.
- 기능성 월경곤란증의 성인은 프로스타글란딘설이 유력하다
- 기능성 월경곤란증은 초경 후 3년 이내(배란성 주기가 확립하고 나서)에 유래하는 것이 많은 데 비하여, 기질성 월경곤란증은 초경 후 수년 경과하고 나서 볼 수 있는 것이 많다.
- 월경곤란증의 증상으로서는 하복부통 · 요통 외에 복부 팽만, 오심 · 구토, 두통, 설사, 탈진감, 식욕 부진, 초조 등의 수반 증상이 나타나는 일도 있다.

월경 직전 내지 월경 시에 하복통이나 요통이라고 하는 골반을 중심으로 한 통증을 주 증상으로 하여, 여러 가지의 증상(복부 팽만, 오심 · 구토, 두통, 설사, 탈진감, 식욕 부진, 초조 등)을 수반하는 병적 상태를 말한다. 이 질환은 신경이 쓰이지 않는 경도의 것은 포함하지 않고, 일상생활에 지장이 있거나 또는 어떠한 의료 처치를 필요로 하는 강한 증상을 초래한 경우를 말한다. 월경 시의 통증은 60~ 80%의 빈도로 나타나지만, 일을 하는 것이 곤란한 것은 30% 정도로 되어 있다.

또한 월경통(dysmenorrhea)이란, 월경 기간 중에 월경에 수반하여 일어나는 하복통, 요통을 말한다. 일반적으로는 월경곤란증과 같은 의미로 사용되고 있는 경우가 많다.

월경곤란증은 기능성 월경곤란증(functional dysmenorrhea)과 기질적 월경곤란증(organic dysmenorrhea)으로 분류된다.

기능성 월경곤란증은 원발성 월경곤란증(primary dysmenorrhea)이라고도 하며, 골반내에 기질적인 원인이 없는데 월경곤란증을 초래하는 것이다. 기질적 월경곤란증은 속발성 월경곤란증(secondary dysmenorrhea)이라고도 하여, 골반내에 기질적인 원인(예를 들어 자궁내막증, 자궁선근증, 자궁근종, 자궁경관협착, 골반내의 염증이나 유착, 자궁 기형, 자궁 위치 이상 등)이 있어, 이것에 의하여 월경 곤란을 초래하는 것이다.

【성인】 기능성 월경곤란증의 원인에는 여러 가지 설(심인설, 내분비설, 자궁근과강수축설, 경관인자설, 신경설, 자궁 후경 후굴설, 자궁 발육 부전설 등)이 있다. 그 중에서도 주목받고 있는 것은

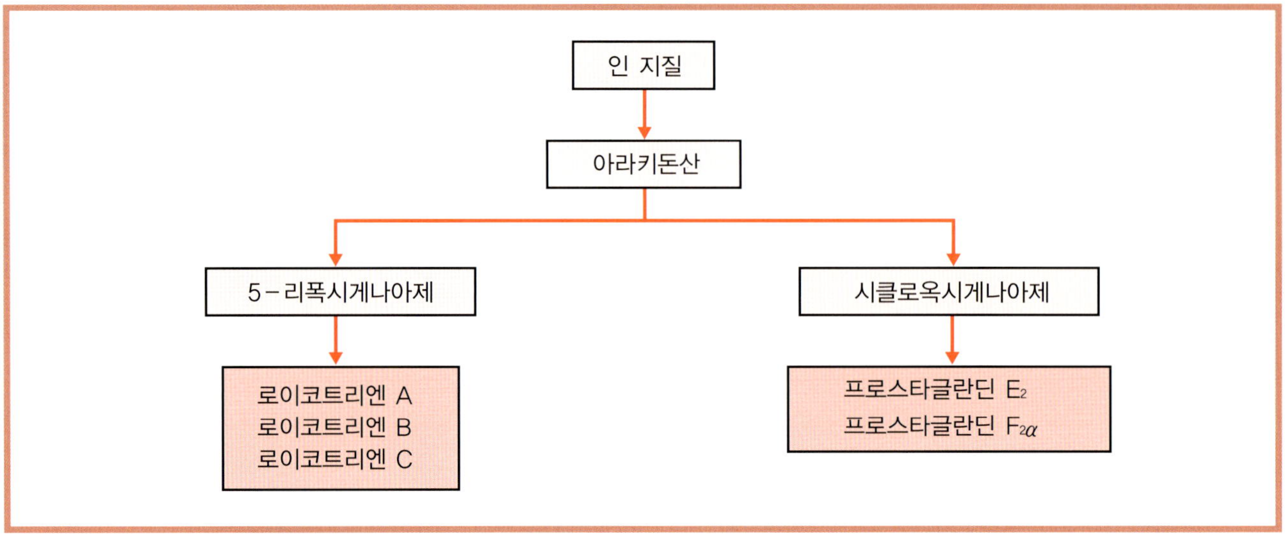

그림 IV-3 프로스타글란딘(prostaglandin)과 로이코트리엔(leucotriene)의 생성

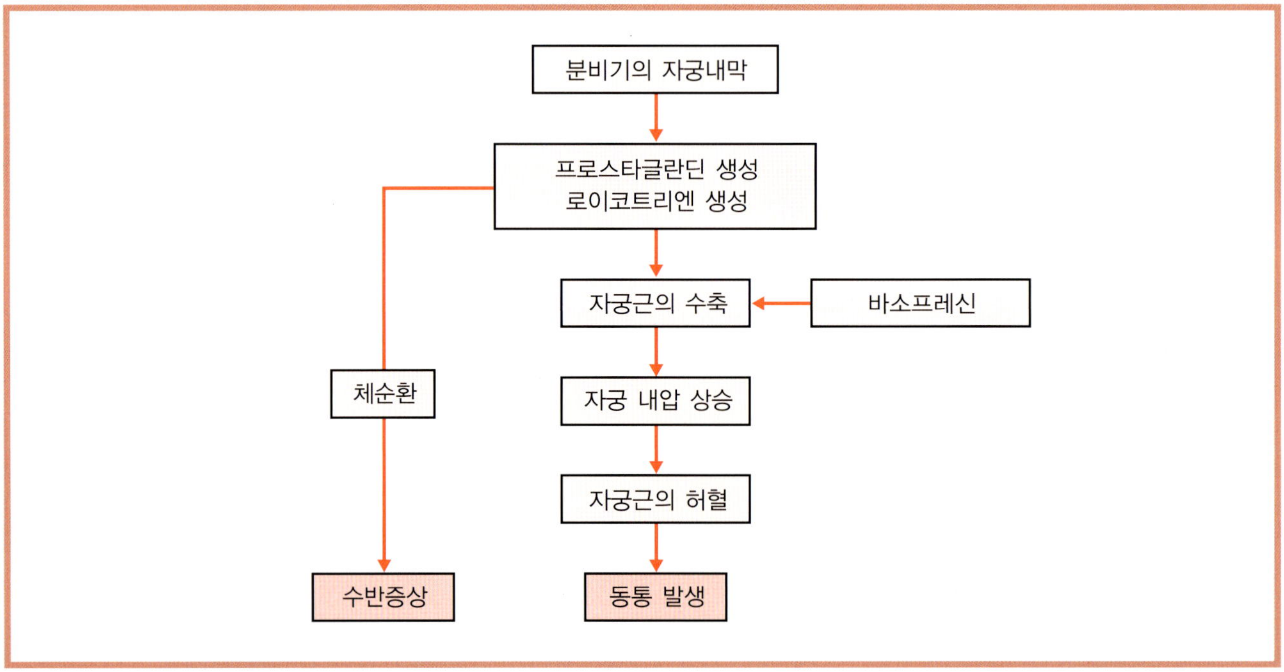

그림 IV-4 월경통의 발생

프로스타글란딘설이다.

프로스타글란딘설이란, 분비기부터 월경기에 걸쳐 자궁내막에서 생성된 프로스타글란딘(PGs)

표 IV-11 월경곤란증의 감별 요점(참고문헌 6 참조)

	기능성 월경곤란증	기질성 월경곤란증
원인	PGs의 과잉 생성에 의한 자궁근의 수축	자궁내막증, 자궁선근증, 자궁근종 등
발병 시기	초경 후 3년 이내	초경 후 수년 이상 경과
통증의 발생 시기	월경 직전 · 개시 후	월경 전~월경 2~4일째
통증의 지속	짧은 시간(수시간에서 2일 이내)	긴 시간(1~5일)
통증의 성질	주기성(경련형, 진통형)	지속성~주기성
통증의 기간	월경 시에만	월경시 이외에도 통증이 있다. 성교통, 배변통을 수반한다.
연령 증가에 의한 변화	악화되는 경우는 거의 없고, 오히려 쇠퇴내지 소실	변화 없고, 악화되는 예도 적지 않다
임신 · 분만 후의 변화	감소~소실	변화 없음~감약

에 의하여 자궁근이 과잉으로 수축해, 자궁 내압이 항진하기 때문에 자궁근이 허혈성 변화를 일으키는 것에 의해 통증이 일어난다고 하는 설이다.

황체기 후반에 혈중 프로게스테론 농도가 저하하면, 자궁내막에 단백 융해 효소의 유도가 일어나, 세포막으로부터 인 지질이 방출되어 아라키돈산의 생성과 사이클로옥시게나아제(cyclo-oxygenase) 경로의 활성화가 촉구되어 그 결과적으로 분비기 자궁내막보다 PGs의 생성이 높아진다(그림 IV-3). 그 농도는 증식기의 3배로 증가하여, 월경 시에는 그 이상으로 상승한다고 한다. 또 월경 시에 나타나는 오심 · 구토, 두통 등의 수반증상도 PGs와 그 대사 산물이 체순환에 유입하기 때문이라고 생각되고 있다.

기능성 월경곤란증의 여성은 무증상의 여성에 비하여 분비기부터 월경기에 걸쳐 PGs의 생성이 많아, 자궁내막 및 월경 혈중의 $PGF_{2\alpha}$나 PGE_2의 농도가 높다고 보고되고 있다. PGE_2는 비임신 자궁의 수축을 억제하기 때문에, PGs 중에서도 $PGF_{2\alpha}$가 월경곤란증의 원인 물질이라고 생각되고 있다.

나아가 아라키돈산으로부터 로이코트리엔이 생성되는 리폭시게나아제(lipoxygenase) 경로도 월경곤란증과 관계가 있는 것이 보고되고 있다. 로이코트리엔은 자궁내막에 존재하여, 자궁 수축이나 혈관 수축을 일으킨다고 여겨진다. 또 바소프레신의 관여도 지적되고 있다. 바소프레신은 월경 개시 시에 강한 자궁 수축 작용을 가져, 월경곤란증 환자에서는 무증상의 여성에 비하여 혈중 농도가 4배 높은 것으로부터도 연관의 가능성이 지적되고 있다(그림 IV-4).

【임상 증상】 월경 시 통증(하복부통, 요통, 두통), 복부 팽만, 오심 · 구토, 두통, 변비, 설사, 탈진감, 식욕 부진, 초조 등이다.

1. 진찰의 요점

우선 초경의 개시 시기, 월경의 기간, 월경 혈량, 월경 주기 등의 월경력, 그 중에서도 초경 이후 월경통이 발생할 때까지의 기간, 통증의 성질 · 시기(월경 주기의 언제쯤에 발생하는지) · 지속에 대해 청취하여 추정 감별을 실시한다(표 IV－11).[3)]

기능성 월경곤란증의 경우는 일반적으로 청년(호발 연령은 대개 10대 후반)으로부터 일어나, 월경 직전 또는 월경 제1일째에 나타나 악화되지 않는 것이 많다. 기능성 월경곤란증은 배란성 주기에 수반하여 일어나는 것이 많기 때문에, 초경 후 일정 기간(3년 이내) 배란성 주기가 확립하면 증가한다. 많은 경우, 결혼이나 임신 · 출산에 의하여 완화 내지 완쾌한다.

한편, 기질성의 경우는 초경 후 5년 이상 경과하여 발생하는 것이 많다. 즉, 몇 년 내지 십 수 년간 통증이 없었던 부인이 월경통을 호소할 경우에는 기질성 월경곤란증을 의심한다.

2. 치료법

1) 기능성 월경곤란증의 치료

PG 합성 저해제(비스테로이드성 소염진통제), 플라시보, 호르몬요법(경구 피임약 등) 등의 약물요법을 한다. 이러한 치료가 무효인 경우는 수술요법을 한다. 교감신경간 상하배동맥 신경의 절제〔콧트(Cotte) 수술〕이나, 천골자궁인대내를 주행하는 구심 신경로 절단 등의 수술방법이 있다. 후자의 수술방법은 최근에는 복강경하에 행해지게 되었다.

2) 기질성 월경곤란증의 치료

우선 근원 질환의 치료를 실시한다. 월경통에 대해서는 기능성 월경곤란증의 치료를 하는 경우도 있다.

월경전 증후군(Premenstrual Syndrome, PMS)

핵 심 사 항

* 월경전 증후군(PMS)이란 월경 전 3~10일간 계속되는 정신적 또는 신체적 증상이며 월

경 시작과 함께 감퇴 내지 소실하는 것을 말한다.

- PMS의 성인은 불명하지만 최근에는 β-엔돌핀이나 세로토닌 등, 뇌내의 신경전달물질의 관여가 지적되고 있다.
- 신체 증상에서는 진통(두통-관절통-요통 등), 유방 증상(유방통, 유방 종창, 유방 과민), 위장 증상(복부 팽만감, 하복통, 변비, 설사, 구갈, 식욕 감퇴 · 항진, 구토), 수분 저류 증상(부종, 체중 증가), 피부 증상(안면홍조, 좌창) 등이 나타난다.
- 정신 증상으로는 초조, 피로감, 정서 불안정, 억울감, 히키코모리(은둔형 외톨이) 등이 많다.
- PMS는 월경 전에 존재하는 다양한 증상이 월경의 시작과 동시에 소실하여, 다음 월경 주기의 후반에도 같은 증상이 반복해지는 것이 특징인 것으로부터, 적어도 2주기의 전향적인 증상 조사에 의하여 진단한다.

「월경 전 3~10일 동안 계속되는 정신적 또는 신체적 증상으로, 월경 시작과 동시에 감퇴 내지 소실하는 것」(일본 산부인과 학회)이라고 정의되고 있다. 이전에는 월경전긴장증후군(premenstrual tension syndrome)으로 불리고 있었지만 최근에는 월경전 증후군(PMS)이 자주 사용되고 있다.

월경 전에 있어서의 심신의 변화는 많은 여성이 경험하고 있지만, 증상이 주기적으로 출현하여 일상생활에 지장을 초래하는 정도가 되었을 경우를 PMS라고 한다.

【성인】 현재까지 ① 호르몬 이상설(에스트로겐/프로게스테론의 불균형, 프로락틴 이상, 갑상선 기능의 이상, 내당능 이상 등) ② 수분 저류설(항이뇨호르몬의 이상, 레닌 · 안지오텐신 · 알도스테론계의 이상 등) ③ 내인성 오피오이드(엔돌핀)설 ④ 세로토닌설 ⑤ 프로스타글란딘설 ⑥ 비타민 결핍설 ⑦ 염증 · 알레르기설 ⑧ 정신적 요인설 등의 가설이 제창되어 왔지만, 모두 확인된 것은 아니다.

이러한 중에 최근 주목받고 있는 것이 내인성 오피오이드설과 세라토닌설이다. 전자는 오피오이드 펩티드의 하나인 β-엔돌핀이 과잉으로 분비되면, 혈중 LH(황체화호르몬), PGE_1 및 도파민 등이 저하, PRL(프로락틴)이 상승, 알도스테론 분비항진 등이 일어나 소화기 증상, 정신 증상, 부종, 유방통 등 다채로운 증상이 출현한다고 한다. 또 후자는 우울증의 치료에 이용되는 세라토닌 재흡수 저해제가 이 증상을 경감하기 때문에 주목받고 있다. 서구에서는 이 약제가 월경전 불쾌기분장애(PMDD : premenstrual dysphoric disorder)의 치료제로서 나타나고 나서, 동시에 성호르몬과 세라토닌의 관계에 관한 연구가 진행되고 있다.

【임상 증상】 심신에 걸친 다채로운 증상이 나타난다. 이것으로부터, 불안 긴장형, 부종, 체중 증

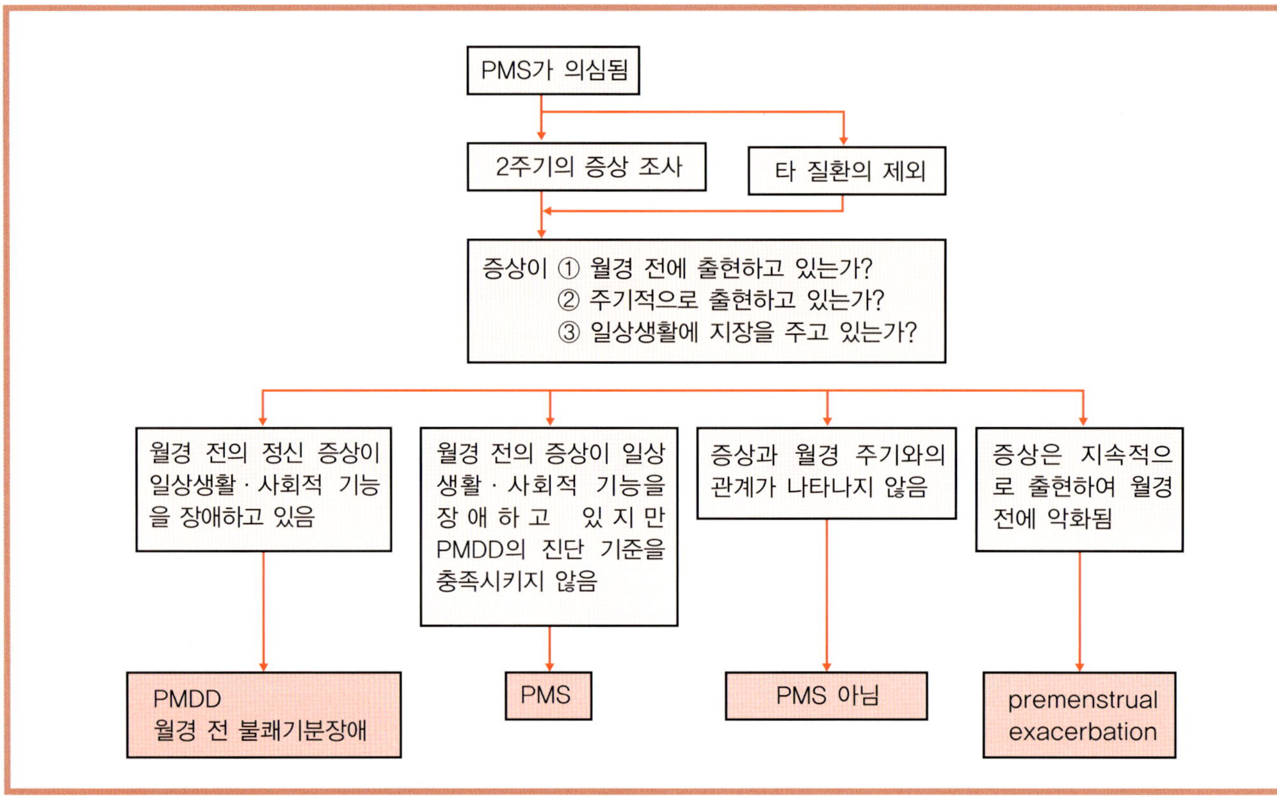

그림 IV-5 월경전 증후군(PMS)의 진단(참고문헌 15 참조)

가형, 식욕 항진 감미물 기호형, 전신통증 신경과민형, 억울형으로 나눌 수 있다. 여기에서는 신체 증상과 정신 증상으로 나눈다.

- 신체 증상 : 통증으로는 두통, 관절통, 요통, 유방 증상으로는 유방통, 유방 종창, 유방 과민, 위장 증상으로는 복부팽만감, 하복통, 변비, 설사, 구갈, 식욕 감퇴 · 항진, 구토 등이 나타난다. 수분 저류 증상으로는 부종, 체중 증가, 피부 증상으로서는 안면홍조, 여드름이 나타난다. 그 외, 천식 등의 알레르기 증상이나 발열, 구내염 등이 나타나는 경우도 있다.
- 정신 증상 : 초조, 불안, 긴장감, 정서 불안정, 공격성, 억울, 집중력 저하, 피로감, 천면, 불면, 기호 변화 등 다채로운 증상을 나타낸다.

1. 진찰의 요점

월경 전에 존재하는 다양한 증상이 월경의 시작과 동시에 소실하여, 다음 월경 주기의 후반에도 같은 상태가 반복되는 것이 특징으로, 적어도 2주기의 전향적인 증상 조사에 의하여 진단한다. 그때 ① 증상 ② 출현 시기와 주기성 ③ 일상생활에 대한 장애의 정도를 확인하여 유사 질환과 감별한다. 또한, 진단에 사용되는 조사표에는 여러 가지 것이 있지만, 기초 체온(배란 주기의 확인)과 증상을 동시에 기입할 수 있는 것이 좋다.

PMS와 관련된 질환에 월경전 불쾌기분장애(PMDD)가 있다. 이 장애는 정신 증상을 주소로 하는 PMS의 중증형이라고 생각되고 있다(그림 IV-5).

2. 치료법

치료에는 약물요법과 비약물요법이 있다. 약물요법에는 대증요법, 호르몬요법, 향정신제 등이 있다. 대증요법에는 통증에 대한 PG합성 저해제, 부종에 대한 이뇨제, 유방통에 대한 브로모크립틴 등이 있다. 한방 치료도 좋은 효과를 보인다.

호르몬요법으로서 저용량 경구 피임약과 고나드트로핀 방출호르몬 길항제 요법이 있다. 전자의 작용 기전은 불명한 점이 있지만, 월경 주기에 관련된 다채로운 증상이 완화되는 경우가 많다. 후자는 내인성 오피오이드의 주기성 변화가 억제되는 것으로 증상이 개선한다고 추측되고 있지만, 가폐경상태를 초래하기 때문에 장기 투여는 어렵다. 정신 증상이 강한 PMDD에 대해서는 세라토닌 재흡수 저해제나 항불안제가 유효하다. 그러나 정신 증상이 중증으로 자해 행위를 수반하는 것 같은 경우는 정신과에 의뢰한다.

비약물요법에는 증상 조사, 식사의 개선, 운동, 스트레스 조절, 이완 요법 등이 있다. 증상 조사는 진단 목적으로 행해지는 것이지만 이것에 의하여 증상과 월경 주기와의 관련을 자각시키는 것으로 자주 불안이 경감하고 증상도 완화한다. 식사는 비타민 · 미네랄을 충분히 섭취하는 것, 복합 탄수화물(정제되어 있지 않는 것)을 포함한 식사를 여러 차례에 하는 것, 자극물이나 알코올을 가까이 두지 않는 등이 유용하다고 하고 있다. 운동은 적당한 유산소 운동을 주 2~3회 실시한다. 또 심신의 스트레스는 증상을 악화시키므로 월경 전에는 스케쥴을 여유 있게 해 두고, 빨리 귀가하여 충분한 수면을 취하는 것 등으로 스트레스를 경감시킨다. 게다가 마사지나 아로마테라피 등의 이완요법을 도입하는 것도 유효하다. 경증 예에서는 비약물요법만으로도 효과를 기대할 수 있다.

외음질염(Vulvovaginitis)

핵심사항

* 외음질염이란 외음부 및 질에 일어나는 염증을 말한다.

✲ 병원 미생물(세균, 바이러스 등)로부터 화학물질(비누 등)이나 기계적 자극(속옷이나 성교 등)에 의한 염증 등 여러 가지 원인에 의하여 생긴다.

✲ 증상은 외음질부의 발적, 종창, 진통과 소양감, 대하의 증가 등이다.

외음부 및 질에 일어나는 염증을 말한다. 외음부 단독의 경우도 있지만 대부분은 질내에 발생한 감염에 의한 냉대하의 증가나 그 원인균이 질내에서부터 외음으로 파급하여 발생한다.

【성인】 병원 미생물(세균, 바이러스 등)로부터 화학물질(비누 등)이나 기계적 자극(속옷이나 성교 등)에 의한 염증 등 아래의 여러 가지 원인에 의하여 생긴다.

① 질트리코모나스 원충에 의한 염증 ② 칸디다 등에 의한 진균증 ③ 세균에 의한 염증 ④ 바이러스에 의한 염증 ⑤ 사면발이 기생충 ⑥ 석검 등 화학적 자극에 의한 염증 ⑦ 성교, 자위, 속옷 등에서의 기계적 자극에 의한 염증 ⑧ 알레르기 ⑨ 에스트로겐의 저하에 의한 염증(폐경 후, 노인).

【임상 증상】 냉대하 유출이나 원인균의 감염에 의한 외음부의 발적, 종창, 통증과 소양감이다. 특히, 심한 소양감이 있는 경우 찰과에 의하여 외음 표피가 손상되는 일이 있다.

1. 진찰의 요점

외음부의 발적, 종창 등의 염증 소견과 원인이 되는 각 질환의 소견에 의하여 진단된다.

2. 치료법

칸디다성인 것에는 항진균류제, 트리코모나스성인 것에는 항트리코모나스제, 세균성인 것에는 항생제의 투여 등 원인균에 감수성이 있는 약제 투여를 실시한다. 또 병원 미생물에 의하지 않는 피부염에 대해서는 항히스타민제의 외용이나 내복, 부신피질호르몬의 외용 등이 이용된다.

성감염증(Sexually Transmitted Diseases, STD)

핵 심 사 항

✲ 성감염증(STD)이란 성행위 내지는 유사한 행위에 의하여 감염하는 감염증을 말한다.

✲ 클라미디아, 바이러스라고 하는 작은 병원체에 의한 새로운 타입의 STD가 급증하고 있다. 한편 매독, 임질이라고 하는 세균에 의한 STD는 감소하고 있다.

성행위 내지는 유사한 행위에 의하여 감염하는 감염증을 말한다. 따라서 종래의 성병보다 넓은 개념이다. 성행위의 다양화에 의하여 성교 이외의 감염 방식이 더해졌기 때문으로 감염 부위는 성기 이외에 구강이나 직장 등이 나타난다. 그 대표적인 것에 동성애에 의한 AIDS등이 있다. 또 몸의 접촉만으로 감염하는 사면발이나 개선(疥癬)도 포함된다.

【성인】 STD는 그 병원체의 크기가 큰 순서대로 기생충(사면발이증, 개선), 원충(原蟲)(질트리코모나스증), 진균류(외음 · 질 칸디다증), 세균〔매독, 임질(병), 연성하감(軟性下疳), 서혜임파육아종증〕, 클라미디아(자궁경관염, 자궁부속기염, 서혜임파육아종증), 바이러스(외음 헤르페스, 첨규 콘딜로마, AIDS 등)로 대별된다(표 IV-12).

매독, 임질(병)이라고 하는 세균에 의한 STD는 감소하고 있지만 클라미디아, 바이러스에 의한 새로운 타입의 STD가 급증하고 있다.

표 IV-12 성감염증(STD)의 종류와 병원체(참고문헌 1 참조)

분류	병원체	질환
세균	매독 트레포네마(Treponema pallidum) 임균 연성하감균 B군 용혈성 연쇄구균	매독 임질 연성하감 질염
바이러스	단순 헤르페스 -1, -2 인유두종바이러스전염성 연속종 바이러스 B형 간염 바이러스 C형 간염 바이러스? HTLV-1 HIV(LAV/HTLV-3) -1, -2 EB 바이러스	성기 헤르페스 첨규 콘딜로마 전염성 연속종 B형 간염 C형 간염 성인 T세포 백혈병 에이즈(AIDS) 전염성 단핵증
클라미디아	클라미디아 트라코마티스 L1~3 클라미디아 트라코마티스 D~K	서혜림프육아종 비임균성 요도염
마이코플라스마	우레아플라스마 우레아리티쿰(Ureaplasma urealyticum)	비임균성 요도염
진균	칸디다알비칸스	성기 칸디다병

원충	질트리코모나스(Trichomonas vaginalis) 엔트아메바 히스토리티카(Entamoeba histolytica)	질트리코모나스증 아메바 적리(赤痢)
기생충	개선충(疥癬蟲) 사면발이	개선(疥癬) 사면발이증

1) 클라미디아 감염증(chlamydial infection)

현재 가장 빈도 높은 STD이다. 일본의 생식 연령의 남녀의 약 5%가 이환하고 있다고 말해지고 있다. 클라미디아는 감염 국소로부터 병원 미생물을 검출하는 것으로써 확정 진단된다.

임상 증상으로, 여자에서는 우선 자궁경관염을 일으킨다. 감염 성립 시에는 자각 증상이 부족하고 주소는 대하감, 부정성기출혈, 복통 등 비특이적 증상이다. 이윽고 상행하여 자궁내막염, 난관염, 골반 복막염 등으로 파급한다. 난관염, 골반 복막염 등은 불임증이나 자궁외 임신의 원인이 된다. 요도염을 합병하면 빈뇨, 배뇨통 등의 배뇨장애를 수반한다. 또 클라미디아의 임산부에게로의 감염에서는 조산이나 조기파수의 원인이 되는 것만이 아니라, 산도를 통하여 태아에게 수평 감염하여, 신생아의 폐렴이나 결막염을 일으키는 일도 있다(그림 Ⅳ-6).

치료는 감수성이 있는 항균제가 사용된다. 비임산부에 대해서는 테트라사이클린계, 매크로라이드계(단백질 합성 저해제), 뉴키노론계(핵산 합성 저해제)가, 임산부에 대해서는 매크로라이드계가 선택된다. 섹스파트너의 치료를 동시에 실시하는 것이 중요하다.

라이터(Reiter) 증후군

비뇨생식기의 클라미디아 감염에 의하여 일어나는 관절염, 결막염, 요도염을 3대 증상으로 하는 증후군

2) 성기 헤르페스

단순 헤르페스바이러스(HSV)의 성기에의 감염에 의하여 발생한다. 헤르페스는 신경절에 잠복 감염하기 때문에 근치가 어렵고, 숙주(宿主)의 면역력 저하 시에 재발한다. 분만 시에 재발하면 모아(母兒) 감염할 가능성이 있어 신생아의 감염증은 위독하다. 이 증은 성감염증 중 클라미디아 감염증에 이어 두 번째로 많다. 약 80%는 불현성 감염이다.

임상 증상은 현병력과 증상으로부터 4개의 임상형 분류(급성형, 재발형, 유발형, 무증후형)로

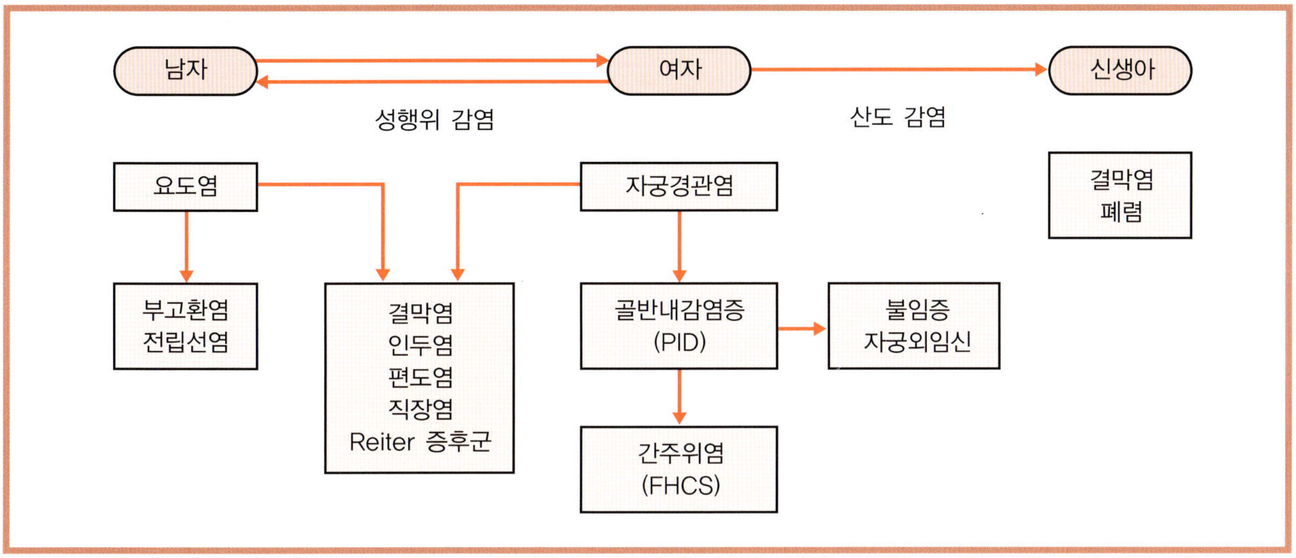

그림 IV-6 클라미디아 · 트라코마티스의 감염 경로(참고문헌 2 참조)

나눌 수 있다.

급성형은 성행위 등의 감염 기회가 있고 나서 며칠 후(대부분은 3~7일) 외음부의 불쾌감, 소양감을 느끼며 곧 강한 통증을 호소한다. 강한 통증 때문에 배뇨나 보행이 곤란하게 될 수도 있다. 또 발열이나 전신 권태감 등의 전신 증상을 수반하는 것이 많다. 바이러스가 천골신경절에 감염되면, 요폐(尿閉)를 초래하는 일도 있다. 외음부에는 수포 형성에 이어 얕은 궤양성 병변이 출현한다. 자연스럽게 방치했을 경우, 반흔을 남기지 않고 3~4주면 치유된다.

재발형은 반복 재발하는 것이 특징이며 비교적 증상이 가볍고 1주 이내에 치유되는 경우가 많다. 외음부의 같은 장소에 몇 개의 작은 수포성, 궤양성 병변이 출현한다. 재발의 유인으로서는 피로나 월경이 많다.

유발형은 이미 불현성 감염이 있는 상태로 면역 억제 상태가 되면 발생한다. 항암제, 부신피질 호르몬 등의 투여나, 하복부의 방사선 조사나 수술, 임신 등이 유인이 된다. 증상은 가볍고, 발열이나 서혜림프절의 종창은 나타나지 않는다.

무증후형은 임상 증상은 전혀 없지만 자궁 경부에 HSV가 나타나는 것으로, 잠재하고 있던 HSV의 재활성화라고 생각되고 있다.

치료는 항바이러스제의 전신적, 국소적 투여와 통증 등의 증상에 대한 대증요법이 주체가 된다. 항바이러스제로서는 발아시클로버(발트렉스®), 아시클로버(ACV, 조비락스®), 비다라빈(Ara−A, 아라세나−A®) 등이 사용된다.

대증요법으로는 감염 방지, 통증 완화, 해열, 전신 상태의 개선 등을 목적으로 항생 물질, 진통

제, 해열제, 비타민제, 수액 등의 투여가 수시(隨時) 증상에 따라 실시한다.

3) 임질(병)

임균의 감염에 의한 것으로 여성에서는 자궁경관, 요도, 직장 등에, 남성에서는 요도, 직장 등에 감염한다. 전형적인 것은 2~5일의 잠복 기간 뒤에 외음부 소양감이나 작열감을 수반하는 황색 농성의 대하를 초래하지만 무증상도 적지 않다. 요도에 감염되면 배뇨통을 일으킬 수 있다. 상행 감염이 일어나면 자궁내막염, 난관염, 골반 복막염으로 진행한다.

골반내의 염증은 난관 주위의 유착을 초래하고, 불임증의 원인이 된다. 또 산도에 감염한 임균에 의하여 신생아 결막염이 발생하는 경우가 있다.

진단은 자궁 경부, 요도로부터 임균이 검출되면 확진한다.

치료의 제1선택제는 페니실린계의 항생제이지만 내성균도 많아 그 경우는 테트라사이클린계, 뉴키노론계 등의 약제가 이용된다.

4) 질트리코모나스증

트리코모나스 원충의 감염에 의하여 일어나는 질염이다. 성행위에 의한 감염 이외에도, 타월로부터나 목욕탕 등에서 감염되는 경우도 있다. 담황색 농성 대하의 증가와 외음부 소양감이 특징이지만 만성화하면 증상은 자각되지 않게 된다. 시진에서는 질벽의 발적이나 점상 출혈반이 나타난다. 질분비물의 경검(鏡檢)에 의하여 편모(鞭毛)를 가지고 움직이는 트리코모나스 원충이 확인된다.

요로에 기생하는 원충의 치료도 필요하기 때문에 항트리코모나스제의 경구 또는 경구와 질경(膣鏡)을 병용한다.

5) 첨규(尖圭) 콘딜로마

인유두종바이러스(HPV)의 감염에 의하여, 외음부나 항문 주위, 자궁 경부, 질 등에 발생하는 양성 유두종이다. 주로 HPV 6형과 11형이 원인이라고 알려져 있다. 감염자와의 성교에 의하여 60~80%가 감염한다. 잠복 기간은 평균 3개월로 길다. 증상은 종류(腫瘤)의 촉지가 대부분이지만, 대하나 가려움을 수반하는 일도 있다. 이 병도 산도 감염이 일어나는 일이 있어 신생아의 인두에 유두종이 발한다. 외음부 병변은 끝이 날카로운 닭 벼슬 모양의 종양이지만, 자궁 경부에서는 편평한 형태도 많다(flat condyloma). 전형적인 예에서는 시진만으로 진단 가능하지만, 진단 곤란한 경우는 조직 검사를 실시한다.

치료는 절제, 전기 메스에 의한 소작, 액체 질소나 드라이아이스에 의한 동결 요법, 레이저에 의한 증산(蒸散) 등의 외과적 요법과 포도필린 팅크(Podophylline tincture), 5FU 크림, 블레오마이신(bleomycin) 연고 도포 등의 약물요법이 있다.

난소종양(Ovarian Tumor)

핵 심 사 항

* 난소는 체내의 여러 장기 중에서 가장 다양한 종양이 발생하는 기관이다.
* 난소종양에 있어서는, 20세 전후에서는 배세포성 종양이, 30~40세 이상에서는 표층 상피성 종양이 많다.
* 증상은 ① 하복부 종류감(腫瘤感), 복부 팽만감 ② 하복통 ③ 압박 증상 ④ 호르몬 생성에 의한 증상 등이지만 초기에는 무증상인 것이 많아 조기진단은 곤란하다.

난소에 발생하는 종양이다. 난소종양은 모든 연령대에서 볼 수 있지만 20세 전후에서는 배세포성 종양이, 30~40대 이상에서는 표층 상피성 종양이 많다. 또 소화기계나 유선암의 기왕력이 있으면 크루켄베르크 종양(전이성 난소암 : Krukenberg tumor) 등의 전이성 종양도 발생한다.

난소는 체내의 여러 장기 중에서 가장 다양한 종양이 발생하는 기관이며, 원발성 또는 전이성에도 여러 가지 종양이 나타난다.

일본산부인과학회에서는 WHO 분류에 준하여 대처한 임상 병리학적 분류를 제시하고 있다. 이 분류는 종양을 조직 발생적으로 보아, ① 표층 상피성 · 간질성 종양 ② 성삭 간질성 종양 ③ 배세포(胚細胞) 종양 ④ 그 밖의 종양으로 크게 나누며, 또 각각의 종양을 임상적 견지로부터 양성, 악성, 및 경계 악성으로 분류하고 있다(표 IV-13). 표층 상피성 · 간질성 종양은 가장 많이 발생하여, 전 난소종양의 약 2/3를 차지한다. 또 그 외에는 다른 장기에서 난소로 전이한 악성 종양(전이성 종양)이 있으며, 원발성 병소로서는 위, 대장, 유선, 자궁 등을 들 수 있다.

【임상 증상】 ① 하복부 종류감(腫瘤感), 복부 팽만감 ② 하복통 ③ 압박 증상 ④ 호르몬 생성에 의한 증상(에스트로겐 생성 종양에 있어서의 여성화 징후, 안드로겐 생성 종양에 있어서의 월경 이상 · 남성화 징후 등)을 들 수 있다. 발병 초기에는 무증상이며 검진 시에 우연히 발견되는 것이 많다. 진행하면 종류(腫瘤)의 증대에 의한 증상을 볼 수 있게 된다.

1. 진찰의 요점

문진(問診)에 있어서는 발병 초기에는 거의 무증상이었지만 복만 등의 증상이 있으면 언제부터 어떻게 일어났는지 또는 부정 성기 출혈이나 월경 이상의 유무 등에 대하여 문진한다. 일반적으로

표 IV-13 난소종양의 임상병리학적 분류(참고문헌 1 참조)

	양성 종양	경계 악성 종양	악성 종양
표피상피성 · 간질성 종양			
성삭간질성 종양			
배세포 종양			
기타			

표 IV-14 부속기 종양의 수술 적응(참고문헌 1 참조)

1. 낭포성 종류(腫瘤) : 직경 7cm 이상으로 2개월간 축소 경향을 나타내지 않는 것
2. 충실성 종류(腫瘤)
3. 낭포내에 유두형 구조나 격벽의 비후가 나타나는 것
4. 직경 10cm 이상의 종류(腫瘤)
5. 복수를 수반하는 것
6. 소아 또는 폐경 후 여성의 촉지 가능한 부속기 종양
7. 난소종양경(腫瘍莖) 염전(捻轉) 또는 파열이 의심되는 경우

(Clinical Gynecologic Oncology, 4th, ed., by S. Manning으로부터)

복부 종류를 호소하는 경우는 우선 낭소 종양을 염두에 둔다.

내진은 매우 중요하며 종양의 크기, 경도, 가동성, 압통 또는 복막 자극 증상 유무 등의 정보를 얻는 것이 가능하다. 영상 진단으로서 초음파 검사나 CT, MRI가 병소의 확장이나 질적 진단에 유용하다.

종양 마커에서는 배세포 종양에 있어서 α−fetoprotein(AFP : 태아성 암, 미숙기형종, 난소낭종양)이나 인체 융모성 고나드트로핀(hCG : 융모암, 태아성 암), 상피성 종양에 있어서 탄수화물(carbohydrate antigen) 항원 125(CA125 : 장액성 낭포선암, 유내막선암, 명세포선암, 크루켄베르크 종양), 암태아성 항원(CEA : 점액성 선암, 소화기로부터의 전이성 낭포선 종양), 탄수화물 항원 19−9(CA19−9 : 점액성 선암, 성성숙낭포성 기형종) 등이 이용되고 있다.

2. 치료법

치료법의 기본은 수술요법이다(표 IV−14). 그러나 악성 난소종양으로 수술만으로 근치를 바랄

수 없는 경우는 수술후요법(현재는 방사선요법보다, 전신적인 화학요법이 주체가 되고 있음)을 추가한다.

자궁내막증(Endometriosis)

핵심사항

- 자궁내막증은 자궁내막 및 유사 조직이 자궁내강 이외의 장소에서 증식하는 질환이다. 이 중 자궁근층내에 발육하는 것은 자궁선근증이라고 부른다.
- 자궁내막증은 일반적으로는 진행성 병변이며 난소로부터의 성 스테로이드 호르몬(특히 에스트로겐)에 의하여 발육이 촉진된다.
- 원인으로서는 자궁내막 이식설과 체강상피 화생설이 유력하지만, 모두 모든 내막성 병변을 설명할 수 있는 단계는 아니다.
- 이 증은 통증과 불임을 주소로 하는 질환이다. 통증에는 월경곤란증, 하복부통, 요통, 성교통, 배변통 등이 있다. 중증 예에서는 불임을 수반하는 것이 많다.
- 진단은 복강경 또는 개복의 소견에 의하여 진단된다. 최종 진단은 적출 또는 생검 조직의 병리학적 검사에 의한다.

「자궁내막 및 유사 조직이 자궁내막층 이외의 골반내장기로 증식하는 질환」(일본 산부인과 학회, 1993)이라고 정의되고 있다. 주로 골반강내의 난소, 난관, 더글라스와 등에 호발한다. 또 외음, 질, 장관, 방광, 복벽, 배꼽, 림프절, 폐 등에도 발생한다.

이전에는 발생 부위에 의하여 내성 자궁내막증 및 외성 자궁내막증이라고 호칭하고 있었지만, 양자의 발생 기전이나 병태가 달라, 예전에는 내성 자궁내막증(자궁근층내에 발육하는 것)을 자궁선근증(adenomyosis)으로 했다. 자궁내막증은 일반적으로는 진행성 병변이며, 난소로부터의 성 스테로이드 호르몬(특히 에스트로겐)에 의하여 발육이 촉진된다.

생식 연령층에 있는 여성의 5~10%가 이 증에 이환되고 있다고 여겨진다. 호발 연령은 20대 후반~30대로 생식 연령과 일치한 연령대에 많다.

【성인】 발생 기전은 아직 불명하지만, 자궁내막 이식설(내막역류설)과 체강(복막) 상피화생설이 있다. 전자가 주류이며 월경에 의해 박리한 내막이 월경혈과 함께 난관을 역류하여 골반내에

표 IV-15 비첨(Beecham)에 의한 임상 진행 분류(내진용)(참고문헌 2 참조)

stage I : 산재성의 1~2mm 내막증 소반점이 골반내에 나타난다. 개복 시에 처음으로 진단된다.
stage II : 천골자궁인대, 광인대, 자궁 경부, 난소가 함께 또는 따로 따로 고착하여 압통, 경결을 일으켜 경도로 종대하고 있다.
stage III : 제II기와 같지만, 적어도 난소가 정상의 2배 이상으로 종대하고 있다. 천골자궁인대, 직장, 부속기는 유합하여 한 덩어리가 되고 있다. 더글라스와는 소실하고 있다.
stage IV : 광범위하게 퍼져, 골반내 장기는 내진으로 분명히 구별할 수 없다.

이르러, 이것이 복막에 정착한다고 한다. 후자는 뮬러관(Mullerian duct : 난관, 자궁, 및 자궁강상부에 분화하는 태생기의 조직)이 발생학적으로 복막의 일부로부터 발생하기 때문에, 복막에는 자궁내막으로 분화하는 능력이 잠재적으로 있다고 하여 복막이나 난소 표층 세포가 어떠한 요인하에서 자궁내막 유사 조직으로 성장 변화하여 내막증이 생긴다고 하는 설이다.

분류는, 내진 소견과 육안적 소견을 조합하여 병변의 진행도를 나타낸 비첨 분류(Beecham, 1966년)(표 IV-15)나, 병변 부위(복막, 난소, 난관, 더글라스와)와 성상, 확대 등에 의하여 점수를 붙여 합계점에 따라 4단계의 진행도로 분류한 미국불임학회의 자궁내막증 R-AFS 분류(1996년)(표 IV-16)가 이용되고 있다.

【임상 증상】 자궁내막증의 주된 증상은 통증과 불임이다. 통증에는 월경곤란증, 하복부통, 요통, 성교통, 배변통 등이 있다. 중증 예에서는 불임을 수반하는 것이 많다. 또한, 불임을 주소로서 통증을 호소하지 않는 예라도, 복강경을 시행하면 골반자궁내막증이 나타나는 경우가 적지 않다.

월경곤란증은 환자의 대부분이 호소한다(50% 이상). 속발성 월경곤란증의 형태를 취하여, 월경 때마다 악화되어 가는 경향이 있다. 하복통 · 요통은, 발생부위나 병소의 확대 정도에 의하여 월경 시 이외에도 자각하게 된다. 성교통 · 배변통 · 내진통은 내막증 병변부에 대한 직접 자극에 의하여 생기고 강한 통증을 일으킨다. 방광 병변이 있으면 배뇨통을 일으킨다.

- 통증 : 병변에 의한 기계적 압박, 병소로부터 분비되는 액성 성분에 의한 염증, 병소로부터 분비되는 프로스타글란딘 등이 관여하고 있다고 추측되고 있다(그림 IV-7).
- 불임 : 자궁내막증의 30~40%는 불임증을 합병하여, 기능성 불임에서 복강경 검사를 실시한 증례의 30~60%에 자궁내막증이 나타났다고 보고되고 있다.
  내막증에 의한 불임의 기전으로서는 유착에 의한 난관의 기능 장애, 내막증에 자주 합병하는 난소 기능의 이상, 복수에 의한 기계적 · 화학적 자극 등을 생각할 수 있다.

1. 진찰의 요점

진단은 복강경 또는 개복의 소견에 의하여 진단되고, 최종 진단은 적출 또는 생검 조직의 병리학

표 IV-16 자궁내막증의 R-AFS 분류(1996년)(참고문헌 1 참조)

병소			~1cm	1~3cm	3cm~
복막		표재성	1	2	4
		심재성	2	4	6
난소	우	표재성	1	2	4
		심재성	4	16	20
	좌	표재성	1	2	4
		심재성	4	16	20

유착			~1/3	1/3~2/3	2/3~
난소	우	필름형	1	2	4
		강고	4	8	16
	좌	필름형	1	2	4
		강고	4	8	16
난관	우	필름형	1	2	4
		강고	4*	8*	16
	좌	필름형	1	2	4
		강고	4*	8*	16
더글라스와 폐쇄		일부		4	
		완전		40	

* 난관채가 완전하게 폐쇄하고 있는 경우는 16점으로 한다.

total 1~5	stage I (minimal, 미세)
total 6~15	stage II (mild, 경증)
total 16~40	stage III (moderate, 중등증)
total 41~	stage N (severe, 중증)

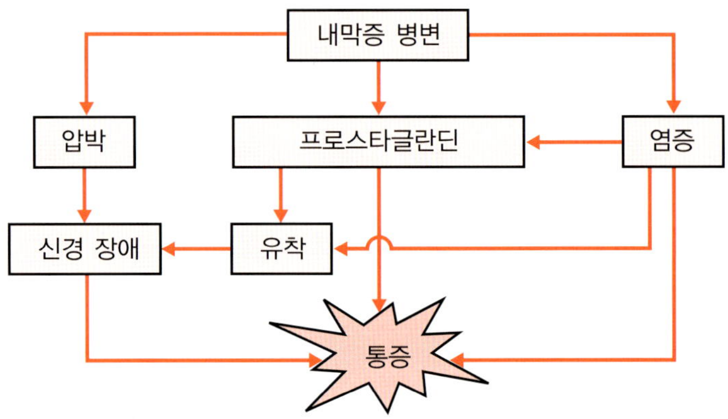

그림 IV-7 **자궁내막증에 있어서의 통증의 발생 기전**(참고문헌 4 참조)

표 IV-17 **자궁내막증의 육안적 소견 분류**(일본산부인과학회 편 : 자궁내막증 취급규약에 의함, 1993)

1. 일차 소견	
1) 색소성 병변	① 블루베리반
	② 혈성 낭포
	③ 산포성 흑반
	④ 헤모시데린(hemosiderin) 침착
	⑤ 점상 출혈반
	⑥ 장막하출혈
	⑦ 난소 초콜릿 낭포
2) 비색소성 병변	① 소수포
	② 장액성 낭포
	③ 충실성 융기
2. 2차 소견	① 유착
	② 주름형 반흔

적 검사에 의한다. 그러나 임상의 현장에서는 내진이나 영상 진단, 종양 마커 등의 소견을 종합하여 진단한다. 복강경 검사에서는 자궁내막증에 의해 직접 일어나는 소견을 일차 소견(색소성 병변과 비색소성 병변), 간접적으로 생긴 소견을 2차 소견(유착, 주름형 반흔)이라고 한다(표 IV−17).

내진에서는 유착에 의한 자궁의 가동성의 제한이나 자궁 후굴, 더글라스와의 통증성 경결이나 압통, 천골자궁인대의 결절형 종류(腫瘤)와 압통 등의 소견이 나타난다. 자궁, 부속기 및 직장이 유착하여, 골반내의 장기가 한 덩어리가 된 상태를 동결 골반이라고 부른다.

초음파 검사, CT, MRI 등도 진단의 도움이 된다. 또 자궁내막증에서는 혈청 중의 CA－125치가 상승하고 있는 경우가 있다.

2. 치료법

임신 능력 유지의 필요성 유무에 따라 치료법은 다르다. 임신 능력의 유지의 필요성이 없는 경우는 대증요법(진통제, 항염증제, 위임신요법 등)을 실시하여 그것이 효과가 없는 경우는 수술요법을 실시한다. 임신 능력 유지의 필요성이 있는 경우는 약물요법 단독, 수술요법 단독, 양자를 조합한 치료법의 선택을 복강경 소견으로부터 결정한다.

자궁선근증(Adenomyosis Of The Uterus)

핵심사항

- 자궁선근증은 자궁근층내에 자궁내막 조직이 침입 · 증식하는 것으로써 자궁 종대를 초래하는 질환이다.
- 이 증은 성숙기 여성에게 많이 나타나며 대부분은 경산부이다. 자궁내막증은 비교적 젊은 여성층에 발생한다.
- 자궁선근증은 에스트로겐에 의하여 발육, 증식하기 때문에 에스트로겐 등의 호르몬의 관여를 생각할 수 있다.
- 주된 증상은 과다 월경, 월경통, 성교통인데 가장 빈도 높은 증상은 과다 월경이다.
- 월경통, 월경과다에 자궁의 종대가 있으면, 이 증의 가능성이 높다.

자궁내막증은 자궁근층 이외의 조직이나 장기에 발생하지만, 이 증은 자궁근층내에 자궁내막 조직이 침입 · 증식하는 질환이다. 이 증은 지금까지 내성 자궁내막증으로 여겨져 왔지만, 자궁내막증과는 병태가 다른 질환이기 때문에 자궁선근증으로서 취급하게 되었다. 자궁내막증은 비교적 젊은 여성층에 발생하지만 이 증은 성숙기 여성에게 많이 나타나며 대부분은 경산부이다.

【성인】 원인은 분명하지 않지만, 임신 등의 기회에 신장된 자궁근층의 틈으로부터 내막조직이

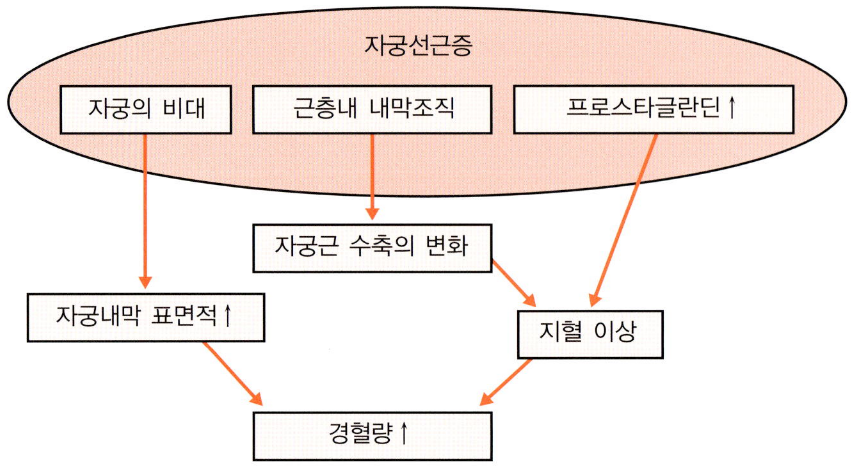

그림 IV-8 자궁선근증에 의한 과다월경의 발생 기전(참고문헌 4 참조)

직접 침입하는 것에 의한다고 생각되고 있다. 자궁선근증은 에스트로겐에 반응하여 발육, 증식하는 것으로써 자궁종대를 초래한다.

【임상 증상】 주증상은 과다 월경, 월경통, 성교통이다. 가장 빈도 높은 증상은 과다 월경으로, 이 증의 40~50%에 나타난다(그림 IV−8). 만성적인 과다월경에 의하여 빈혈을 초래하는 일도 많다.

1. 진찰의 요점

진찰에 대해서는 월경통, 월경과다에 자궁의 종대가 있으면 가능성이 높다. 단, 자궁근종과의 감별이 중요하다. 영상 진단에서는 자궁근종과의 감별은 곤란한 것으로 여겨져 왔지만 최근에는 MRI에 의하여 감별할 수 있다. MRI에서는 병변부 정상근층과 경계 불선명한 저신호 영역 안에 고신호 영역으로서 확인된다.

2. 치료법

환자의 연령 · 증상이나 병변의 정도, 임신 능력 유지 필요성의 유무에 의하여 치료법은 다르다. 임신 능력 유지의 필요성이 없는 경우는 단순 자궁전적출술을 하는 경우도 있다. 폐경 후는 증상이 소실하므로 폐경에 가까운 경우는 보존 요법으로 해결되는 경우가 많다. 임신 능력 유지의 필요성이 있는 경우는 일반적으로는 약물요법에 의하지만 최근에는 병소의 부분 절제술을 하는 경우도 있다.

자궁근종(Leiomyoma Of The Uterus)

핵심사항

- 자궁근종은 평활근으로 구성되는 양성 종양으로 대부분은 자궁근층에 발육한다. 호발 연령은 40대이다
- 자궁근종은 정상 자궁근에 비하여 에스트로겐 수용체가 많으며 그 발육은 에스트로겐 의존성이며, 폐경 후에는 위축한다.
- 임상 증상은 근종의 크기나 발생 부위에 의하여 다르며 증상은 ① 월경과다 ② 부정성기 출혈 ③ 종류감 ④ 주위 장기에의 압박 증상 ⑤ 통증 ⑥ 불임 등이다.
- 진단은 내진, 초음파 검사, CT 스캔, MRI, 자궁경 검사 등으로 실시한다.

자궁근종이란 평활근으로 구성되는 양성 종양으로, 대부분은 자궁근층에 발육한다. 호발 연령은 40대로, 35세 이상 부인의 20%에서 나타난다. 자궁선근증의 30~40%에 합병하고 있다.

【성인】 원인은 불명하다. 자궁근종은 정상 자궁근에 비하여 에스트로겐 수용체가 많고, 그 발육은 에스트로겐 의존성이며, 폐경 후에는 위축한다. 근종의 발생에 있어서는 조직 발생 과정에 대하여 분화가 장애된 세포(체강상피 간엽세포)가 다중심성으로 자궁근층내에 잠복하여 사춘기부터 증가해 오는 성 스테로이드에 반응하여 자궁근종으로 발달해 나간다고 하는 가설도 제기되고 있다.

분류에는 발육 방향에 의한 분류와 발생 부위에 의한 분류가 있다. 전자에서는 ① 장막하근종〔자궁장막(외막)하에 발육한 것으로, 전근종의 약 20%〕 ② 근층내 근종(자궁벽근층내에 발육한 것으로 약 70%) ③ 점막하근종(자궁내막하에 발생하여 자궁강내를 향해 발육한 것으로, 약 10%)으로 분류된다. 후자에서는 ① 체부근종(자궁체에 발생한 근종으로 대부분은 여기에 속한다) ② 경부근종(자궁 경부에 발생한 근종)으로 분류된다(그림 IV－9).

【임상 증상】 종류(腫瘤)의 크기, 발생 부위에 의하여 증상의 종류나 정도가 다르지만, ① 월경과다 ② 부정성기출혈 ③ 종류감 ④ 주위 장기에의 압박 증상(특히 자궁 경부 근종, 광인대내 근종) ⑤ 통증(월경곤란증, 종류압박통, 견인통, 유경근질 염전통 등) ⑥ 불임(일반 여성의 3~4배) 등이 나타난다. 또한, 점막하근종에서는 월경과다 등의 증상이 나타나기 쉬워 불임의 원인이 되기도 한다.

근종 합병 임신에서는 유조산이나 태위 이상 등이 일어나기 쉽고 분만 시에는 산도 통과 장애,

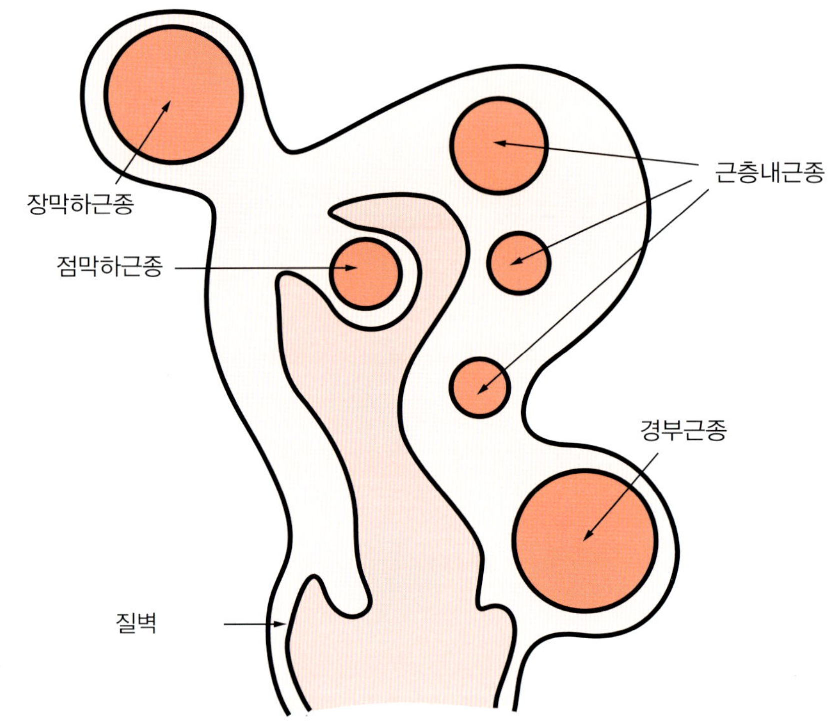

그림 IV-9 자궁근종의 발생 부위와 명칭(참고문헌 2 참조)

미약 진통, 분만 후에는 이완 출혈, 자궁 복고(復古) 부전에 걸리기 쉽다.

1. 진찰의 요점

임상 증상과 함께 시진(하복부 팽륭, 질내에 근종 분만이 나타나는 경우가 있음), 내진(자궁은 종대하고 형상은 일정하지 않으며, 표면에 딱딱한 근종 결절을 촉지)에 의하여 자궁근종의 존재를 의심한다.

초음파 검사, CT스캔, MRI, 자궁경 검사 등으로 진단한다.

2. 치료법

자궁근종의 크기, 증상, 환자의 연령, 임신 희망의 유무 등에 의하여 치료법을 선택한다. 주먹 이상의 크기, 통증, 주위 장기에의 압박 증상, 출혈이 많고 빈혈 강도 등의 증상이 없으면 정기적 진찰만으로 경과를 관찰하게 된다. 그렇지 않은 경우는 상태에 따라 아래와 같은 치료를 한다.

1) 수술요법

수술요법에는 ① 단순 자궁전적출술 ② 근종핵추출술 ③ 자궁경하수술(점막하근종의 절제)이 있다.

2) 약물요법

에스트로겐의 분비를 억제하여, 근종의 축소와 과다 월경이나 월경 곤란을 억제하는 것을 목적으로 한 약물요법〔에스트로겐 분비를 억제하는 GnRH 아고니스트(길항제)나 진통 · 진경(鎭痙)제, 지혈제, 조혈제〕 등의 대증요법을 한다.

자궁암(Uterine Cancer)

핵 심 사 항

- 자궁암이란 자궁경부암과 자궁체부암의 총칭이다.
- 자궁경부암이란 자궁 경부에 원발한 암을 말하며, 호발 연령은 40~50대이다.
- 자궁경부암의 발생에는 인유두종바이러스(HPV)의 감염이 중요한 역할을 하고 있는 것이 분명해졌으며, 낮은 초교 연령(16세 이하), 성교 상대 다수(4명 이상), 흡연 등이 위험 인자이다.
- 자궁경부암의 대표적인 임상 증상은 ① 부정성기출혈 ② 대하증 인데, 초기에는 무증상이며 조기진단에는 세포진에 의한 스크리닝이 중요하다
- 자궁체부암이란 자궁내막에 발생하는 상피성의 악성 종양을 말하며, 호발 연령은 50대이다.
- 자궁체부암의 임상 증상은 부정성기출혈이며 95% 이상의 고빈도로 나타난다. 이 밖에 장액성 · 농성 대하, 월경 이상, 하복부통, 불쾌감, 긴만감(緊滿感) 등을 호소하는 경우가 있다.

자궁암이란 자궁경부암과 자궁체부암의 총칭이다.

1 자궁경부암

자궁 경부에 원발한 암을 말한다. 호발 연령은 40대이며, 그 다음에 50대, 30대에 많다.

【성인】 원인은 분명하지 않지만, 위험 인자로서는 초교연령이 낮음(16세 이하), 성교 상대 다수(4명 이상), 흡연 등을 들 수 있다. 최근 인유두종바이러스(human papilloma virus, HPV) 감염이 중요한 역할을 하고 있는 것이 밝혀졌다.

분류에는 조직학적 분류와 진행기 분류가 있다. 전자에서는 선평상피암, 선암, 선암·선평상피암 혼합형, 미분화암으로 나눌 수 있다. 선평상피암은 경암의 약 90%를 차지한다. 후자에서는 진행도를 0기~IV기의 5기로 나누고 있다.

【임상 증상】 초기에는 거의 무증상이다. 진행하면 ① 부정성기출혈 ② 대하 등의 증상이 나타난다. 부정성기출혈은 폐경 후 출혈, 성교 후나 진찰 후의 접촉성 출혈로 소량인 경우가 많다. 미혼, 미망인, 고령자에서는 발견이 늦는다.

대하는 수양(水樣)이나 혈성 육즙형 대하로 악취를 수반한다. 또 진행암의 경우는 지혈 곤란한 출혈을 초래하는 경우가 있는 것 외에 요로계 장애(빈뇨, 배뇨통, 방광 질루, 요관 수종, 수신증), 직장 장애(tenesmus, 점액변, 혈변, 직장 질루), 요천골신경총 자극에 의한 요통, 하지신경통, 하지 부종 등을 초래한다.

1. 진찰의 요점

임상 증상과 함께 시진, 내진을 실시한다. 시진에서는 질경(膣鏡)으로 자궁 질부를 관찰한다. 초기 미란이 나타나지만 진행하면 여러 가지 형태〔화채(花菜)상, 준형(樽形)상, 분화구상〕를 나타낸다. 내진에서는 경관의 변형과 가동성, 질벽에의 침윤, 자궁체부나 난소의 모양과 가동성을 진찰한다. 직장진에서는 자궁 주위 조직, 골반 벽에의 침윤의 정도를 본다. 진단의 확정에는 세포진을 시작으로 하여, 콜포스코피, 조직진, 또 병소의 확대를 보는 검사로서는 요로계 검사(방광경, 신맹수뇨관조영), 단순 X선 촬영, 영상 진단(초음파 검사, CT, MRI), 혈청 종양 마커(SCC, CEA, CA125), 림프관 조영, 갈륨 신티그램 등을 실시한다.

2. 치료법

자궁경부암의 치료에는 수술요법, 방사선요법, 화학요법이 있다. 치료는 임상 진행기, 조직형, 전신 상태, 연령, 임신 능력 보존의 유무를 고려하여 결정한다. 예를 들어 III기(질에의 침윤이 고도, 또는 자궁 주위 조직 침윤이 골반벽에 이르는 것)나 IV기(방광 또는 직장에의 직접 침윤, 또는 원격 전이가 있는 것), 또는 합병증이 있는 고령 환자에게는 수술보다 방사선요법이 선택된다. 그 밖에, 면역요법, 온열요법을 다른 치료에 병용하여 이용하는 경우도 있다.

2 자궁체부암

자궁내막에 발생하는 상피성의 악성 종양을 말한다. 자궁체부암의 이환율은 백인에 비하여 낮지만 최근 차츰 증가하고 있다(인구 10만 명당 4명 정도). 발병 연령은 50대가 가장 많고, 40세 미만은 적다. 폐경 후가 70%를 차지한다.

【성인】 자궁체부암은 호르몬 의존성 암이다. 발병은 유전자 변이와 에스트로겐의 장기 지속 자극에 의한 자궁내막 세포의 이상 증식에 기인한다고 생각되고 있고 미혼 · 미산, 불임, 월경불순, 에스트로겐제 복용력, 유방암의 기왕 등이 위험 인자이며, 당뇨병, 고혈압, 비만을 합병하는 일도 많다.

분류에는 조직학적 분류와 임상 진행기 분류가 있다. 전자는 그 조직형에 의하여, ① 선암 ② 편평상피암(자궁체부암에서는 극히 드물며, 경부암이 체부에 침윤하는 것이 많다) ③ 선암 · 편평상피암 혼합형 ④ 미분화암의 4개로 분류되지만, 자궁체부암은 대부분이 선암이다. 후자는 악성종양의 진행도를 임상적으로 판정하는 지표이며, 0~IV기로 분류된다.

【임상 증상】 자각 증상이 없는 사람은 드물며, 부정성기출혈이 자궁체부암 환자의 95% 이상의 고빈도로 볼 수 있다. 이 외, 장액성 · 농성 대하, 월경 이상, 하복부통, 불쾌감, 긴만감 등을 호소하는 일이 있다. 또 젊은층의 자궁체부암 환자에서는 불임을 주소로서 내원하는 경우도 있다.

1. 진찰의 요점

임상 증상과 함께 ① 세포진 ② 조직진 ③ 히스테로스코피(자궁강내에 내시경을 삽입하여 내막을 관찰하는 방법) 등을 실시한다. 확정 진단은 자궁내막 조직진에 의한다. 병소로부터 조직을 확실히 채집하기 위해서 내막 전면 소파를 하는 경우도 있다.

2. 치료법

수술요법, 방사선요법, 호르몬요법, 화학요법이 있다. 여러 장기에 전이된 것을 볼 수 있는 경우를 제외하면 주된 치료법은 수술요법과 방사선요법이다. 수술요법이 치료의 기본이다.

참고문헌

1) 矢嶋　聡，中野仁雄，武谷雄二・編：NEW 産婦人科学（改訂第２版）．南江堂，東京，2004.
2) 坂元正一，水野正彦，武谷雄二・監修：改訂版 プリンシプル産科婦人科学 1．メジカルビュー社，東京，1997.
3) 池ノ上克，鈴木秋悦，高山雅臣，広井正彦・編：エッセンシャル産科学・婦人科学．医歯薬出版，東京，1996.
4) 坂元正一，飯塚理八・編：産婦人科 MOOK 29 月経異常．金原出版，東京，1984.
5) 武谷雄二・総編集：新女性医学大系・12 排卵と月経．中山書店，東京，1999.
6) 原田　省：月経痛．産科と婦人科，70，1502-1505，2003.

7) 苛原　稔：月経痛．産科と婦人科，70，1458-1461，2003.
8) 花岡一雄・編集，上妻志郎：月経困難症(生理痛)，痛み―基礎・診断・治療―．朝倉書店，東京，2003.
9) 古屋清英・他：月経発来の機序．産科と婦人科，61：737-741，1994.
10) 三宅　侃・他：遅発初経および原発無月経の取り扱い．産科と婦人科，62：31-35，1995.
11) 荒木重雄：思春期発来と性成熟の機序とその異常．産科と婦人科，62：5-10，1995.
12) 本庄英雄・他：思春期女性の月経異常．産科と婦人科，66：509-516，1999.
13) 横田敏勝・編：臨床医のための痛みのメカニズム．南江堂，東京，1990.
14) 久保　真・他：月経前症候群の痛み．産婦人科の実際，41(10)：1599-1602，1992.
15) 相良洋子：月経前症候群．産科と婦人科，70：1506-1511，2003.
16) 武谷雄二・総編集：新女性医学大系・19 子宮内膜症，子宮腺筋症．中山書店，東京，1999.

갱년기 · 노년기의 주요 질환

갱년기 장애(Climacteric Symptoms)

핵심사항

- 갱년기 장애란 갱년기(45~55세)에 나타나는 다양한 증후군으로 기질적 변화에 적응하지 않는 자율신경실조증을 중심으로 한 부정수소(不定愁訴)를 주소로 하는 증후군이다.
- 이 증의 발생은 ① 난소 기능의 저하 ② 사회 · 문화적인 환경 인자 ③ 성격 특징에 근거하는 정신 · 심리적인 요인, 이라고 하는 3개 요인의 관여에 의하여 일어나는 것으로 되어 있다.
- 갱년기 장애의 부정수소(不定愁訴)는 혈관 운동 신경 증상과 정신 증상이 많다. 전자는 열감, 냉증, 냉증, 안면홍조, 심계항진 등이며 후자의 증상은 억울, 초조, 불안감 등이다.
- 진단의 요점은 ① 환자가 갱년기인 것 ② 난소 기능력이 저하하고 있는 것(에스트로겐 저하, 고나드트로핀 증가) ③ 부정수소(不定愁訴)인 것(기질적 질환의 제외)의 세 가지이다.
- 갱년기 장애의 평가표에는 갱년기 지수나 간략 갱년기 지수(simplified menopausal index, SMI) 등이 있다.

갱년기 장애는 「갱년기에 나타나는 다양한 증후군으로, 기질적 변화에 적응하지 않는 자율신경실조증을 중심으로 한 부정수소(不定愁訴)를 주소로 하는 증후군」이라고 정의되고 있다(일본산

표 IV-18 갱년기에 있어서의 사회 · 문화적 배경

① 폐경에 의한 여성미의 상실과 노화의 의식(상실감)
② 아이의 성장과 모친의 역할의 종료(노년 부부에게 나타나는 증후군)
③ 아이의 진학, 취직 등에 의한 걱정으로부터의 해방
④ 부모님, 친척, 친구의 병이나 죽음(고독감)
⑤ 남편 정년 후 경제적 문제
⑥ 암이나 성인병에의 직면과 불안(현실적 불안감)
⑦ 남편과 아이, 친구와의 인간관계의 변화(갈등)
⑧ 지역이나 동호회에서의 입장, 역할(매니저 증후군)
⑨ 직장 여성에서 관리직의 입장(샌드위치 증후군)

부인과학회).

【성인】 갱년기 장애의 발병 기전에 대해서는 아직도 불명한 점이 많지만, 현재는 ① 난소 기능의 저하 ② 사회 · 문화적인 환경 인자 ③ 성격 특징에 근거하는 심리적인 요인의 세 요인이 복잡하게 얽힌 것으로서 파악되고 있다.

- 난소 기능의 저하 : 연령 증가에 의한 난소 기능의 저하, 즉 에스트로겐 분비의 저하이다.

40세 후반이 되면 난소 기능이 급속히 저하하여, 그 결과 시상하부의 피드백 기구에 의해 중추로부터의 고나드트로핀 분비가 현저하게 증가하게 된다. 이 변화는 시상하부의 자율신경 중추에 영향을 미쳐, 여러 가지 자율신경실조증상의 원인이 된다.

- 사회 · 문화적인 환경 인자와 성격 특징에 근거하는 심리적인 요인 : 갱년기는 여성을 둘러싸는 환경에 여러 가지 변화가 일어나기 쉬운 시기이다(표 IV－18). 아이의 성장에 수반하는 모친의 역할 종료(노년 부부에게 나타나는 증후군), 아이의 진학이나 취직 등에 의한 걱정으로부터의 해방, 부모님, 친척, 친구의 병이나 죽음 등이다. 게다가 일하는 여성은 책임 있는 입장이나 지위에 오르기 때문에 일의 양이나 스트레스가 증가한다. 이러한 상황이 변화에 대한 적응 능력이 낮은 여성이나 의존성이 강한 여성에게 있어서는 큰 스트레스가 되어 정신 증상이나 부정수소(不定愁訴)를 일으킨다.

갱년기 장애의 병형은 증상과 배경에 있는 요인과의 상호작용으로부터, ① 자율신경 실조형(신체적 소인과 내분비학적 소인의 관여가 큼) ② 신경증형(성격 소인과 사회 심리적 요인의 관여가 큼) ③ 심신증형(①과 ②의 혼재)으로 나누는 경향도 있다(그림 IV－10).

【임상 증상】 갱년기 장애에 있어서의 부정수소(不定愁訴)는 혈관 운동 신경 증상을 주로 하는 자율신경 실조 증상과 정신 증상이 많다. 전자의 대표에는 열감, 냉증, 안면홍조, 심계항진 등이 있으며, 후자의 대표에는 억울 상태, 기력 저하, 초조, 불안감 등이 있다. 발병 기전에서 나타낸 것

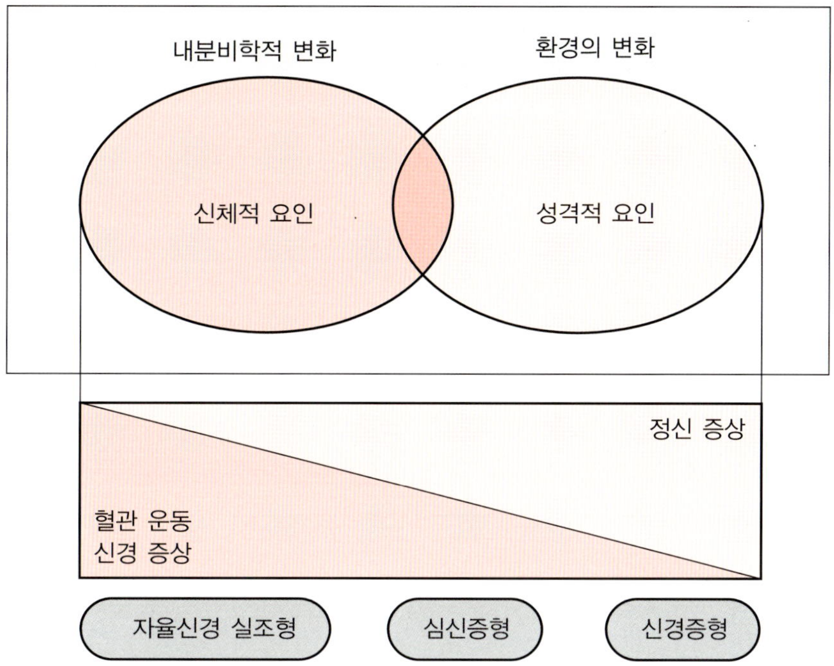

그림 IV-10 갱년기 장애의 병형(참고문헌 2 참조)

처럼, 갱년기 장애가 단지 난소 기능의 정지에만 의한 것이 아니라, 사회 · 문화적 요인, 성격 구조에 근거하는 심리적 요인도 강하게 관여하기 때문이다. 우울증이나 불안 장애 또는 신체 표현성 장애 등과 감별할 필요가 있다.

1. 진찰의 요점

다음에 나타내는 소견으로부터, 갱년기 장애의 진단을 한다.

① 환자가 갱년기인 것 : 난소 기능의 저하(에스트로겐의 저하, 고나드트로핀의 증가)를 확인하는 것은 참고가 되지만, 정신 증상을 주체로 하는 갱년기 장애의 경우는 필수는 아니다.

② 부정수소(不定愁訴)인 것 : 기질적 질환의 제외는 필수이다.

또한, 진단에는 갱년기 지수 등의 평가표를 이용한 스크리닝이 유용하다. 평가표로서 Kupperman 갱년기 지수(p.329 참조)나 간략 갱년기 지수(simplified menopausal index, SMI) 등이 있다. 간략 갱년기 지수(SMI)가 임상에서 사용하기 쉽다. 외래로 간편하게 실시할 수 있는 점에 특색이 있고 간편하며 치료 효과의 판정에도 유용하다(표 IV－19).

표 IV-19 간략 갱년기 지수의 평가법

증상	증상의 정도				점수
	강	중	약	무	
① 얼굴이 달아오름	10	6	3	0	
② 땀이 잘 남	10	6	3	0	
③ 허리나 손발이 쉽게 차가워짐	14	9	5	0	
④ 숨이 참, 동계(動悸)가 있음	12	8	4	0	
⑤ 잠이 잘 오지 않음, 또는 잠이 얕음	14	9	5	0	
⑥ 쉽게 화가 나거나 쉽게 초조해짐	12	8	4	0	
⑦ 사소한 일로 고민하거나 우울해짐	7	5	3	0	
⑧ 두통, 현기증, 구역이 생김	7	5	3	0	
⑨ 쉽게 피곤해짐	7	4	2	0	
⑩ 어깨 결림, 요통, 수족의 통증이 있음	7	5	3	0	

0~25점 문제 없음
26~50점 식사, 운동을 조심하고 무리 하지 않도록
51~65점 갱년기-폐경 외래로, 생활 지도, 카운슬링, 약물요법을 받는 것이 좋음
66~80점 장기(반년 이상) 치료가 필요
81~100점 각과의 exploration(정밀 검사)를 받아 갱년기 장애뿐인 경우는 갱년기 폐경 외래로 장기 치료가 필요

2. 치료법

갱년기 장애에 대한 치료는 ① 호르몬 보충요법 ② 기타 약물요법 ③ 한방 치료 ④ 카운슬링 ⑤ 심리치료내과 영역에서 이용되고 있는 치료(자율훈련법, 교류 분석, 모리타요법 등) 등이 있다.

갱년기 변화는 보편적인 것이며, 갱년기에 대한 지식에 의하여 자기 의료 분야로 넘을 수 있는 부분도 크다.

Sagara(相良) 「갱년기에 일어나는 변화는 인생의 도상에서 반드시 경험되는 것이며, 이 변화 자체는 병적인 것은 아니다. 따라서 의료적 개입을 필요로 하기 이전의 단계에서, 갱년기와 갱년기 장애에 대한 지식을 계몽하여, 관련 영역으로부터의 정보를 제공하고 자기 의료의 레벨에서 어떠한 대응을 할 수 있을지에 대하여 여성들 자신의 주체적인 대처를 재축해 가는 일도 중요하다」라고 적혀 있다.

1) 호르몬 보충요법

혈관 운동신경 증상을 주로 하는 자율신경실조증상은 에스트로겐의 급속한 감소가 원인이 되고 있는 경우가 많아 에스트로겐을 보충하는 호르몬 보충요법(hormone replacement therapy,

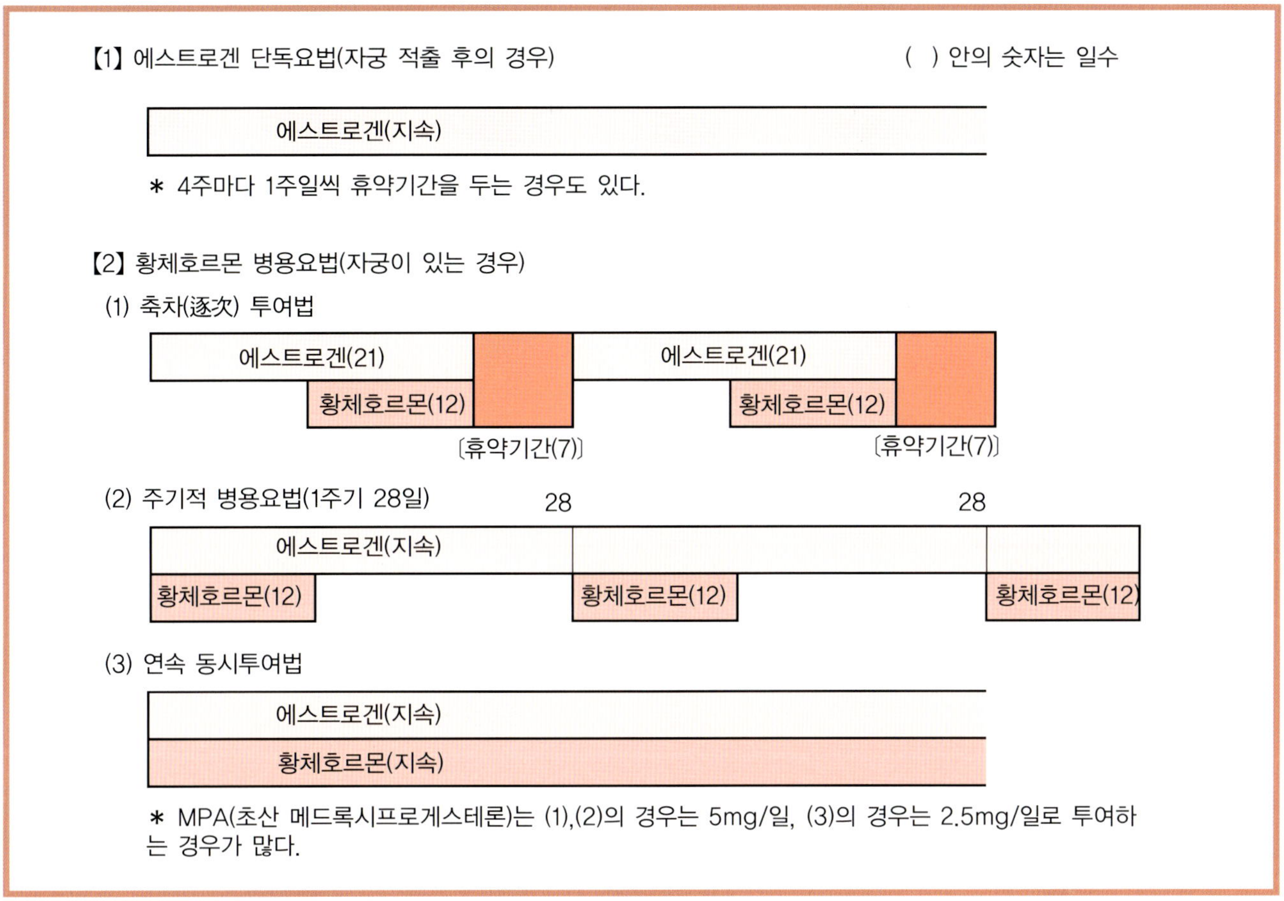

그림 IV-11 **호르몬 보충요법(HRT)의 투여법**(참고문헌 1 참조)

HRT)이 유효하다(그림 IV－11). 단 2002년 WHI 연구 결과, 호르몬요법은 유방암의 위험을 증가시킬 수 있으므로 HRT요법은 전문가의 처방에 따라 시행해야 한다.

2) 그 밖의 약물요법

자율신경 실조 증상에 대해서 자율신경 조정제, 정신 증상에 대해서 항불안제, 항우울제 등을 이용한다. 나아가 수면제를 병용하는 경우도 있다.

3) 한방요법

가미소요산(加味逍遙散), 계지복령환(桂枝茯苓丸), 당귀작약산(當歸芍藥散), 도핵승기탕(桃核承氣湯) 등이 증에 따라 처방된다.

4) 카운슬링

환경요인이나 심리적 요인의 관여가 큰 경우는 카운슬링이 유효하다. 갱년기에 이를 때까지의 사회 적응에 문제가 없으면, 경청과 공감을 기본으로 한 간이 정신요법으로 상당한 효과를 기대할 수 있다.

5) 기타

자율훈련법, 교류 분석, 모리타요법 등의 심신 의학적 치료법의 효과를 기대할 수 있다. 성격 구조에 수반하는 심리적 요인의 관여가 큰 경우에 유효하다고 생각된다.

비뇨 · 생식기의 위축 증상

핵심사항

- 폐경 전후로부터 일어나는 에스트로겐 저하 및 연령 증가에 수반하는 지지조직의 취약화에 의하여 성기탈(性器脫), 배뇨장애, 위축성 질염 등의 불쾌한 증상이 출현한다.
- 성기탈은 방광, 자궁, 직장 등의 골반내 장기가 정상의 위치에서 하강하는 것으로, 하복부 견인감이나 외음부 종류감(腫瘤感), 빈뇨 등의 증상이 나타난다. 페서리(pessary) 등의 보존적 치료가 무효한 경우는 수술요법을 한다.
- 배뇨장애에는 빈뇨, 잔뇨감, 요실금 등이 있다. 빈뇨, 잔뇨감, 절박성 요실금에는 호르몬 보충요법을 시작으로 하는 약물요법을 하지만, 복압성 요실금에는 외과적 치료를 하는 경우도 있다.
- 위축성 질염은 에스트로겐 결핍에 의하여 일어나는 질 상피의 염증으로 대하, 출혈, 외음부 위화감이나 작열감 등이 나타난다. 에스트로겐제의 국소 또는 전신적 투여가 유효하다.

성기나 방광 주변의 피부 · 점막 및 지지조직의 취약화에 의하여, 성기탈, 배뇨장애, 위축성 질염 등 불쾌한 증상이 출현한다.

【성인】 폐경 전후로부터 일어나는 에스트로겐 분비의 저하 및 연령 증가에 수반하는 지지조직의 취약화 등이 원인이 된다(출산 시 골반 저근의 손상의 과거력이 있는 경우가 많음).

〈주된 병태와 그 취급〉

1) 성기탈

자궁, 방광, 직장 등의 골반내 장기가 정상의 위치에서 하강하는 것으로, 자궁의 경우 외자궁구가 질입구부에 이르지 않는 정도의 것을 자궁 하수, 질입구부를 넘어 질외에 탈출하는 경우를 자궁탈이라고 한다. 자궁탈에는 방광탈을 수반하는 경우가 적지 않다. 하복부 위화감이나 견인감, 외음부 종류감(腫瘤感), 빈뇨, 잔뇨감 등을 나타내, 부정 출혈이나 질염, 방광염 등을 초래하기 쉽다. 경도의 것은 골반저의 근육 강화로 경감하는 경우도 있지만, 증상이 강한 경우는 페서리(pessary)의 삽입이나 수술요법이 필요하게 된다.

2) 배뇨장애

빈뇨, 잔뇨감, 요실금 등의 증상이 나타난다. 빈뇨나 잔뇨감은 에스트로겐 결핍으로 요도나 방광점막의 일부가 위축하는 것이 원인이 되는 경우도 있어, 소량의 에스트로겐을 보충하는 것으로 개선한다. 요실금에서는 복압 시에 나타나는 복압성 요실금과 갑자기 강한 뇨의를 초래하는 절박성 요실금이 대표이다. 복압성 요실금의 경우는 골반저근 체조나 외과적 치료를, 절박성 요실금에는 약물요법을 한다.

3) 위축성 질염

주로 에스트로겐 결핍에 기인하는 질벽 피부의 염증이다. 성숙기의 질 점막은 에스트로겐에 의하여 분화 · 재생이 촉진되어 이것에 의해 질내의 자정 작용이 유지되고 있지만, 폐경 후에 에스트로겐의 결핍과 이러한 저정 작용이 약해져 경미한 자극으로 쉽게 염증을 일으킨다. 증상은 대하, 출혈, 외음부 위화감이나 작열감 등으로 치료에는 에스트로겐 함유 질좌제나 크림, 전신적인 호르몬 보충요법이 유효하다.

골다공증(Osteoporosis)

핵심사항

- 골다공증(osteoporosis)이란, 골량(골밀도)의 감소와 골질의 변화에 의하여 골절하기 쉬워진 병태를 말한다.
- 이 증의 주된 원인은 노화와 에스트로겐 감소이다. 특히 폐경 후의 에스트로겐 감소에 의한 것을 폐경후골다공증이라고 하고 노화에 의한 것을 노인성 골다공증(70세 이상)이라고 한다.
- 이 증은 ① 원발성 골다공증 ② 속발성 골다공증으로 분류되지만 임상적으로 문제가 되

는 것은 ①의 폐경후 골다공증과 노인성 골다공증으로 예방이 중요시되고 있다.

- 임상 증상은 신장(身長) 저하, 등굽음, 요배통 등이다. 특징적인 것으로 운동 개시 시나 운동 중에만 일어나는 간헐적인 요통이 있다. 또 낙상에 의하여 쉽게 골절을 일으키는 것이 문제이며, 비골두 골절은 와병 생활의 원인으로서 중요하다.
- 치료는 이 증의 위험 인자인 칼슘 섭취 부족, 커피, 알코올 대량 섭취, 흡연, 운동부족을 적극적으로 제외한 등의 비약물요법과 에스트로겐이나 비스포스포네이트 등의 약물요법이다.

대사성 골질환의 하나로, 골량(골밀도)의 감소와 골질의 변화에 의하여 골절되기 쉬워진 병태이다. 골은 콜라겐으로 이루어진 기질에 칼슘과 인의 결정이 침착하여 이루어져 있다. 골 조직에 있어서의 단위 용적당 골량 감소를 초래하는 질환을 일반적으로 골감소증이라고 하지만, 골다공증은 기질과 골염의 비가 일정한 채, 즉 골의 화학적 조성에 변화가 없는 채 골량이 감소하는 것이다. 또한 골연화증이란 골의 석회화 장애에 의하여 골염만이 감소하고 있는 병태를 말한다.

【성인】 골의 대사는 골아세포에 의한 골형성과 파골세포에 의한 골흡수에 의하여 행해지고 있다. 이 균형이 골흡수로 기울면 골다공증이 된다. 그 주된 원인은 노령과 에스트로겐 감소이다. 특히 폐경 후 에스트로겐 감소에 의한 것을 '폐경후 골다공증'이라고 하고, 노령에 의한 것을 '노인성 골다공증'(70세 이상)이라고 한다.

그 원인이 되는 기초 질환의 유무로부터 ① 원발성 골다공증 ② 속발성 골다공증으로 분류된다. 임상적으로 문제가 되는 것은 원발성의 폐경후 골다공증과 노인성 골다공증으로, 예방이 중요시되고 있다. 속발성에는 내분비 질환에 의한 것(원발성 부갑상선기능항진증, 갑상선기능항진증, 쿠싱 증후군 등), 혈액 질환에 의한 것(다발성 골수종, 악성 임파종 등) 등이 있다.

【임상 증상】 임상 증상으로서 신장(身長) 저하, 등굽음, 요배통 등이 있는데, 특징적인 것으로 운동 개시 시나 운동 중에만 일어나는 간헐적인 요통이 있다. 또 낙상에 의하여 쉽게 골절을 일으킨다. 이 증에 의하여 일어나는 골절은 전완 원위부의 골절(장골 원위단 골절 : 코레스 골절), 상완골 골절, 척추 압박 골절, 대퇴골 두부 골절 등이다. 낙상이나 외상에 의하지만 척추 압박 골절은 반드시 낙상이나 외상에 의한다고는 할 수 없고(비외상성 추체 골절), 일상생활 중에서 자신도 모르는 사이에 발생하는 경우도 있다.

1. 진찰의 요점

임상 증상과 함께, 단순 X선 사진, 골량의 측정에 의하여 진단된다. 진단 기준(일본골대사 학회)에 의하면 저골량에서 비외상성 추체 골절이 나타나면 이 증이라고 진단된다. 또 추체 골절이 나타나지 않는 경우는 척추 X선상과 골염량치로부터 진단된다(표 IV-20).

표 IV-20 원발성 골다공증의 진단 기준(1996년도 개정)(참고문헌 2 참조)

I. X선상 추체 골절을 나타내는 경우		
저골량〔골위축도 I도 이상, 또는 골염량치가 청년 성인 평균치(YAM)의 80% 이하〕이며 비외상성 추체 골절인 증례를 골다공증이라고 한다.		
II. X선상 추체 골절을 나타내지 않는 경우		
	추체 X선상	골염량치
정상	골위축 없음	
골량 감소	골위축도 I도	YAM의 80~70%
골다공증	골위축도 II도 이상	YAM의 70% 미만

YAM : 청년 성인 평균치(20~44세)
골염량은 원칙적으로 요추의 골염량이며, 요추 골염량의 평가가 곤란한 경우만 요골, 제2중도골, 대퇴골 경부, 종골의 골염량을 이용한다.
골위축도 I도 : 척추 X선상으로 세로의 골량(骨梁)이 눈에 띄는 것
골위축도 II도 : 세로의 골량이 성긴 것
골위축도 III도 : 세로의 골량이 불명료하게 된 것

2. 치료법

이 증은 치료가 어려운 경우가 많기 때문에 적극적인 예방이 중요하다. 이 증의 위험인자인 칼슘 섭취 부족, 커피, 알코올의 대량 섭취, 흡연, 운동부족을 적극적으로 없애도록 노력한다.

치료로서는, ① 에스트로겐 보충요법 ② 칼슘 및 운동 부하 ③ 비타민 D ④ 비스포스포네이트(골석회화면에 부착 후, 파골세포에 도입되어 파골세포의 골흡수 기능을 강력하게 억제하는 약제) ⑤ 칼시토닌 ⑥ 비타민 K 등의 약물요법을 실시한다.

고혈압증(Hypertension)

핵 심 사 항

* 외래 시 혈압치가 수축기 혈압 140mmHg 이상, 또는 확장기 혈압 90mmHg 이상을 고혈압이라고 한다.
* 본태성 고혈압과 2차성 고혈압으로 분류되고 있는 고혈압의 약 90%는 본태성 고혈압

이다.

✻ 연령이 높아지면 대동맥의 신전성 및 탄력성은 저하함과 함께 교감신경계의 항진에 의하여 총 말초혈관 저항이 증가하고 수축기 혈압은 상승한다.

✻ 치료의 기본은 식사요법, 감량, 절주(節酒), 운동요법, 금연 등의 생활 습관의 적정화이다.

외래 시 혈압치(수시 혈압치)가 수축기 혈압 140mmHg 이상 또는 확장기 혈압이 90mmHg 이상인 경우를 고혈압이라고 한다.

【성인】 본태성 고혈압의 원인은 복수의 유전 인자에 식염 섭취 과잉, 스트레스 등의 환경 인자가 더해지는 것으로 생각되고 있다. 식염 섭취에서는 1일 섭취량이 3g 미만인 경우는 역학적으로 고혈압은 발생하지 않는 것으로 보지만, 많은 경우 식염의 과잉 섭취가 지적된다. 스트레스 등으로 교감신경계가 항진되면, 심(心)에서는 β－수용체의 자극으로 박출량의 증가, 신(腎)에서는 레닌 분비가 높아져 레닌안지오텐신 알도스테론계의 활동성 항진에 의하여 혈압은 상승한다. 또 동맥계에서는 α－수용체의 자극에 의하여 말초 혈관 저항의 증가를 초래하고, 정맥계에서는 정맥압의 상승에 의하여 정맥 환류량의 증가를 초래해 혈압은 상승한다.

연령이 높아지면 대동맥의 신장성 및 탄력성의 저하, 교감신경계의 항진에 의한 총 말초 혈관 저항의 증가에 의하여 수축기 혈압은 상승하고 확장기 혈압은 정상 또는 저하한다. 즉, 고령자에 있어서의 수축기 고혈압이 발생한다.

고혈압은 본태성 고혈압과 2차성 고혈압으로 분류된다. 고혈압의 약 90%는 본태성 고혈압이다. 2차성 고혈압에는 신성 고혈압(신실질성 고혈압은 사구체 신염 등, 신혈관성 고혈압은 신동맥의 죽상 경화 등에 의함), 내분비성 고혈압(갈색세포종, 원발성 알도스테론증 등에 의함), 심(心) 혈관성 고혈압(대동맥협착증, 대동맥 폐쇄부전 등에 의함) 등이 있다.

【임상 증상】 심혈관계 병변을 합병하는 경우를 제외하고는 특별한 자각 증상이 없으며 신체 소견도 나타나지 않는다. 고혈압 상태를 오랜 세월(약 10년 이상) 방치하여 두면 뇌신경 증상〔두중감, 두통, 불면, 현훈(眩暈) 등〕, 심(心) 증상(동계, 헐떡임 등), 신(腎) 증상(부종, 야간뇨 등) 등이 나타난다. 즉 고혈압의 진전은 뇌, 심(心), 신(腎) 등의 장기 장애를 초래한다.

1. 진찰의 요점

혈압은 다른 기회에 적어도 3회 이상, 20분간 이상 안정하게 하여, 측정한 혈압치로 판정한다. 고혈압의 정의와 분류의 기준으로서 일본고혈압학회의 「현장 의료자를 위한 고혈압 치료 가이드라인(2001)」이 이용된다(표 IV－21).

표 IV-21 성인에 있어서의 혈압의 분류(일본고혈압학회 : 실제 의료인을 위한 고혈압 치료 가이드 라인, 2001 인용)

분류	수축기 혈압(mmHg)		확장기 혈압(mmHg)
적정 혈압	< 120	그리고	< 80
정상 혈압	< 130	그리고	< 85
정상 고치 혈압	130~139	또는	85~89
경증 고혈압	140~159	또는	90~99
중등증 고혈압	160~179	또는	100~109
중증 고혈압	≧ 180	또는	≧ 110
수축기 고혈압	≧ 140	그리고	< 90

2. 치료법

모든 고혈압 환자에 있어 생활 습관의 적정화가 필요하다. 식사요법(주로 저염식), 체중 감량, 알코올 제한, 운동요법(보행, 조깅, 수영 등), 금연을 지도한다.

약물요법에는 이뇨제, β-차단제, ACE 저해제(안지오텐신 I에서 안지오텐신 II로의 변환 효소를 저해하여, 안지오텐신 I 생성을 억제함), 안지오텐신 II 수용체 길항제, 칼슘 길항제, α-차단제 등의 강압제가 이용된다.

고지혈증(Hyperlipemia)

핵심사항

- 혈청 총콜레스테롤치 220mg/dl 이상을 고콜레스테롤혈증, 혈청트리글리세라이드치 150mg/dl 이상을 고트리글리세라이드혈증이라고 한다.
- 고지혈증의 원인은 유전 인자, 영양학적 인자, 환경 인자 등의 복합적 요인으로 최근 급속히 증가하고 있다. 특히 폐경 후의 여성의 약 반수가 고콜레스테롤혈증이라고 진단된다.
- 일본동맥경화학회에서는 고지혈증을 위험 인자의 수에 의하여 6개의 카테고리로 분류해

각각의 관리 목표치를 설정하였다.

✲ 치료의 기본은 생활습관의 개선으로 식사요법, 운동요법, 적정 체중 유지, 금연 등이 중요하다. 생활습관 개선으로 효과가 불충분한 경우에 약물요법을 고려한다.

혈청 총콜레스테롤치 220mg/dl 이상을 고콜레스테롤혈증, LDL(저밀도 리포단백질) 콜레스테롤치 140mg/dl 이상을 고LDL콜레스테롤혈증, HDL(고밀도 리포단백질) 콜레스테롤 40mg/dl 미만을 저HDL콜레스테롤혈증, 혈청 트리글리세라이드치 150mg/dl 이상을 고트리글리세라이드혈증이라고 한다(표 IV－22). 최근에는 LDL콜레스테롤치가 중요시되고 있다.

【성인】 유전 인자와 함께 영양 인자나 환경 인자가 관여하고 있다. 최근, 생활의 서구화나 스트레스의 증대에 의하여 급속히 증가하고 있다. 특히 여성에서는 폐경을 지나면 콜레스테롤치가 급격하게 상승하여, 50세 이후의 여성의 약 반수가 고콜레스테롤혈증이라고 진단된다. 이렇게 되는 이유로는 칼로리의 과잉 섭취와 운동부족, 에스트로겐 저하에 의한 지방질 대사 장애나 콜레스테롤의 필요량의 감소 등을 생각할 수 있다.

생활습관병으로서의 고지혈증 외, 가족성 고콜레스테롤혈증, 가족성 복합형 고지혈증, 가족성 III형 고지혈증 등이 있다. 이들은 유전성으로 관상동맥 질환을 초래하기 쉬워, 보다 강력한 관리가 필요하게 된다.

【임상 증상】 일반적으로 무증상이며, 검진으로 발견되는 것이 대부분이다.

1. 진찰의 요점

일본동맥경화학회에서는 위험 인자의 수에 의한 가중을 고려하여 6개의 카테고리로 분류하여 지방질 관리 목표치를 설정했다(표 IV－23).

표 IV-22 고지혈증의 진단 기준(혈청지질치 : 공복 시 채혈)(고지혈증 치료 가이드 2004년판 인용)

고콜레스테롤혈증	총콜레스테롤치(TC)	≧ 220mg/dl
고LDL콜레스테롤혈증	LDL콜레스테롤(LDL－C)	≧ 140mg/dl
저HDL콜레스테롤혈증	HDL콜레스테롤(HDL－C)	< 40mg/dl
고트리글리세라이드혈증	트리글리세라이드(TG)	≧ 150mg/dl

표 IV-23 고지혈증에 있어서의 환자 카테고리별 관리 목표치(고지혈증 치료 가이드 2004년판 인용)

<table>
<tr><th colspan="3">환자 카테고리</th><th colspan="4">지질 관리 목표치</th><th colspan="3">기타 혈관 위험인자의 관리</th></tr>
<tr><th></th><th>관상동맥 질환*</th><th>LDL-C 이외의 주요 관 위험인자**</th><th>TC</th><th>LDL-C</th><th>HDL-C</th><th>TG</th><th>고혈압</th><th>당뇨병</th><th>흡연</th></tr>
<tr><td>A</td><td>없음</td><td>0</td><td>< 240</td><td>< 240</td><td rowspan="6">≧ 40</td><td rowspan="6">< 150</td><td rowspan="6">고혈압 학회의 가이드 라인에 따라</td><td rowspan="6">당뇨병 학회의 가이드 라인에 따라</td><td rowspan="6">금연</td></tr>
<tr><td>B1</td><td rowspan="4">없음</td><td>1</td><td rowspan="2">< 220</td><td rowspan="2">< 140</td></tr>
<tr><td>B2</td><td>2</td></tr>
<tr><td>B3</td><td>3</td><td rowspan="2">< 200</td><td rowspan="2">< 120</td></tr>
<tr><td>B4</td><td>≧ 4</td></tr>
<tr><td>C</td><td>있음</td><td></td><td>< 180</td><td>< 100</td></tr>
</table>

* 관상동맥(冠狀動脈) 질환 : 확정된 심근경색, 협심증

** LDL-C 이외의 주요 관상 위험인자 : 연령증가(남성≧45세, 여성≧55세), 고혈압, 당뇨병(내당능 이상을 포함), 흡연, 관상동맥 질환의 가족력, 저HDL-C혈증(<40mg/dl)

- 원칙적으로 LDL-C로 평가하며, TC(총콜레스테롤)치는 참고치로 한다.
- 뇌경색, 폐색성 동맥경화증의 합병은 B4로 취급한다.
- 당뇨병이 있으면 그 밖의 위험 인자가 없어도 B3로 취급한다.
- 가족성 고콜레스테롤혈증은 따로 고려한다.

2. 치료법

관상동맥 질환이 없는 경우는 우선 생활습관의 개선을 시도한다. 즉, 식사요법, 운동요법, 금연을 실시하여 적정 체중 유지를 목표로 한다. 식사요법의 기본은 총 섭취 에너지와 영양 배분 적정화이며, 제2단계로서 고지혈증의 패턴에 따라 지방질이나 알코올, 탄수화물의 제한을 실시한다. 운동요법은 최대 산소 섭취량의 50% 정도 강도의 운동을 1회 30~60분, 주 3회 이상 실시한다. 생활습관의 개선을 3~6개월 실시해도 개선되지 않는 경우는 약물요법을 고려한다.

약물요법에는 HMG-CoA 환원 효소 저해제, 피브레이트계 약제, 니코틴산 유도체 등이 이용된다.

유방암(Breast Cancer)

핵심사항

- 유방암은 악성 종양으로 최근 증가 경향에 있다. 호발 연령은 45~50세이다.
- 위험 인자는 미혼, 초산 연령(30세 이상), 초경 연령(11세 이하), 폐경 연령(56세 이상), 가족력으로 모친이나 자매에게 유방암 환자가 있는 경우, 유방암의 기왕 등이다.
- 촉진에서는 연골과 같은 단단함이 있으며, 경계가 불선명한 무통성의 종류(腫瘤), 변연은 불규칙, 표면 요철형으로 불규칙한 소견이 나타나는 경우가 많다.
- 진행하면 오목 형성(dimpling), 피부 함요나 당김, 팽륭, 유두가 병소 방향을 향하는(pointing) 등의 시진 소견이 나타난다.
- 초기 증상의 80% 이상은 응어리를 만져서 알게 된다.

유방암은 악성 종양이다. 호발 연령은 45~50세이며 최근 증가 경향에 있다. 최근에는 폐경 후 부인에게 증가하여 고령화 경향에 있다. 유선 조직이 많은 외측 상방에 가장 많다(그림 IV－12).

【성인】 발생에는 암 유전자, 복수의 암 억제 유전자의 변이 등의 유전자가 관여한다고 지적되고 있다. 이러한 유전적인 요인에 환경, 생활 인자가 더해져 발생한다고 생각되고 있다. 위험 인자로서 미혼, 초산 연령(30세 이상), 초경 연령(11세 이하), 폐경연령(56세 이상), 가족력으로 모친이나 자매에게 유방암 환자가 있는 경우, 유방암의 기왕 등을 들 수 있다.

유방암은 침윤암(암 세포가 간질에 침윤하고 있는 것), 비침윤암(암 세포가 유관 또는 소엽내에 국한하고 간질에 침윤이 나타나지 않는 것) 및 바제트병(유두나 유륜에 암성 미란을 수반)으로 대별되고 있다. 침윤암은 전 유방암의 80% 정도를 차지하는 침윤성 유관암과 빈도가 낮은 특수형으로 분류된다.

【임상 증상】 초기 증상의 80% 이상은 응어리의 촉지이다. 통증은 10% 정도에 나타난다. 유두 분비가 10% 정도이다.

1. 진찰의 요점

시진, 촉진을 꼼꼼하게 실시한다. 촉진에서는 연골 정도의 경도를 가지며, 경계가 불선명한 무통성의 종류(腫瘤)로, 변연은 불규칙하고 표면 요철형으로 불규칙한 소견이 나타나는 경우가 많

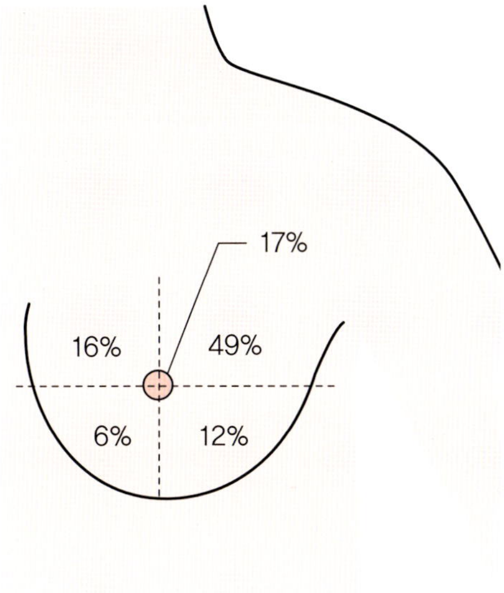

그림 IV-12 **유선 악성 종양 부위별 빈도**(참고문헌 2 참조)

다. 또 액와림프절이나 쇄골상와림프절을 촉지한다. 진행하면 오목 형성(dimpling), 피부 함요나 당김, 팽륭, 유두가 병소 방향을 향하는(pointing) 등의 시진 소견이 나타난다. 유방암이 의심되면 또한 유방 X선 촬영술, 초음파 검사를 실시한다. 맘모그래피 소견에서는 경계가 불규칙한 종류 음영, 스피큐라〔종류(腫瘤)에서 주위로 나오는 침상 돌기〕, 미세 석회화상 등이 전형적이다. MRI, CT도 유효하다. 확정 진단은 생검에 의한다.

2. 치료법

주된 치료법은 수술요법이다. 유방암 수술은 시간이 흐름에 따라 축소화되는 경향이 있어 2000년 현재 52%의 환자에게 흉근보존유방절제술, 41%의 환자에게 유방보존술을 하고 있다.

전신의 보조요법으로서 화학요법과 내분비요법(항에스트로겐제의 투여)을 한다. 치료법의 선택은 암조직의 에스트로겐 수용체의 유무, 폐경의 시기 등에 의하여 결정된다.

참고문헌

1) 矢嶋　聰，中野仁雄，武谷雄二・編：NEW 産婦人科学（改訂第 2 版）．南江堂，東京，2004.
2) 坂元正一，水野正彦，武谷雄二・編集：改訂版　プリンシプル産科婦人科学 1．メジカルビュー社，東京，2000.

3) 池ノ上克，鈴木秋悦，高山雅臣，広井正彦・編集：エッセンシャル産科学・婦人科学．医歯薬出版，東京，1996.

4) 武谷雄二・総編集：新女性医学大系・4 女性の症候学．中山書店，東京，1999.

5) 小山嵩夫：更年期障害の診断．産婦人科治療，79 (1)：2931，1999.

6) 佐藤康弘・他：更年期障害の疫学と予防．産科と婦人科，66 (1)：123-130，1999.

7) 大川玲子 ： 更年期の不定愁訴と薬物療法．産科と婦人科，77 (1)：82-84，1998.

8) 後山尚久：更年期の不定愁訴と漢方療法．産科と婦人科，77 (1)：85-93，1998.

9) 小山嵩夫：更年期指数．産婦人科治療，76 増刊：756-759，1998.

10) 後山尚久：更年期の不定愁訴．産婦人科治療，80 増刊：837-846，2000.

11) 杉本恒明，小俣政男：内科学．朝倉書店，東京，2003.

12) 奈良昌治・監修，山門　實・編集：最新の生活習慣病健診と対策のすべて - 診断からフォローアップまで．ライフ・サイエンス・センター，横浜，2006.

산과의 주요 질환

입덧 · 임신오조(姙娠惡阻, Hyperemesis)

핵심사항

- 입덧이란 임신 5주 전후로부터 시작되어 임신 12주를 지날 무렵에 자연히 소실하는 경도의 오심, 구토, 기호 변화 등의 소화기계 증상을 말한다.
- 입덧의 증상이 악화되어 영양 장애를 초래하여, 체중 감소, 탈수, 대사 장애 등 때문에 치료가 필요하게 되었을 경우를 임신오조(姙娠惡阻)라고 한다.
- 치료에 있어서는 우선 초기 입덧 단계에서 식사나 생활 지도를 실시하여 임신오조(姙娠惡阻)로의 이행을 예방한다.

입덧이란 임신 5주 전후로부터 시작되어 임신 12주를 지날 무렵에 자연스럽게 소실하는 경도의 오심, 구토, 기호의 변화라고 하는 증상을 말하며 생리적인 현상으로 생각된다. 임신구토는 임산부의 50~80%에 나타난다.

임신구토가 악화되어 완고한 구토를 반복하게 되어, 탈수증상이나 영양장애를 초래하면 임신오조(姙娠惡阻)라고 한다. 때로는 모태의 생명을 위협할 정도가 된다. 임신오조(姙娠惡阻)는 그렇게 많지는 않지만, 입원을 필요로 하는 사람은 전 임산부의 1% 전후에서 입원 치료를 필요로 한다. 오심, 구토, 식욕부진, 탈수 증상이나 경도의 영양 장애를 초래하는 것은 수 %에 나타난다. 신

표 IV-24 입덧의 평가표(참고문헌 2 참조)

강도	도수	오심 · 구토 계수 3	식욕부진 계수 3	기타 자각증 계수 1
−	0	전혀 없음	전혀 없음	전혀 없음
±	1	1일 1회 이내	쇠약하지만 보통과 같이 먹을 수 있음	가끔 가볍게 자각하지만, 일상생활에는 전혀 지장 없음
+	2	1일 2~4회 또는 무언가 먹으면 일어남	보통의 50~70% 정도밖에 먹지 못함	가끔 강하게 일어나거나, 가볍지만 하루 종일 일어남. 단 일어날 수 있음
++	3	1일 5~7회	보통의 30~50% 정도밖에 먹지 못함	하루 종일 강하게 자각하고 있음 일어날 수 없음
+++	4	8회 이상	거의 먹지 못함	하루 종일 매우 강하며 괴로움

입덧 지수 : E.I. = (도수×계수)의 총합

경질적이고 정서 불안정한 여성에게 발생하기 쉽고 또 경산부보다 초산부에, 단태보다 다태임신에 많다.

【성인】 원인은 분명하지 않다. 호르몬설, 자율신경설, 알레르기설, 정신적 요인설 등이 제시되고 있다. 임신 초기의 내분비나 대사면에서의 급격한 변화와 자율신경실조증에 정신적 · 체질적인 인자가 서로 관련되어 발생하는 모체적응부전증후군이라고 생각되고 있다.

【임상 증상】 경도의 오심, 구토, 기호의 변화 등이다. 입덧이 악화되어 완고한 오심 · 구토를 반복하면, 영양장애나 대사 장애가 출현하여 요중에 케톤체나 아세톤체가 나와 전신 상태가 쇠약해져 중증 임신오조(姙娠惡阻)에 걸린다.

1. 진찰의 요점

임신 초기에 오심, 구토를 반복하여 모체에 영양장애를 초래하는 경우는 임신오조(姙娠惡阻)를 의심한다. 단, 오심, 구토를 초래하는 다른 우발 합병증(위염, 위 · 십이지장궤양, 위암, 맹장염, 복막염 등)과의 감별이 필요하다.

2. 치료법

초기 입덧의 단계에서 식사나 생활 지도를 실시하여 우선 중증 임신오조(姙娠惡阻)에의 이행을 예방한다. 임신에 대한 불안, 취업상의 스트레스, 가족과의 갈등 등 심리적 요인이 있는 경우에는 입원에 의한 격리에 의하여 안정을 꾀하는 것이 유효하다. 또한, 입덧의 평가표로서 입덧 지수가 있다(표 IV−24). 최근에는 이 지수는 그다지 사용되고 있지 않지만, 입덧에 대한 침구치료의 효과를 평가하는 데 이용할 수 있다.

1) 식사요법

공복 시에 구토가 유발되는 경우가 많다. 공복을 피하는 의미에서 영양가 높은 식사를 여러 차례 하게 한다. 그 경우 먹고 싶은 것을 소량씩 공급하는 것을 원칙으로 한다. 당질이 많은 음식과 저지방식을 중심으로 한다. 차게 하여 소량씩 여러 차례 주면 좋은 경우가 있다. 냄새에 민감한 경우는 냄새가 강한 음식은 피한다. 구토가 심해져 식사하지 못하게 되면 수액 등의 처치가 필요하게 된다.

2) 수액요법

탈수 상태, 전해질 이상, 기아 상태를 적극적으로 개선한다. 전해질이나 포도당, 비타민제의 수액(수액요법)에 의하여 탈수 증상의 개선을 실시한다. 증상이 개선되면 유동식의 경구 섭취를 시작한다.

3) 약물요법

이 시기는 태아의 기관 형성기에 해당하므로 안이한 약물의 사용은 실시하지 않는다. 제토제, 진정제, 한약 등이 이용된다.

4) 인공 임신 중절

상기의 치료를 해도 증상이 개선하지 않고 전신 상태가 악화되는 경우는 인공 임신 중절이 고려된다.

유산(Abortion)

핵 심 사 항

- 임신 22주 미만의 중절을 유산이라고 한다.
- 자연 유산의 빈도는 전임신의 8~15%, 평균 10% 전후로 보고된다.
- 진행 상태에 따라 절박유산, 진행유산, 불완전유산, 완전유산, 계류유산으로 나눌 수 있다.
- 증상은 진행 상태에 따라 다르지만 태아 발육의 정지, 출혈, 진통, 경관 개대, 수정란 · 태

아(胎芽) 내지 태아(胎兒) 및 부속물의 배출이 나타난다.

✲ 절박유산의 치료는 안정이 기본이며 상황에 따라 약물요법이나 수술요법이 고려된다.

임신이 22주 미만으로 종결하는 경우를 말한다.

유산은 자연유산과 인공유산으로 나눌 수 있다. 자연유산은 임신이 자연스럽게 중절되는 경우이다. 한편, 인공유산은 여러 가지 이유로 임신 계속이 불가능하게 되었을 경우에, 외과적 처치에 의하여 임신을 중절시키는 것을 말한다. 일본에서는 모체 보호법(구 우성보호법)에 따르는 치료적 유산이 인공유산으로서 나타나고 있을 뿐으로, 다른 이유에 의한 인공유산은 비합법적 유산으로 범죄유산(낙태)이다.

자연유산의 빈도는 전 임신의 8~15%, 평균 10% 전후로 보고된다. 대부분이 12주 이내(특히 8~10주에 많음 : 34~48%)에 생겨 임신 16주 미만까지 약 80%가 발생한다. 임신부의 연령이 높아짐에 따라 증가(특히 35세 이후에서는 현저하게 고율)하여, 기왕 유산 횟수가 많을수록 유산의 가능성이 높아진다.

【성인】 (자연) 유산의 원인으로서 모체측 인자(자궁의 이상, 내분비 이상 등), 태아측 인자(수정란의 염색체 이상, 태아 부속물의 이상 등), 모태간 인자(염색체 이상 보인자, 혈액부적합형 임신 등) 등의 여러 가지가 있다. 임상상 유산 발생의 인과 관계를 개개의 증례에 대하여 명확하게 아는 것은 곤란해 원인 불명이 많다.

임상적으로 나타나는 유산의 형식의 주된 것은 ① 절박유산 ② 진행유산 ③ 불완전유산 ④ 완전유산 ⑤ 계류유산의 5개이다. 이 밖에는 ⑥ 화학적 유산(chemical abortion) ⑦ 경관유산 ⑧ 감염유산이 있다.

또한 연속하여 3회 이상 자연 유산을 반복했을 경우를 습관 유산이라고 한다.

- 절박유산 : 유산이 시작되려 하고 있는 상태이다. 소량의 성기 출혈과 경도의 하복부통, 하복부 긴만감이나 요통이 나타난다. 자궁경관이 아직 개대하고 있지 않고, 초음파 검사로 태아의 생존이 확인된다. 임신 지속을 기대할 수 있다.
- 진행유산 : 유산이 이미 시작되어 버린 상대이다. 다량의 출혈과 진통형의 하복부통이 나타난다. 자궁경관 및 자궁구는 개대하고 있다. 태아 및 그 외의 태아 부속물은 자궁내에 머무르고 있지만 자궁벽으로부터 박리한 상태에 있어 이윽고 배출된다.
- 완전유산 : 태아 및 부속물의 전 내용이 자연스럽고 완전하게 배출된 상태이다. 복통이나 출혈은 완화하고 자궁은 축소하고 있다.
- 불완전유산 : 임신 자궁의 내용의 일부는 배출되고 있지만, 또한 일부는 자궁내에 잔류하고 있

는 상태이다. 자연 유산의 상당수는 이 불완전유산의 형식을 취한다. 자궁 내용 제거술이 필요하다.

- 계류유산 : 태아 또는 태아가 자궁내에서 이미 사망하여 있음에도 불구하고 자궁내에 정체하고 있는 상태이다. 출혈이나 복통 등의 징후는 나타나지 않는다.

【임상 증상】 유산의 진행 상태나 임신주수에 따라 다르지만 출혈(대부분은 지속하여, 유산이 끝날 때까지 계속됨), 통증(자궁 수축에 의한 것으로, 하복부의 긴만감 내지 긴장감, 경련형 통증 등), 경관 개대, 수정란 · 태아(胎芽, 胎兒) 및 부속물의 배출이 나타난다.

1. 진찰의 요점

임신의 확인, 출혈 · 하복통 등의 임상 증상으로 진단한다. 기초 체온이나 요중 hCG(임신성 융모성 고나드트로핀) 등으로 예후를 추측할 수 있지만, 가장 중요한 것은 초음파 검사의 소견이다. 초음파 검사에서는 임신 4~5주에 확인되는 태낭은 주수와 함께 증대하여, 임신 7주에 태아 심박이 100% 검출된다. 태낭경 증대의 정지, 임신 8주 이후에 태아 심박이 확인되지 않음, 태아 발육의 정지 또는 축소 등의 소견이 있으면 유산이라고 진단된다. 진행유산이나 불완전유산의 경우는 자궁구의 개대나 자궁 내용의 질내에의 배출이 나타난다.

2. 치료법

1) 절박유산의 치료

유산의 징후가 있어도 태아 심박을 확인할 수 있는 경우의 예후는 양호한 경우가 많다. 증상이 경도의 경우는 자택 안정을 지시하여, 외래로 경과를 관찰한다. 중등도 이상의 증상이 있는 경우는 입원 안정으로 한다. 약물요법은 대증요법이 중심으로, 하복통에는 자궁근 이완제(β-자극제), 출혈에는 지혈제 등이 이용된다. 경관무력증에 의한 절박유산의 경우는 경관봉축술을 실시한다.

2) 진행유산, 불완전유산, 계류유산의 치료

자궁 내용 제거술을 시행한다. 감염을 수반하는 경우는 항생 물질의 투여를 실시한다.

태낭

임신의 초기에 있어 수정란의 외주가 환상 구조로서 초음파 검사에 추출되는 부분에서 주로 융모막이 비추어진다.

자궁내 태아사망(Intrauterine Fetal Death, IUFD)

핵심사항

- 임신 기간에 관계없이, 임신에 의한 생성물이 모체로부터 완전하게 배출 또는 만출되기 전에 사망한 상태를 말한다.
- 원인은 여러 가지가 있지만 임상적으로 원인을 해명하는 것은 어렵다.
- 자궁내에서 사망한 배아는 대부분 수일에서 수주간에 유조산으로 자궁으로부터 배출되지만, 때로는 자궁내에 계류하여 여러 가지의 변화를 초래한다. 임신 초기에는 융해나 흡수에 의하여 태낭내로부터 배아가 소실하지만 임신 12주 이후에서는 완전하게 흡수되는 것은 없어 태아는 침연아(浸軟兒)가 된다.
- 진단은 초음파 검사로 행해진다.
- 진단이 확정되면 신속하게 태아 및 부속물의 만출을 결정한다. 장기간 방치하면, 괴사 융해한 자궁 내용물로부터 유리한 응고물질에 의하여 DIC를 발생할 위험이 있다.

임신 기간에 관계없이, 임신에 의한 생성물이 모체로부터 완전하게 배출 또는 만출 전에 사망한 상태로 되어 있다.

【원인】 모체측의 원인(임신고혈압증후군, 당뇨병, 감염증, 심질환, 신질환, 자궁 기형 등), 태아 및 태아 부속물의 원인(태아 기형, 염색체 이상, 태반의 이상, 제대의 이상 등), 모태간 인자(태아 · 태반 기능 저하, 혈액형 부적합, 면역학적 요인 등)가 생각되고 있지만 임상적으로 원인을 밝혀내기가 어려운 경우가 많다.

【임상 증상】 임신 초기에는 복부 위화감, 입덧 증상의 소실 등, 임신 중기 이후에서는 태동의 소실, 복부 위화감, 전신 권태감 등이 나타난다.

자궁내에서 사망한 태아의 대부분은 수일에서 수주간 중에 유조산으로서 배출되지만 때로는 장기간 자궁내에 계류하여 여러 가지의 변화를 초래한다. 임신 초기에는 융해 및 흡수에 의하여 태아가 완전하게 소실해, 고사란(枯死卵)이 형성된다. 임신 12주 이후에서는 양수의 침윤이나 자가융해 등에 의하여 침연아가 된다. 드물게 사망 태아의 수분이 없어져 건조 위축하여 미이라화 하는 경우가 있다. 임신 중기에 쌍태 중 한 아이가 사망했을 경우에 일어나기 쉽고 생아의 압박에 의하여 지양아(紙樣兒)가 되는 경우가 있다.

태낭

초음파 검사상에서 태아가 보이지 않아 그 생존이 부정되는 태낭을 말한다. 임상적으로는 계류유산의 형태이다. 임신주수가 명확하지 않고 태낭이 작은 경우에는 경시적으로 관찰하여, 태낭이 3.5cm 이상 있음에도 불구하고 태아(胎芽, 胎兒)상이 없으면 진단은 확실하다.

지양아(紙樣兒)

미이라화한 태아를 말하며, 압박태아 · 압축태아라고도 한다.

1. 진찰의 요점

초음파 검사에 의하여, 임신 8주 이후에 태아 심박을 확인할 수 없는 경우는 태아 사망이라고 진단한다.

2. 치료법

진단이 확정하면 태아 및 부속물의 만출을 도모한다. 진단 확정 시의 임신주수나 태아의 크기 등을 고려하여 자궁내용제거술, 분만 유발, 제왕절개술 등을 선택한다. 사망 태아가 장기간 자궁내에 계류하면, 괴사 융해한 조직으로부터 조직 트롬보플라스틴 등의 응고촉진물질이 모체 혈중으로 이행하여 DIC(파종성 혈관내 응고)를 발생하는 일이 있다(사태아계류증후군).

자궁외 임신(Ectopic Pregnancy)

핵 심 사 항

- 자궁외 임신은 수정란이 자궁부 내막 이외의 장소에 착상하여 임신이 성립한 상태로, 대부분은 난관 임신이다.
- 자궁외 임신의 빈도는, 전 임신의 약 1% 전후이다.
- 중절이 일어날 때까지는 임신 징후를 나타낼 뿐이지만, 중절이 일어나면 출혈을 수반하는 하복부의 격통과 복강내 출혈에 의한 빈혈 증상을 나타낸다.
- 진단이 확정되면 외과적 치료를 실시하는 것이 일반적이다.

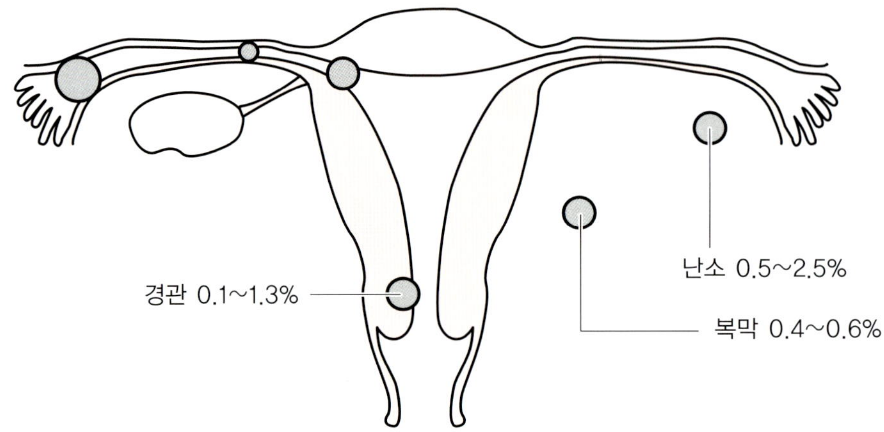

그림 IV-13 자궁외 임신의 착상 부위와 빈도(참고문헌 1 참조)

수정란이 자궁체 내막 이외의 장소에 착상하여 임신이 성립한 상태로, 난관, 난소, 복강 등에 일어난다. 자궁외 임신의 빈도는 전 임신의 약 1% 전후로, 대부분은 난관 임신이다.

【원인】 배란, 수정, 수정란의 난관내 수송, 자궁내 착상 중 어느 단계가 잘못 되어도 자궁외 임신이 일어날 수 있다. 자궁내막증이나 골반내 감염증에 의한 유착, 난관의 발육 부전이나 기형, 유산의 기왕, 자궁내 피임 기구의 사용, 체외수정 등의 불임 치료 등이 원인인 경우가 많다. 배란된 난자가 반대측의 난관에 들어가는 외유주(外遊走) · 내유주(內遊走) 등도 알려져 있다.

수정란의 착상 부위에 따라 난관 임신, 경관 임신, 난소 임신, 복막 임신으로 분류된다(그림 IV-13).

【임상 증상】 중절이 일어날 때까지는 임신 징후를 나타낼 뿐인 것이 많지만, 중절이 일어나면 출혈을 수반하는 하복부의 격통과 복강내 출혈에 의한 빈혈 증상을 나타낸다. 진행하면 쇼크 상태에 빠진다. 복강 임신은 극히 드문데, 임신 중기부터 후기까지 계속하여, 태아 사망이나 개복 수술에서 처음으로 진단이 확정되는 경우도 있다. 경관 임신의 경우는 초기부터 부정 출혈이 나타나는 경우가 많다. 복통은 가볍지만, 갑작스런 대출혈을 초래하는 경우가 있다.

1. 진찰의 요점

임신이 확인되어 초음파 검사에 의하여 자궁내에 태낭이 보여야할 시기가 되어도 이것을 확인할 수 없는 경우는 자궁외 임신을 의심한다. 부속기 주변에 태아 심박을 수반하는 종류상(腫瘤像)이 확인되는 경우도 있다.

2. 치료법

진단이 확정되면 외과적 치료를 실시하는 것이 일반적이다. 난관이 파열된 경우는 환측의 난관을 절제한다. 미파열의 난관 임신에서는 난관 절개술이나 부분적 난관 절제술 등에 의하여 난관을 보존하려는 시도를 할 수 있다. 난소 임신에서는 난소 부분 절제나 환측의 난소 적출을 한다. 복강 임신에서는 개복하여 태아 및 태아 부속물을 적출하지만 태반이 주위 조직에 강하게 유착 하고 있는 경우는 일단 남겨 두고 나중에 적출하는 경우도 있다. 경관임신에서는 경관천공이나 대출혈의 위험이 있어, 동맥색전술이나 MTX(메토트렉세이트)를 투여하여 경과를 보는 경우도 있다.

포상기태(Hydatidiform Mole)

핵심사항

- 육안적으로 융모의 낭포 형성이 나타나는 상태이다.
- 완전포상기태와 부분포상기태가 있다.
- 포상기태는 염색체 이상을 수반한 병적 수정란 유산의 1형으로, 완전포상기태가 2배체(46, XX)이며, 이들 염색체의 모든 것이 아버지 쪽에게 유래하고 있다.
- 대부분 진통을 수반하지 않는 부정 출혈이 나타난다. 또 임신주수에 비하여 자궁이 크고, 부드럽다.

육안적으로 융모의 소낭포 형성(낭포화)이 나타나는 상태이다. 주로 웅성(雄性) 발생에 의한 수정란의 이상이라고 생각된다.

완전포상기태와 부분포상기태가 있다. 완전포상기태는 융모의 모든 것이 낭포화하여, 자궁강을 채운다. 태아, 제대는 존재하지 않는다. 한편, 부분포상기태는 융모의 일부만이 낭포화한 것으로 태아가 임신 말기까지 생존하는 경우가 있다.

【원인】 완전포상기태에서는 대부분이 2배체(46, XX, 어떤 경우에는 46, XY)이며, 이들 염색체의 모든 것이 아버지 쪽에서 유래(정자 유래)하고 있으며, 어머니 쪽에서 유래하는 염색체는 포함되지 않는다(그림 IV-14). 한편, 부분포상기태에서는 대부분은 3배체(69, XXY, 69, XXX, 69, XYY)이며, 이들 염색체의 2/3는 아버지 쪽에서 유래하며, 1/3는 어머니 쪽에서 유래하고 있다. 이와 같이 포상기태는 염색체 이상을 수반한 병적 수정란 유산의 한 형태이다.

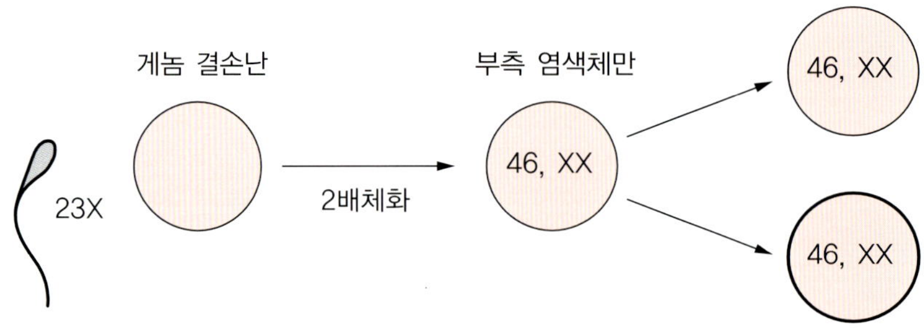

그림 IV-14 포상기태의 염색체 구성(참고문헌 1 참조)

발생은 40세 이상의 고령 임신에 많으며(10~30배), 난자의 연령증가에 의한 웅성(雄性) 발생의 증가라고 생각되어 반복율도 1.5배로 높다. 또한 일본에서는 완전포상기태의 발생률은 출생 339예에 1예라고 되어 있다. 일반적으로 일본을 포함한 동남아시아의 빈도는 서양의 2~4배로 추정되고 있다.

【임상 증상】 임신 초기에는 정상 임신 또는 자연 유산과 구별해야 할 특이적 증상이 부족하지만, 대략 임신 10주가 넘으면 통증을 수반하지 않는 부정 출혈이 나타나는 경우가 많다(증례의 80~90%). 또 약 60%의 자궁은 임신 주수보다는 크다. 오조 증상이 강하고 1/4의 증례에 임신중독증의 조기 출현(단백뇨, 부종, 혈압 상승)이 나타난다.

1. 진찰의 요점

포상기태의 임상 증상, 요중 hCG치의 상승(>75만mIU/ml), 임신주수에 비하여 크고 부드러운 자궁의 존재, 초음파 진단법 등에 의해 진단된다.

hCG

임신성 융모성 성선자극호르몬이다. 사람이 임신했을 경우 그 융모 조직으로부터 생성되는 호르몬으로 임신 성립 조기부터 생성 분비되어 혈중, 요중에 나온다. 즉, 착상 직후부터 그 값은 급상승하여 임신 10주경에 최고치를 나타내는 황체화호르몬 작용을 가져, 임신 황체를 자극한다. 임신의 조기진단, 절박유산이나 포상기태의 진단에 이용되고 있다

2. 치료법

처치 시에 자궁 천공이나 대출혈을 일으키는 일이 있어 주의가 필요하다. 자궁 내용 제거술 5~7일 후에 원칙으로서 재 소파(搔爬)를 실시한다. 임신 희망이 없는 환자에 대해서는 속발생 예방을 위하여 단순자궁전적출술을 실시하는 경우가 있다. 또 상황에 따라 화학요법을 한다.

조산(Premature Delivery)

핵 심 사 항

- 조산이란 임신 22주 이후부터 만 37주 미만까지의 출산을 말한다.
- 재태기간 37주 미만으로 출생한 아이를 조산아라고 한다.
- 조산은 자연조산, 인공조산, 절박조산, 습관조산으로 분류된다.
- 임신 37주 미만으로, 출혈이나 복통 등의 증상과 함께 자궁 수축이나 자궁구의 개대 경향이 나타나는 경우는 조산을 의심한다.

임신 22주 이후부터 만 37주 미만까지의 출산을 말하며 재태기간 37주 미만으로 출생한 아이를 조산아라고 한다. 또한, 만출된 아이는 체중에 의하여 구분되고 있어 출생체중이 2,500g 미만인 아이를 저출생체중아, 1,500g 미만인 아이를 극저출생체중아, 1,000g 미만을 초미숙아라고 한다. 조산의 빈도는 임신 12주 이상의 임신에 평균 6%이다.

자연조산(자연 진통이 초래하여 조산이 된 것), 인공조산(정기 분만 개시 이전에 하등의 방법으로 분만시키는 것), 절박조산(조산의 위험이 높아진 상태), 진행조산(이미 개시한 조산으로 정상 분만과 거의 같은 경과를 거치는 것), 습관조산(연속 3회 이상의 자연조산을 반복하는 것)으로 분류되고 있다.

【원인】 모체측 인자(자궁의 이상, 임신고혈압증후군, 당뇨병 등), 태아측 인자(전 · 조기파수, 다태임신, 전치태반, 양수과다증 등)등 여러 원인이 있다. 최근에는 융모양막염의 관여가 주목받고 있다.

【임상 증상】 조기진통, 파수(조기파수), 부정성기출혈, 태아 · 태반의 만출이다. 또한, 절박조산의 경우, 하복통, 요통, 부정성기출혈을 수반한다.

1. 진찰의 요점

임신 37주 미만에 출혈이나 복통 등의 증상과 함께 자궁 수축이 타각적으로 나타나며 임신주수에 비하여 경관이 성숙하고 있다. 한편 또는 경관성숙의 진행이 관찰되는 경우를 조산이라고 진단한다. 최근에는 조산 예방의 지표로서 자궁경관 점액 중의 과립구 엘라스타아제와 질 분비물 중의 암태아성 피브로넥틴이 이용된다. 모두 융모양막염을 조기에 진단하는 것이다.

암태아성 피브로넥틴

수정 후 약 20일째부터 융모막 영양막(trophoblast) 세포로 생성된다. 파수하면 질분비물 중에 검출된다.

2. 치료법

절박조산이라고 진단되면 입원 안정을 하고, 자궁 수축 억제제를 투여한다. 또 상태에 따라 항생제(전기파수 등)나 부신피질 호르몬의 투여(태아 폐성숙을 촉진)를 한다.

진행조산은 정상 분만과 같게 처치한다. 그러나 태위 이상이나 태아 상태가 좋지 않은 경우도 많아 제왕절개의 빈도가 높다.

자궁내 태아발육지연(Intrauterine Growth Retardation, IUGR)

핵심사항

- 자궁내에 있어 태아의 발육이 지연되고 있는 상태를 IUGR라고 한다.
- 태아의 체형상의 특징으로부터 균형 잡힌 symmetorical IUGR와 마름형의 asymmetorical IUGR로 나누는 분류와, 원인별로 태아발육부전형과 태아영양장애형으로 나누는 분류가 있다.
- 초음파 검사로 태아의 체중을 추정하여, 정상발육곡선 평균치의 −3/2SD 미만 또는 10 파센터일 미만을 IUGR라고 진단하는 것이 일반적이다.

✲ 원인에 대한 치료를 실시하면서, 태아 상태를 주의 깊게 관찰하여 최적의 분만 시기를 결정한다.

자궁내에서 태아의 발육이 지연되고 있는 상태를 자궁내 태아발육지연(IUGR)이라고 한다. 자궁내에서의 태아의 발육 상황은 태아 자신 또는 태내 환경이 태아에게 있어 적절하지 않을 가능성을 나타내고 있어 그 원인이 태아에게 새로운 위독 영향을 미칠 가능성도 고려할 필요가 있다.

태아의 체형상의 특징으로부터, 균형 잡힌 symmetorical IUGR과 마름형의 asymmetorical IUGR로 나누는 분류와, 원인별로 태아발육부전형과 태아 영양장애 형태로 나누는 분류가 있다. 태아발육부전형은 태아측의 요인으로 발생하여, 전체적으로 신체가 작은 symmetorical IUGR이 되는 경우가 많다. 한편, 태아 영양장애 형태는 태반의 기능 저하 등의 외적 요인에 의하여 발생하여 마름형의 asymmetorical IUGR를 나타내는 경우가 많다.

【원인】 태아측 요인(염색체 이상, 그 외의 선천 이상, 임신 초기의 자궁내 감염, 방사선 피폭이나 약물 장애 등), 모체측 요인(임신고혈압증후군, 당뇨병, 심질환, 갑상선 질환, 약물이나 알코올 섭취, 흡연 등), 태아 부속물의 요인(태반 기능 부전, 전치태반, 제대 난막 부착 또는 변연 부착 등) 등의 여러 가지 원인이 있다.

1. 진단의 요점

초음파 검사로 태아의 체중을 추정하여, 정상발육곡선 평균치의 −3/2SD 미만 또는 −10파센터일 미만을 IUGR라고 진단하는 것이 일반적이다.

2. 치료법

IUGR는 태아의 발육 환경이 적절하지 않은 것을 나타내는 징후라고 파악하여, 가능한 한 원인을 규명한다. 태아 자신에게 원인이 있는 경우는 일부의 감염증이나 빈혈을 제외하고는 치료가 불가능하다. 염색체 이상이나 그 외의 선천 이상이 있는 경우에는 분만의 시기나 양식, 출생 후 치료의 준비 등을 생각한다. 모체 합병증 그 외의 외적 요인에 의한 경우는 원인 질환의 치료를 실시한다. 이 경우도 태아 상태를 주의 깊게 관찰하여 적절한 분만 시기를 결정한다.

임신고혈압증후군(Pregnancy Induced Hypertension, PIH, 임신중독증)

핵심사항

- 임신 20주 이후, 분만 후 12주까지 고혈압이 나타나는 경우, 또는 고혈압에 단백뇨를 수반하는 경우 중 하나에서, 이들이 우발 합병증에 의하지 않는 것을 말한다.
- 임신고혈압신증, 임신고혈압, 과중형 임신고혈압신증, 자간(子癎)의 유형으로 분류되며, 발병 시기에 따라 임신 32주 미만에 발생하는 조발형과 그 이후에 발생하는 지발형으로 나눌 수 있다.
- 병태는 불명한 점이 많지만 최근에는 임신이라고 하는 신체 스트레스에 대한 모체의 적응부전증후군으로서 파악되고 있다. 모체의 혈관계 및 자궁의 소동맥 연축이 일어나, 모체 순환 혈액량 및 자궁 태반 순환 혈액량이 저하한다. 중증 예에서는 태반에서의 혈전 형성이나 융모의 괴사 등이 일어나 태반 기능이 저하된다. 이러한 상태가 되면 태아 발육이 장애되고 태아 저산소 상태로 진행한다.
- 이 증이 진단되면 보존적 치료를 실시하면서 태반 순환 장애 상태를 관찰한다. 모체 상태가 악화되는 경우, 또는 태아 저산소 상태가 나타나는 경우에는 임신의 중단이 필요하다.

임신 20주 이후, 분만 후 12주까지 고혈압이 있는 경우, 또는 고혈압에 단백뇨를 수반하는 경우 중 하나에서 또 이들이 우발 합병증에 의하지 않는 것을 임신고혈압증후군이라고 한다. 발병율은 5% 전후로 모체 사망이나 주산기 사망의 중요한 요인이 되고 있다.

임신고혈압증후군의 3개의 분류, 병형 분류(표 IV－25), 중증도에 의한 분류(표 IV－26), 발생시기에 의한 분류(표 IV－27)를 나타낸다.

임신고혈압증후군

종래, 임신중독증으로 불리고 있던 병태는 2005년 4개월부터 임신고혈압증후군으로 바뀌었다. 이 병은 임신 20주 이후, 분만 후 12주까지 고혈압이 있는 경우, 또는 고혈압에 단백뇨를 수반하는 경우 중 하나, 또 이들이 우발 합병증에 의하지 않는 것을 말한다.

표 IV-25 임신고혈압증후군의 유형 분류

1. 임신고혈압신증(preeclampsia)
   임신 20주 이후 처음으로 고혈압이 발생하고, 또 단백뇨를 수반하는 것으로 분만 후 12주까지 정상적으로 돌아오는 것
2. 임신고혈압(gestational hypertension)
   임신 20주 이후에 처음으로 고혈압이 발생하여, 분만 후 12주까지 정상적으로 돌아오는 것
3. 과중형 임신고혈압신증(superimposed preeclampsia)
   1) 고혈압증이 임신 전 또는 임신 20주까지 존재하며, 임신 20주 이후에 단백뇨를 수반하는 것
   2) 고혈압과 단백뇨가 임신 전 또는 임신 20주까지 존재하며, 임신 20주 이후 중 하나 또는 이 두 증후가 악화되는 것
   3) 단백뇨만을 나타내는 신질환이 임신 전 또는 임신 20주까지 존재하여, 임신 20주 이후에 고혈압이 발생하는 것
4. 자간(eclampsia)
   임신 20주 이후에 처음으로 경련 발작을 일으키며, 간질이나 이차 경련이 부정되는 것. 발작 시기에 의하여 임신 자간, 분만 자간, 산욕 자간으로 나눈다.

표 IV-26 임신고혈압증후군의 중증도에 의한 분류

	고혈압	단백뇨
경증	혈압이 다음 중 하나에 해당하는 경우 ① 수축기 혈압이 140mmHg 이상 160mmHg 미만 ② 확장기 혈압이 90mmHg 이상 110mmHg 미만	300mg/일 이상 2g/일 미만. 원칙적으로 24시간뇨를 사용한 정량법으로 판정
중증	혈압이 다음 중 하나에 해당하는 경우 ① 수축기 혈압이 160mmHg 이상 ② 확장기 혈압이 110mmHg 이상	2g/일 이상. 또 수시뇨를 이용한 경우는 2회 이상의 신선뇨 검사로 연속해서 3+(300mg/dl) 이상인 경우

표 IV-27 임신고혈압증후군의 발생 시기에 의한 분류

조발형	임신 32주 미만에 발생하는 것
지발형	임신 32주 이후에 발생하는 것

【원인】 불명한 점이 많지만 최근에는 임신이라고 하는 신체적 스트레스에 대한 모체의 적응부전 증후군으로서 파악되고 있다. 구체적으로는 임신에 의한 순환 혈액량의 증가, 스테로이드 호르몬의 증가, 혈관 내피 기능의 변화와 이것에 수반하는 혈압 조절기구나 혈전용해 시스템, 프로스타글란

딘계 등의 불균형이 관여하고 있다고 여겨지고 있다. 최근에는 태반 형성 과정에서의 이상 관여도 추측되고 있어 향후의 연구가 기대된다. 모체의 혈관계 및 자궁 소동맥의 연축이 일어나, 모체 순환 혈액량 및 자궁 태반 순환 혈액량이 저하한다. 중증 예에서는, 태반에서의 혈전 형성이나 융모의 괴사 등이 일어나 태반 기능이 저하되어, 태아 발육의 장애나 태아저산소 상태로 진행한다.

위험 인자로는 유전적 요인(고혈압 가족력), 기왕력(당뇨병, 신질환 등), 고령, 초산, 비만, 다태 임신, 양수 과다, 과로 · 스트레스 등을 들 수 있다..

1. 진단의 요점

건강진단 시에 고혈압이나 단백뇨가 나타나면 이 병을 의심한다. 임신 초기에 가족력, 기왕력, 합병증에 대한 정보를 수집해 두는 것도 중요하다.

2. 치료법

이 병이 진단되면 보존적 치료를 실시하면서 태반순환장애의 상태를 관찰한다.

보존적 치료는 생활 지도와 영양 관리가 기본이다. 안정에 의하여 모체 순환계의 부하가 경감되면 신(腎) 기능의 개선이나 자궁 · 태반 순환 혈액량의 증가를 기대할 수 있다. 또 염분 제한, 에너지 제한에 의하여 부종 · 고혈압이 경감된다. 이러한 치료로 상당한 효과가 나타나지만 또한 고혈압이 개선되지 않는 경우는 강압제를 투여한다. 최근에는 병태에 대한 치료법으로서 항응고 요법(헤파린)이나 혈소판 응집 억제 요법(저용량 아스피린) 등을 이용하는 경우도 있다.

또 이 병의 경우는 모체 상태와 동시에 태아 상태를 관찰한다. 태아 발육 외, 논스트레스 테스트, 양수량, 태동, 태아 호흡형 운동, 태아 근긴장의 5항목을 평가하는 바이오피지컬 프로필 스코어가 이용된다. 또 초음파 펄스 도플러법에 의한 제대동맥의 혈류를 모니터하여, 태반 순환의 지표로 한다.

보존적 치료에 의해도 증상이 악화되는 경우, 자간, 상위태반 조기박리, 폐출혈, 두개내 출혈 등의 합병증이 나타나는 경우, 또 태아 발육의 정지, 태아혈류의 악화, 태아저산소 상태 등 태아의 성장 발육에 한계를 볼 수 있는 경우는 임신의 중단이 필요하다.

자간(子癎, Eclampsia)

핵심사항

✲ 임신고혈압증후군 병태의 하나로 임신 20주 이후에 처음으로 경련 발작을 일으켜, 간질

이나 2차성 경련이 불규칙적으로 발생되는 것을 말한다. 발생 시기에 의하여 임신 자간(子癎), 분만 자간, 산욕 자간으로 분류된다.

- 뇌혈관의 연축과 뇌부종에 의한 것으로 여겨져 전신의 세소혈관 병변과 동일 기전이다.
- 전구증상으로부터 시작되어 제1기(틱기), 제2기(경직성 경련기), 제3기(간대성 경련기), 제4기(혼수기)의 경과를 취한다.
- 경련 발작의 치료를 실시하면서, 임신의 조기 중단을 꾀한다.

임신고혈압증후군의 병태의 하나로, 임신 20주 이후에 처음으로 경련 발작을 일으켜 간질이나 2차성 경련이 불규칙적으로 발생되는 것을 말한다.

발생 시기에 의하여, 임신 자간(임신 후기에 많음), 분만 자간(분만 제1기에 많음), 산욕 자간(분만 후 24시간 이내에 많음)으로 분류된다.

【원인】 원인은 불명이지만, 뇌혈관의 연축과 뇌부종에 의한 것으로 여겨져 전신의 세소 혈관 병변(세소동맥의 경련→모세혈관의 투과성 항진→혈장 성분의 혈관외 누출)과 동일 기전이다. 즉, 세소동맥의 연축이나 혈관내 피부의 기능 이상으로 뇌내의 미세 혈전 형성이나 혈관 투과성 항진이 일어나, 뇌부종을 초래하는 결과가 나타나고 있다. 소리, 빛, 통증, 정신적 자극 등이 유인이 된다. 계절적으로는 가을, 겨울의 한랭기가 많으며, 초산부, 다태임신, 양수과다증 등에 많다고 말하여지고 있다.

【임상 증상】 두통, 현기증, 상복부통, 구토, 광시증(photopsia) 등의 전구증상을 수반하는 것이 많지만, 갑자기 발생하는 일도 있다. 발작은 다음과 같은 일련의 경과를 거친다.

- 제1기(틱기) : 갑자기 의식 불명으로 빠져, 안면은 무표정, 창백이 된다. 소경련이 안검으로부터 얼굴 전체에 퍼져 안면이 끌어올려진 상태가 된다(약 1분간).
- 제2기(경직성 경련기) : 전신에 경직성 경련이 일어나 각궁반장을 나타내, 호흡이 정지하여 안면은 청색증이 된다(약 10~30초).
- 제3기(간대성 경련기) : 안검과 하악 경련성 개폐가 시작되어 혀가 잘릴 위험이 있다. 사지를 흔들어 움직이며, 전신도 조금씩 진동한다. 청색증은 더욱 진행한다(약 1~2분).
- 제4기(혼수기) : 근육이 이완하여, 심호흡과 함께 혼수상태에 들어간다. 혈압은 높고, 요량은 감소하여 다량의 요단백이 나타난다. 발작이 가벼운 경우는 신속하게 각성하지만 발작이 빈발하는 경우는 회복이 늦고, 중증의 경우는 죽음에 이르는 일도 있다.

1. 진단의 요점

간질, 히스테리 발작, 두개내 출혈, 뇌종양 등과의 감별이 필요하다.

2. 치료법

경련 발작의 치료와 동시에 임신의 조기 중단을 꾀한다. 자극을 피하여 안정 와상시키며, 발작 중에는 개구기(開口器)를 사용하여 교상(咬傷)을 피한다. 기도를 확보한 후 진경제(황산마그네슘 등), 진정제(지아제팜, 페노발 등), 강압제 등을 투여한다. 상태에 따라 강심제, 이뇨제 등을 투여한다. 뇌출혈을 합병했을 경우의 모체 예후는 불량이다. 또 태아 사망률은 30%로 보고된다.

전치태반(Placenta Previa)

핵 심 사 항

- 태반의 일부 또는 대부분이 자궁 하부에 부착하여 내자궁구에 미치는 것을 말한다.
- 초산부보다는 경산부, 때로는 다산부에 많은 경향이 나타난다.
- 임신 후반기에 자궁 하부가 진전 연장함에 따라, 태반 부착 부분이 부분적으로 박리되기 때문에 고빈도로 출혈을 반복한다. 임신 후반기에 있어서의 무통성 출혈이 특징이지만, 최근에는 초음파 검사에 의하여 출혈하기 전에 진단되는 경우가 많다.

태반의 일부 또는 대부분이 자궁 하부에 부착하여 내자궁구에 이르는 것을 말한다. 전치태반의 빈도는 일반 총 분만의 0.5% 전후로 여겨진다. 초산부보다는 경산부, 때로는 다산부에 많은 경향이 나타난다.

내자궁구에의 부착 정도에 의하여, 완전 전치태반, 부분전치태반, 변연 전치태반으로 나눈다(그림 IV−15). 또한 태반이 자궁 하부에 부착하지만, 내자궁구에 이르지 않은 것은 전치태반이라고 하고 있다.

【원인】 원인은 분명하지 않지만, 고령 다산, 전회 제왕절개, 자궁내막소포 등이 위험 인자가 된다. 난자 및 그 수송의 이상〔난자 trophoblast(영양막)의 발육 지연, 난관 운동의 항진, 난관의 과단 등에 의하여 자궁강내에 이른 수정란이 착상하는 것이 늦어 자궁 하부에 이르기 때문〕도 한 요인이라고 생각되고 있다.

【임상 증상】 임신 시에는 임신 후반기에 자궁 하부가 진전 연장함에 따라 태반 부착부가 부분적으로 박리되기 때문에 여러 차례에 걸쳐 출혈을 반복한다. 특징은, 다른 원인이 없고 통증을 수반

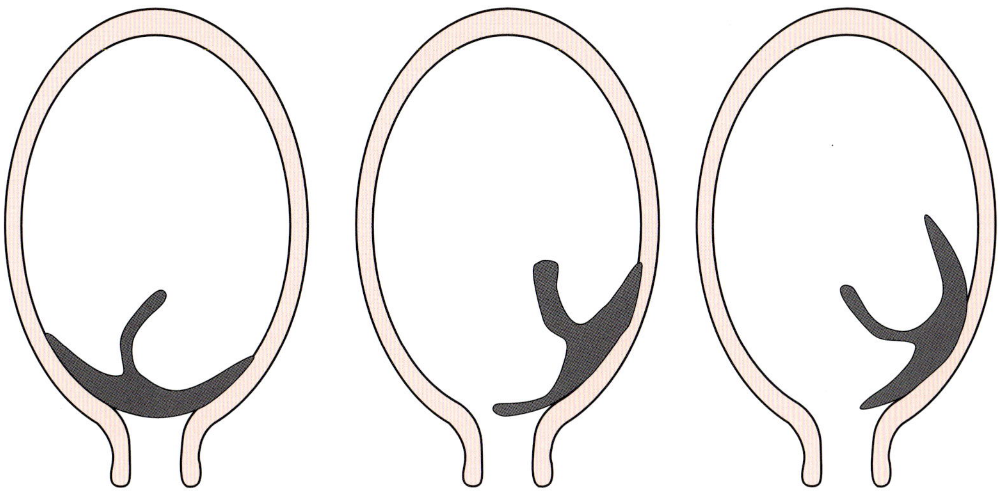

그림 IV-15 **전치태반**(참고문헌 3 참조)

하지 않는 성기 출혈이 급발한다. 가끔 대출혈에 이르는 경우가 있다. 태반이 있기 때문에 태위나 태세의 이상을 초래하기 쉽다.

1. 진찰의 요점

지금까지는 임신 후반기에 일어나는 무통성 성기 출혈이 계기가 되어 발견되고 있었다. 최근에는 증상 출현 이전에 정기 건강진단으로 초음파 검사에 의하여 진단되는 예가 대부분을 차지하게 되었다.

2. 치료법

임신주수, 전치태반의 종류, 출혈의 정도 등에 의하여 치료 방침이 다르다.

입원 후 안정을 도모한다. 전치태반의 정도가 가벼울 때나 출혈량이 적은 경우는 경질 분만을 고려한다. 한편, 완전전치태반 또는 부분전치태반, 변연전치태반에 있어서도 태아 선진부 진입 불능의 경우, 또는 분만 전 출혈량이 500ml를 넘는 경우, 제왕절개가 시행된다.

다태임신(Multiple Pregnancy)

핵심사항

- 동시에 둘 이상의 아이를 임신하는 상태를 다태임신이라고 한다.
- 유전성 요인이 있지만, 최근에는 불임증 치료에 의한 것이 증가하고 있다.
- 단태에 비하여 임신 합병증이 많지만, 그중에서도 쌍태간 수혈증후군은 다태임신에 특징적인 합병증이며, 중증의 경우 태아 예후는 불량이다.
- 초음파 검사로 진단되지만 초기에 막성을 진단하여 두는 것이 중요하다.
- 임신 중기 이후는 입원 관리가 바람직하다.

동시에 둘 이상의 아이를 임신한 상태를 말한다. 아이가 둘인 경우를 쌍태, 셋인 경우를 3태 또는 품태(品胎), 넷인 경우를 4태 또는 요태(腰胎), 다섯인 경우를 5태 또는 주태(周胎)라고 한다. 아이 수 n의 임신 빈도는 약 80^{n-1}이라고 하고 있다(Hellin의 법칙). 일본에서는, 분만 약 150예당 1예이다.

【원인】 유전성이 나타나며 특히 모계에 그 경향이 있다. 최근에는 불임증 치료에 있어서의 배란 촉진제의 사용에 의하여 다태임신은 증가 경향에 있어 과거 10년에 3배로 증가하고 있다.

쌍태 임신에는 1개의 수정란이 둘로 분할하여 2개의 태아가 된다. 일란성 쌍태와 2개의 수정란이 각각 1개의 정자와 수정하는 것에 의하여 발생하는 이란성 쌍태가 있다(그림 Ⅳ-16). 전자는 분리 시기에 따라 2융모막 2양막성, 1융모막 2양막성, 1융모막 1양막성으로 막성이 달라진다.

【임신 경과】 일반적으로 입덧 증상이 강하고 자궁은 임신주수에 비해 크다. 단태에 비하여, 유조산, 임신고혈압증후군, 태아 기형, 자궁내 태아발육지연 등의 합병증이 많다. 그 중에서도 1융모막성 쌍태에서는 태반내에 혈관 일치가 존재하기 때문에, 한쪽의 아이로부터 다른 한쪽의 아이에게 혈액이 유입하는 쌍태간수혈증후군(twin to twin transfusion syndrome, TTTS)이 일어나는 일이 있다. 이 경우는 공혈(供血)측의 아이가 빈혈, 양수 과소를, 또 수혈측의 아이가 다혈, 태아 수종, 양수 과다를 초래하고, 양 아이 모두 출산 후 장애나 사망의 위험이 있다. 또 분만 시에는 미약 진통이 일어나기 쉽고, 출산 후는 이완 출혈을 일으키기 쉽다. 태아가 얽혀 골반내에 감입하기 때문에 분만이 정지하는 일도 있다(interlocking).

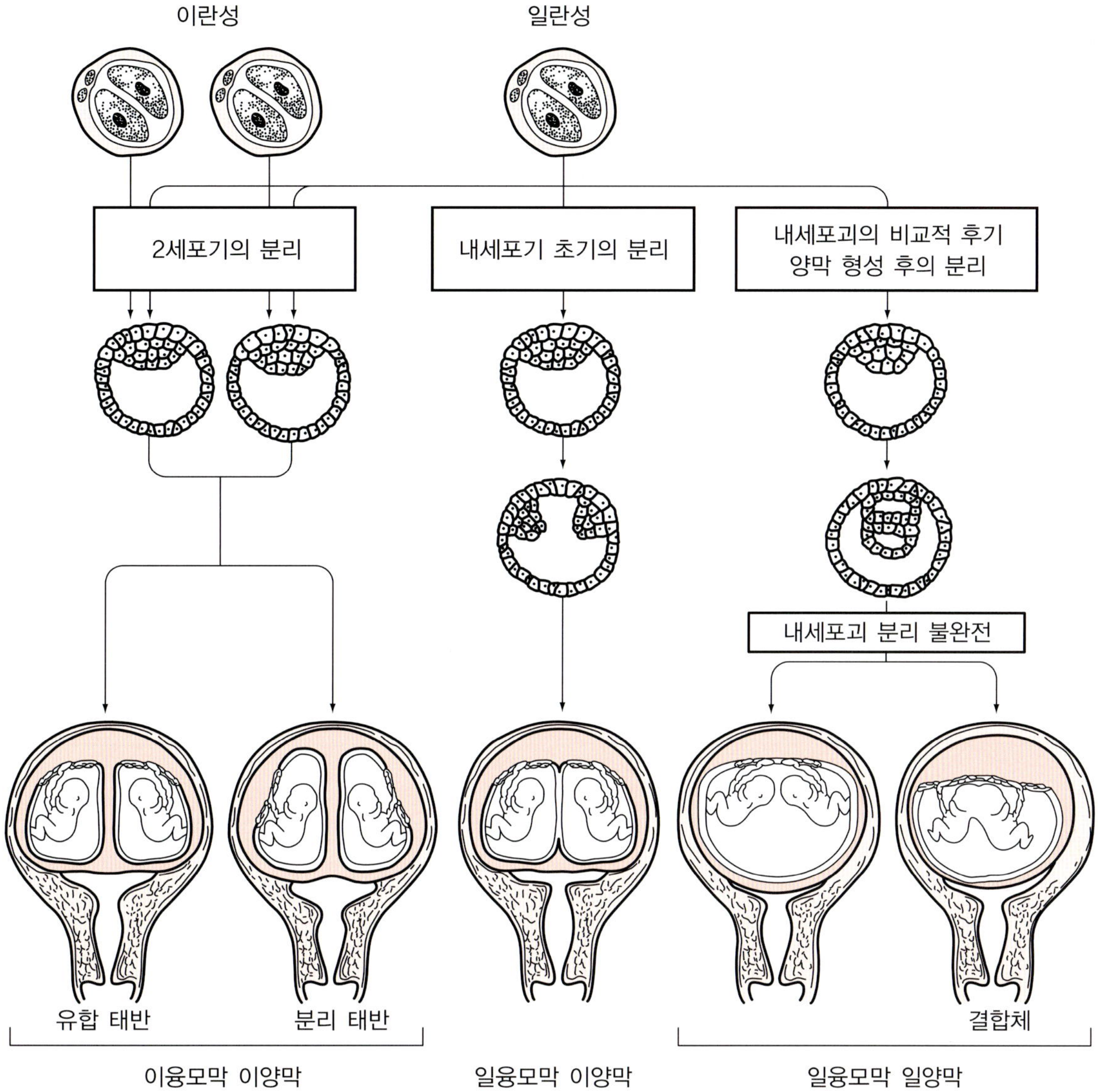

그림 IV-16 **쌍태의 발생**(참고문헌 5 참조)

1. 진단의 요점

최근에는 임신 초기의 초음파 검사로 진단되는 것이 대부분이다. 상술한 TTTS의 발생을 예측하기 위하여 초기에 정확한 막성 진단을 실시해 두는 것이 중요하다.

2. 치료법

조산이나 임신고혈압증후군 예방을 위하여 임신 중기 이후는 입원 안정이 좋다. 예방적으로 경관결찰술을 실시하는 일도 있다. 초음파 검사나 논스트레스 테스트를 조합하여 태아 관리를 실시한다. 분만은 제왕절개를 시행해야 하는 경우도 많다.

혈액형 부적합 임신 · 태아 부속물의 이상

핵 심 사 항

- 혈액형 부적합 임신은 모체에 나타나지 않는 혈액형 인자(RH 인자, ABO 인자)가 태아에게 있는 경우를 말한다.
- 태아 부속물의 이상이란 제대, 양수, 태반의 이상이다.
- 제대의 이상에는 제대 부착부의 이상, 제대 길이의 이상, 제대결절, 제대권락, 제대혈관의 이상이 있다.
- 양수량이 800ml 이상인 것을 양수 과다라고 하며, 100ml 이하인 것을 양수 과소라고 한다.
- 태반의 이상에는 태반의 과대, 태반의 과소, 태반의 형태의 이상 등이 있다.

1. 혈액형 부적합임신(blood-type incompatible pregnancy)

모체에 나타나지 않는 혈액형 인자(Rh 인자, ABO 인자)가 태아에게 있는 경우를 말한다. 태아 측의 혈액형 인자에 모체가 감작되어, 그 결과 모체에 생긴 항체가 태반을 통해서 태아로 이행하여 항원 항체 반응을 일으켜 태아 혈구가 파괴된다. 이 상태를 태아 · 신생아 용혈성 질환(HDN)이라고 한다. HDN의 병태는 용혈성 빈혈이며 중증의 경우는 태아에 대한 수혈이나 모체의 혈장 교환을 한다. Rh식 혈액형 부적합임신, 특히 Rh0(D) 인자에 의한 것이 많다.

2. 태아 부속물(fetal appendage)의 이상

태아 부속물이란 주로 태반, 제대, 양수를 가리킨다.

1) 제대의 이상

제대란 태반의 태아면과 태아의 배꼽을 묶는 삭상물(索狀物)로, 태생 초기의 부착 근육이 요막, 난황관을 포함하여 연장한 것이다.

제대의 이상에는 제대 부착부의 이상, 제대 길이의 이상(과단 제대, 과장 제대), 제대결절(진결절, 혈관결절, 교질결절), 제대권락(제대가 태아의 두부, 사지, 체간에 너무 많이 감겨져 있는 상태), 제대혈관의 이상(단일 제대동맥 등)이 있다.

2) 양수의 이상

양수는 양막강을 충족시키는 액(약 알칼리)으로, 양막 상피로부터의 분비액, 혈관으로부터의 침투액, 및 태아뇨로부터 형성되어 태아의 흡수에 의하여 태아 체내에 흡수된다. 그 양은 개체 차이가 크지만, 임신 7개월에 최대가 되고(약 700ml), 임신 말기에서는 약간 감소한다(약 500ml).

양수의 생성 및 흡수의 균형이 무너지면 양수량의 이상을 일으킨다. 양수량이 800ml 이상인 것을 양수 과다라고 하며, 다태임신이나 모체의 당뇨병, 태아의 연하장애나 상부 소화관 폐색 등이 원인이 된다. 또 100ml 이하인 것을 양수 과소라고 하여, 태아의 요로계의 기형이 나타나는 일이 있다. 또한, 양수과다증, 양수과소증이란 양수량의 이상에 더하여 어떠한 자각 · 타각 증상을 수반하는 것을 말한다.

3) 태반의 이상

태반은 태아 유래의 융모막(혈관의 풍부한 융모부)과 모태 유래의 기저 탈락막으로 형성되어 임신 4개월이 끝나갈 무렵에 완성된다. 대부분은 자궁의 전벽 또는 후벽을 감싸듯이 부착하고 있다. 임신 말기에는 직경 15~20cm, 두께 1~2cm, 무게 500g의 원반상이 되어, 그 하단은 내자궁구로부터 약 5~10cm 상방에 위치한다.

태반의 이상에는 태반의 과대(매독의 거대 태반, 그 밖에 과숙아, 다태임신, 양수과다증, 태아 적아구증, 당뇨병 합병증 등에서 나타남), 태반의 과소(임신중독증이나 자궁내 태아 발달 지연 등으로 나타나는 일도 있음), 태반 형태 이상(분엽태반, 부태반, 유창태반, 막상 태반) 등이 있다.

태반 형태의 이상

① **분엽태반** : 태반이 몇 개의 거의 같은 크기의 방상(房狀)으로 나누어져 있는 것
② **부 태 반** : 하나 또는 복수의 작은 태반이 주체가 되는 태반에 연결될 수 있는 것
③ **유창태반** : 태단의 일부에 결손이 있고 창과 같이 벌어져 보이는 것
④ **막상태반** : 태반이 난막 위에 얇게 형성된 것

유선염(Mastitis)

핵심사항

✲ 여러 가지 원인에 의하여 생기는 유선의 염증이다. 산욕의 유선염에는 울체성 유선염과 급성 화농성 유선염이 있다.

✲ 울체성 유선염은 젖이 유관내에 울체하여, 유방의 압통, 열감, 자발통, 경결이나 발열 등의 염증 소견을 나타내는 비감염성 유선염이다.

✲ 급성 화농성 유선염은 유즙의 울체에 유두(손상에 의한 균열 등)로부터의 역행성 세균 감염이 더해져 화농성 염증을 초래한 것이다.

여러 가지 원인에 의하여 생기는 유선의 염증이다. 산도 유선염에는 울체성 유선염과 급성 화농성 유선염이 있어, 산욕부(産褥婦)의 2~3% 정도로 발생한다고 보고되고 있다.

급성과 만성이 있다. 급성 유선염에는 유즙의 울체와 세균 감염에 의한 화농성 유선염이 있어 대부분이 수유기에 생긴다. 만성 유선염에는 유관 주위성 유선염이나 형질세포 유선염이 있으며 유관확장증을 수반한다.

【원인】

- 울체성 유선염 : 젖이 유관내에 울체하여 유방의 압통, 열감, 자발통, 경결이나 발열 등의 염증 소견을 나타내는 비감염성의 유선염이다. 초기의 증상에는 산욕기에 일어나는 유선 조직에의 혈류증가에 의한 유방 정맥 · 림프 울체의 관여가 크다고 생각되고 있다(그림 IV－17).
- 급성 화농성 유선염 : 유즙 울체에 유두(손상에 의한 균열 등)로부터의 역행성 세균 감염이 더해져 화농성 염증을 초래한다. 염증은 산욕 2~6주에 일어나기 쉽다. 원인균으로서는 황색 및 백색 포도상구균이 많아, 손가락을 통하여 역행생으로 감염한다.

유관 주위성 유선염

세균 감염이 아닌 원인에 의하여 유관의 협착, 폐색, 분비물의 울체가 일어나 염증이 유관벽을 넘어 주위 조직에 이르는 것. 염증 증상은 가볍다. 유두 근처에 경결이 생긴다.

형질 세포성 유선염

유륜 하부의 유관의 폐색과 분비물이 울체 때문에 생기는 유관 주위의 만성 염증으로 통증, 발적, 종창, 발열 등의 증상이나 농성, 혈성의 유두 분비가 나타난다.

【임상 증상】

- 울체성 유선염 : 유방의 압통, 열감, 자발통, 경결이나 발열을 나타낸다. 출산 후 1~3일의 유방의 종창은 수유에 의하여 즉시 완화하지만, 그 후에도 유방 전체 또는 부분 적체가 남는다.
- 급성 화농성 유선염 : 통증, 발적, 종창, 발열 등이 생겨 유방에 봉소염이나 농양이 나타난다. 오한을 수반하는 고열이 나타난다.

1. 진찰의 요점

수유를 실시하고 있는 여성에 있어 유방의 압통, 열감, 자발통, 경결이나 발열을 호소하는 경우 울체성 유선염을, 통증, 발적, 종창, 발열 등을 일으켜 유방에 봉소염이나 농양이 나타나는 경우는 급성 화농성 유선염을 추정한다.

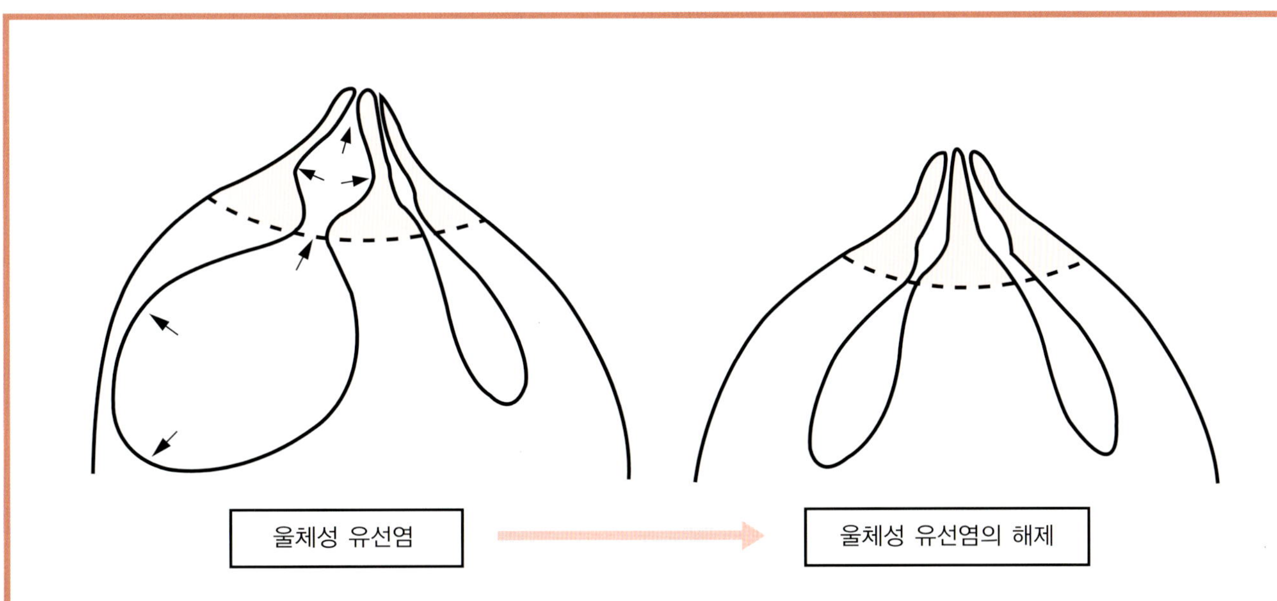

그림 IV-17 울체성 유선염(참고문헌 6 참조)

2. 치료법

1) 울체성 유선염

유방 마사지에 의하여 유관의 개통을 시도하며 아기에게 젖을 물리거나 충분한 젖짜냄〔착유(搾乳)〕에 의하여 젖을 배출시킨다. 국소 순환 개선을 위하여 소염 효소제를 투여하는 경우도 있다.

2) 급성 화농성 유선염

초기 치료로서는 착유에 의하여 유방의 안정을 시도하며 환부를 냉찜질을 해서 차게 한다. 가능한 한 일찍부터 항생제, 소염효소제를 투여하여 염증의 확대를 막는다. 농양이 형성되었을 경우는 염증이 국한화할 때까지 기다린 뒤 절개하여 충분히 배농한다.

참고문헌

1) 矢嶋　聡，中野仁雄，武谷雄二・編：NEW 産婦人科学 (改訂第 2 版)．南江堂，東京，2004.
2) 坂元正一，水野正彦，武谷雄二・編集：改訂版プリンシプル産科婦人科学 2．メジカルビュー社，東京，2000.
3) 池ノ上克，鈴木秋悦，高山雅臣，広井正彦・編集：エッセンシャル産科学・婦人科学．医歯薬出版，東京，1996.
4) 日本妊娠高血圧学会・編：妊娠中毒から妊娠高血圧症候群へ．メジカルビュー社，東京，2004.
5) 荒木　勤：最新産科学，異常編，改訂第 20 版．文光堂，東京，2002.
6) 根津八紘：乳房管理．諏訪メディカルサービス，長野，1991.

V. 여성의 건강 증진과 각종 질환 치료

사춘기의 건강관리

비만

핵심사항

- 비만이란 필요 이상으로 체지방이 증가한 상태를 말한다.
- 비만은 생활습관병과 깊은 관계가 있다.
- BMI 25 이상을 비만으로 한다.
- 비만은 단순성 비만과 증후성 비만으로 분류된다.
- 동양의학적으로는 담습, 기허 등이 원인인 비만이 많다.
- 비만 침구치료의 하나로 이침(耳鍼)요법이 있다.
- 침 치료만으로 반드시 감량되는 것은 아니지만, 생활 지도 등과 병용하여 침 치료를 실시하는 것은 효과적이다.

우리의 육체가 소비하는 에너지의 양보다 섭취하는 양이 많은 상태가 계속되면 과잉인 에너지는 지방 형태로 체내에 축적되게 된다.

지방 자체가 불필요한 것은 아니다. 에너지를 저장하고 신체의 보온 단열을 하며 쿠션 효과도 있다. 임신 중인 여성이면 태아를 기르기 위해서 필요한 에너지원이기도 하다.

그러나 필요 이상으로 체지방이 증가하면 「비만」이 된다. 원인의 상당수는 장기간에 걸친 과식이나 운동부족 등의 생활에 의한다.

비만은 생활습관병과 깊은 관련이 있다. 비만은 당뇨병, 고혈압, 고지혈증, 동맥경화증 등의 생활습관병이나 담석증, 호흡 이상, 요통, 변형성 슬관절증 등을 초래하기 쉽다. 모든 생활습관병의 유병율은 비만자가 정상적인 사람에 비하여 2~5배 높다. 당뇨병은 5배, 고혈압, 담석증, 불임증 등은 약 3배, 통풍이나 심장질환은 2배라고 말해지고 있다. 실제로 비만과 함께 사망률이 증가한다.

비만의 기준

비만의 판정에는 여러 가지 방법이 있지만 신장과 체중으로부터 구해지는 BMI(body mass index) 지수법이 일반적으로 사용되고 있다. 그 계산방법은 다음과 같다.

· BMI = 체중(kg)/신장(m)^2

· 비만도(%) = {(실측 체중 − 표준 체중)/표준 체중} × 100

표준 체중 = 신장(cm) − 100

정확한 체지방율의 측정은 어려워 비만 판정의 상당수는 추정이다. 비만도로 +20% 이상을 비만으로 판정한다.

BMI 26.4 이상이면 합병증이 많아지고, BMI 22에서 합병증 발생이 최저가 된다. 그러나 1999년 비만학회의 보고에서는 생활습관병 대책으로서는 BMI 25를 경계치로 하고, BMI 25~29.9를 비만 1도로 한다고 여겨졌다. 일본이나 아시아 지역에서는 적합한 것은 아니라고 생각한다.

또 내장 비만의 경우에는 CT스캔으로 진단하며, 내장 지방과 피하지방의 비율이 0.4 이상, 초음파 AFI(abdominal fat index)가 1.0 이상이어도 비만증이라고 진단된다.

【원인과 분류】 유전적 요인, 환경적 요인, 사회경제적 요인, 내분비적 요인, 생활 습관적 요인 등을 생각할 수 있다. 비만에는 단순성(원발성) 비만과 기초 질환의 증상으로서 비만을 발생하는 증후성 비만이 있다.

단순성 비만은 원인 질환이 명확하지 않고, 생활 습관, 식생활 등에 의하여 발생하는 것이다. 이에 비하여 증후성 비만은 다른 질환이 원인이 되는 경우로 ① 내분비성 비만 ② 시상하부성 비만 ③ 유전성 비만 ④ 약제성 비만이 있다. 내분비성 비만에는 쿠싱증후군, 갑상선기능저하증, 당뇨병, 성선기능저하증 등이 있다. 시상하부성 비만은 시상하부의 종양이나 외상 등에 의하여 발생한다. 유전성 비만은 유전적 요인이 작용하여 대부분은 저신장이나 기형, 지능 장애 등을 합병하고 있다. 약제성 비만은 스테로이드제나 항우울제 등의 약물 복용이 원인으로 발생하는 것이다.

1. 동양의학에서 본 비만

동양의학에서 비만은 「비반(肥胖)」이라고 한다. 고전에서는 『소문(素問)』의 「비귀인(肥貴人)[1]」이 최초의 표현이라고 생각된다. 그 후, 『금궤요약(金櫃要略)』에 「기부성(肌膚盛)[2]」이라고 하는 말이 기재되어 있다. 비반은 머리의 휘청거림, 무력감, 말하기 귀찮음, 헐떡임 등의 증상을 수반하는 것이 많다고 여겨진다.

비만의 원인은 체질, 연령, 식습관, 노권(勞倦), 정서(情緖) 등 많은 요소와 복잡하게 관계한다. 또 비(脾)·위(胃)·신(腎) 등의 장부의 기능 실조와 관계가 깊다.

1) 담습내온(痰濕內蘊)의 비만

비만 중에서 섭식량이 많고, 단 것이나 느끼한 것을 좋아함, 가슴이나 배가 답답하여 괴로움, 평소보다 담(痰)이 많음, 신체가 무겁고 뻐근함, 더위를 탐, 변비, 설질(舌質)이 반(胖) 등이다.

2) 기허(氣虛)의 비만

비만 중에서 헐떡임, 말하기 귀찮음, 움직이면 땀이 남, 추워함, 얼굴이 부음, 식욕 부진, 기운이 없음, 눕고 싶어함, 설질은 담(淡), 설태는 백(白) 등이다.

2. 침구치료

비만은 생활 습관이 그 기본적인 문제이므로 침구치료만을 생각한 것이 아니라 생활이나 식사 지도가 중요하다.

- 감량 지도 : 생활·식사 지도 중에서도 감량 지도가 중요한데 그 실시는 간단하지 않으며 비만은 식사량과 운동량의 차이에 의하여 생기므로 감량 방법은 식사의 섭취량을 줄이거나, 운동량을 늘리는 것이 된다.

  그러나 식사량은 그 사람의 생활 습관이나 스트레스와도 강한 관계가 있으므로, 그것을 무시하고 단지 양의 제한만을 하려고 해도 실현이 어렵다. 또는 적어도 간식만 없앤다고 하는 것도 간식이 그 사람의 감정이나 기분의 균형을 유지하는 역할을 하고 있는 경우도 있어 간단하게 그만둘 수 없는 경우도 종종 있다. 마찬가지로 운동을 계속하는 것도 쉬운 것은 아니다. 감량에 어려운 것을 들면, ① 과자·간식을 끊는 것 ② 배가 부르기 전에 식사를 그만두는 것 ③ 일정 기간 운동을 계속하는 것이다.

1) 현대의학적인 침구치료

비만의 침구치료는 이갑개(耳甲介)에 피내침을 붙이는 방법이 많다. 이개(耳介)에 분포하는 신경에는 뇌신경의 삼차신경의 이개 측두신경, 안면신경의 후이개지, 미주신경과 설인신경의 혼합지, 경수 제2·3척수신경의 대이개신경과 소후두신경 등이 있다. 이침요법에 따른 비만 치료의 기전은 이들 이갑개에 분포하는 신경을 자극하여 간뇌의 시상하부의 섭식 중추의 기능을 억제해 만복(萬腹) 중추를 작용하게 한다고 생각된다.

귀의 혈자리로 자주 사용되는 것은 위점(胃点), 폐점(肺点), 신문(神門), 기점(飢点) 등이다.

2) 동양의학적인 침구치료

⊗ 담습내온(痰濕內蘊)의 비만

실증에 속하는 비만으로 비장의 운화가 실조하여 담습(痰濕)이 생겨 이것이 기육(肌肉)에 유주(流注)하는 것에 의하여 발생한다.

비위의 기능항진을 억제하여 위장의 적체(積滯) 제거를 도모하기 위하여, 합곡(合谷), 내정(內庭), 곡지(曲池), 또 비수(脾俞), 위수(胃俞), 중완(中脘), 천추(天樞) 등에 침구를 실시한다.

⊗ 기허(氣虛)의 비만

피로, 음식 불섭생 등에 의하여 비기(脾氣)가 허하여 발생한다. 비만하여 얼핏 보기에 건강하여 보이지만 건강이 허하므로 허증(虛證)이다.

비위(脾胃)의 기능을 재촉하고 비(脾)의 운화 작용을 도와 신(腎)의 기능을 높여 수분의 배설을 촉진하는 목적으로, 비수(脾俞), 위수(胃俞), 신수(腎俞), 족삼리(足三里), 기해(氣海), 관원(關元), 삼음교(三陰交), 태계(太谿), 음릉천(陰陵泉) 등에 침구를 실시한다.

3. 침구치료의 적합 · 부적합

비만 가운데 증후성 비만의 상당수는 적응증 외라고 생각되므로 그것을 감별할 필요가 있다. 그러나 증후성 비만은 출현 빈도가 낮고, 문진으로 대부분을 감별할 수 있다. 한의사가 접하는 비만의 대부분은 생활 습관 등의 문제에 의하여 발생하는 기초 질환이 없는 것이다. 따라서 비만의 원인이나 상황, 환자의 치료의 최종 목표 등을 면밀하게 문진하여 감별을 실시한 다음 치료를 할 필요가 있다.

4. 침구치료의 EBM

Kojima(小島) 등[3]은, 고지방질, 고당질식에 의한 식사성 비만 쥐에게, 이개(耳介)에 전기 자극 및 피내침 자극을 3주간 실시하여 체중, 섭식량, 체온, 당질 · 지방질 대사 관련 혈액 생화학적 검사 및 렙틴(leptin) 농도 등에 미치는 영향을 검토했다. 비교군은 무처치 비만쥐였다. 그 결과, 전기 자극 및 피내침 자극이 무처치에 비하여 의미 있는 체중 감소가 나타났다. 또 체중 감소 효과의 이유로서 시상하부 섭식 조정 중추에의 직접 작용과 렙틴 등의 에너지 대사조절계에 대한 간접 작용을 주어 체중을 감소하게 한 것으로 되었다.

Mukaino(向野)[4]는 당뇨병을 앓았거나 치료 중인 비만도 120% 이상 18~45세의 단순성 비만인 중에서 공복시 혈당 110mg/dl를 넘지 않는 50명 가운데, 비만 치료로서 25예에 이개의 폐점(肺点)에 또 대조군의 25예에 삼각와의 신문(神門)에 피내침을 2주간 실시하는 랜덤화 비교 시험을 실시했다. 그 결과, 폐점군에서는 치료 개시 1주일째부터 평균 0.5kg의 감소가, 또 2주째에는 평균 1.3kg의 체중 감소가 나타나 대조군의 각각 0.0kg과 0.5kg보다 감소 정도가 컸다.

또 치료 전후에 혈당, 유리 지방산, 가스트린, 세크레틴은 의미가 있는 변화가 나타나지 않았지만, 인슐린은 폐점군에서 의미 있게 감소했다. 게다가 식사 섭취량, 공복감, 만복감은 2군 사이에 유의차가 나타났다고 보고하고 있다.

Shiraishi[5] 등은 비만이 아닌 건강 자원봉사 50예 및 약간 비만이 나타나는 환자 5예(합계 55예, 평균 연령 34.5세, BMI 24.3~27.5)에 대하여 양 이개의 피내에 매우 작은 침(0. 15×2.0mm)을 넣어 체중과 지방량을 검토했다.

그 결과, 이침 기간 중에 50예 중 35예(63.6%)의 체중이 감소하였으며, 11예(20.0%)는 증가하고 9예(16.4%)는 변화가 없었다. 비만 환자는 전례 체중 감소에 이르러, 체중과 지방량의 감소에는 높은 상관도가 있었다. CT와 MRI의 횡단상도 이러한 지견을 지지하는 결과였다. 한편, 체중 감소를 위한 위(僞) 침구치료에서는 통계적으로 의미가 있는 효과는 없었다. 결론으로서 양 귀의 이침(耳鍼)요법은 약간의 비만과 비만이 없는 증례의 체중을 감소시킨다고 보고하고 있다.

피로감

핵심사항

- 피로를 느끼면 몸이 뻐근함, 몸이 무거움, 왠지 모르게 쉽게 지침, 헐떡임이 있으며 동기(動機)가 있는 등의 증상을 나타낸다.
- 피로의 원인으로 심신 양면의 과로를 생각할 수 있다.
- 동양의학적인 피로는 기허나 오로(五勞)이며, 기허, 비허, 신허 등의 증상의 하나에 포함된다.
- 피로의 침구치료는 근긴장이나 결림 등의 증상이 있는 국소에 실시하거나 기를 보충하는 경혈을 선택하여, 구(灸)를 중심으로 실시한다.
- 원인이 명확하지 않은 피로에는 침구가 좋은 적응증이 된다.

피로감은 피로를 느끼는 것이다. 일본인의 60%가 피로를 느끼고 있다고 한다. 구체적으로는 몸이 빼근함, 몸이 무거움, 왠지 모르게 쉽게 지침, 헐떡임이 있으며 동기(動機)가 있는 등 여러 가지이다.

또 피로란 심신에 스트레스가 일정기간 주어진 결과, 본인이 자각하는지 아닌지에 관계없이 심신의 활동성이 일시적으로 저하한 상태라고 생각할 수 있다. 심신의 활동성 저하는 활동의 질을 저하시키고 활동량도 떨어져 버리게 된다. 이 상태는 몸이 쉬고 싶다고 하는 「몸으로부터의 휴양 권고」라고 말할 수 있는 상태이기 때문에, 몸을 쉴 수 있게 하는 것이 필요하다.

그러나 피로가 있으면 모든 사람들이 그 피로를 느끼는가 하면, 반드시 그런 것은 아니다. 심신 모두 피로한데 피로를 느끼지 않고 활동을 계속하여 과로사하여 버린다고 했던 것이 그 최악의 경우이다. 또 쉬면 피로가 개선되는가 하면, 병적 상태에 빠진 피로에서는 휴양만으로 회복하는 것은 어려운 경우도 있다. 그렇기 때문에 침구 등 동양의학이 피로 회복에 있어 그 역할이 큰 것이다.

피로는 신체적인 피로와 정신적인 피로로 분류된다. 신체적 피로는, 운동 등 노동에 의한 것과 내과적인 질환 등과의 관련에 의한 것을 생각할 수 있다(표 V－1).

신체적 피로에서도 스포츠 등 자신이 즐거운 시간을 보낸 후의 피로감은 기분 좋은 것이지만, 장시간 노동 등에 의한 피로감은 불쾌하게 느껴진다. 이것은 피로감을 신체적인 피로와 정신적인 피로로 나눌 수 있어서, 어떤 피로 상태에 있다고 하는 단순한 분류가 어렵다는 것을 의미하고 있다. 같은 육체적인 피로라 해도, 정신 상태나 기분도 함께 매우 괴롭다고 느끼는지, 그렇지 않다고 느끼는지로 다르게 된다.

【원인】 피로의 원인에는 심신의 과로를 초래하는 모든 것이 포함된다(표 V－2).

현대는 컴퓨터를 사용하는 등 장시간의 좌위로 눈과 경부와 상지를 혹사하여, 대뇌를 계속 작용하게 하는 작업이 적지 않다. 이른바 DVD 작업이다. 그 때문에 피로감을 「어깨 결림」으로서 호소하는 일도 많다. 또 커피, 영양 드링크, 음주 등 피로를 일시적으로 경감하여 주는 것도 다종 있지만 근본적으로 해결되지 않는다.

1. 동양의학에서 본 피로

동양의학의 고전에는, 피로나 권태 그 자체를 단독으로 논하고 있는 것은 많지 않다. 그러나 허손(虛損)이나 오로(五勞) 등은 피로와 관련이 깊은 분류라고 생각된다. 또 기허, 비허, 신허의 증상에는 피로나 권태의 개념에 관계한다고 생각되는 증상을 많이 포함한다.

1) 허손(虛損)

칠정(七情)이나 노권(勞倦)〔노상(老傷)〕, 장기(長期)의 병 등에 의하여 일어나는 것이다.

칠정(七情)은 노(怒)·희(喜)·사(思)·비(悲)·우(憂)·공(恐)·경(驚)의 7개의 감정으로, 이

표 V-1 피로의 분류

1. 신체적 피로
   1) 운동 등, 육체 노동에 의한 육체(근골격계)의 피로
   2) 내과적 문제 등과 관련된 피로
2. 정신적 피로

표 V-2 피로의 원인

1. 근골격의 과도한 사용
   1) 과도한 운동(스포츠, 레저 등으로 올 수 있는 과부하)
   2) 장시간 노동(업무상의 장시간 좌위나 입위, 장시간 동일 자세 유지)
2. 내과적인 질환과의 관련
3. 정신의 소모
   1) 직장, 가족, 친구 관계 등의 스트레스(고민, 걱정 등)
   2) 신경증이나 우울증
4. 기타
   1) 불면
   2) 자율신경 실조

들의 과도한 작용에 의하여 오장이 손상되는 것이 피로의 원인이 된다. 노권(勞倦)은 칠정(七情) 중 내상, 생활의 불섭생, 피로 등이 원인으로 일어나는 권태감이다. 『소문(素問)』 조경론편(調經論篇), 제62[6]에는, 「노권(勞倦)한 경우가 있으면 형기(形氣)가 쇠소(衰少)하고 곡기(穀氣)가 성하지 않으며 상초(上焦)가 이행하지 않고 하완(下脘)이 통하지도 않으며 위기(胃氣)가 열이 있고 열기가 가슴 속을 훈증하기 때문에 속에 열이 있는 것이다〔과로하면 기운이 없게 되어, 음식물로부터 섭취한 영양의 흡수가 충분하지 않고, 체간 전 기관의 기능이 나쁘고, 위기(胃氣)가 울굴(鬱屈)하여 열을 일으켜 흉중(胸中)에 연기가 차면 내열이 일어난다〕」라도 되어 있다.

2) 오로(五勞)

『소문(素問)』 선명오기(宣明五氣)편, 제23[7]에는 과로를 일으키는 5개의 원인으로서 오로(五勞)를 들고 있다. 오로(五勞)란 구시(久視), 구와(久臥), 구좌(久座), 구립(久立), 구행(久行)이다. 즉, 「오랫동안 보면 혈(血)이 손상되고, 오랫동안 누우면 기(氣)가 손상되고, 오랫동안 앉아 있으면 육(肉)이 손상되고, 오랫동안 서 있으면 골(骨)이 손상되며, 오랫동안 걸으면 근(筋)이 손상된다」라고, 피로의 종류를 들고 있다.

3) 기허(氣虛)

대부분은 장부의 허손(虛損), 또는 중병이나 구병(만성병) 등으로 건강이 손상되어 일어난다. 안면이 창백하고, 기비〔肌痺 : 피부가 아프거나 사지 위약(痿弱) 등〕, 현기증, 이명, 심계, 권태무력, 움직이면 땀이 남 등의 증상이 있다.

4) 비허(脾虛)

비기(脾氣)가 허한 것을 말한다. 손발에 힘이 없고, 식욕 부진, 식후에 배가 쉽게 나옴, 현기증, 권태감, 안색이 황색 등의 증상을 나타낸다.

5) 신허(腎虛)

신기의 부족을 말한다. 정신적인 피로, 현기증, 이명, 건망, 유정(遺精) 등

2. 침구치료

1) 현대의학적인 침구치료

현대의학적으로는 피로하면 그 부위에 유산이나 노폐물 등의 피로 물질이 정체하여, 근육을 시작으로 하여 심신 활동에 지장을 초래한다고 생각한다. 따라서 그 노폐물을 원활하게 배출하도록 혈액 순환을 개선하여 피로 물질을 없애는 것을 치료의 목적으로 한다.

침구치료는 근긴장이나 결림, 뻐근함 등이 나타내는 부위에 자침이나 구(灸)를 실시하여, 혈행 개선을 꾀한다. 또 만약 내부장기의 문제가 있기 때문에 내장 일체성 반사 기전으로, 배요부나 하퇴에 긴장이 있다고 생각되는 경우에는 그 긴장이나 결림 등에 자침을 하여, 자율신경 반사인 일체성 내장 반사를 이용하여 내장의 기능을 개선하여 전신 상태를 조절한다.

2) 동양의학적인 침구치료

동양의학적인 침구치료는 비기허(脾氣虛)나 신허(腎虛) 등의 치료가 기본이다. 일반적으로 권태, 피로감 등의 어떤 상태에서는 침(鍼)보다 구(灸)가 우수하다고 생각되고 있어 치료는 구(灸)를 중심으로 실시하면 좋다.

원기를 보충하여 비위의 소화 흡수력을 높이려면, 관원(關元), 기해(氣海), 족삼리(足三里), 조해(照海), 삼음교(三陰交), 고황(膏肓), 중완(中脘), 건리(建里) 등에 구(灸) 치료를 실시한다. 기해단전(氣海丹田)이라고 하는 하복부에는 그 사람의 건강 레벨, 바꾸어 말하면 신(腎)의 기능 상태가 나타내진다고 생각되고 있다. 하복부는 피로 시에는 허한 것〔소복불인(小腹不仁)〕으로, 기해(氣海)나 관원(關元) 등에 구(灸) 치료를 실시한다. 또 족삼리(足三里), 삼음교(三陰交), 중완(中脘), 건리(建里) 등 소화 흡수력을 높이는 혈자리를 사용하여, 비위의 기능을 촉진한다. 조해(照海)는 신(腎)의 기능을 높이고 고황(膏肓)은 선천적인 기를 보충하는 것을 목적으로 한다.

3. 피로감에 대한 침구치료의 적합 · 부적합

내분비성 질환에 의한 피로감이나, C형 간염 등에 의한 피로감 등 원인 질환이 명확한 경우는 침구치료보다 그 치료가 우선되지만 원인 질환이 명확하지 않고 노동이나 과로가 원인이라고 생각되는 경우는 침구가 좋은 적응증이 된다.

4. 피로감에 대한 침구치료의 EBM

피로감을 주소로 하는 환자에 대한 침구치료의 효과에 대해서 결정된 논문은 적다. 주소가 다른 질환에서, 몇 개의 수소(愁訴) 안에 피로감이 포함되어 그 유효성을 말하고 있는 것이 있으므로 그것들에 대하여 소개한다.

Ishigami(石神) 등[8]은 PS(performance status) 스코어에 따라 피로도 4 이상의 만성피로증후군의 환자 8명(남자 3명, 여자 5명, 평균 연령 41.3±12.8세)에, 13 경혈〔중완(中脘), 기문(期門), 천추(天樞), 기해(氣海) 등〕의 침 치료를 실시하여, 치료를 실시하지 않았던 33증례와 비교했다(단, 랜덤화 비교 시험은 아님). 그 결과, PS 스코어에 의한 피로도는 1예를 제외하고 의미 있게 저하했다. 또 $\gamma\delta$T 세포 비율은 침 치료 전에 비하여 침 치료 후에 의미 있게 상승했다라고 보고하고 있다.

Sawazaki(澤崎) 등[9]은, 육체노동자 117명(남자 113명, 여자 4명, 평균 연령 53.8세±6.4)의 운동기 증상 개선을 위하여 침 치료를 실시했다. 증상의 개선도는 NRS(numerical rating scale)를, 심리적 인자에의 영향은 POMS(profile of mood state)를 이용하여 평가했다. 치료는 경락 테스트에서 이상으로 판단된 경락상의 경혈에, 원피침을 주 1회 20군데 이내에, 2개월간 실시했다. 그 결과 원피침 치료 전후로 POMS 테스트의 토탈스코어는 의미 있게 감소하였으며, 또 그 중의「피로」항목에서도 치료 전 7.1±5.2에서 치료 후 5.8±4.9로 감소했다고 보고하고 있다.

Tsay 등[10]은, 정기적으로 혈액 투석 치료를 받고 있는 환자의 피로감이나 수면, 우울에 대한 지압과 경피 전기 침점자극요법(TEAS : transcutaneous electrical acupuncture point stimulation)의 효과를 비교했다. 106예의 환자를 지압군, TEAS군, 대조군에 랜덤으로 배분하여 지압군, TEAS군은 1개월에 주 3회 15분간의 치료를 받고, 대조군은 통상의 투석 치료만을 받았다.

피로감의 평가에 대해서는 PFS(paper fatigue scale)를 사용했다. 그 결과 지압군, TEAS군에서 피로감은 의미 있게 저하했다. 그러나 지압군, TEAS군의 2군 사이에 차이는 없었다고 보고하고 있다.

두통

핵 심 사 항

- 긴장형 두통은 침구가 좋은 적응증이 된다.
- 편두통, 빈발 두통은 완해기에 예방적으로 침구치료를 실시한다.
- 두통의 성인은 고혈압, 눈의 병, 부비강의 병, 또 뇌종양, 수막염, 경막하혈종, 지주막하 출혈, 측두동맥염 등을 생각할 수 있다.
- 동양의학적으로는 두통은 외감성의 것과 내상성의 것으로 분류된다.
- 긴장형 두통은 견부뿐만 아니라 견갑상부 · 견갑간부의 근군의 근긴장 완화가 중요하다.
- 두통의 침구치료는 국소와 원격부의 치료를 조합하여 실시하면 좋다.

표 V－3[14]에 일본두통학회의 분류를 나타낸다(p.136 참조).

긴장형 두통, 편두통, 빈발 두통은 진단 방법이 같아, 모두 일차성 두통으로 분류된다. 특히 긴장형 두통은 어깨 결림 등에 수반하는 것으로 침구의 대상이 된다(표 V－4). 이들은 수개월에서 수년에 걸쳐 지속하는 만성 두통이다. 한편, 몇 분부터 수 시간에 급성 발생하는 두통은 지주막하 출혈, 뇌출혈, 수막염, 뇌염 등이 있어 2차성 두통으로 분류된다. 또 그 밖에 수일에서 수주간에 진행하는 아급성 두통에는 뇌종양, 만성 경막하혈종 등이 있다.

두통에는 긴장형 두통이 가장 많아, 전체의 약 40%를 차지한다고 말해지고 있다. 편두통형의 혈관성 두통이 약 15%이다.

【성인】 두통의 성인은 두통의 종류에 따라 다르다.

편두통의 원인이 되는 화학물질은 세라토닌(5－HT)을 비롯하여 노르아드레날린, 히스타민, 브라디키닌 등이 생각되고 있다. 또 CSD(cortical spreading depression)설이 있는데, CSD가 뇌 표면을 전방으로 이동하여 삼차신경 분지의 감각 영역에 이르면 두통이 일어난다고 생각되고 있다. 그 외, 경막의 신경에 분포하는 경막 유래의 C섬유(무수섬유)에 어떠한 자극이 더해지면 서브스탠스 P 등의 혈관 작동성 펩티드가 유리하여 염증을 일으켜 두통의 계기가 된다고 하는 것 등이 있다.

긴장형 두통, 스트레스, 불안, 무리한 자세 등에 의한 두경부의 근육의 지속적 수축을 들 수 있다. 또 빈발 두통은 해면정맥동내에서의 염증으로 이어져 동맥 확장이 일어나기 때문에 주위를 압

표 V-3 신국제두통분류(ICHD-II, 일본두통학회)

제1부 : 1차성 두통
1. 편두통
2. 긴장형 두통(TTH)
3. 빈발 두통 및 다른 삼차신경 · 자율신경성 두통
4. 그 밖의 일차성 두통

제2부 : 2차성 두통
5. 두경부 외상에 의한 두통
6. 두경부 혈관 장애에 의한 두통
7. 비혈관성 두엽내 질환에 의한 두통
8. 물질 또는 그 이탈에 의한 두통
9. 감염증에 의한 두통
10. 호메오스타시스의 장애에 의한 두통
11. 두개골, 목, 눈, 귀, 코, 부비강, 치아, 입 또는 그 외의 안면 · 두엽의 구성 조직의 장애에 기인하는 두통 또는 안면통
12. 정신 질환에 의한 두통

제3부 : 두부 신경통, 중추성 · 일차성 안면통 및 그 외의 두통
13. 두부 신경통 및 중추성 안면통
14. 그 밖의 두통, 두부 신경통, 중추성 또는 원발성 안면통

박하여 자율신경 증상 및 두통을 일으킨다고 생각되고 있다.

1. 동양의학에서 본 두통

두통은 많은 질환에 수반하여 발생하지만, 『소문(素問)』 풍론(風論)편, 제42[15]에서는 뇌풍(腦風), 수풍(首風) 등이라고 호칭되고 있다. 뇌풍은 경배부와 뇌호혈(腦戶穴)의 냉감과 격통이 있는 증상을 말한다.

원인은 풍(風) · 한(寒) · 열(熱) · 습(濕) 등의 외감과 간(肝) · 비(脾) · 신(腎) 등의 장부의 허손이나 음식, 노권 등에 의한 내상이며, 외인과 내인의 양쪽 모두를 생각할 수 있다.

1) 외감성 두통

풍(風) · 한(寒) · 열(熱) · 습(濕) 등의 외사의 침습에 의하여 두부의 경락에 사기(邪氣)의 정체가 일어나고 있는 상태이며, 실증(實證)이다. 기본은 풍사(風邪)에 관한 것이지만, 한(寒) · 열(熱) · 습(濕)의 사(邪)를 수반하면, 풍한, 풍열, 풍습에 의한 두통이 된다.

2) 내상성 두통

내장 질환 등에 수반하는 두통이다. 간양(肝陽)의 항진이나 담탁(痰濁), 혈어(血瘀) 등이 원인인 실증(實證)과, 기혈양허(氣血陽虛)나 신허(腎虛) 등이 원인인 허증(虛證)이 있다.

표 V-4 편두통, 긴장형 두통, 군집성 두통 및 지주막하 출혈의 특징

종류	특징	수반 증상
긴장형 두통(p.135 참조)	20~50대에 많으며, 성차 없음. 벨트로 조이는 것 같은 통증, 압박감, 두중감이 측두부, 후두부로부터 경부에 생긴다. 통증은 수십 분에서 1주일 정도, 지속적으로 매일 계속되는 것이 많다. 운동, 빛, 소리, 냄새 등에 의하여 악화되지 않고, 구역이나 구토도 수반하지 않는다. 통증은 경도에서 중등도 정도이다.	어깨결림, 경부통, 오심, 현기증
편두통	0~40대의 여성에게 많다. 욱신욱신하는 통증이 머리의 편측에만 생긴다. 통증은 수시간에서 수일 정도 계속된다. 섬휘암점(閃輝暗点), 빛, 소리 또는 냄새에 의하여 악화되어, 구역과 구토를 수반한다. 통증은 중등도로부터 중도(重度). 발작은 장기에 걸치는 것이 많지만, 수개월에서 수년의 완해기가 있다. 발작 전에 기분의 변화, 식욕 부진, 구토 등의 증상이 나타나거나 통상의 감각에 위화가 생기거나 한다.	오심, 구토, 수명(羞明), 섬휘암점(閃輝暗点) 있음
군집성 두통	20~40대의 남성에게 많다. 도려내는 것 같은 찌르는 통증이 특히 안와부에 생겨 전두부, 측두부로 퍼진다. 10분에서 수 시간 정도 지속한다. 또 수개월간 매일 지속되는 경우가 많다. 빈발 두통은 격통이기 때문에 안정하지 못하고 돌아다니게 한다. 두통 발작은 발작 기간과 휴지 기간이 분명하다. 빛, 소리, 냄새에 의하여 악화되지 않고, 구역이나 구토도 수반하지 않는다.	유루, 결막 충혈, 비폐, 다한
지주막하 출혈	여성에게 많다. 발작성으로 발생. 수분에서 수시간에 진행하는 급성 발생의 두통. 머리가 찢어지는 것 같은 격통이 광범위하게 끊임없이 생긴다. 때로는 눈 속과 주위에 통증이 느껴져 눈꺼풀이 처진다. 많은 사람이 지금까지 경험한 것 중에서 최악의 통증이라고 말하고 있다.	

2. 침구치료

1) 현대의학적인 두통의 침구치료

Yamaguchi(山口) 등[16]이 지적하듯이 긴장형 두통의 경우 「두통의 발생 기전은 두부의 근군보다 후경부나 견갑상부 · 견갑간부의 근군의 과긴장이 중요한 역할을 다함」으로 그 부위의 근긴장의 완해가 그 부위의 순환 동태를 개선하는 것으로 두통의 경감으로 연결된다고 생각된다. 그 때문에 침구치료는 후두부에서는 승모근이나 두반극근부〔천주(天柱)〕, 두판상근의 정지부〔완골(完骨)〕, 승모근 상부 섬유부〔견정(肩井)〕, 견갑간부〔고황(膏肓)〕이나 방광경 1행선의 경혈〕, 그 외 판상근부〔풍지(風池)〕, 견갑거근부나 견갑골상 각부〔견외수(肩外兪)나 천료(天髎)〕에 자침한다. 또 편두통이나 빈발 두통에 대한 침구치료는 그러한 두통의 발생이 측두부에 많은 것으로부터, 두유(頭維), 함염(頷厭), 현로(懸顱), 현리(懸釐), 각손(角孫), 솔곡(率谷) 등의 경혈, 또 삼차신경주위 자침을 목적으로 하여 상관(上關)〔객주인(客主人)〕이나 하관(下關)을 선택한다.

2) 동양의학적인 두통의 침구치료

⊗ 외감성 두통

외감성 두통은 일반적으로는 발생이 갑작스럽고, 통증도 강하고, 그 성질은 죄어드는 통증이나 욱신욱신하는 통증, 타는 것 같은 통증, 부은 것 같은 통증, 무거운 통증, 지속성 통증 등으로 여겨진다. 외사(外邪) 제거와 통증 억제의 목적으로, 통증이나 반응이 있는 국소, 또는 관련 경락의 말초부의 경혈에 침구치료를 실시한다.

예를 들어 두통과 동시에 후경부나 배부도 아프고, 추운 느낌이 들거나 악풍이 있는 등의 증상인 풍한형 두통의 경우는 두정부의 통증에 있어서는 백회(百會), 통천(通天) 등, 전두부의 통증에는 상성(上星), 두유(頭維) 등, 후두부의 통증에는 후정(後頂), 천주(天柱) 등, 측두부의 통증에는 솔곡(率谷), 곡발(曲髮) 등의 국소뿐만 아니라, 행간(行間), 은백(隱白), 협계(俠谿), 통곡(通谷) 등의 관련 경락상의 원격부의 경혈의 선택도 실시한다.

⊗ 내상성 두통

내상성 두통의 통증은 일반적으로 발생이 완만하고 장기에 걸치는 것이 많으며, 통증의 성질은 지속적인 둔통, 아련한 통증, 막연한 통증 등이 많다.

치료법은 원칙적으로는 허증(虛證)인 경우가 많기 때문에 허를 보충하는 치료가 원칙이 된다. 주로 관련된 장부는 간(肝) · 비(脾) · 신(腎)이다. 따라서 어느 장맥이 허인지에 따라, 국소 이외에서는 태충(太衝), 태계(太谿), 족삼리(足三里), 음릉천(陰陵泉), 삼음교(三陰交), 관원(關元), 신수(腎兪) 등에서, 또 두부도 현로(懸顱), 함염(頷厭), 백회(百會), 토성(土星), 태양(太陽) 등을 선혈한다.

3. 침구치료의 적합 · 부적합

긴장형 두통에 대해서는, 경견배부에서 긴장하고 있는 근육을 목표로 치료하는 것으로, 비교적 높은 효과를 올릴 수 있으므로 침구는 좋은 적응증이라고 생각된다. 또 편두통이나 빈발 두통은 증상이 출현하고 나서의 침구치료에서는 개선이 원활하지 않기 때문에 발작 시기보다 완해기에 예방적인 목적으로 치료를 실시하는 편이 유효하다고 생각되고 있다.

또 녹내장에 의한 안압 항진 등의 눈 질환, 축농증 등의 부비강 질환, 뇌종양이나 지주막하 출혈 등 뇌내 질환에 의하여 발생하는 두통은 침구의 대상 외이며, 원인 질환의 치료를 우선해야 할 것이다.

4. 두통에 대한 침구치료의 EBM

Yamaguchi(山口) 등[17]은 긴장형 두통 환자 86예(남성 22예, 여성 64예, 평균 연령 53.6세)에 대해서 후두부나 측두부, 견갑상부의 근긴장 완화를 목적으로 그러한 부위의 경혈에 침 치료를 실시했다. 합병한 증상은 어깨 결림 62예, 현훈(眩暈)과 상지통은 11예씩, 경부통과 요통은 각각 5예씩이었다. 자각 증상과 타각 소견을 종합한 침 치료의 효과는 저효 17예, 유효 39예, 약간 유효 14예, 불변 7예, 악화 1예, 불명 8예이며, 유효 이상은 65.1%이었다. 유효율은 어깨 결림의 개선율과 상관관계를 나타냈지만 이병 기간, 침 치료 횟수, 침 치료 기간과는 상관이 없었다고 보고하고 있다.

Melchart 등[18]은 긴장형 두통이 있는 환자에 대한 침의 효과를, 미침군(微鍼群) 및 자침없음군과 비교했다. 독일 28시설의 외래에서 다시설간 랜덤화 비교 시험을 실시했다. 대상은 270명(여성이 74%, 평균 연령 43세)으로 산발적 또는 만성적인 긴장형의 두통 환자였다. 개입은 침, 미침(비경혈부로의 피내침), 또는 무자극이었다. 침과 미침은 8주에 1인당 12set로 구성되어 있었다. 할당 전 4주와 할당 후 9~12주간의 두통일의 차이를 일지에 적어 주었다. 그 결과 할당 전후의 차이는 미침군이 6.6일(±6.0), 대조군이 1.5일(±3.7)에 비하여, 침군은 7.2일(±6.5)이었다. 침군과 미침군에서는 차이는 없지만 침군과 대조군에서는 유의차(p<0.1%)가 있었다고 보고했다.

또 독일의 이 그룹(보완의료연구센터의 제2내과)의 Linde 등[19]은, 상기의 긴장형 두통과 같은 방법으로 306예의 편두통 환자(평균 연령 43세±11)에 대해서도 18 외래 시설에서 다기관간 랜덤화 비교 시험을 실시했다. 편두통은 중간 정도나 격렬한 두통이었다. 그 결과, 침군은 편두통의 개선에 관해서는, 미침군과 효과의 차이는 없고, 침군과 대조군의 쌍방이 대조군에게 비하여 의미 있게 효과가 있다고 보고했다.

변통(便通) 장애

핵심사항

- 변통 장애는 변비, 설사, 과민성 대장증후군, 변실금, 고창(鼓脹)을 말한다.
- 식사 내용, 스트레스, 복약, 병, 생활 습관 등의 영향을 받아 변비가 발생한다.
- 변비에는 기질성 변비와 기능성 변비가 있다.
- 기능성 변비의 주된 원인은 자율신경 실조이다.
- 설사(泄瀉)는 급성 설사와 만성 설사로 나눌 수 있다.
- 변비(便秘)는 동양의학적으로는 음결(陰結)과 양결(陽結)이 있다. 또 열비(熱秘), 기비(氣秘), 허비(虛秘), 냉비(冷秘) 등의 증으로 분류된다.

변통 장애란 주로 대장을 변이 통과하여 항문으로부터 배설될 때까지 변비나 설사, 또는 변비와 설사의 반복 등이 일어나고 있는 상태이다.

통상, 섭취한 음식물은 위 안에서 2시간 정도 머물고, 그 후 소장으로 이동하여 소화 흡수된다. 그 후 대장으로 이동하여, 섭취하고 나서 24~48시간 정도가 지나면 체외로 배설된다.

그러나 장의 움직임은 사람에 따라서 다르며, 또 컨디션에 의해서도 영향을 받는다. 예를 들어 섭취하는 음식물의 내용, 정신적인 스트레스, 복약의 종류, 앓고 있는 병, 또 사회적 · 문화적 습관 등의 차이에 의하여 장은 과민하게 되거나 기능이 저하하거나 한다.

【성인】 변통 장애에 포함되는 질환에는, 변비, 설사, 과민성 대장증후군, 변실금, 고창 등이 있다.

- 변비 : 특별한 질환이 없이 3일 이상 변통이 없는 것을 말한다. 그러나 매일 배변하고 있어도 양이 적고, 변이 딱딱하고, 배변에 고통을 수반하는 경우도 변비라고 할 수 있다.

  변비는 기질성 변비와 기능성 변비로 나눌 수 있는데 변비의 상당수는 기능성 변비이다. 기질성 변비는 어떠한 기질적 병변에 기인하는 것을 말한다. 원인으로서는 직장암이나 자궁근종 등에 의한 압박과 직장 및 그 인접 기관의 기질적 병변에 기인하는 것, 만성 장카타르 · 수막염 등에 의한 염증 등 대장의 장애에 의하여 장관이 좁아진 것 등이 있다. 기능성 변비는 여행이나 이사 등 급격한 환경 변화, 식사 내용의 급변 등에 의하여 생기는 것으로, 경련성 변비, 이완성 변비, 직장성 변비로 나눌 수 있다. 모두 자율신경 기능, 특히 부교감신경의 기능과 밀접한 관계가 있다. 경련성 변비는 부교감신경 항진, 이완성 변비는 부교감신경 억제, 직장성 변비는 배변 반사 감퇴이다.

- 설사 : 발생 기전으로부터 침투압성 설사, 호출성 설사, 분비성 설사, 장관 운동 이상에 의한 설사 등이 있다. 또 발생 방법에 의하여 급성 설사(감염성 장염, 허혈성 장염 등 감염성의 것이나, 약제성의 것이 많음)와 만성 설사(궤양성 대장염, 만성 췌염, 과민성 대장증후군 등의 비감염성의 것이 많음)로 나눌 수 있다.
- 과민성 대장증후군 : 「과민성 대장증후군」의 항(p.138 참조).
- 변실금 : 정신 장애나 척수 손상의 환자, 외상에 의하여 외음신경이나 외항문 괄약근의 손상을 받은 환자 등에게 나타나는 유형성의 변실금이다.
- 고창 : 소화관내에 가스가 충만하여 있는 상태이다.

1. 동양의학에서 본 변통 장애

동양의학에서는 변통 장애로서 설사와 변비에 관하여 기술되고 있다. 그 외의 변통 장애도 이 양자를 응용해서 생각할 수가 있다.

1) 설사

설사는 급성 설사와 만성 설사로 나눌 수 있다.

급성 설사

- 외감병에 의한 배설 : 한(寒)·습(濕)·서(暑)·열(熱)의 외사에 의한 설사
- 불섭생인 음식에 의한 설사 : 폭음 폭식, 느끼한 것, 날것, 차가운 것, 비위생적인 것의 섭취에 의한 비위의 손상에 의한 설사

만성 설사

- 비위의 만성적인 허약에 의한 설사 : 만성적인 비위의 허약 상태로 수곡(음식물)의 부숙(소화 흡수)을 잘 할 수 없는 것에 의하여 생기는 설사
- 비위가 허할 때 스트레스가 강하게 영향을 준 설사 : 비위가 허할 때, 정신적인 문제나 격렬한 정동(情動)에 의하여 발생한 설사
- 신허에 의한 설사 : 노화나 만성 병 등에 의한 비위 기능의 저하에 기인하는 설사

2) 변비

변비는 대변난, 대변불리, 대변불통이나 비결(秘結)[20] 등이라고 한다.

기허에 의한 장 기능 저하나, 음허에 의한 변결(便結) 때문에 변비에 걸린 것은 「음결(陰結)」이라고 총칭한다. 한편, 실열(實熱)이나 사열(邪熱), 기체에 의한 변비는 「양결(陽結)」이라고 총칭한다.

실비(實秘), 허비(虛秘), 기비(氣秘), 풍비(風秘), 담비(痰秘), 냉비(冷秘), 열비(熱秘)의 병증

표 V-5 변비의 침구치료혈〔증(證)에 따른 선혈〕

기본 혈	천추(天樞), 상거허(上巨虛), 족삼리(足三里)
그 밖에, 증상에 따라 다음과 같은 선혈(選穴)을 한다	
증	선혈(選穴)
열비(熱秘)	곡지(曲池), 합곡(合谷), 내정(內庭)
기비(氣秘)	행간(行間), 기해(氣海), 양릉천(陽陵泉)
허비(虛秘)	비수(脾俞), 위수(胃俞), 대장수(大腸俞), 관원(關元), 삼음교(三陰交)
냉비(冷秘)	기해(氣海), 신수(腎俞), 관원(關元)

이 있다.[21]

2. 침구치료

1) 현대의학적인 침구치료

기질성 변비는 대장의 협착, 종양 등의 압박에 의하여 발생하는 것으로 침구치료의 적응 외가 된다. 기능성 변비가 치료 대상이 된다. 기능성 변비는 앞서 말한 것처럼 자율신경 기능, 특히 부교감신경의 기능과 밀접한 관계가 있다. 경련성 변비와 이완성 변비는 부교감신경의 기능항진 또는 감퇴이며 직장성 변비는 배변 반사 감퇴이므로 주로 교감신경 기능의 이상이다. 거기서 치료의 목표는 부교감신경과 교감신경의 기능 이상을 조정하는 침구치료를 실시하게 된다.

복요부(腹腰部)에서는 중완(中脘), 천추(天樞), 복결(腹結), 삼초수(三焦俞), 대장수(大腸俞), 소장수(小腸俞), 그 밖에는 상거허(上巨虛), 삼음교(三陰交), 지기(地機), 신문(神門) 등에서 선혈한다.

2) 동양의학적인 침구치료

동양의학적인 침구치료는 변증을 세워 경맥(經脈)의 허실에 따른 치료를 한다. 또 중의학적으로는 변비의 변증에 따르는 치료를 한다(표 V-5).[22]

❀ 열비(熱秘)

매운 음식의 편식이나 열병에 의하여 진액을 손상했을 경우의 변비. 복부의 팽만감, 신열, 구취, 심번, 구갈 등이 있다. 설태황조(舌笞黃燥), 활맥(滑脈).

❀ 기비(氣秘)

정신적인 스트레스나 장시간의 좌위 등에 의하여 기기가 울체하여, 장의 전도가 나빠져 발생하는 변비, 복부 팽만감, 트림, 구고(口苦).

❀ 허비(虛秘)

장기 질환이나 산후 때문에 기혈이 회복하지 않으면 기허나 혈허 때문에 변비가 일어난다. 배변곤란, 변이 딱딱하고 토분 형태, 권태감, 탈항, 현훈, 설태박(舌笞薄), 맥허(脈虛).

❀ 냉비(冷秘)

허약 체질, 고령자로, 양기가 허해지고 온조 기능이 저하하여 음한(陰寒)이 응결하여 배변이 곤란해진다. 복부, 사지, 요슬(腰膝)의 냉기, 야간 빈뇨, 설태백(舌笞白), 맥침지(脈沈遲).

3. 침구치료의 적합 · 부적합

대장의 협착이나 종양 등의 압박 등에 의하여 발생하는 기질적 변비에서 침구치료는 적응증이 못 되지만 기능적 변비는 좋은 대상이 된다.

급성 설사가 72시간 이상 계속하는 경우(피가 섞여 있는 경우는 그보다 빨리), 의사의 진찰을 권한다. 설사가 중증이 아니고, 1주일도 지속되지 않으며, 같은 증상을 나타내는 사람이 주위에 없는 경우, 식사의 변화가 원인인지 발열 · 동통 · 발진 등의 증상이 있는지 등을 고려하면서 신중하게 대응하면 침구치료의 대상이 된다.

4. 변통 장애에 대한 EBM

Nemoto(根本)[23]는, 기능적인 변비증이라고 진단된 17증례를 대상으로 침 치료를 실시했다. 변비와 그에 따른 부정수소(不定愁訴)에 대한 유효율은 각각 58.8%, 58.0%였다. 또 복부의 DITI상(像)이 개선한 것으로부터 침 치료는 자율신경 기능을 안정시키는 경향이 있었다고 고찰했다. Mukaino(向野)[24]는, 기능성 변비인 토분변(兎糞便) 환자 20예와 비토분변(非兎糞便) 환자 17예, 또 부교감신경 차단제로 변비가 개선한 7예의 토분변환자에게, 각각 귀의 폐점(肺点)에 2주간 압정형 피내침을 유치하여, 변통의 변화를 조사했다. 그 결과, 토분환자 20예 중 18예(90.0%), 비토분환자 17예 중 6예(35.3%), 부교감 차단 개선 토분환자 7예(85. 8%)에 개선이 나타났다고 보고했다.

Forbes 등[25]은, 과민성 대장증후군(IBS : irritable bowel syndrome)이 있는 60예의 환자를 뽑아, 침 치료와 위침 치료 효과를 검토하기 위하여 단일 맹검시험을 실시하여, 13주 후에 평가했다. 침 치료군도 위침군도, 13주간 전후로 양군 모두 의미 있게 감소했다. 그러나 두 군 사이에 유의차는 없었다. 또 다른 항목도 유의차가 있는 것은 없었다.

Fireman 등[26]은, 1년 이상 IBS의 증상이 있는 Rome 기준에 적합한 25명을 최종 인원수로 하여,

침은 합곡(合谷)에, 위침은 곤륜(崑崙)에 실시했다. 환자는 무작위로 두 그룹으로 나뉘어졌다. 그 결과 증상 전체와 복통에 대한 최초의 침의 효과는 명확하게 의미가 있는 개선이었다.

참고문헌

1)『素問』通評虚実論篇，第二十八.

2)『金匱要略』第七五条. 血痺，虚労病の脉象 ・ 證候とその治療法第六，東京，中国漢方，1993，p105.

3) 小島孝明，尾上球子，櫻井康司，白石武昌：単純性肥満症モデルとしての食事性肥満ラットに対する耳介鍼刺激による減量効果はエネルギー代謝改善による. 肥満研究，9 (1)：51-7，2003.

4) 向野義人：肥満の耳針療法. 全日本鍼灸学会誌，31 (1)：67-74，1981.

5) Shiraishi T, Onoe M, et al.：Effects of auricular acupuncture stimulation on body weight in healthy volunteers and mildly obese patients. *Exp Biol Med* (Maywood), 228 (10)：1201-7, 2003.

6)『素問』調経論篇，第六十二.

7)『素問』宣明五気篇，第二十三.

8) 石神龍代，黒野保三・他：慢性疲労症候群に対する鍼治療の検討. 全日本鍼灸学会誌，44 (3)：238-243，1994.

9) 沢崎健太，木下藤寿・他：企業内労働者に於ける運動器症状への鍼治療の効果と医療費との関連性に関する検討. 全日本鍼灸学会誌，51 (4)：492-499，2001.

10) Tsay SL, Cho YC, Chen ML：Acupuncture and Transcutaneous Eletrical Acupoint Stimulation in improving fatigue, sleep quality and depression in hemodialysis patients. *Am J Chin Med*, 32(3)：407-16, 2004.

11) The Ad Hoc Committee on Classification of Headache：Classification of headache. *Arch Neural*, 6：137-76, 1962.

12) Headache Classification Committee of the International Headache Society：Classification and diagnostic criteria for headache disorders, cranial neuralgias and facial pain. *Headache*, 8 (Suppl 7)：1-96, 1988.

13) Headache Classification Subcommittee of the International Headache Society：The International Classification of Headache Disorders；2nd Edition. *Cephalalgia*, 24 (suppl 1)：1-160, 2004.

14) 日本頭痛学会・新国際分類普及委員会：国際頭痛分類第2版. 日本頭痛学会雑誌，31：1-188，2004.

15)『黄帝内経素問』風論篇，第四十二.

16) 山口智，松尾寛，小俣浩・他：東洋医学診療で取り扱う頭痛患者のサーモグラム. *Biomedical Thermology*，8 (1)：185-187，1984.

17) 山口智，小俣浩，新井千枝子・他：緊張型頭痛患者のハリ治療効果　特に他科より診療依頼があった患者について. 日本頭痛学会雑誌，31 (2)：126-128，2004.

18) Melchart D, Streng A, Hoppe A, et al.：Acupuncture in patients with tension-type headache：randomized controlled trial. *BMJ*, 331 (7513)：376-382, 2005.

19) Linde K, Streng A, Jurgens S, et al.：Acupuncture for patients with migraine：randomized controlled trial. *JAMA*, 293 (17)：2118-2125, 2005.

20) 古今医統，徐春甫 (1520-1596)，明代.

21) 創医会学術部・編：漢方用語大辞典. 東京, 燎原, 1984, p1126.
22) 針灸学[臨床編]. 東洋学術出版社, 千葉, 1993, pp170-174.
23) 根本宏三, 水上守, 杉本光以・他：便秘症に対する鍼治療の臨床効果. 全日本鍼灸学会誌, 37(4)：300-305, 1987.
24) 向野義人, 荒川規矩男：機能性便秘に及ぼす耳針の効果と機序. 全日本鍼灸学会誌, 34(3-4)：207-210, 1985.
25) Forbes A, Jackson S, Waiter C, et al.：Acupuncture for irritable bowel syndrome：A blinded placebo-controlled trial, *World J Gastroenteril*, 11(26)：4040-4044, 2005.
26) Fireman Z, Segal A, et al.：Acupuncture treatment for irritable bowel syndrome. A double-blind controlled study. *Digestion*, 64(2)：100-103, 2001.

성숙기의 건강관리

월경통

핵심사항

- 월경통이란 월경 기간 중에 월경에 수반하여 일어나는 하복통, 요통을 가리키는데, 일반적으로는 월경곤란증과 같은 의미로 사용되고 있다
- 월경통의 주요 질환은 월경곤란증이다.
- 동양의학에서는 월경통을 「통경(痛經)」, 또는 「경행복통(經行腹痛)」이라고 하여, 월경에 수반하는 하복부나 요부의 동통을 가리킨다.
- 대표적인 통경의 병증으로 ① 한습(寒濕)에 의한 통경 ② 간울(肝鬱)에 의한 통경 ③ 간신허손(肝腎虛損)에 의한 통경을 들 수 있다.
- 현대의학적인 침구치료에서는, 주로 통증에는 gate control theory의 관점으로부터 접근해 제11,12흉수, 및 제1,2요수의 피부분절 위의 반응점을 치료점〔예 : 비수(脾俞), 위수(胃俞), 삼초수(三焦俞), 신수(腎俞), 의사(意舍), 위창(胃倉), 지실(志室) 등〕으로 한다.
- 동양의학적인 침구치료는 수증(隨證)요법으로 한다.
- 기질적인 월경곤란증에는 기초 질환의 치료에 진통 또는 전신 조정을 목적으로 한 침구치료를 병용한다.

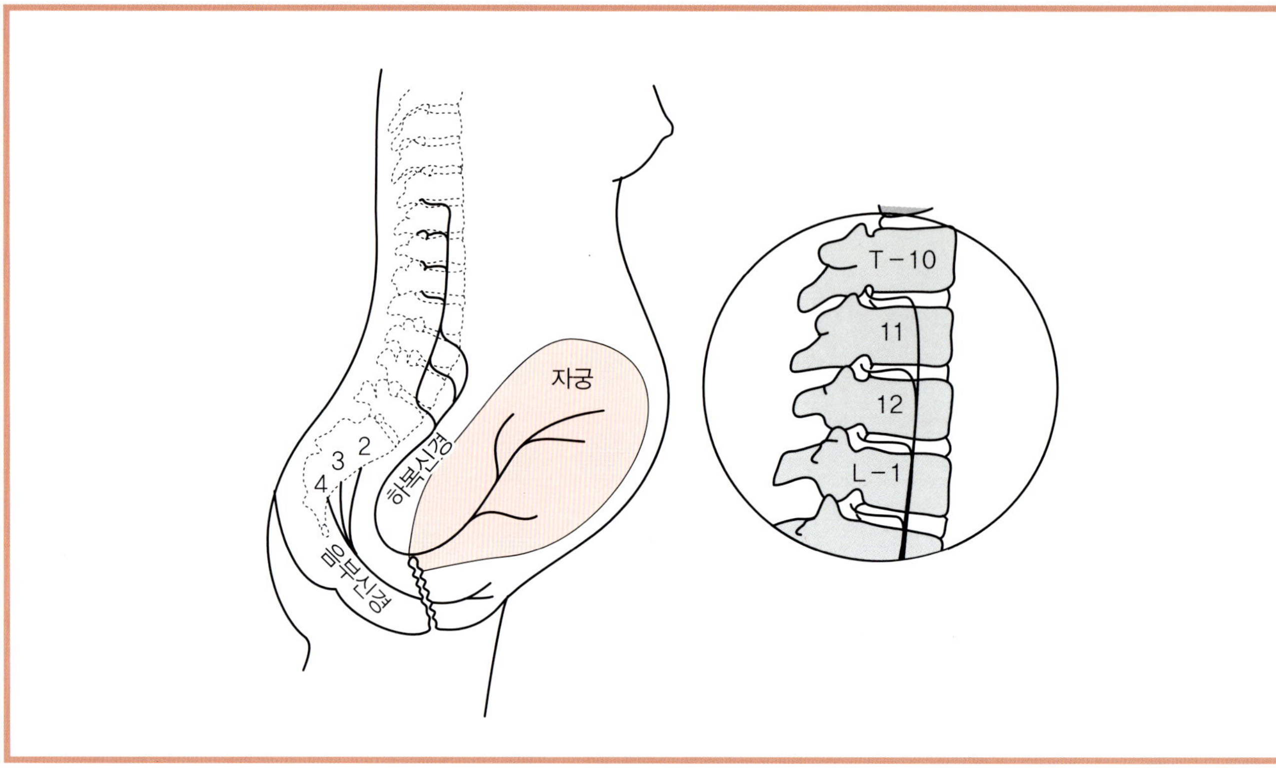

그림 V-1 자궁의 통증을 전하는 말초신경(Bonica, 1984에 의함)

Bonica가 자궁 경부, 자궁체 및 부속기로부터의 통각신경섬유는 모두 교감신경과 주행을 같이 하여 제11,12흉수 및 제1요수 후근을 통해 척수로 들어가는 것을 분명히 했다.

월경통(dysmenorrhea)이란 월경 기간 중에 월경에 수반하여 일어나는 하복통, 요통을 가리킨다. 일반적으로는 월경곤란증과 같은 의미로 이용되고 있다(월경곤란증은 p.151 참조).

【성인】 월경통의 주요 질환인 월경곤란증은 기능성 월경곤란증과 기질성 월경곤란증으로 분류되고 있다. 따라서 월경통의 진찰에 있어서는 기능성 월경곤란증과 기질성 월경곤란증의 감별이 중요하다.

성인으로서 기능성 월경곤란증에는 프로스타글란딘설이 유력하다(p.152 참조). 한편 기질성 월경곤란증의 성인은 그 기초 질환(자궁내막증, 자궁선근증, 자궁근종, 자궁경관 협착, 골반내 유착, 자궁 기형 등의 기질적 병변)에 의한다.

또한, 자궁 등의 여성 생식기나 골반으로부터의 통증을 전하는 신경섬유는 피부의 통각신경섬유와 같이 Aδ섬유와 C섬유이다. 자궁체, 난관 내측부, 자궁경 및 질 상부로부터의 통각신경섬유는 교감신경과 함께 주행하여 제11,12흉수 및 제1요수 후근을 통하여 척수에 들어간다고 여겨지고 있다(그림 V-1). 자궁을 나온 것은 하하복신경총, 하복신경, 상하복신경총, 요부 및 하흉부교

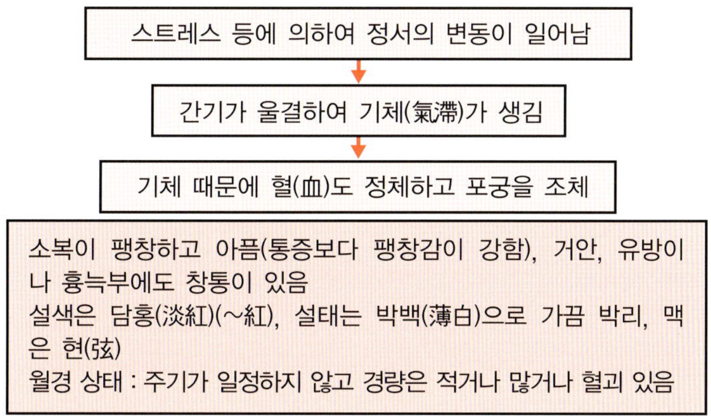

그림 V-2 간울(肝鬱)에 의한 통경(痛經)

감신경 사이를 통과한다. 또 제1,2요신경의 후지를 나오는 신경은 상전피부신경이 되어 요부에 분포한다. 상전피부신경의 분포 영역인 요부에 내장 질환의 관련통으로서의 요통이 생기는데, 가장 많은 것이 부인과 질환이며 그 중에서도 월경곤란증이 가장 많다. 자궁후굴, 자궁탈(子宮脫), 난관염, 자궁경부암 등도 요통의 원인이 된다.

1. 동양의학에서 본 월경통

월경통은 「통경(痛經)」 또는 「경행복통(經行腹痛)」이라고 하여, 월경에 수반하는 하복부나 요부의 동통을 가리킨다.

통경의 근본적인 원인은 「불통즉통(不通則痛)」(통하지 않으면 아픔), 즉 기혈의 운행이 원활히 행해지지 않는 것에 의한다고 생각되고 있다. 따라서 경혈(經血, 월경혈)이 조체(阻滯)하지 않고 원활히 유출하고 있으면 통경은 발생하지 않지만, 여러 가지 원인(기체나 한사의 침습, 양허 등)으로 경혈의 유출이 조체하거나 하면 통경이 발생한다.

아래에 대표적인 통경의 병증으로서 ① 한습(寒濕)에 의한 통경 ② 간울(肝鬱)에 의한 통경 ③ 간신허손(肝腎虛損)에 의한 통경을 든다.

1) 간울(肝鬱)에 의한 통경

정서의 변동에 의하여 간기가 울혈(鬱血)하여 기체(氣滯)를 일으키면, 경혈이 정체하여 포궁(胞宮)을 조체한다. 그렇게 되면 통경이 발생한다(그림 V-2).

증상으로서는 ① 하복의 창통(脹痛)(통증보다 팽창이 강함) ② 거안(拒按) ③ 월경이 원활하게 나오지 않음 ④ 월경량이 적음 ⑤ 혈괴가 혼재 ⑥ 흉늑부나 유방의 창통 ⑦ 설질암(舌質暗) 또는

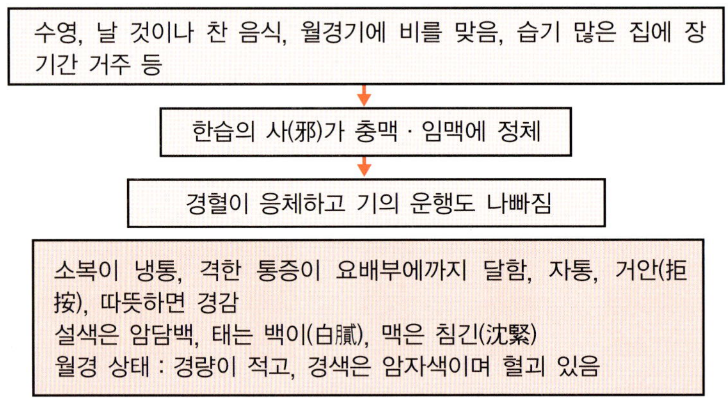

그림 V-3 한습(寒濕)에 의한 통경(痛經)

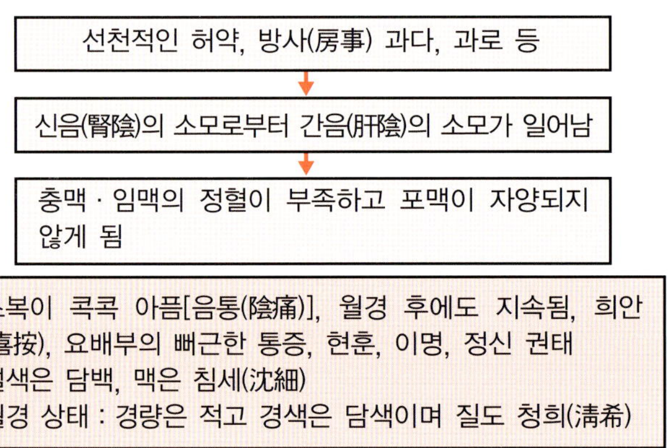

그림 V-4 간신허손(肝腎虛損)에 의한 통경(痛經)

설반 ⑧ 설태박백(舌笞縛白) ⑨ 맥침현(脈沈弦) 등을 나타낸다.

2) 한습(寒濕)에 의한 통경

월경기에 몸을 차게 하는 것에 의하여 발생하는 것으로, 예를 들어 비에 젖어 몸을 차게 하거나 수영을 하여 몸을 차게 하거나 하면 발생한다. 또 습기가 많은 곳에 살고 있는 등의 환경에도 의한다. 또, 날것이나 찬 음식의 섭취도 원인이 된다. 이와 같이 몸을 차게 하면 체내에 한습이 생겨 그것이 하초를 통증하여 포궁에 침입한다. 그렇게 되면 한습에 의하여 경혈이 정체하여 포궁에의 운행이 나빠져 통경이 발생한다(그림 V−3).

증상으로서는 ① 하복의 냉통 ② 거안(압박하면 통증이 악화) ③ 가끔 격렬한 통증이 배요부까지 도달함 ④ 따뜻하게 하면 통증은 경감 ⑤ 경량이 적음 ⑥ 경색은 암자색 ⑦ 혈괴가 혼재 ⑧ 설태는 박백(薄白) ⑨ 맥침긴(脈沈緊) 등을 나타낸다.

3) 간신허손(肝腎虛損)에 의한 통경

선천적으로 허약하여, 간신이 허쇠하거나 방사 과다에 의하여 간신허손이 되면 충맥 · 임맥의 정혈이 부족하기 때문에 포맥의 자양이 나빠져 통경이 발생한다(그림 V−4).

증상은 ① 하복의 은통(隱痛 : 콕콕 쑤시듯 아픔) ② 희안(喜按 : 압박하면 통증이 경감) ③ 경색은 담색 ④ 경질은 청희(淸希) ⑤ 요배부의 뻐근함 · 통증 ⑤ 두훈 ⑥ 이명 ⑦ 안면 창백 ⑧ 정신권태 ⑨ 설질담백(舌質淡白) ⑩ 맥침세(脈沈細) 등을 나타낸다.

2. 침구치료

1) 현대의학적인 침구치료

월경통에 대해서는 통증 관리의 관점에서 침구치료를 한다. 여성 생식기나 골반으로부터의 통증

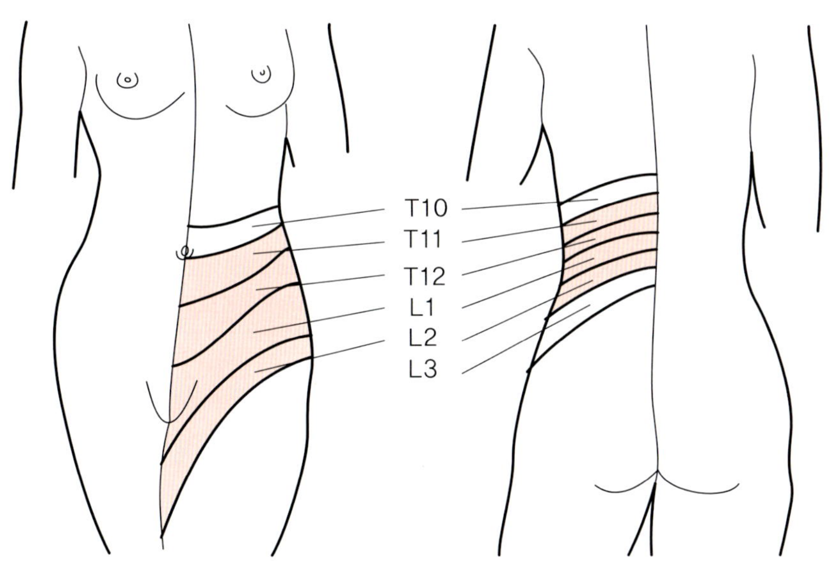

그림 V-5 Gate control theory에 의한 월경통의 치료부위

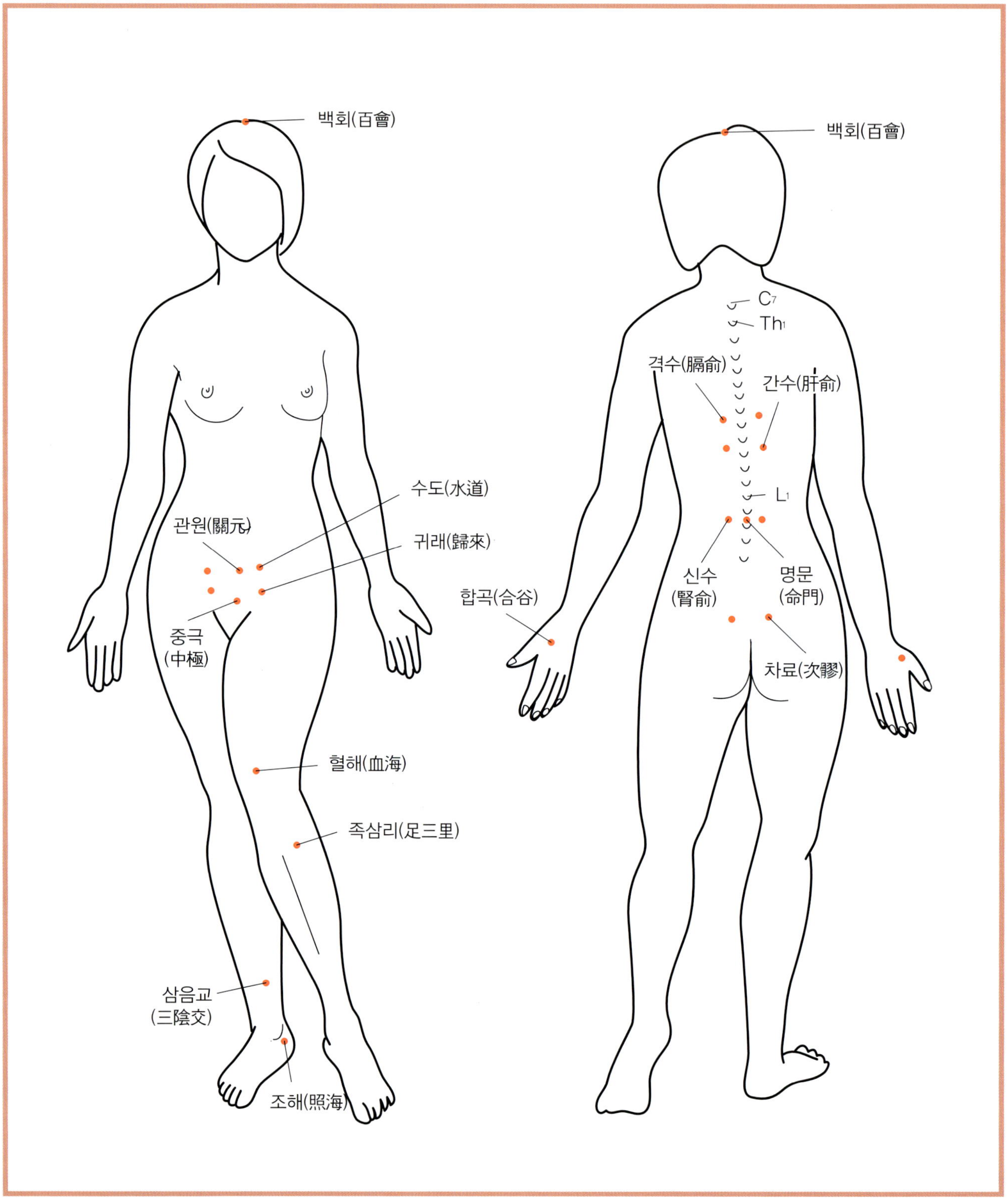

그림 V-6 월경통의 침구치료

을 전하는 신경섬유는 피부의 통각신경섬유와 같이 Aδ 섬유와 C 섬유이며, 자궁의 통증은 주로 교감신경(하복신경)과 주행을 함께 하여, 그림 V-1과 같이, 제11,12흉수 및 제1요수 후근을 통하여 척수에 들어간다고 여겨지고 있다. 따라서 진통 효과를 얻으려면 gate control theory의 관점으로부터 접근하여, 제11,12흉수 및 제1,2요수의 피부분절 위의 반응점을 치료점〔예 : 비수(脾俞), 위수(胃俞), 삼초수(三焦俞), 신수(腎俞), 의사(意舍), 위창(胃倉), 지실(志室) 등〕으로 한다(그림 V-5).

침 치료는 치료점에 대해서 득기(得氣)를 한 후에 15분 정도 유침(溜鍼)한다. 그 때, 냉기 등이 있는 경우, 원적외선 등의 온열요법과 병용하여 배요부를 조사한다. 전침기자극 또는 TENS에서는 50~100Hz의 고빈도 자극으로 하여, 기분 좋은 강도로 통전을 실시한다.

또한, 월경곤란증에 의한 월경통은 PGF_{2a} 등의 화학물질에 의한 과잉 자궁 수축과 거기에 기인하는 자궁 순환 장애와의 악순환에 의한 것으로 되어 있기 때문에, 과잉인 자궁 수축을 억제하는 것이 치료의 근본이라고 생각되지만, 침구치료에 의한 PGF_{2a} 등의 화학물질의 분비 억제, 또는 자궁 수축의 억제에의 효과에 대해서는 분명하지 않다.

2) 동양의학적인 침구치료

동양의학적인 치료는 변증에 근거한 침구치료로 한다. 아래에 각 변증에 대한 침구치료에 대하여 요점을 적는다.

❀ 간울에 의한 통경

치료 원칙은 소간이기(疏肝理氣 : 간기의 울체를 해소하여 기의 작용을 높임) · 활혈화어(活血化瘀 : 혈어를 개선하여 피의 흐름을 좋게 함)이다. 즉, 간울에 의한 기체(氣滯)를 해소하여 기혈의 흐름을 원활히 한다.

참고 예 : 합곡(合谷) · 백회(百會), 태충(太衝), 삼음교(三陰交) · 혈해(血海) · 격유(膈俞), 귀래(歸來) · 차료(次髎) 등을 이용한다(그림 V-6).

❀ 한습에 의한 통경

치료 원칙은 온경산한(溫經散寒 : 냉기를 개선하여 경기의 흐름을 좋게 함) · 이기행(理氣行 : 기가 잘 흘러 작용을 발휘하기 쉽게 함)으로 하여, 충맥 · 임맥의 기능을 준비하여 온통(溫通 : 기가 잘 통해 조직을 따뜻하게 함)을 도모한다.

참고 예 : 중극(中極), 관원(關元), 명문(命門), 신수(腎俞), 수도(水道), 삼음교(三陰交) · 혈해(血海) · 격수(膈俞), 귀래(歸來) · 차료(次髎) 등을 이용한다(그림 V-6).

❀ 간신허손(肝腎虛損)에 의한 통경

치료 원칙은 보익간신(補益肝腎 : 간신을 보충) · 이기지통(理氣止痛 : 기를 통하여 통증을 멈추게 함)으로 하여 간신을 보충하여 충맥 · 임맥의 기능을 준비한다.

참고 예 : 관원(關元), 조해(照海), 신수(腎俞), 간수(肝俞), 삼음교(三陰交) · 혈해(血海) · 격

수(膈俞)〔사법, (瀉法)〕, 귀래(歸來) · 차료(次髎), 족삼리(足三里) 등을 이용한다(그림 V-6).

3) 피내침에 의한 예방적 치료

월경통의 발생을 예방하려면 삼음교(三陰交)에의 피내침요법이 효과적이라는 보고가 있다. Endo(遠藤) 등은 3주기까지 경과가 끝난 20예의 월경곤란증을 대상으로 삼음교(三陰交)의 피내침에 의한 월경곤란증의 예방 효과를 검토했는데, 3주기째에는 불변 · 악화 3명, 약간 유효 6명, 유효 9명, 저효 2명이 되어, 삼음교(三陰交)에의 피내침은 예방적 효과가 있는 것이 시사되었다고 보고하고 있다(치료 전의 통증을 100%, 약간 유효는 75~51%, 유효는 50~26%, 저효는 25~0%, 불변은 100~76%). 또한 피내침법은 월경 개시 1주일 전부터 실시하여 월경 종료 시까지 계속한다.

3. 침구치료의 적합 · 부적합

기본적으로는 기능성 월경곤란증에 의한 월경통이 치료 대상이 된다. 따라서 자궁내막증, 자궁선근증, 자궁근종, 자궁경관협착, 골반내 유착, 자궁 기형 등의 기질적 병변에 기인하는 월경통(기질적 월경곤란증)은 부적합하다.

현장 임상에서는 기능성과 기질성을 추정 감별하여, 기질성 월경곤란증이 의심되는 경우, 또는 월경통에 대하, 부정성기출혈 등을 수반하는 경우는 전문의의 진찰을 권한다. 또 기능성 월경곤란증이어도 장기간에 걸쳐 치료하지 않고 방치하고 있는 경우에도 전문의의 진찰을 권한다. 기능성 월경곤란증이라도 장기간에 걸쳐 치료하지 않고 방치해두면, 월경혈의 역류에 의한 초콜릿낭포나 자궁내막증을 연발시킬 가능성이 있다. 또한, 기질성 월경곤란증이어도 전문의와의 제휴를 도모하여 월경통의 통증 완화나 컨디션을 조절하기 위하여 침구치료를 실시하는 것은 가능하다.

4. 월경통에 대한 EBM

Sawada(澤田) 등은 변증시치(辨證施治)의 입장에서 간비장 불화의 월경곤란증 1증례에 대하여, 침 치료〔태계(太谿), 공손(公孫), 행간(行間)에의 10분간의 유침, 주 1회, 6개월간〕를 실시했는데, 월경 시의 볼타렌 좌약 6개가 1개로 감소, 월경 장애 지수도 115점에서 25점으로 감소하여, 침 치료는 유효했다고 보고했다.

또 Joseph Helms는 침치료〔태계(太谿), 공손(公孫), 기충(氣衝), 곡골(曲骨), 관원(關元), 내관(內關)의 유침 30분간〕와 플라세보 침치료(상하지의 외측에서 경락을 벗어난 부위에서 좌우 12개의 유침 30분간)에 대하여, 월경 3사이클의 사이에 크로스오버 디자인에 의하여 비교 검토했다. 침 치료는 주1회(출혈 중을 제외)로 했다. 그 결과 통증 스코어에 대해서는 침치료에서는 치료 전 147.09±38.16, 치료 중 32.10±7.31, 치료 후 27.23±4.86, 플라세보 침치료에서는, 치료 전 155.46±40.51, 치료 중 102.88±27.54, 치료 후 92.13±28.78로, 침치료가 유효했다고 보고했다.

월경 주기의 이상

핵심사항

- 월경 주기의 이상은 월경 이상의 하나이다.
- 월경 주기의 이상에는 무월경, 희발월경, 빈발월경, 무배란주기증이 있다.
- 동양의학에서는 무월경을 경폐(經閉)라고 하며, 대표적인 병증으로 ① 신기허(腎氣虛)의 경폐 ② 기혈양허(氣血兩虛, 또는 혈허증)의 경폐 ③ 기체(氣滯) 혈흔의 경폐 ④ 담습(痰濕)의 경폐가 있다.
- 동양의학에서는 빈발월경을 경행선기〔經行先期(經早, 경조)〕라고 하며, 희발월경을 경행후기〔經行後期(경지, 經遲)〕라고 한다. 전자의 대표적인 병증으로 ① 혈열의 경행선기 ② 간울화화(肝鬱化火)의 경행선기 ③ 음허의 경행선기 ④ 담습의 경행선기가 있다. 후자의 대표적인 병증으로 ① 한응(寒凝) 경행후기 ② 양허(陽虛) 경행후기 ③ 기울(氣鬱)의 경행후기 ④ 혈허의 경행후기가 있다
- 월경불순을 동양의학에서는 경행선후무정기(經行先後無定期)(경란)(經亂)라고 한다. 대표적인 병증으로 ① 간울의 경행선후무정기(經行先後無定期), ② 신허의 경행선후무정기(經行先後無定期)가 있다.

월경 주기의 이상은 월경 이상의 하나이다. 또한 월경 이상에는 ① 월경 주기의 이상 ② 경혈량의 이상 ③ 지속 기간의 이상 ④ 월경 개시(초경) 또는 폐지(폐경)의 이상 ⑤ 월경 수반 증상이 있다.

일반적으로 성숙기에 있는 부인의 월경은 임신 시 또는 수유기를 제외하면 통상 28~30일의 주기이다. 이것은 간뇌-뇌하수체 난소계의 기능이 성숙한 것에 의한 것이다. 즉, 난소로부터의 성스테로이드 호르몬이 주기적으로 변동하고 있어, 월경의 주기와 여성 내분비 환경의 주기성 변화는 연관이 있다.

성 스테로이드 호르몬은 조직, 장기에 여러 가지 영향을 미치기 때문에 여성의 몸은 월경 주기에 맞추어 주기적으로 변동을 하고 있으며, 이 변화는 육체적인 변화에 머무르지 않고, 정신적, 심리적인 변화도 수반한다. 따라서 정상적인 월경 주기는 건전한 심신의 현상이라고 생각되고 있고 그 이상은 간뇌-뇌하수체-난소계의 이상이나 심신 이상 중 하나에 의하는 것으로 되어 있다.

【성인】 월경 주기의 이상에는 무월경, 희발월경, 빈발월경, 무배란주기증이 있다.

- 무월경 : 무월경에는 생리적 무월경과 병적 무월경이 있다. 전자는 초경 이전, 폐경 이후 및 임신, 산욕, 수유기에 있어서의 무월경을 말하며, 병적 무월경이란 그 이외의 성숙기에 있어서의 월경의 이상한 정지를 말한다.
  병적 무월경에는 성기능이 성숙하는 연령이 되어도 월경이 시작하지 않는 것, 또 규칙적인 월경 주기를 나타내고 있던 여성이 예정 월경일이 되어도 월경을 하지 않는 것이다. 전자는 만 18세가 되어도 초경이 일어나지 않는 것으로 이것을 원발성 무월경이라고 하며, 염색체 이상에 의한 것이 많다. 후자는 지금까지 있던 월경이 3개월 이상 정지한 것으로 이것을 속발성 무월경이라고 하며 시상하부, 뇌하수체, 난소, 자궁계의 어느 부위의 장애가 발생하지만, 중추성 기능 장애에 의한 것이 많다. 또 그 외의 내분비 장애(갑상선성, 부신성)에 의한 것도 있다. 극단적으로 마르거나 비만인 것도 요인이 된다(자세한 것은 제IV장 「무월경」 표 IV-10을 참조, p.150).
- 희발월경과 빈발월경 : 희발월경은 주기가 39일 이상으로 연장한 것이며, 빈발월경은 주기가 24일 이내로 단축한 것을 말한다.
  희발월경의 원인은 잘 모르지만, 내분비 기능 이상(시상하부 뇌하수체 일난소계의 내분비 기능의 조절장애)에 의한 것으로 되어 있다. 그 중에는 만성 전신성 질환(간기능 이상, 당대사이상, 교원병 등)에 의한 것도 있다. 희발월경은 배란성과 무배란성으로 나눌 수 있으며 전자의 주된 원인은 난포기의 연장에 의한 것으로 되어 있다. 또한, 일반적으로 35일을 넘는 주기의 것은 무배란성을 수반하는 일도 있어, 불임을 호소하는 경우는 치료의 대상이 되는 것이 많다.
  빈발월경의 원인은 시상하부-뇌하수체-난소계의 기능 장애에 의한 것으로 되어 있다. 빈발월경도 배란성과 무배란성으로 나눌 수 있다. 전자는 난포기의 단축과 황체기의 단축에 의한 것이 있지만, 후자는 비교적 규칙적으로 발생하는 것을 말하며, 사춘기, 특히 초경 후 얼마 되지 않은 시기나 갱년기에 많이 나타난다.
- 무배란주기증 : 일정한 주기로 월경은 하지만, 배란을 수반하지 않는 것을 말한다. 월경 주기도 불순한 경우가 많아, 50일 이상 희발월경의 30%, 20일 미만 빈발월경의 약60%는 무배란성이라고 말해지고 있다.
  이 증의 원인은 시상하부 기능 이상, 다낭포성 난소증, 고프로락틴혈증 및 갑상선 기능 이상으로 되어 있다. 또 생리적인 것으로 사춘기나 갱년기에 일어난다.

1. 동양의학에서 본 월경 주기의 이상

1) 무월경

동양의학에서는 무월경을 경폐(經閉)라고 하여, 18세가 되어도 월경이 나오지 않는 것을 말한다(그림 V-7). 또 월경이 나온 후에 임신에 의하지 않고 3개월 이상 월경이 정지하는 것을 정경

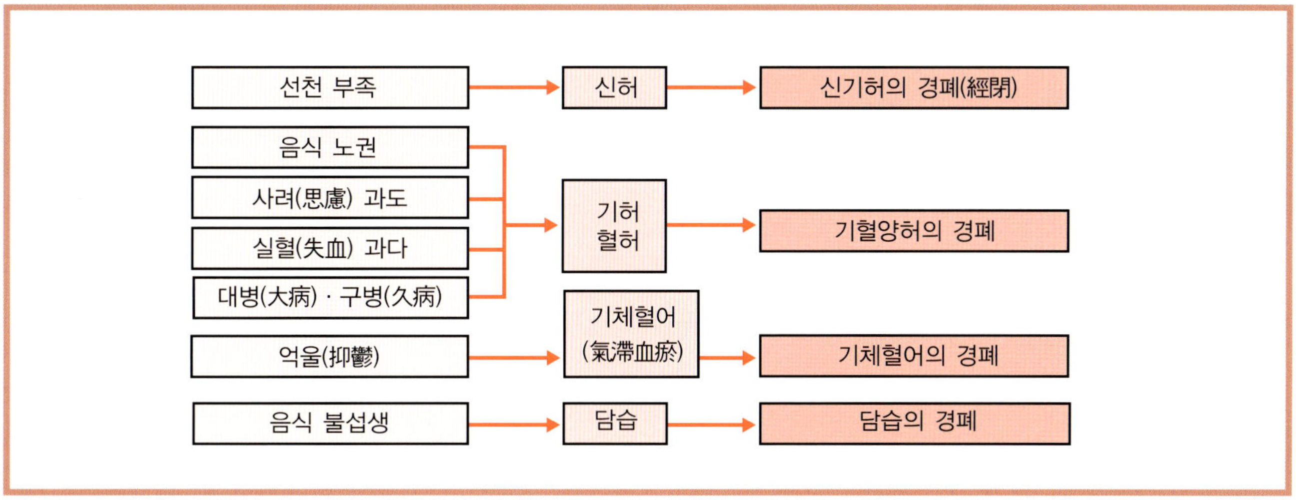

그림 V-7 경폐의 변증

대표적인 병증에는 신기허의 경폐, 기혈 양허(또는 혈허증)의 경폐, 기체 혈어의 경폐, 담습의 경폐가 있다.

(停經)이라고 한다. 현대의학의 무월경과 같은 의미이다. 아래에 대표적인 병증을 든다.

❀ 신기허의 경폐

선천적 신기 부족에 의하여 충맥이나 임맥에 피가 흘러들지 않는, 또는 산후의 출혈 과다에 의한 정혈이 소모하는 것에 의하여 발생한다.

18세가 지나도 무월경, 또는 초경이 늦고 경혈량이 적어 점차 무월경이 되고, 요배가 뻐근하고 아픔, 사지가 따뜻해지지 않음, 현기증, 이명 등의 증상을 수반하며, 설질 담(淡), 맥침세(脈沈細)를 나타낸다.

❀ 기혈양허(氣血兩虛)(또는 혈허증)의 경폐

비허, 출혈 등으로 영혈(營血)이 허하고, 중증도 영양부족 때문에 발생한다.

월경 주기가 연장하여 월경량이 적게 되어 점차 무월경이 되며, 안색위황, 또는 담백, 현기증, 동계, 식욕 부진, 니상(泥狀) 연변(軟便), 사지의 부종, 기운 없음, 무력감 등의 증상을 수반하며, 설질 담백, 맥세약(脈細弱)을 나타낸다.

❀ 기체혈어(氣滯血瘀)의 경폐

정신적 스트레스, 생활환경 변화 등으로 간기울결(肝氣鬱結)이 생겨 충맥 · 임맥의 기혈이 소통할 수 없게 되었기 때문에 발생한다.

수개월간 무월경으로 하복부가 팽창하여 압통이 있고, 억울감, 가슴이 괴로움, 협통, 초조, 신경질 등의 증상을 수반하며, 설변(舌邊)이 자암(紫暗) 또는 어점(瘀点), 맥현(脈弦)을 나타낸다.

⊛ 담습의 경폐

비신강허(脾腎强虛) 때문에 담습이 생겨, 담습이 충맥 · 임맥에 정체하여 혈맥의 유통을 저해하기 때문에 발생한다.

월경량이 점차 감소하여 무월경이 되며, 서서히 비만하고, 허리가 빼근함, 부종, 다량의 대하, 가슴이 괴로움, 오심, 동기(動悸), 헐떡임, 입맛 없음, 권태 무력감, 안색이 창백함 등의 증상을 수반하며, 설질 담, 설태 백이(白膩)를 나타낸다.

2) 희발월경과 빈발월경

동양의학에서는 빈발월경을 경행선기(經行先期)〔경조(經早)〕라고 하고 희발월경을 경행후기(經行後期)〔경지(經遲)〕라고 한다(그림 V-8, 9). 아래에 대표적인 병증을 든다.

⊛ 경행선기(經行先期)(경조)의 병증

① 혈열(血熱)의 경행선기(經行先期)

체질적으로 양성(陽盛)인 사람이 매운 음식을 기호하면 양(陽)이 항진하여 열이 발생하여, 포궁(胞宮)에 열이 가득차고, 혈열이 망행(妄行)하여 발생한다.

월경 주기의 단축에 월경량이 많음, 경혈이 진한 주홍 또는 자흑으로 응혈덩어리가 섞임, 경혈이 점조하며 악취가 있음, 구건(口乾), 차가운 것을 좋아함, 변비, 뇨가 진함 등의 증상을 수반하며 설질 홍(紅), 설태 박황(薄黃), 맥활삭(脈滑數)를 나타낸다.

② 간울화화(肝鬱火化)의 경행선기(經行先期)

정신적, 정서적인 원인으로 간기 울결(鬱結)이 생겨 화화(火花 : 양기가 흥분되어 열을 발생)하여, 포궁에 화열이 가득 차 발생한다.

월경 주기가 단축되고 경혈량이 일정하지 않음, 경혈색은 다홍색 또는 보라색, 혈괴, 유방통이나 협통, 하복부의 창통, 억울감, 신경질, 입이 씀, 목이 마름, 설질 홍(紅), 설태 박황색(薄黃色), 맥 현(弦)을 나타낸다.

③ 음허(陰虛)의 경행선기(經行先期)

만성 질환에서는, 병상이 진행되면 이윽고 음혈이 손상하여 음허내열이 되며, 이것이 충맥 · 임맥에 영향을 주어 충임불고(衝任不固 : 충맥, 임맥의 맥내에 피를 둘 수가 없게 됨)가 되어 발생한다.

월경 주기가 단축되며, 경혈량이 적음, 경혈이 홍색, 현기증, 허리가 빼근함, 수족이 뜨거워짐, 협부의 홍조 등을 수반하며, 설질 홍(紅), 무태 경향(설태가 적음)을 나타낸다.

④ 기허(氣虛)의 경행선기(經行先期)

비위기허 때문에 충맥 · 임맥을 고섭(固攝 : 충맥, 임맥의 맥내에 피를 두는 것)할 수 없어 발생한다.

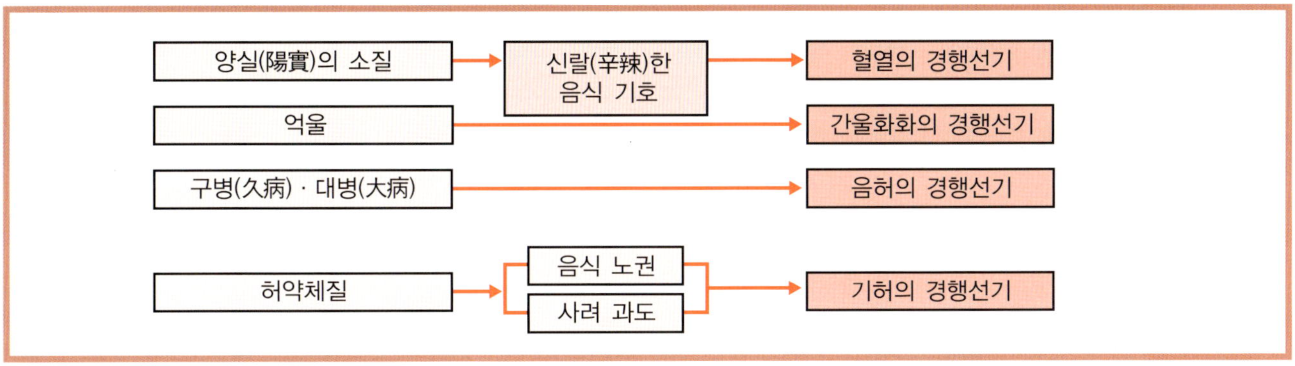

그림 V-8 경행선기(經行先期)의 변증

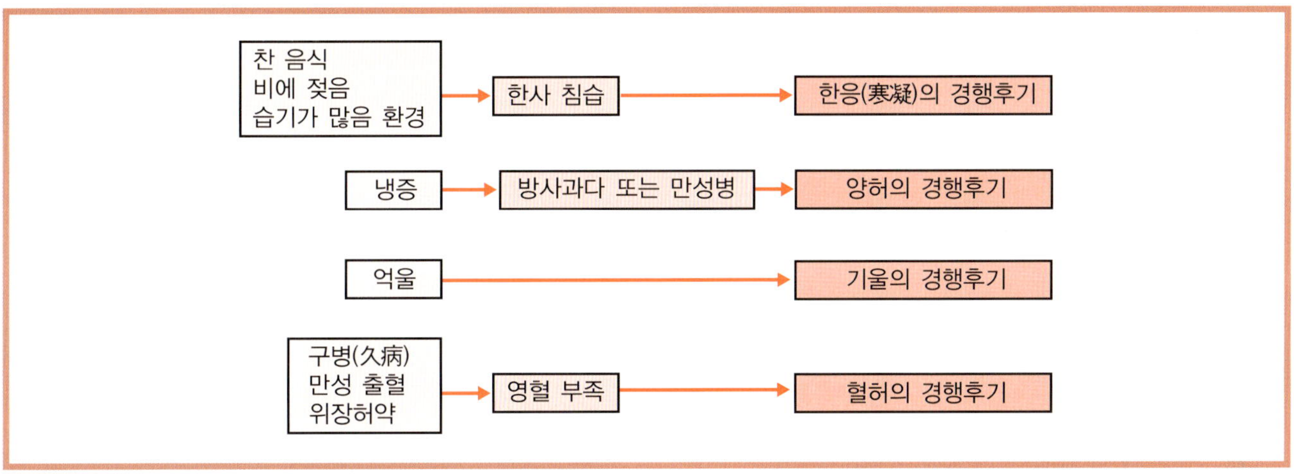

그림 V-9 경행후기(經行後期)〔경지(經遲)〕의 병증

월경 주기의 단축, 경혈량이 많음, 경혈이 희박하며 엷은 색, 하복부 하추감(下墜感), 요부가 팽창, 기운이 없음, 사지가 빼근함, 동계, 헐떡임, 식욕 부진, 니상변(泥狀便)을 수반하며, 설질 담(淡), 치흔(齒痕), 설태 박(薄), 맥약무력(脈弱無力)을 나타낸다.

❀ 경행후기(經行後期)(경지)의 병증

① 한응(寒凝)의 경행후기(經行後期)

월경기에 날것이나 차가운 것을 섭취, 비에 젖음, 습기 많은 환경에서 생활하는 것 등으로, 한사가 충맥 · 임맥에 정체하여 기혈의 운행을 저해하여 발생한다.

월경 주기의 연장에 경혈량 적음, 경혈색이 자암으로 응혈덩어리가 섞임, 하복부에 동통, 따뜻하게 하면 하복부의 통증 경감, 거안(만지면 오히려 통증이 악화)을 수반하여, 설질 윤(潤) 또는

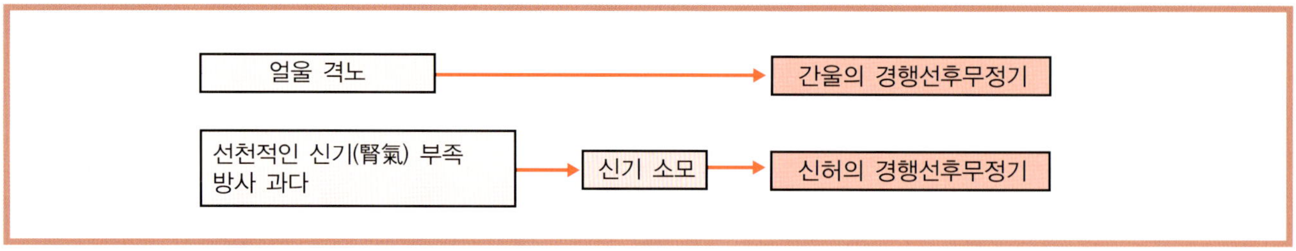

그림 V-10 경행선후무정기(經行先後無定期)〔경란(經亂)〕의 변증

자암(紫暗), 설태 백(白), 맥침지(脈沈遲)를 나타낸다.

② 양허(陽虛)의 경행후기(經行後期)

평소부터 양허 체질이며, 거기에 만성병이나 방사 과다에 따라 신양(腎陽)이 손상되면 따뜻하게 할 수 없게 되어 장부 기능이 저하하여, 혈의 생성이 부족하면 충맥 · 임맥이 충족 되지 않기 때문에 발생한다.

월경 주기 연장, 경혈량 적음, 경혈색이 담홍색이며 청희(淸希), 하복부에 통증, 따뜻하게 하면 하복부의 통증 경감, 희안(喜按 : 만지면 통증이 경감), 헐떡임, 허리의 뻐근함, 사지의 냉기, 설질 담(淡), 설태 박백(薄白), 맥지무력(脈遲無力)을 나타낸다.

③ 기울(氣鬱)의 경행후기(經行後期)

내상칠정(內傷七情)에 의하여 간기가 울결하고, 간의 소설(疏泄)이 실조하여 충맥 · 임맥에 기혈이 막혀 발생한다.

월경 주기 연장, 경혈색은 자홍이며 응혈덩어리가 섞이고, 하복부는 팽창하여 아프고, 흉협부나 유방이 부푸는 등의 증상을 수반하며, 혀는 대개 정상적이지만, 맥 현(弦)을 나타낸다.

④ 혈허(血虛)의 경행후기(經行後期)

만성병에 의한 소모, 만성의 출혈, 다산 등으로 정혈(精血)을 소모하거나 비위허약으로 혈의 생성이 손상되어 영혈이 부족하여 발생한다.

월경 주기 연장, 경혈량이 적고 담홍색, 복통은 없지만, 휘청거림, 동계, 피부 건조, 설질 담, 맥허세(虛細)를 나타낸다.

3) 무배란주기증

무배란주기증은 대부분은 월경의 주기가 불순하다. 여기에서는 월경불순으로서 채택한다. 월경불순을 동양의학에서는 경행선후무정기(經行先後無定期)라고 한다(그림 V-10). 아래에 대표적인 병증을 든다.

① 간울의 경행선후무정기(經行先後無定期)

억울이나 격노 등에 의하여 간의 소설(疏泄)이 실조하면 발생한다.

일반적으로는 간의 소설(疏泄)이 과도하게 되면 월경은 빨라지고, 소설이 미치지 않으면 월경은 늦어진다. 따라서 간의 소설이 일정하지 않고 과도하게 되거나 미치지 않거나 하면 월경 주기가 불안정하게 된다. 월경 주기가 단축하거나 연장하거나 하는 월경불순, 경혈량도 많기도 하고 적거나 하며, 유방의 창통, 흉협부의 창통, 억울감, 한숨 등의 증상을 나타내며, 설질 다홍색, 설태 정상, 맥 현을 나타낸다.

② 신허의 경행선후무정기(經行先後無定期)

선천적 신기 부족이나 방사 과다에 의한 신기의 소모에 의하여 신(腎)의 봉장(封臟) 작용(정혈을 저축)이 실조하여 충맥 · 임맥에 이르러 발생한다.

월경 주기가 단축하거나 연장하거나 하는 월경 불순, 경혈량 적음, 이명, 현기증, 허리의 빼근함 등의 증상을 수반하며, 설질 담, 맥 침약을 나타낸다.

2. 침구치료

월경 주기의 이상의 침구치료는 변증에 의한다(그림 V-11).

1) 경행선기(經行先期)〔경조(經早)〕의 침구치료

① 혈열(血熱)의 경행선기(經行先期)

침구치료는 청열(淸熱)을 도모하는 것을 목적으로 실시한다.

참고 예 : 관원(關元), 혈해(血海), 태충(太衝), 곡지(曲池) 등을 이용한다.

② 간울화화(肝鬱火化)의 경행선기(經行先期)

침구치료는 소간(疎肝)하여 불화한 간의 열을 내리는 것을 목적으로 실시한다.

참고 예 : 관원(關元), 혈해(血海), 행간(行間), 지기(地機) 등을 이용한다.

③ 음허(陰虛)의 경행선기(經行先期)

침구치료는 신정(腎精)을 보충하여 허열을 취하는 것을 목적으로 실시한다.

참고 예 : 관원(關元), 혈해(血海), 삼음교(三陰交), 연곡(然谷) 등을 이용한다.

④ 기허(氣虛)의 경행선기(經行先期)

침구치료는 비기(脾氣)를 보충하는 것을 목적으로 실시한다.

참고 예 : 관원(關元), 혈해(血海), 족삼리(足三里), 비수(脾俞) 등을 이용한다.

2) 경행후기(經行後期)〔경지(經遲)〕의 침구치료

① 한응(寒凝)의 경행후기(經行後期)

침구치료는 충맥 · 임맥에 정체한 한사를 제외하고, 포맥의 온통(溫痛 : 따뜻하게 하여, 기혈의

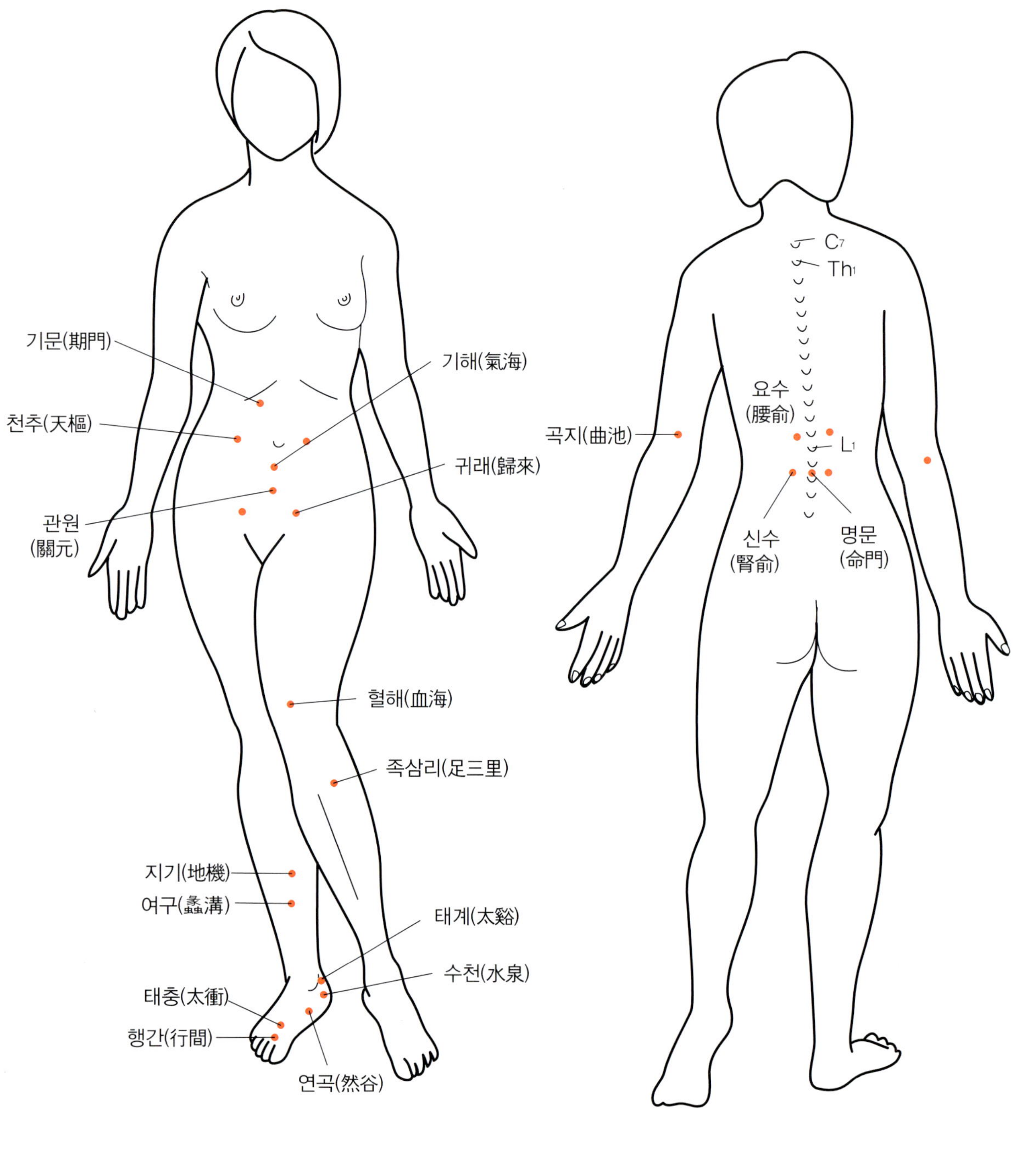

그림 V-11 월경 주기 이상의 침구치료

흐름을 좋게 함)을 목적으로 실시한다.

참고 예 : 기해(氣海), 삼음교(三陰交), 천추(天樞), 귀래(歸來) 등을 이용한다.

② 양허(陽虛)의 경행후기(經行後期)

침구치료는 신양(腎陽)을 보충하는 것을 목적으로 실시한다.

참고 예 : 기해(氣海), 삼음교(三陰交), 신수(腎俞), 명문(命門), 태계(太谿) 등을 이용한다.

③ 기울(氣鬱)의 경행후기(經行後期)

침구치료는 간 소설(疎泄)의 실조를 개선하여 충맥 · 임맥에 기혈이 원활하게 흐르도록 하는 것을 목적으로 실시한다.

참고 예 : 기해(氣海), 삼음교(三陰交), 태충(太衝), 합곡(合谷), 여구(蠡溝) 등을 이용한다.

④ 혈어(血虛)의 경행후기(經行後期)

침구치료는 양혈(養血)을 목적으로 실시한다.

참고 예 : 기해(氣海), 삼음교(三陰交), 족삼리(足三里), 비수(脾俞), 격수(膈俞) 등을 이용한다.

3) 무배란주기증의 침구치료

① 간울(肝鬱)의 경행선후무정기(經行先後無定期)

침구치료는 간기울혈(肝氣鬱血)을 해소하여, 기혈의 흐름을 원활하게 하는 것을 목적으로 실시한다.

참고 예 : 관원(關元), 삼음교(三陰交), 태충(太衝), 간수(肝俞), 기문(期門) 등을 이용한다.

② 신허(腎虛)의 경행선후무정기(經行先後無定期)

침구치료는 신기를 보충하는 것을 목적으로 실시한다.

참고 예 : 관원(關元), 삼음교(三陰交), 신수(腎俞), 태계(太谿), 수천(水泉) 등을 이용한다.

3. 침구치료의 적합 · 부적합

무월경에서는 속발성 무월경(심인성, 환경성 무월경)이나 시상하부－뇌하수체－난소－자궁의 기능적인 실조에 의한 것은 대상이 되지만, 원발성 무월경은 부적합하다. 또 희발월경, 빈발월경 및 무배란주기증은 대상이 되지만 기질적 질환(염증이나 종양등)에 기인하는 것은 부적합하다.

4. 월경 주기 이상에 대한 EBM

스트레스나 냉기에 의한 월경불순 타입에 침구치료는 비교적 매우 효과적이다. 그 경우, 병증에 근거하여 침구치료를 하는 것이 많다. 유감스럽게도 일본에서는 월경 주기 이상에 대해서는 정해진 임상 연구를 하지 않아 증례 보고뿐이다. 여기에서는 필자 등의 증례에 대하여 소개한다.

생활환경의 변화에 의하여 월경 주기가 불안정하게 된 증례의 보고에서는 간울기체의 경행선후무정기(經行先後無定期)로 변증되어 기체를 제거하고, 포궁(자궁)의 기능을 준비하는 것을 목적으로 하여 침구치료〔합곡(合谷)·태충(太衝)·간수(肝俞)·삼음교(三陰交)·자궁(子宮)〕에 유침(10분, 주 1회)을 실시했는데, 월경 3주기 째에 정상 주기로 회복했다. 또 양허의 경행후기(經行後期)의 증례에는 신양허증으로 변증하여 태계(太谿)·신수(腎俞)·명문(命門)·삼음교(三陰交)에 반미립대(半米粒大)의 투열구(透熱灸)를 3~5장(壯) 주 1회의 빈도로 실시했더니, 월경 2주기 째에 정상 주기로 회복했다.

어깨 결림

핵심사항

- 목에서부터 어깨, 견갑간부, 전흉부, 삼각근에 느껴지는 긴장감, 뻐근함, 괴로움, 불쾌감 등
- 근에 긴장이 없어도, 목에서부터 어깨에 괴로움을 호소하는 경우도 있다.
- 원인은 머리, 어깨, 팔의 과도한 사용, 경추나 흉추, 견관절의 문제, 두부·안면 모든 기관의 문제, 흉복부 내장기의 문제, 정신적인 문제 등이 생각된다.
- 어깨 결림은 『소문(素問)』, 『영추(靈樞)』, 『상한론(傷寒論)』 등의 고전에 이미 나타나 있다.
- 침구치료는 장부·경락계, 경근병이나 내상병, 외감병 등, 또 국소의 결림이나 긴장을 고려하여 실시한다.
- 침구치료의 대상 질환에서 어깨 결림은 가장 치료 빈도가 높은 질환의 하나이며, 그 유효성도 보고되고 있다.

목으로부터 어깨, 견갑간부, 전흉부, 가끔 상지의 삼각근 부근까지를 포함하여, 긴장감, 결림감, 괴로움, 불쾌감 등을 호소하는 상태이다. 또 근육에 긴장이 없어도, 목으로부터 어깨에 괴로움을 호소하는 일도 있다.

어깨 결림이라고 하는 표현 자체는 고전에 나타나지 않지만, 「항강(項强)[11~13]」이라고 하는 표현이 있다.

표 V-6 어깨 결림의 자각과 타각

① 환자의 자각
어깨 국소 : 통증, 압통, 팽창감, 뻐근함, 강직
전신 : 뻐근함, 괴로움, 피로감, 신체가 무거움, 권태감, 의욕 없음, 초조함, 아침에 일어나기 힘듦, 우울

② 시술자에 의한 타각적 소견 : 긴장, 팽륭, 경결(硬結), 팽창

표 V-7 어깨 결림의 원인별 분류

1. 목, 어깨, 팔의 과도한 사용	: 근육 피로, 계속적인 근육 사용에 의한 피로
2. 경추나 흉추, 견관절의 문제	: 이들이 2차적으로 어깨 결림을 일으킴 경추증, 경추 추간연골 변성증, 경추 손상, 경추 염좌, 경추 또는 흉추의 추간 관절염, 견관절 주위염 등
3. 두부 · 안면 모든기관의 문제	: 두통, 안정(眼精) 피로, 난시, 충치, 악관절염, 부정교합, 인후의 통증, 이명, 난청 등
4. 흉부 내장기의 문제	: 천식, 심질환, 흉부질환, 감기 등
5. 복부 내장기의 문제	: 위장, 간장, 췌장, 담낭 등의 문제, 부인과 질환, 비뇨기과 질환, 요통 등
6. 정신적인 문제(인간 관계 등)	: 고민, 불안 등
7. 기타	: 냉감, 달아오름, 다리의 뻐근함 · 무거움 · 부음, 자율신경 실조 상태 시 병발하는 어깨 결림

어깨 결림이 있는 경우, 환자는 어떤 불쾌감을 느끼는 것일까. 환자의 자각적인 불쾌감은 어깨 국소에 느끼는 통증이나 뻐근함, 경직인데, 동시에 전신적으로도 뻐근함이나 피로감 등을 느끼는 일이 있어, 오히려 어깨 결림은 전신적인 불쾌감이나 부정수소(不定愁訴)의 하나로서 생각하는 편이 좋은 경우도 많다(표 V－6).

어깨 결림은 다양한 요소가 복잡하게 얽혀 발생하는 것이 많은데, 크게 다음과 같이 나눌 수 있다.

우선 어깨 국소, 즉 목 · 어깨 · 등 · 가슴 등으로의 부하로 인하여 어깨가 결리는 경우로, 노동에 의한 어깨 주위의 근육 피로, 경추증이나 채찍질의 후유증 등이 원인이 된다. 또 스트레스나 피로, 수면 부족 등에 의하여 어깨 결림이 있는 경우, 또 내장부장기의 문제(변비 · 부인과 질환 · 담석 등) 등에 의하여 어깨가 결리는 경우 등이 있다(표 V－7).

【병태】 어깨 결림의 병태로서는 ① 신경근부의 압박이나 사각근에 의한 교굴 등의 신경 자극 증상 ② 내장 일체성 반사(흉복부 내장기의 문제)나 연관통(머리 · 안면부의 병변) 등에 의한 반사성이 결림 · 통증 ③ 동맥경화나 자세성 · 기질성 혈행 장애, 심인성 근육의 과긴장 등이 원인인 혈허 상태 ④ 피로 물질의 축적에 의한 근육 피로 등을 생각할 수 있다.

1. 동양의학에서 본 어깨 결림

『소문(素問)』 자열(刺熱)편, 제32[11]에, 「신열병(腎熱病)은 우선 허리가 아프고 경골(脛骨)이 쑤시며, 입이 말라 다음(多飮)하고 발열한다. 사정(邪正)이 싸우면, 항통(項痛)에 잘 견디고...」라고 되어 있어, 이것이 목(어깨) 결림의 초출은 아닐까 생각된다. 이 어깨 결림은 신(腎)의 열병에 의하여 발생하는 것으로 여겨진다.

『영추(靈樞)』 경맥(經脈)편, 제10[12]에 기재된 12경병증 중에서, 경(頸), 항(項), 견(肩), 노(臑)의 몇 개 부위에 증상이 있다고 여겨지는 경맥(經脈)은 폐경, 대장경, 심경, 소장경, 방광경, 삼초경의 6경맥(經脈)이다. 이들은 어깨 결림을 의미하고 있는지 어떤지는 의문이지만, 12경병증 중 반이 경견부의 증상이며, 병증의 대부분이 어깨 결림을 증상으로서 가지고 있다고 말할 수 있다.

또 『상한론(傷寒論)』의 삼음삼양(三陰三陽)병증의 태양병기[13]에, 「두항강통」이라고 되어 있어, 두통이나 어깨 결림이 증상으로서 나타나는 것이 지적되고 있다.

위와 같이 경(견)배 등의 「결림」은, 신열병, 시동(是動)병 또는 소생(所生)병, 또는 태양병의 한 증상으로서 나타나는 것이므로, 기본적인 어깨 결림의 치료는 그 병증을 우선 치료하는 것이다. 그리고 나서 국소 치료를 실시한다.

2. 침구치료

지금까지 말해 온 것처럼 어깨 결림 시 여러 가지 수소(愁訴)를 치료하는 경우, 가장 기본적인 생각으로서 크게 다음의 두 가지 방법을 생각할 수 있다.

① 수소부나 체표의 반응을 중시하는 치료를 실시한다.

② 증(證) 등, 침구학의 고전적인 생각에 따르는 치료를 실시한다.

②는 고전 이론에 준거한 치료법이며, 4진법으로 경혈을 선정하여 실시한다.

1) 서양의학적인 침구치료

※ 어깨 결림의 원인이 있으면, 그것을 대상으로 한 치료를 실시한다.

예를 들어, 경추증 등 경추 유래의 문제이면 경추의 신경근부의 치료를, 흉복부 내장기의 문제나 두 · 안면부의 병변 등에 유래하는 문제이면 원인 질환의 치료를, 정신적인 문제이면 생활환경 · 인간관계 등의 개선을 꾀하는 등, 우선 어깨 결림의 원인이 되고 있는 문제의 해결을 꾀한다.

구체적으로는 경추증이면 문제의 경추추간 또는 경추근부에의 자침, 원인질환이 내장 모든 장기이면 수모혈(兪募穴)에의 자침을 실시한다.

※ 통증이나 결림의 부위를 선정한다.

다음에 국소에 나타난 문제에 대한 침구치료를 실시한다. 다음와 같은 순서가 된다.

① 목의 전후굴, 측굴, 선회, 후사굴, 또는 통증이나 결림이 생기는 지위(肢位)에 의하여, 통증이

표 V-8 어깨 결림 치료의 경혈

a. 통증 등의 수소가 있는 어깨 국소의 치료
- 견정(肩井), 천료(天髎), 견중수(肩中俞), 곡원(曲垣), 대저(大杼), 풍문(風門)

b. 국소 주위의 치료
- 국소 주위(상하, 좌우, 전후)에 긴장 · 통증이 있는 부위를 찾는다.
  … 두부, 경부, 견갑간부, 견갑부, 전흉부 등
  백회(百會), 낙각(絡却), 옥침(玉枕), 천주(天柱), 풍지(風池), 천유(天牖), 백호(魄戶), 고황(膏肓), 천종(天宗), 견정(肩貞), 운문(雲門)
  … 복부, 요천추부의 긴장 · 압통부위를 치료하는 일도 있다.
  불용(不容), 중완(中脘), 천추(天樞), 관원(關元), 복애(腹哀), 위창(胃倉), 삼초수(三焦俞), 신수(腎俞), 지실(志室), 차료(次髎)

c. 원격부 치료
- 증이나 경근병이나 내상병, 외감병 등에 의한 어깨 결림의 경우에 실시한다. 또 경락 주행을 고려하면서, 상지, 하지의 긴장 · 압통부위 등을 찾는다.
- 소해(少海), 소해(小海), 영도(靈道), 열결(列缺), 극문(郄門), 대종(大鐘), 조해(照海), 공손(公孫), 곤륜(崑崙), 수천(水泉) 등

나 결림의 부위를 확실히 한다.

② 근육에 통증이나 결림이 있으면, 어느 근육인지를 특정한다.

③ 촉진에서 통증이나 결림의 부위를 특정한다.

④ 그 근육에 자침하여, 긴장 · 경결 · 결림 등을 없앤다.

2) 동양의학적인 침구치료

- 장부 · 경락계를 고려, 선혈(選穴)하여 치료를 실시한다.
- 경근병이나 내상병(안정피로, 산후 회복이 나쁨, 만성병 등), 외감병(풍이나 한에 의한 표부에의 침습) 등에 의한 어깨 결림도 여기에서는 고려하여 선혈(選穴)한다.

대추(大椎), 지양(至揚), 천주(天柱), 열결(列缺), 후계(後谿), 합곡(合谷), 풍지(風池), 곡지(曲池), 삼음교(三陰交), 격수(膈俞), 양릉천(陽陵泉) 등도 증상에 따라 추가한다.

치료의 구체적인 예를 표 V-8에 나타낸다.

어깨 결림의 경우, 국소에서는 어깨 주위〔견정(肩井), 황수(肓俞)를 비롯하여 흉부, 배부의 경혈 등〕에 치료를 실시하는 보고가 많다. 그러나 흉배부는 「기흉」발생률이 높은 부위이다. 특히, 기흉 호발 부위인 고황(膏肓)을 시작으로 하는 이른바 방광경 2행선, 또 방광경 1행선이나 견정(肩井), 나아가 쇄골와, 쇄골 하부의 흉부도, 침의 깊이 · 각도를 충분히 고려하여 신중하게 자침을 실시할 필요가 있다. 또 경부도 가는 근육이 많이 있고 신경, 동맥이 얕은 부위를 주행하고 있으므

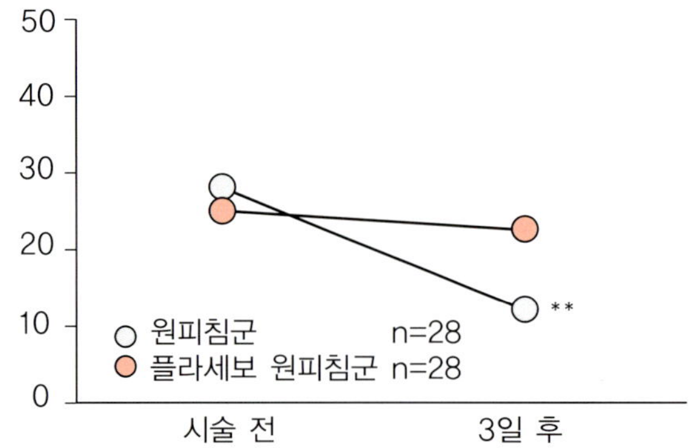

** : 플라세보 원피침군에 비하여 원피침군은 유의차 있음(p<0.01)

그림 V-12 「**어깨 결림이 있음**」**의 변화**(참고문헌 15 참조)

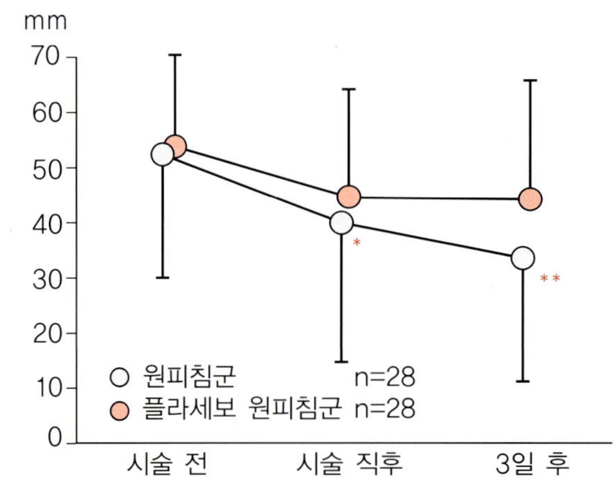

* : 원피침군, 플라세보 원피침군의 시술 전에 대해서 유의차 있음(p<0.05)
** : 원피침군, 플라세보 원피침군의 시술 전에 대해서 유의차 있음(p<0.01)

그림 V-13 **어깨 결림에 대한 원피침의 효과**(VAS치에 의한 전체 집계 : 참고문헌 15 참조)

로 신중한 자침하는 것이 바람직하다.

3. 침구치료의 적합 · 부적합

침구병원을 방문하는 환자의 주소 중에서 가장 많은 수소이며, 침구치료가 가장 적합한 증후의 하나이다.

그러나 침구치료에 의하여 일시적으로 증상이 경감하지만, 며칠 사이에 원래 상태로 돌아오는 것을 반복하는 등의 경우에는 기질적인 문제나 위독 문제가 숨겨져 있지 않은지를 충분히 고려할 필요가 있다. 또 강한 두통, 물체가 이중으로 보임, 구토 등 내장기 질환이나 두엽내의 여러 문제 등을 의심하게 하는 경우에는 의사에의 진찰을 권하는 일도 필요하다.

4. 어깨 결림에 대한 EBM

Aoki(青木) 등[14]은 1988년~1992년 7월까지, 어깨 결림 환자 1,102명(여자 790명, 남자 312명, 평균 연령 55.6세)에 대해서 1명당 평균 5.3회의 전기침 치료를 실시했다. 자침 · 통전부위는 경견부에서는 천주(天柱), 풍지(風池), 견정(肩井), 거궐(巨闕), 견외수(肩外俞), 상지는 수삼리(手三里)와 곡지(曲池), 합곡(合谷), 하지에서는 족삼리(足三里)와 상거허(上巨虛)였다. 1kur 10회까지의 유효율은 근육 수축성 두통에 수반하는 어깨 결림에는 87.3%, 외상성 경부증후군에 수반하는 어깨 결림에는 71.8%이었다고 보고했다.

또 Furuya(古屋) 등[15]은 어깨 결림을 자각하는 53명을 대상으로 어깨 결림에 대한 원피침(圓皮鍼)(파이오넥스®)의 효과를 검토했다. 플라세보 원피침을 대조로 했다. 지원자인 남녀 53명을 원피침군 28명과 플라세보군 25명으로 나누어 효과를 비교했다. 후두부, 어깨 상부, 견갑간부의 압통부의 4개소 이내에 원피침을 3일간 시행한 결과, 시술 3일 후 어깨 결림을 호소한 것은 원피침군 12명, 플라세보군 23명으로, 유효성에 유의한 차이가 있었다(그림 V－12). 또 VAS로 전후의 변화를 본 결과, 플라세보군에는 유의한 변화는 나타나지 않았지만, 원피침군에서는 유의한 감소가 나타났다(그림 V－13). 원피침을 계속 유치하면 어깨 결림이 개선된다는 것이 시사되었다.

게다가 Sasaki(佐佐木) 등[16]은, 50세 이상의 어깨 결림 환자 41명(평균 연령 57세)을 II군에 무작위 할당하여, 환자가 가장 결림을 호소한 부위 2개소에 3~5mm(I군), 또는 근긴장부까지(II군) 자입하여 작탁(雀啄)을 실시했다. 그 결과, 침 치료 전후, 2군 모두 VAS에 의한 어깨 결림의 수치가 의미 있게 저하했다. 또 I군과 II군을 비교하면 근내에 자침하는 것이 의미 있게 효과가 있다고 보고했다.

Nabeta[17]는 경견부의 통증과 결림에 대한 침과 위침(sham acupuncture)의 치료 효과를 비교하기 위하여 랜덤화 비교 시험을 실시했다. 만성 통증과 결림이 있는 지원자 34명을 랜덤에 침군과 위침군으로 나누었다. 침 치료는 통증부위에 자침하는 방법을 1개월간 주 3회 실시했다. 침은 약 20mm의 깊이로 근육까지 삽입하여, 5회 작탁을 실시했다. 위침은 침 치료에 사용한 침의 끝을 잘라 평편하게 한 침을 제작하여, 피하에 들어가지 않게 했다. 치료자는 침을 자입하여 작탁을 실시한 것처럼 가장했다. 둔통과 결림 감은 VAS치로 평가했다. 압통점의 압통 역치를 치료 전후로 측정했다.

그 결과, VAS치에 대해서는 최종 치료의 9일 후 침군과 위침군의 사이에 통계상 차이는 없었다. 그러나 침군은 침 치료 1일 후 VAS치의 의미가 있는 감소가 보여졌다. 압통역치는 침 치료 후에 상승하는 경향에 있었지만, 위침에서는 상승 경향이 나타나지 않았다.

냉증

핵심사항

- 냉증은 신체 내부에서 자각하는 불쾌한 냉감이다.
- 신체의 다른 부분은 차갑게 느껴지지 않는 것 같은 온도인데, 신체의 특정 부위만이 특히 차갑게 느껴지는 경우를 말한다.
- 냉증은 자각적인 냉감을 주체로 한 것임과 동시에, 객관적인 온도 저하도 수반하는 경우가 많다.
- 동양의학적으로는 족냉, 외한, 내상을 불문하고, 영위부조(營衛不調), 기기(氣機)의 상하 통창(通暢) 실조를 말한다.
- 냉증은 월경곤란증, 월경과다, 갱년기 장애, 임신 경험이 없는 여성에게 많다.
- 약물요법은 호르몬제, 비타민 E제의 경구나 근육주사, 자율신경안정제, 당귀작약산(當歸芍藥散) 등이 사용된다.

냉증에는 냉기, 냉한 체질, 족냉, 냉각과민증, 냉감, 냉감증 등의 유의어가 있고, 또 영어로는 feeling of cold, coldness, cold constitution 등이라고 한다. 냉기의 감각은 물론 기후의 한랭이나 조석의 냉기, 차가운 식사 등에 의하여 생긴다. 그러나 냉증은 그러한 외부 요인이 계기로서 있기는 하지만, 「신체 내부에서 자각하는 불쾌한 냉감[18)]」으로, 내부로부터 발생하는 참기 어려운 냉감이라고 할 수 있다.

냉증은 「차가워지기 쉬운 체질」, 「요부 이하가 차가워지는 병」 등으로도 나타내지지만, 역시 Kushima(九嶋)[19)]의 정의, 「신체의 다른 부분은 차갑게 느껴지지 않는 것 같은 온도인데, 신체의 특정 부위만이 차갑게 느껴지는 경우를 말한다」가 타당할 것이다.

이러한 정의에 따르면 냉증은 자각적인 감각이다. 그러나 타각적으로도 파악된다. 예를 들어 Saito(齋藤)[18)]는, 열전대온도계(熱電對溫度計)에 의한 측정으로, 족부 피부온은 냉증이 없는 18예의 평균은 26.04°C인 데 비하여, 자율신경 기능이 안정된 냉증 10예의 평균은 25.98°C, 자율신경 기능 불안정의 냉증 29예의 평균은 22.74°C였다고 보고하고 있다.

냉증의 연령별의 발생률에 대하여, Saito(齋藤)[18)]는 19세 이하에서는 현저하게 높고, 20세부터 34세까지 급격히 저하하고 35세부터 다시 상승하여 45세 이후는 19세 이하와 같은 정도의 고빈도였다고 보고했다. Kume(久米)[20]는 중등도 이상의 냉기는 35세에 일단 감소한 후에, 45세에 다시 30세 전반과 비슷한 빈도로 돌아온다고 보고했다.

이와 같이 냉증은 자각적인 냉감을 주체로 한 것임과 동시에, 객관적인 온도 저하도 수반하는 경우가 많다.

【병태】 냉기를 호소하는 것은 남성보다 여성이 많다고 말해지고 있다(일본의 경우). 발의 온도가 몇 도 이하인 경우를 냉기라고 하는지는 명확한 라인은 없지만, 남성의 상당수는 다리의 온도가 20°C에 가까운 저온에서도 냉기를 호소하지 않고, 반대로 여성에서는 30°C에 가까워도 냉기를 호소하는 사람이 나타난다. 냉기를 호소하는 범위는 허리보다 아래, 대퇴부보다 아래, 무릎보다 아래, 양말을 신는 범위, 발가락 끝으로 여러 가지이다. 때로는 발 끝은 따뜻하지만 종아리 부위만 차가워지거나, 허리나 엉덩이만 차가운 경우도 있다. 냉기를 호소하는 부위는, Saito(齋藤)[18]의 1,152명의 조사에 의하면 요부가 가장 많아 459명(39.9%), 그 다음에 족부 338명(29.4%), 하지 167명(14.5%)의 순서가 되며, 또 Kondo(近藤)[21]의 123명 조사에서는 족부가 120명(97.6%), 수부가 54명(43.9%), 요부는 21명(17.1%)이었다.

냉기의 원인은 서양의학적으로는 「자율신경 기능의 실조가 혈관 운동신경을 장애하여 냉감부위의 모세관의 격축 때문에 해당 부위의 혈행을 방해할 수 있다[22]」는 결과에 의한다.

1. 동양의학에서 본 냉증

동양의학의 고전에는 「냉증」이라고 하는 말은 눈에 띄지 않는다. 다만 족냉은 있어 「외한, 내상을 불문하고, 영위부조(營衛不調), 기기 상하의 통창실조에 의한 것[23]」으로 여겨진다. 그 이유로서 ① 한사의 외감 또는 내상을 겸한 것은 위기(胃氣)를 둘러싸지 않아 족냉 ② 음허하면 신열족냉 ③ 신양부족은 하초의 온도를 지키지 못하여 족냉이라고 설명된다. 또 중의학적인 사고[24]에서는 ① 한습의 외사 ② 날것, 차가운 것의 편식 ③ 양허 체질 ④ 외상을 병인으로 한다.

2. 냉기와 다른 수소

Saito(齋藤)[18]의 조사에서는, 하복통 · 요통 · 두통 등, 월경곤란증을 호소하는 여성 332명 중, 냉증을 호소하는 것은 214명(64.5%)이었다. 월경과다를 호소하는 여성 51명에서도 40명(78. 4%)에 냉증이 존재했다.

또 Kawana(川名)[25]는 간호과 여학생 228명(19~30세)으로부터 항상 강한 냉기가 있는 사람 30명을 선택하여 생리 전의 전신의 수소를 물었는데, 냉증이 없는 사람에 비하여 「두통 · 두중감」, 「하복부 통증」, 「하복부가 답답함」, 「복부팽만감」, 「요통」, 「허리 결림 · 뻐근함」, 「초조」, 「신경질적임」, 「졸림」, 「쉽게 지침」, 「사고력 저하」 등이 뚜렷하게 많았다고 보고하고 있다. 또 경산부와 미경산부에서는 냉증 비율은 각각 51.9%와 63.2%였다.[18] 나아가 Kuwahara(桑原)[26]는, 갱년기

표 V-9 냉증의 특징 정리

① 여성에게 많다.
② 19세 이하 및 45세 이상에 많으며, 20~34세에는 급격하게 저하한다.
③ 냉증의 발생은 10대가 많다.
④ 미경산부에 냉기가 많다.
⑤ 요부 또는 족부의 냉기가 많다.
⑥ 출현은 동계 및 추계가 가장 많지만, 봄~여름도 적지 않다.
⑦ 월경곤란증, 월경과다, 갱년기 장애, 월경전 증후군(긴장증)에 냉증이 많다.
⑧ 취침 전 냉기를 느끼는 사람이 많다.
⑨ 증악 인자는 「추위나 우천」
⑩ 자율신경 불안정의 냉증은 족부 피부온이 낮다. 동계 측정으로 족저온은 의미 있게 낮다.
⑪ 저혈압 경향의 사람이 많다.
⑫ 어혈, 복피구급(服皮拘急)의 사람이 많다.
⑬ 신경증 경향은 없다. 신체적 수소가 정상인보다 많다. 소화기 증상 · 비뇨기 증상의 수소자는 많다.
⑭ 자율신경 불안정자가 많다.

장애의 59.6%, 부정수소(不定愁訴)증후군의 45%, 심신증의 8%에 냉증이 나타났다고 보고했다.

이와 같이 냉증은 월경곤란이나 월경과다, 월경에 수반하는 부정수소(不定愁訴), 또는 갱년기 장애등의 부인과의 질환, 임신 경험의 유무 등과의 관련이 강하다고 보고되고 있다. 또 이러한 것을 근거로 하여 냉증의 특징을 정리하면 표 V−9와 같이 된다.

3. 치료법

1) 서양의학적인 치료

냉증의 서양의학적인 치료는 병인에 따라 달라, 기초 질환이 있는 경우에는 각각의 원인 질환에 대한 치료를 실시하게 된다. 예를 들어, 월경 이상, 황체 기능 부전, 갱년기 장애에 수반하는 냉기이면 그것들에 대응한 호르몬요법을 실시한다. 또 비타민 E제를 경구나 근육주사로 투여하는 것이나, 냉증 이외에 많은 부정수소(不定愁訴)를 안고 있는 것 같은 자율신경실조증과 같은 경우에는 자율신경안정제가 유효하다고 말해지고 있으며, 나아가 허증(虛證)의 냉증에 당귀작약산(當歸芍藥散)이 투여되는 등, 한방요법도 행해지고 있다. 피부의 국소적인 혈행 촉진을 목적으로 하여, 당신자 엑기스 연고나 히나곤 연고 등도 사용된다. 일반적인 지도로서는 충분한 수면과 규칙적인 일상생활, 그리고 편식을 개선하는 것 등이 요구된다.

2) 냉증에 대한 침구치료

❀ 현대의학적인 침구치료

냉증에 대한 현대의학적인 침구치료의 목표는 일반적으로는 ① 냉기가 있는 하지의 순환 개선 ② 복부 골반내의 순환 개선(부인과 · 소화기과 · 비뇨기과의 변조가 합병하는 것이 많음) ③ 자율신경 실조 경향에 대한 전신적인 치료 ④ 생활 지도 등이다.

이러한 목표는 순환 개선과 자율신경 기능의 개선이지만, 기본적으로는 자율신경 기능의 실조가 혈관 운동신경의 기능을 장해하여 모세관의 격축을 일으켜 혈행을 방해할 수 있다고 생각되므로, 자율신경의 기능, 특히 부교감신경의 기능을 항진시키고 국부 교감신경 긴장을 완화하여 혈관 확장을 목표로 하는 치료를 한다.

하퇴의 삼음경에 있는 태계(太谿), 부류(復溜), 삼음교(三陰交), 누곡(漏谷), 지기(地機), 중봉(中封) 등은 선혈(選穴)하는 기본적인 경혈이고, 또 족부의 냉기에 대해서는 행간(行間), 태충(太衝), 지오회(地五會) 등 족배부의 경혈을 선혈한다.

❀ 동양의학적인 침구치료

한습이 하초나 다리의 간경(肝經)에 정체하면 요천추부나 하지에 냉기를 느끼므로, 우선 한습을 없애는 것이 목적이 된다. 또 양기를 좋게 하여, 신(腎)의 기능을 높이고 간(肝)의 기능을 조정한다.

지양(至陽), 격수(膈俞), 간수(肝俞), 신수(腎俞), 관원(關元) 등에서 선혈된다.

이른바, 상실하허(上實下虛) 등의 경우는 두경부나 배부의 치료도 상부의 실(實)을 내리고 하부의 허(虛)를 개선하기 때문에 유효하다. 상기 경혈에, 백회(百會), 천주(天柱), 대추(大推) 등을 추가한다.

4. 냉증에 대한 EBM

냉증은 1950년대부터 주로 산부인과 영역에서 부정수소(不定愁訴)의 하나로서 연구를 했다. 그 때문에 냉증의 기전이나 원인을 검토할 때에도 부인과 질환이나 갱년기 장애 등 부인과의 문제로 파악하는 경향이 강했다.

그러나 1980년대부터는 적외선체열진단기가 도입되는 등 연구 방법이 바뀌어 오고 있어 현재는 자율신경 기능실조나 심인이 그 병태의 본체라고 생각되게 되었다.

침구의 분야에서의 냉기의 평가도 적외선체열진단기의 이용에 의하여 주관적인 것으로부터 객관적인 것이 되어 왔다. 예를 들어 Matsumoto Tadasu(松本勅)[27]는 적외선체열진단기를 이용하여 족저 중앙과 하퇴 후측 중앙의 온도를 57예에서 비교하여, 냉증자 27예 중 23예(85.2%)의 족저온은 1°C 이상 저온으로 실제로 족부 저온예가 많다고 하여, 침에 의해 냉기 소실은 23예 중 10예(43.5%)에 나타났다고 보고했다. 또 Takahashi(高橋)[28]는 냉증 환자 7예의 온유(溫溜)와 삼음교(三陰交)에 유침을 실시하여 수배와 족배의 피부온을 적외선체열진단기로 임상 증상을 조사표로 검토했다. 그 결과, 임상 증상에 분명한 개선은 있었지만 피부 표면온도에 변화는 없었다고 보고했다.

불임증

핵심사항

- 임신을 희망하여 피임 등을 하지 않았는데 2년 이상 임신되지 않은 경우
- 결혼 후 2년 안에 90%가 임신한다고 하는 통계가 있다.
- 고전에서는 불잉(不孕), 절산(絕産), 절사(絕嗣), 절자(絕子), 무자(無子) 등이라고 한다.
- 동양의학의 분류에서는 신허(腎虛), 간울(肝鬱), 담습(痰濕), 혈어(血瘀) 등이 있다.
- 현대의학적인 침구치료는 체성 · 내장 반사나 내분비계에의 영향이라고 하는 관점에서 실시한다.
- 동양의학적인 침구는 분류에 대해서 실시한다.
- 침구치료의 적응은 주로 기능성 불임에 대해서 실시한다.
- 현대의 불임 환자는 대부분은 서양의학적인 고도 생식 의료를 받고 있을 가능성이 있으므로, 충분히 서양의학적인 지식을 몸에 익히고 환자의 입장에서 치료를 할 수 있도록 유의한다.

현대의학적으로 불임은 「임신을 희망하여 피임 등을 하지 않았는데 2년 이상 임신되지 않은 경우」라고 정의되고 있다. 물론, 어떤 기질적인 문제로 아이가 생기지 않는 경우에는 2년이라고 하는 연수에 관계없이 불임이다. 2년이라고 정한 이유는, 일반적으로 피임 등을 하지 않고 아이를 만드는 목적으로 성관계를 가지면, 대체로 1년 내에 80%의 부부 사이에 임신이 있고, 2년 내에는 90%가 된다고 하는 통계적 결과가 있기 때문이다.

【원인】 일본에 있어서의 인자별 불임증의 원인을 보면, 부부에 있어 남자 불임증이 약 30%, 여성 인자가 70%로 되어 있다. 이 중 여성 인자는 난관 인자에 의한 것이 가장 높아 30~40%로 여겨지고 있고, 그 다음에 배란 인자가 10~20%이다. 경관 인자는 약 10%, 자궁 인자도 거의 10% 정도로 되어 있다. 또한, 남성 및 여성의 종합 검사에 대해도 불임의 원인이 불명하여, 기능성 불임의 빈도는 상당히 높아 약 15% 정도로 되어 있다.

1. 동양의학에서 본 불임증

불임에 있어서는, 고전에서는 『비급천금요방(備急千金要方)』 또는 『맥경(脈經)』, 『산해경(山海經)』, 『신농본초경(神農本草經)』 등에서 볼 수 있는데, 불잉(不孕), 절산(絕產), 절사(絕嗣), 절자(絕子), 무자(無子) 등이라고 한다.

『중의(中醫) 산부인과 임상[29)]』의 분류에 따르면 불임은, 신허(腎虛), 간울(肝鬱), 담습(痰濕), 혈어(血瘀)의 4개이다. 신허, 간울은 기를 중심으로 한 문제이며, 담습, 혈어는 진액 · 혈을 중심으로 한 문제로 크게 나눌 수 있다.

1) 신허(腎虛)

상고천진론(上古天眞論)편에, 월경이 시작되는 것은 신(腎)의 기의 기능으로 여겨진다. 그리고 28세가 가장 신체가 충실한 시기이며, 49세가 되면 신기가 쇠약해져 월경이 없어 아이를 만들 수가 없게 된다(표 II－1 참조).

이와 같이 인간의 일생의 기본이 되는 것은 신(腎)의 기(氣)의 성쇠이며, 여성의 월경에 관해서도 아이를 낳는 것에 관해서도 제일의 근본이 되어 있는 것은 신(腎)의 기이다. 이 때문에 불임의 원인 분류에 신허를 제일로 들 수 있다. 요컨데 신(腎)의 기능적 또는 기질적인 힘이 충분하지 않은 상태가 불임의 요인으로 여겨진다.

『중의(中醫) 산부인과 임상 1』에서는 「신허」를 「신(腎)의 양허」와 「신(腎)의 음허」로 나누고 있지만, 양허의 경우에는 주로 기능적인 부분에서의 기능의 저하를 가리킨다. 무배란, 황체 기능 부전, 무월경 등의 상태가 생각된다. 음허의 경우는 음액의 기능의 저하이며, 자궁경관 또는 난관의 점액 분비 부족이라고 하는 체액성의 문제가 자궁 등에서 일어나고 있는 것을 상정한다.

2) 간울(肝鬱)

간울은 초조나 스트레스가 모여 있는 상태이다. 간혈(肝血)의 부족과 기능의 저하에 의하여 간울 상태가 된다고 여겨져, 그 때문에 간의 기능이 저하한다고 생각되고 있다. 간은 「혈(血)을 저장한다」라고 하듯이, 혈과 깊은 관계에 있는 장기로 생각되어 기혈의 흐름이 잘되지 않고 충맥이나 임맥의 기능이 나빠지는 것에 의하여 무배란이나 난소 기능 부전 등이 발생한다.

3) 담습(痰濕)

담습(痰濕)은 비만 경향이나 비(脾) · 신(腎) 기능 저하인 사람이 과식하는 것으로써 습(濕)의 문제가 일어난 경우로, 그 결과 기혈의 흐름이 나빠지거나 충맥과 임맥의 기능 저하가 출현하여, 결과적으로 난소 기능 부전 등이 된다.

흉협고만(胸脇苦滿), 정신피로, 권태감 등이 있으며, 대하는 백색, 다량이다.

4) 혈어(血瘀)

혈어(血瘀)는 어혈(瘀血)이라고도 한다. 혈의 흐름이 나쁜 것에 의하여 생긴다. 일본 한방에는 「혈의 도증(道症)」이라고 하는 개념이 있는데 거기에 가까운 것일 것이다.

원인으로서 만성적인 하복부의 혈류의 나쁨을 들 수 있다. 증상은 냉증, 월경통이 심한 것 등 자궁내막증이 의심되어 무배란이나 난소 기능 부전 등이 된다.

어혈

Yumoto Kyushin(湯本求眞)[30)]은 「비생리적 혈액」, Otsuka keisetsu(大塚敬節)[31)]는 「정체하는 혈액이라는 의미이다」 또는 Terasawa(寺澤)[32)]는 「골반강내의 제기관이 울혈, 염증, 혈허 등과 관련이 추측된다」라고 생각하고 있지만 그 실태는 불명하다. 그러나 사람의 혈액 순환이 좋지 않는 상태를 어혈이라고 표현하는데, 어혈 시에는 복부의 배꼽 주위나 하복부에 촉진상 독특한 종창이 만져지거나 같은 부위에 압통이 있거나 한다(복부 어혈). 대부분은 생리불순이나 월경곤란증, 불임 등, 부인과 영역의 여러 가지 수소 시에 출현한다고 말해지고 있어 중요한 진찰 소견이 된다.

Terasawa(寺澤) 등[32)]은, 눈이나 입술, 피하 등의 암적화나 복부의 압통 저항 등, 전신의 소견을 점수화하는 평가방법을 제창한다(표).

표 어혈의 진단 기준

	안륜부의 색소침착	안면흑색	거친피부	구순의 암적화	치육의 암적화	혀의 암적색화	세락(細絡)	피하일혈(溢血)	수장홍반	제방압통(臍傍壓痛)·저항			회맹부압통·저항	S상부압통·저항	계늑부압통·저항	치질(痔疾)	월경장애	
남	10	2	2	2	10	10	5	5	2	5	10	5	5	5	5	10		93
여	10	2	5	2	5	10	5	10	5	5	10	5	2	5	5	5	10	101
										좌	우	정중						

판정 : 20점 이하…비어혈 병태
21점 이상…어혈 병태
40점 이상…중증 어혈 병태

2. 침구치료

1) 현대의학적인 침구치료

불임증 시에 진찰할 수 있는 체표 소견에 대한 침구치료를 체성-내장 반사(자율신경 반사)로 설명하면, 문헌에 따라 다소 차이가 있지만, 부인의 생식기에 관계하는 피부분절 영역으로서는 Th10~L2 정도로, 즉 복부에서는 하복부~서혜부 정도까지, 배요부에서는 배부 하부~요부, 그리고 또 천추부(S2~S4)에 관련된 반응이 나오는 것을 생각할 수 있다.

2) 동양의학적인 침구치료

침구로 불임증의 치료를 실시하는 경우에는 하복부나 요천추부가 국소적인 치료에서 중요하지만 하퇴부도 중요하여 침구학에서는 하퇴의 삼음경 중에서 반응을 확실히 파악하여 치료를 실시한다.

⊗ 신허(腎虛)

신기(腎氣)를 보충하여, 충맥과 임맥을 준비하는 치료를 실시한다.

태계(太谿), 부류(復溜)의 보침(補鍼)이나 용천(湧泉)의 구(灸) 등이 일반적이다. 또 신수(腎俞)를 보충하는 치료도 행해진다.

⊗ 간울(肝鬱)

간기를 화합하고, 신(腎)을 보충하여, 충맥과 임맥을 준비하는 치료를 실시한다.

삼음교(三陰交)와 관원(關元)을 선혈해, 그 외, 태충(太衝), 간유(肝俞), 기문(期門) 등에 치료를 실시한다.

⊗ 담습(痰濕)

담습을 없애, 충맥과 임맥을 준비하는 치료를 실시한다. 중극(中極), 기충(氣衝), 삼음교(三陰交), 풍륭(風隆) 등에 자침한다.

⊗ 혈어(血瘀)

삼음교(三陰交)나 지기(地機), 기충(氣衝), 충문(衝門) 등을 이용하여, 충맥과 임맥을 갖추고 어혈을 없앤다.

3. 침구치료의 적합 · 부적합

최근, 불임으로 침구병원을 방문하는 환자의 대부분이 산부인과에서 어떠한 치료를 받고 있다. 그 때문에 불임이 기질적 문제가 원인인지, 기능적 문제가 원인인지는 비교적 명확하다. 그것들을 확인하여 기능적 문제를 중심으로 치료를 실시하게 된다. 기질적 문제가 있는 경우에는 임신율은 크게 저하하므로 안이하게 큰 기대를 갖게 하는 언동은 조심한다.

또 서양의학적인 치료와의 관계를 항상 고려하면서 치료를 실시한다. 게다가 과로나 방사 과다 등은 조심해야 하며, 정신적으로도 스트레스가 없는 안정된 정신 상태로 생활할 것에 대한 어드바이스가 필요하다.

4. 불임증에 대한 EBM(대표 예)

불임증 환자의 침 치료에 대해서는 Kobayashi(小林)나 Suzuki(鈴木) 등[33]의 그룹으로부터의 보고에서는, 3개월 이상 통원하여 침구치료를 21회 이상 실시해 임신한 환자 176명(평균 연령 32.6±3.76, 불임력 4.0±3.76) 중, 자연 임신이 20.5%, 일반 불임 치료에 의한 것이 22.7%, ART에 의한 것이 56.8%이며, 「일반 불임 치료 또는 ART를 받기 전에 침구치료를 실시하는 것으로 단기간의 치료로 임신에 이른다」라고 고찰하고 있다.

이 결과는 176명 모든 불임증 환자에게 침구치료를 하고 있기 때문에, 자연 임신에는 침구치료가 크게 관련되고 있다고 할 수 있지만, 그 뿐 아니라 일반 불임 치료나 ART를 실시한 환자에게도 자궁내막 상태의 개선이나 임신 상태의 유지 기능의 향상 등 침구치료가 관여하고 있을 가능성도 있어, 불임 치료에 대한 침구치료의 유용성을 시사하는 것이라고 할 수 있다.

ART(생식보조의료, assisted reproductive technology)

불임증의 진단, 치료에 대하여 실시되는 인공 수정, 체외수정 · 배아이식, 현미(顯微)수정, 동결배아, 난관경하 난관 형성 등의 전문적이나 특수한 의료 기술의 총칭, 일반 불임 치료는 ART 이전에 행해지는 호르몬 요법 등의 불임 치료이다(일본 산부인과 학회편 『산부인과 용어집 · 용어 해설집』 개정 신판 金原출판, 2003).

1996년에 스테나(Stener－Vicorin Elisabet)[34]는 배부의 T11과 T12 및 S2~4의 부인과에 관계 깊다고 생각되는 피부분절 영역과 하퇴삼두근에, 배부에는 100Hz의 펄스 자극, 하퇴삼두근에는 2Hz의 펄스 자극을 주어, 그 결과 자궁의 혈류 동태가 개선했다고 보고했다. 또 침의 자극이 뇌중추에 도달하여 자궁의 교감신경 긴장 상태를 억제하는 것 같은 방향으로 작용하는 것에 의하여 자궁의 혈류가 좋아졌다고 고찰을 하고 있다.

2000년 스테나의 논문[35]에서는, 24명의 다낭포성 난소 증후군의 환자에게 침 통전 자극 치료를 실시하여, 9명에 유효했다고 보고되고 있다. 배란의 상황이 침 치료 전에는 연간 평균 월 0.15가, 침 치료 후는 0.66으로 의미 있게 높아져, 통전 자극이 배란의 상황을 개선했다고 하고 있다. 이것은 침 통전 자극에 의한 호르몬 분비의 변화의 결과라고 추측되지만, 그 기전은 나타나지 않았다.

요통

핵심사항

- 산부인과 진찰을 받는 환자 중에서 요통을 호소하는 빈도는 결코 낮지 않다.
- 여성이 요통을 일으키기 쉬운 요인에는 해부학적 인자와 내분비적 인자가 있다.
- 산부인과적 질환에 의한 요통은 ① 임신 관련(자궁수축 등) ② 자궁의 위치 이상(자궁 하수, 자궁탈) ③ 자궁 종양(자궁근종, 자궁암 말기 등) ④ 자궁 부속기 이상(난소종양, 부속기염 등) ⑤ 자궁 지지조직 이상(자궁주위결합조직염 등) ⑥ 자율신경 실조에 의한 부정수소(不定愁訴), 에 의한다.
- 임산부에 있어서의 요통의 주된 원인은 태아의 발육에 의하여 요추의 전만이 보다 강요되는 것과 호르몬(리락신 등)에 의한 골반의 제관절의 이완에 의한다.
- 동양의학에서는 단지 요통 또는 요배통이라고 하며, 만성 요통의 주된 병증은 신허의 요통이다
- 현대의학적인 침구치료의 포인트는 「병태(病態)」에 근거하여 실시하는 것이다.
- 동양의학적인 침구치료의 포인트는 「병증(病症)」에 근거하여 실시하는 것이다.

요통이란 안정 시, 운동 시를 불문하고, 요부에 통증을 느끼는 것을 말하지만 산부인과를 진찰하는 환자 중에서 요통을 호소하는 빈도는 결코 낮지는 않다. 거기에는, 여성은 남성에 비하여 요통을 일으키기 쉬운 여러 가지의 조건을 가지며, 게다가 요통을 일으키기 쉬운 환경이나 입장에 있기 쉽다고 한 요건이 있다. 그 만큼 여성의 요통의 원인은 다양하고, 치료에 대하여 원인을 올바르게 파악하는 것이 포인트가 된다.

1. 요통의 성인

1) 요통의 원인

요통의 원인 질환은 ① 인대, 근육 · 근막 등의 연부조직 질환(예 : 근 · 근막성 요통, 자세성 요통 등) ② 추체 질환(요부 추간판 탈출증, 변형성 요추증, 척추 분리 · 미끄럼증, 골다공증, 요부 척주관협착증, 척추종양 등) ③ 척수 질환(척수종양 등) ④ 신경근, 말초신경 장애(신경의 주요, 교

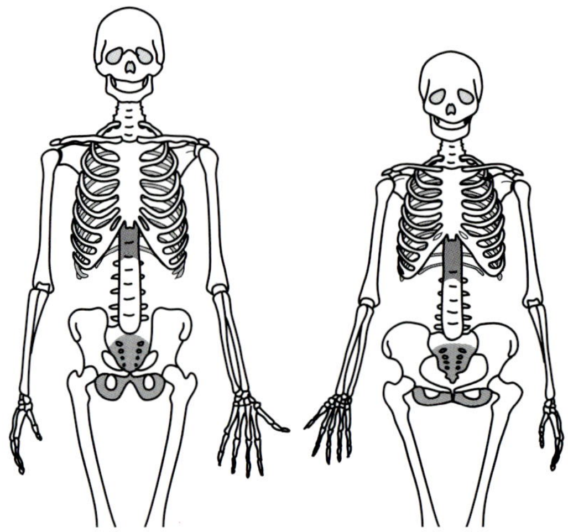

그림 V-14 여성의 골반

여성 골반은 남성의 그것에 비하여 임신 · 분만에 적절하도록 편평하고 넓게 되어 있다.

굴신경 장애) ⑤ 골반부 질환(천장요관절 질환, 고관절 질환 등) ⑥ 내장 질환(신질환, 자궁후굴, 월경곤란증 등) 등 다방면에 걸친다. 이 중에서 부인과 질환과의 관련으로 생기는 요통은 골반부의 산부인과적인 병태에 기인하는 것이다.

2) 요통을 일으키기 쉬운 원인

여성은 남성에 비하여 요통을 일으키기 쉽다.

❀ 해부학적 특색

여성 골반은 임신 · 분만에 적절하기 때문에 편평하고 넓게 되어 있다(그림 V-14). 이 구조는 임신 · 분만에 적절하지만 직립 보행에 적절하고 있다고는 말하기 어렵다. 직립 보행 시에 균형을 잡기 위하여, 요부의 근육, 인대에 압력이 걸리기 쉽고, 만성 피로의 원인이 되어 요통을 발생한다.

여성의 골반내장기는 남성에 비하여 복잡하고, 각종 현수(懸垂) 장치, 지지 장치에 의하여 고정되고 있다. 따라서 이러한 장치의 이상으로 기인하는 자궁후굴이나 자궁탈 등이 발생하면, 요통의 원인이 되기도 한다. 또 여성의 생식기의 구조(요도가 짧음 등)는 남성에 비하여 상행 감염을 일으키기 쉽고, 염증은 자궁으로부터 그 주위로 퍼지기 쉽다(자궁주위결합조직염 등). 이것도 요통의 원인이 된다. 나아가 여성 골반내의 정맥총 발달은 복잡하여 충혈을 일으키기 쉬운데다가 림프계의 발달도 좋기 때문에 림프절의 종창도 일으키기 쉽다. 물론 성기종양(자궁근종, 난소종양)에 의한 주위의 신경에의 자극도 원인이 된다.

❀ 내분비적 인자

여성에게는 성 주기가 있어, 그것에 기인하여 요통(월경곤란증, 자궁내막증 등)이 일어난다. 또 임신 · 분만 · 산욕에 수반하는 자궁, 골반 제관절, 근육, 인대의 제변화는 모두 요통의 원인이 될 수 있다.

3) 산부인과적 질환에 의한 요통

① 임신 관련(자궁수축 등)

임신에 관련된 요통은 둔통이 되는 경우가 많다. 임신에 수반하는 일반 증상에 요통이 수반하므로 감별은 용이하다. 자궁 수축 등의 나타나지 않는 이상이 없는 임신 경과에서도 골반내 혈액의 울체에 의하여 만성 둔통을 자각하는 일이 있다(p.320, 「임신 중의 요통」 참조).

② 자궁의 위치 이상(자궁하수, 자궁탈)

중노년에 나타나는 자궁의 위치 이상으로서는 자궁하수, 자궁탈을 들 수 있다. 자궁을 지지하고 있는 인대나 복막의 견인에 의하여 하복부의 둔통이나 요통을 나타낸다.

③ 자궁종양(자궁근종, 자궁암 말기 등)

자궁근종은 그 발육 부위에 따라 종종 요통을 나타낸다. 자궁암의 경우는 종양이 주위 조직에 침윤하여, 신경 조직을 자극하거나 골에 전이하거나 하여 요통이 발생한다.

④ 자궁 부속기 이상(난소종양, 부속기염 등)

종양에 의한 주위 신경이나 수뇨관에의 압박에 의하여 요통이 발생한다.

⑤ 자궁 지지조직 이상(자궁주위결합조직염 등)

자궁주위결합조직염은 농양을 형성하면 골반강의 한쪽에 충만하여, 방광, 자궁, 직장을 한쪽으로 압배하게 된다. 그 결과 격렬한 요통이나 하복부통이 발생한다.

⑥ 자율신경 실조에 의한 부정수소(不定愁訴)

갱년기 요통의 상당수는 변형성 척추증(변형성 요추증)이나 추간판탈출증 또는 골다공증에 의한 것이 많지만, 갱년기의 자율신경실조증의 관여를 부정할 수 없는 요통도 있다고 말해지고 있다.

2. 동양의학에서 본 요통

동양의학에서는, 요통을 단순히 요통 또는 요배통이라고 하며, 허리의 뻐근함을 요산(腰痠)이라고 적고 있다. 어느 특수한 상태로 일어나는 요통, 예를 들어 월경에 기인하는 요통은 경행요통이라고 표현하여 일반적인 요통과는 구별하고 있다.

요통을 진찰하는 경우, 동양의학에서도 급성 요통과 만성 요통으로 나누어 진찰을 진행시킨다. 급성 요통에서 강한 요통을 「절요(折腰)」, 「졸요통(卒腰痛)」이라고 하며, 만성 요통을 「구요통(久腰痛)」이라고 한다.

침구임상에서는 주로 만성 요통을 취급하는 것이 압도적으로 많으므로, 여기에서는 만성 요통의 주된 병증인 신허의 요통에 대하여 소개한다.

〈신허의 요통〉

요통이 만성적으로 지속한다. 휴식하면 약간 경감하지만, 지치면 악화된다. 몸이 무거움, 현기증, 이명, 탈모, 무릎이 뻐근하고 힘이 없음, 정력 감퇴 등의 증상을 수반한다. 신양허(腎陽虛)에서는 이러한 증상과 함께, 사지의 냉기, 따뜻한 것을 좋아함 등의 증상을 수반하며, 설질 담백(淡白), 반대(胖大) · 눈(嫩), 맥은 침(沈)을 나타낸다. 한편, 신음허(腎陰虛)에서는 미열, 오심번열, 안면홍조, 도한(盜汗), 구갈 등의 증상을 수반하여, 설질 다홍색, 맥 세삭을 나타낸다.

3. 침구치료

1) 현대의학적인 침구치료

우선은 정형외과적인 병태에 기인한 요통인지, 산부인과적인 병태에 기인한 요통인지를 추정 감별한다. 모든 경우에 그 원인 질환이나 병태를 추정하여 그것으로 적합 여부를 판단하여, 치료 대상이 되면 병태 파악에 근거한 침구치료를 실시한다.

인대, 근 · 근막 등의 연부조직 질환에 대해서는 주로 근긴장을 완화하여, 요부 추간판 탈출증, 변형성 요추증, 척추 분리 · 전반증, 골다공증, 요부 척추관협착증 등에 의한 만성 요통의 경우도 마찬가지로 한다. 즉, 요배부나 둔부의 압통점이나 경결, 또는 트리거포인트를 치료점으로 한다(그림 V-15). 또한, 신경근성의 요하지통이나 교액신경장애에 기인하는 요하지통에는 근긴장의 완화에 교액부 또는 장애 신경에의 자극을 더한다. 또한, 신경 근성의 경우에는 고위 진단에 근거하여 치료를 실시하는 것이 포인트이다.

트리거포인트

근육에 생기는 트리거포인트는 압통을 나타내며, 그 부위를 자극하면 일정의 방산통을 나타낸다. 또 삭상경결(索狀硬結)이 나타나는 트리거포인트에 침 자극을 하면, 그 트리거포인트는 불활성화 되고 방산통은 소실한다.

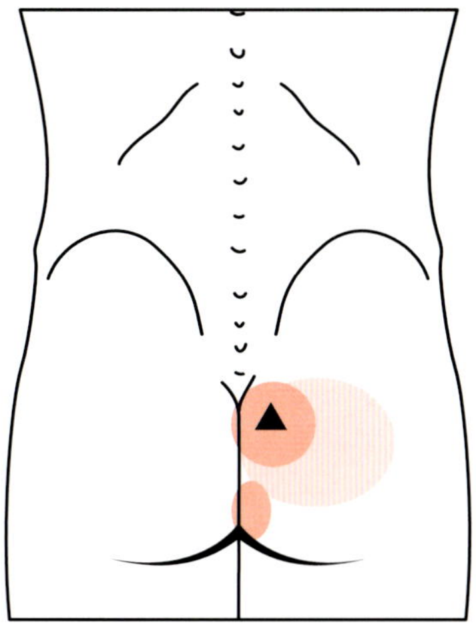

천골부에 있어서의 심부방척주근(다열근 및 회선근)에 생긴 트리거포인트(▲)로부터의 연관통의 패턴

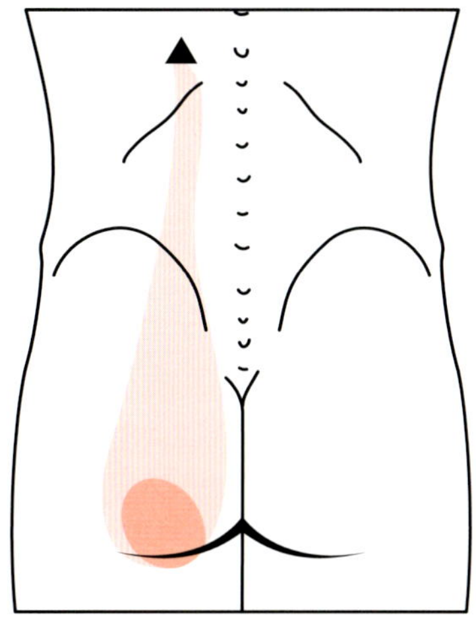

흉최장근에 생긴 트리거포인트(▲)로부터의 연관통의 패턴

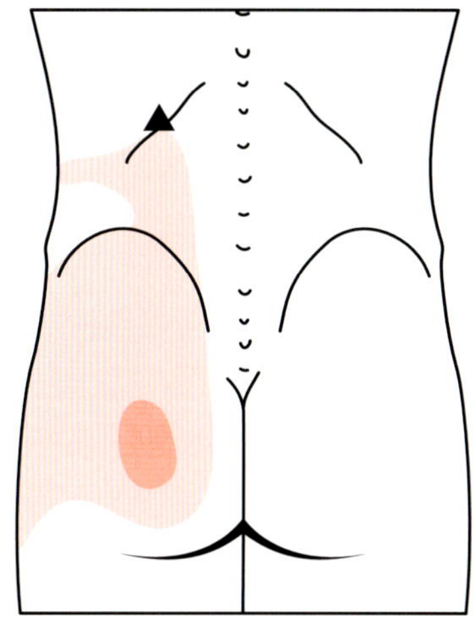

요장늑근에 생긴 트리거포인트(▲)로부터의 연관통의 패턴

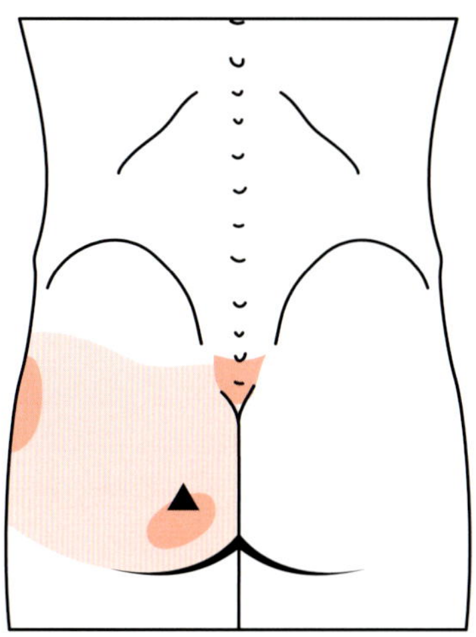

대둔근 안에 생긴 트리거포인트(▲)로부터의 연관통의 패턴

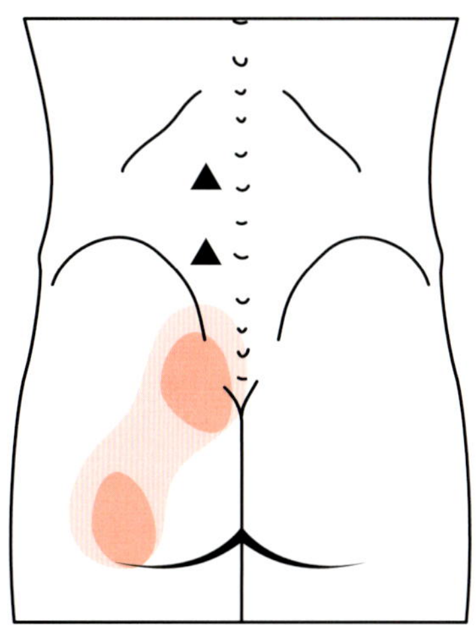

요방형근의 내측부에 생긴 트리거포인트(▲)로부터의 연관통의 패턴

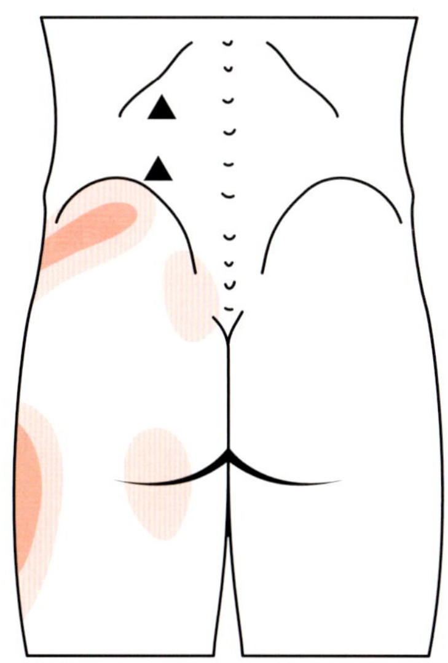

요방형근의 외측부에 생긴 트리거포인트(▲)로부터의 연관통의 패턴

그림 V-15 요부의 트리거포인트(참고문헌 36 참조)

요배부나 둔부의 압통점이나 경결, 또는 트리거포인트를 치료점으로 한다.

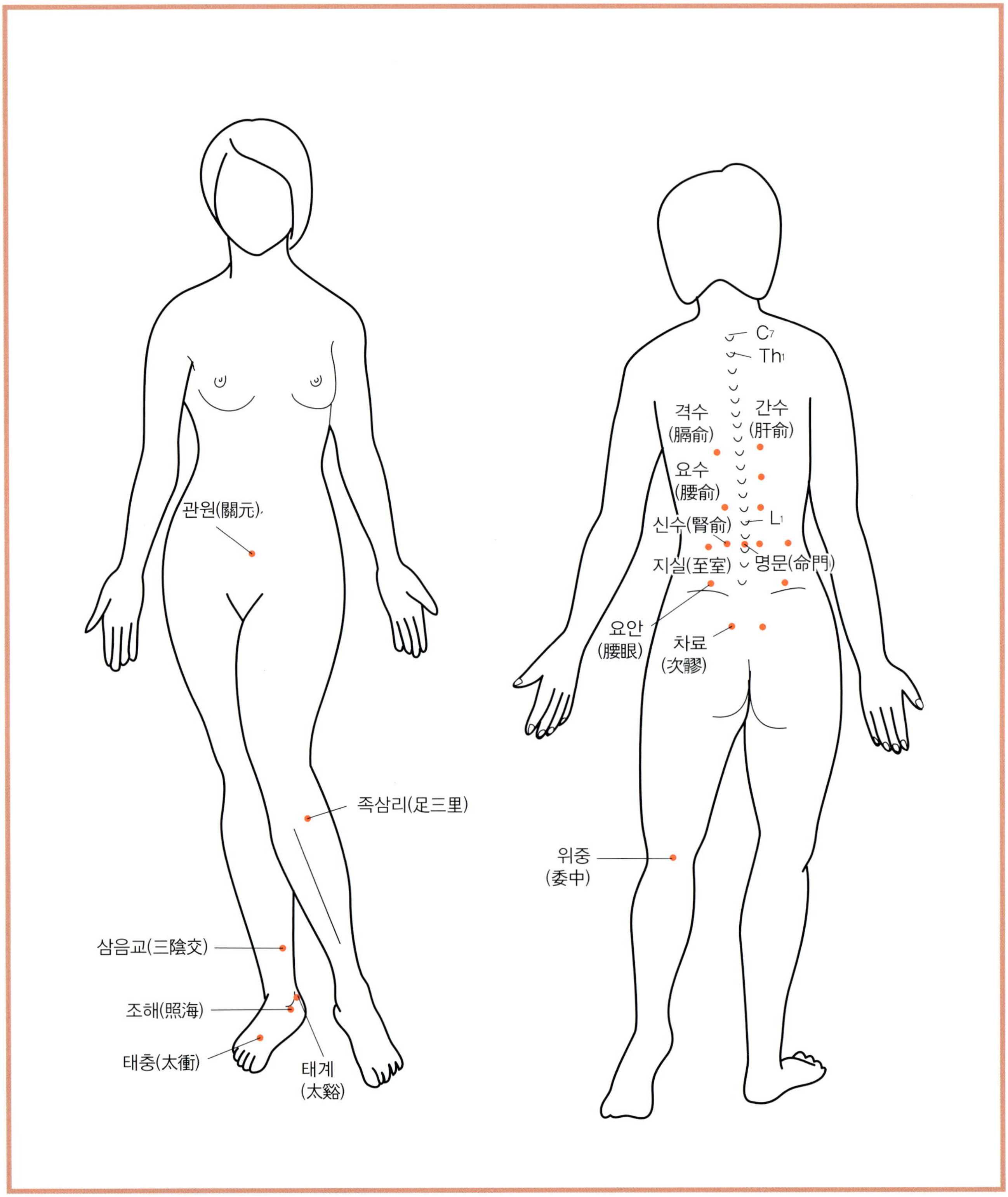

그림 V-16 변증에 근거한 요통의 침구치료

2) 동양의학에 의한 침구치료

침구치료의 예를 나타낸다(그림 V－16)

① 신허의 요통

신양허(腎陽虛)에 대해서는 신양(腎陽)을 보충하는 것을 목적으로 한다.

참고 예 : 위중(委中), 신수(腎俞), 명문(命門), 요안(腰眼), 관원(關元), 태계(太谿), 족삼리(足三里), 비수(脾俞) 등을 이용한다. 구요법이 효과적이다.

신음허(腎陰虛)에 대해서는 신음(腎陰)을 보충하는 것을 목적으로 한다.

참고 예 : 위중(委中), 신수(腎俞), 지실(志室), 요안(腰眼), 조해〔照海, 또는 태계(太谿)〕, 족삼리(足三里), 비수(脾俞) 등을 이용한다.

② 경행요통(經行腰痛 : 월경 시의 요통)의 침구치료

경행요통에는 ① 혈허기체(血虛氣滯)의 경행요통과 ② 간신양허(肝腎陽虛)의 경행요통이 있다.

혈허기체의 경행요통에는 혈을 보충하고, 소간(疏肝)을 하여 간신양허의 경행요통에는 간신(肝腎)을 보충한다.

참고 예 : 혈허기체의 경행요통에는 삼음교(三陰交), 혈해(血海), 격수(膈俞), 신수(腎俞), 차료(次髎) 등을, 간신양허에는 간수(肝俞), 신수(腎俞), 차료(次髎), 삼음교(三陰交), 태충(太衝), 태계(太谿)등을 이용한다.

3. 침구치료의 적합 · 부적합

월경곤란증이나 월경전 증후군(월경전긴장증)에 수반 하는 요통 등은 적응증이다.

그러나 자궁내막증이나 자궁근종 등, 종양에 기인하는 요통이나 내성기의 염증(자궁 주위 결합직염 등)에 유래하는 요통에는 현대의학과의 병용이 바람직하다.

또 산욕 후의 요통에서는 천장관절이나 치골 결합 등의 차이 등에 기인하는 요통은 난치화의 경향이 있다

4. 요통에 대한 EMS

많은 논문이 있지만 여기에서는 다루지 않는다.

참고문헌

1) 藤本蓮風：痛経の弁証論治．鍼灸 OSAKA，7 (2)：4455，1991.
2) 黒竜江中医学院・編：中医臨床大系 産婦人科学．雄渾社＋人民衛生出版社，1985.

3) 天津中医学院, 後藤学園・編：鍼灸学［臨床編］第1版．東洋学術出版社，千葉，1993.
4) 神戸中医学研究会・編訳：症状による中医診断と治療 下巻．燎原，東京，1987.
5) 横田敏勝・編：臨床医のための痛みのメカニズム．南江堂，東京，1990.
6) 遠藤美咲・他：月経困難症の体表所見及び月経困難症に対する三陰交皮内鍼の予防効果①．医道の日本，520：6-13，1987.
7) 遠藤美咲・他：月経困難症の体表所見及び月経困難症に対する三陰交皮内鍼の予防効果②．医道の日本，521：96-100，1988.
8) 澤田千浩・他：月経困難症に対する鍼灸治療の一症例．季刊東洋医学，4(3)：2226，1998.
9) Joseph M. Helms：Acupuncture for the Management of Primary Dysmenorrhea. *Obstetrics Gynecol*, 69(1)：51-56, 1987.
10) 笹岡知子，矢野　忠：東洋医学による月経不順．医道の日本，670：13-17，2000.
11)『黄帝内経素問』刺熱篇，第三十二.
12)『黄帝内経霊枢』経脈篇，第十.
13)『傷寒雑病論』太陽病.
14) 青木秀暢，佐々木亮，松本聡：肩こりに効果てきめん―電気ハリ治療―(第三報)．島根医学，12(4)：25-9，1992.
15) 古屋英二，名雪貴峰，八亀真由美・他：肩こりに及ぼす円皮鍼の効果 偽鍼を用いた比較試験．全日本鍼灸学会雑誌，52(5)：553-61，2002.
16) 佐々木和郎，矢野忠，佐藤譲，森英俊：高齢者の肩こりに対する鍼灸治療効果の検討：高齢者に対する鍼灸治療の有効性とその作用機序に関する調査研究事業報告書．平成7年度，厚労省老人保健事業推進費等補助金，財団法人 日本公衆衛生協会，1996，pp41～59.
17) Nabeta T, kawakita K：Relief of chronic and shoulder pain by manual acupuncture to tender points-a sham-controlled randomized trial. *Complent Ther Med*, 10(4)：217-22, 2002.
18) 斎藤忠朝・：婦人冷覚過敏症に関する研究．福島医学雑誌，16(3)：353，1958.
19) 九嶋勝司：冷え性．治療，44(11)：2035，1962.
20) 久米麻美子，田中俊誠，西谷雅史・他：更年期障害と冷え．治療，76(6)：1253-1258，1992.
21) 近藤正彦，岡村靖：冷え性の病態に関する統計学的考察．日本産婦人科学会雑誌，39(11)：2000-2004，1987.
22) 医学大辞典．南山堂，東京，1981，pp1723.
23) 漢方用語大辞典．燎原，1984，pp782-3.
24) 呉澤森 ：冷え症の針灸治療，中医臨床，16(3)：244-249，1995.
25) 川名律子 ：冷え性の鍼灸療法(No2)-若年女性の月経．骨盤周径，腹証との関連について-．全日本鍼灸学会雑誌，38(3)：259,.
26) 桑原慶紀：不妊外来．メジカルビュー社，東京，1997，p16.
27) 松本勅：鍼灸で取り扱った下肢冷え症例のサーモグラフィ所見．東洋医学とペインクリニック，8(4)：1978.
28) 高橋伸一：冷え症に患者に対する鍼刺激前後の四肢の温度変化について．*BIOMEDICAL THERMOLOGY*，8(1)：1988.
29) 中村章，林賢濱：中医産婦人科臨床．医歯薬出版，東京，1999.
30) 湯本求真：皇漢医学．1927.
31) 大塚敬節：新版漢方医学．1956，p80.
32) 寺澤捷年：瘀血の診断基準と腹部圧痛点．日本医事新報，3482：137，1991.

33) 小林美鈴，高橋順子，片岡泰弘・他：不妊症に対する鍼灸治療 —当院における妊娠に至った 176 名の実態調査—．全日本鍼灸学会誌，55 (3)：415，2005．

34) Stener Victorin E, et al.：Reduction of blood flow impedance in the uterine arteries of infertile women with electro-acupuncture. *Hum Reprod*, 11：1314-1317, 1996.

35) Stener-Victorin E, et al.：Effects of electro-acupuncture on anovulation in women with polycystic ovary syndrome. *Acta Obstetricia et Gynecologia Scandinavia*, 79 (3)：180-8, 2000.

36) 山岸正明，矢部　裕：腰痛の病態生理と診断．真興交易医書，東京，2001．

37) 森田正明：婦人の腰痛—ことに整形外科的見地から．金原出版，京都，1974．

38) 松本　勅：現代鍼灸臨床の実際．医歯薬出版，東京，1989．

39) 武谷雄二・総編集：新女性医学大系・4 女性の症候学．中山書店，東京，1999．

40) 川喜田健司・監訳：トリガーポイント鍼療法．医道の日本社，横須賀，1995．

41) 神戸中医学研究会・編訳：症状による中医診断と治療 上巻．燎原，東京，1987．

임신기의 건강관리

입덧

핵심사항

- 임신 초기에 일어나며 구역이나 구토를 발생하는 상태
- 보통, 임신 16주 정도까지 자연히 없어진다.
- 케톤체의 산성 증가에 수반하는 당대사 장애가 존재하여, 케토시스가 되어 구토한다.
- 입덧은 복부나 하퇴, 배부에 특유의 긴장이나 압통이 출현한다.
- 침구치료는 내관(內關)뿐만 아니라 열결(列缺)이나 신문(神門) 태계(太谿)나 부류(復溜) 등에 실시한다.
- 체중이 임신 전에 비하여 5kg 이상 감소하고 있는 경우에는 병원 소개를 생각한다.
- 자침은 무처치에 비하여 의미 있게 효과가 있는 것이 확인되고 있다.

임신 초기에 일어나는 것으로, 구역이나 심할 때에는 구토를 하는 증상이다.

입덧은 임신 제4~16주에 걸쳐 나타나지만, 구토는 다른 이유(예를 들어, 경부의 과긴장, 두통, 과식, 식중독, 숙취)에 의해서도 나타나므로, 곧바로 임신과 연결지어서는 안 된다. 그러나 임신 연령, 임신 가능 상태에 있는 여성에서, 무월경에 수반하여 일어나는 졸음 증상이면 임신을 강하

게 의심할 수 있다. 입덧은 대부분이 일과성이며, 그 발생 빈도는 입덧과 입덧의 경계 또는 정의가 불명료하기 때문에 보고자에 따라 상당한 차이가 있지만, 전체 임산부의 50~80%를 차지한다고 말해지고, 또 입덧의 발생 빈도는 0.0025~0.005%라고 하고 있다.[1)]

입덧과 임신오조(妊娠惡阻)의 경계는 불명료하지만, 임신 초기에 출현하는 오심, 구토, 유연(流涎) 중 등 경증의 경우를 입덧(morning sickness), 영양장애와 대사장애를 수반하는 중증의 경우를 임신오조(妊娠惡阻, pernicious vomiting)라고 생각하면 좋다.

체중의 감소에 대해서는 임신 전보다 4~5kg 감소했을 때는 전문의에의 소개를 생각한다. 그러나 인공임신중절에 이르는 것 같은 중증 예는, 현재로서는 매우 적다.

【원인】 임신 중 입덧의 원인으로서 케톤체의 산성 증가에 수반하는 당대사장애가 존재한다는 것이 최근의 견해이다〔제IV장 「산과의 주요 질환－입덧 · 임신오조(妊娠惡阻)」 p.193 참조〕.

1. 체표 소견

1) 복부의 촉진

입덧이 있는 사람은, 흉협고만(胸脇苦滿)과 심하비경(心下痞硬)이 있는 경우가 많다. 좌우에 흉협고만이 나와 있는 경우도 있고, 한쪽 편에만 나와 있을 때도 있다. 심하경도 심(心) 하부가 팽창된 느낌이 들 때도 있고, 임맥에 따라 굵은 긴장이 나타나는 경우도 있다.

또 배꼽 위의 움직임이 있다. 배꼽의 바로 위에 강한 동계(動悸)를 느끼는 경우도 있고, 배꼽의 좌우에 강하게 느낄 때도 있다. 소화기 증상이 관련한 소견으로 복피구급이 있지만, 증상이 심해지면 반대로 긴장이 없어지는 케이스도 있다.

2) 배부의 촉진

배부는 심수, 폐수 근처에서 신수 정도까지, 비교적 명확하게, 방광경을 따라 경결, 긴장, 압통이 나온다. 제일 많은 것은 T7~9의 사이이다. 촉진상 배부의 반응이 없어지면 입덧 증상도 소실하므로 이들에는 관련성이 있다고 생각하고 있다.

또 배부 척추극돌기상이나 경돌기간에 압통이 매우 분명하게 나타나는 것이 많아, 그것들은 치료 부위로도 중요하다.

2. 침구치료

1) 현대의학적인 침구치료

입덧은 임신에 수반하여 생기는 생리적인 변화의 범위에서 생각할 수가 있다. 임신에 의하여 각종 호르몬이 증량하거나 자궁이 증대하거나 하기 때문에, 내분비적, 기계적으로 소화관 기능이 다소나마 영향을 받는다. 증상은 소화기 질환의 초기 증상과 유사하다.[1)]

소화기 증상, 특히 위운동에 대해서 침의 작용의 기전에 대해서는, 쥐를 사용한 실험이지만, 침 자극은 복부에서는 교감신경을 통한 위의 억제 운동이, 사지에서는 미주 신경을 통한 항진이 반사성으로 일어나는 것이 확인되고 있다.[2] 이것으로부터, 소화기 증상에 대한 현대의학적인 침구치료로서 복부의 경혈 또는 하지의 경혈에 위의 운동 상태에 따라 자침을 실시한다. 예를 들어, 구미(鳩尾), 중완(中脘) 등의 임맥의 경혈, 유문(幽門), 통곡(通谷), 음도(陰道) 등의 신경의 경혈, 불용(不容), 승만(承滿), 양문(梁門), 천추(天樞) 등의 위경의 경혈 등이 선혈(選穴)된다. 또 족삼리(足三里), 양릉천(陽陵泉), 승산(承山), 삼음교(三陰交) 등, 하퇴의 경혈에의 자침도 생각할 수 있다(단, 복부에의 자침은 깊지 않고 강한 자극이 되지 않게 신중하게 실시해야 한다).

2) 동양의학적인 침구치료

동양의학적으로 입덧의 치료혈으로서는 내관(內關)이 사용되는 경우가 많다.[3] 그러나 내관(內關)에 반응이 나타나는 경우와 반응이 없는 경우가 있다. 입덧의 반응은 전완 전측에 강한 함요, 움푹한 곳이 나타나는 경우가 많지만, 내관(內關)에 이러한 반응이 나타나지 않는 경우는 열결(列缺)이나 신문(神門)을 진찰하면 좋다. 특히 열결(列缺)은 기경 임맥의 주치혈 때문에 열결(列缺)의 함요를 치료하면 심와부에 있던 경결이 작아져 환자의 불쾌감도 사라지는 경우가 많다. 신문(神門)을 시도하는 것도 좋다. 또 신경의 태계(太谿)나 부류(復溜)도 유효한 경우가 있다.

상 · 하지의 치료로 잘 되지 않을 때는, 상복부를 중심으로 한 복부의 불쾌감이 있는 부위에 직접 침구를 실시해도 괜찮다. 그 때는 현대의학적인 침구치료와 같은 선혈(選穴)이 된다. 그러나 입덧 때는 상복부를 만지는 것만으로도 싫어하는 환자가 많기 때문에, 배부 척추상에서 압통점을 찾아, 거기에 침구를 실시하는 것도 좋다. 그 때는 천주(天柱), 신도(神道), 영대(靈臺), 지양(至陽) 등 독맥의 경혈이 된다.

3) 그 밖에 고려할 것

환자는 입덧의 불쾌한 증상이 쭉 계속되는 것은 아닐까 불안하게 되는 경우가 많다. 증상은 머지않아 사라지는 것을 설명하여 납득시킨다. 그러나 드물게 입덧 증상이 임월(臨月)까지 계속되는 사람도 있으므로, 안이하게 낙관적인 설명을 하는 것은 좋지 않다. 증상의 경과를 보면서 환자가 안심할 수 있는 설명이 필요할 것이다.

그 밖에 식사 지도나 생활 지도를 환자에게 요구하는 경우가 많다. 식사를 하면 토해 버리므로 식사는 그다지 하지 않겠다는 사람도 있고, 공복이 되면 토해 버리므로 계속 먹겠다는 사람도 있다. 차가운 것이라면 음용할 수 있다, 소면이나 우동이라면 먹을 수 있다, 밥은 냄새도 싫다, 수박이라면 좋다, 등등 여러 가지이다. 증상이 강하고, 아무것도 먹을 수 없을 때는 수분만이라도 섭취하는 것이 중요하다. 입덧 시에는 차가운 것을 좋아하는 사람이 많기 때문에 그 차이는 콜라와 같이 평상시 권하는 것이 없더라도, 환자가 그것 밖에 섭취할 수 없는 것이라고 결론지어 차가운 콜라도 권하고 있다.

다음으로 입덧이 나으면 먹을 수가 없었던 반동으로 계속 먹어 버려, 체중이 단번에 증가해 버리는 사람이 있다. 체중 증가의 기준은 입덧이 끝나고부터 1주일 사이에 800~1,000g의 체중 증가로, 억제하도록 한다.

3. 침구치료의 적합 · 부적합

침구치료는 링겔을 맞지 않으면 안 되는 것 같은 입덧, 즉 오조(惡阻)에 가까운 것에는 효과를 그다지 기대할 수 없다. 체중이 5kg 이상 감소하고 있는 경우에는, 병원 소개를 생각한다. 5kg 이하이면 복부에의 자침을 가능한 한 피하여, 손발이나 배부의 경혈을 대상으로 치료를 실시하면 문제없이 개선 방향으로 향하는 것이라고 생각된다.

4. 입덧에 대한 EBM

Tobimatsu(飛松)[4]는 임신오조(姙娠惡阻) 81예에서, 내관(內關), 중완(中脘), 내정(內庭)(가끔)에 침 치료를 실시하여, 수시간에서 1주일 이상 효과의 지속이 있었는데, 1~2일인 경우가 많았다고 보고했다.

C. Smith 등[5]은, 임신주수 14주 미만의 오심 · 구역 · 구토가 있는 임산부 593예를, 148예(무처치군은 149예)씩 4그룹으로 랜덤으로 나누어 그 4그룹을 ① 전통적인 침 치료 ② 내관(內關)(PC6)혈만의 침 치료 ③ 위침(플라세보) ④ 무처치 그룹으로 하였다.

전통적인 침 치료는 고전에 근거한 진찰 · 진단을 실시하여, 증거에 따라 선혈(選穴)을 하고 있다. 제시된 경혈은 30혈 정도이다. 위침은 상지에서 심포경(心包經)과 폐경(肺經)의 사이 6촌(寸)의 곳, 발꿈치에서 위경(胃經)과 담경(膽經)의 사이, 족부에서 제3 · 4중족골의 사이, 하퇴에서 담경과 위경의 사이에 족삼리(足三里)의 3촌(寸) 아래에 선혈(選穴)하여 실시했다. 또 무처치군에 대해서는 무처치군으로 배정된 것에 실망하지 않도록, 4주간 식사법이나 생활의 방법의 어드바이스, 비타민 B6의 사용에 대하여 도움이 되는 기준 정보표가 작성되어 매주 10분간, 관리자로부터 일반적인 건강 유지법이나 실험 참가의 의의에 대하여 지도를 받게 되게 되었다.

평가는 1주째, 2주째, 3주째, 26일째에 오심, 졸음, 구토에 대하여 「Rhodes의 오심 · 구토」를 사용하여 실시했다.

그 결과, 전통적인 침 치료, 내관(內關) 치료, 위침 치료 각각, 오심과 졸음에 대해서는 무처치에 비하여 의미 있게 효과가 있는 것이 나타났다. 그러나 효과가 나타나는 주수는 고전적인 침 치료가 1주째에 끝나는데, 내관(內關) 치료는 그것보다 1주일이 늦고 또 위침 치료는 그것보다 1주일이 더 늦었다. 즉, 전통적인 침 치료도 내관(內關) 치료도 위침 치료도, 오심 · 구토에는 유효하지만 효과가 나타나는 시기가 어긋난다고 하는 것이 나타났다. Yano(矢野) 등[6]이나 Imamura(今井) 등[7]이 지적하고 있는 내관혈(內關穴)이 입덧에 특유인 효과를 올리는 경혈인지 아닌지라고 하는 의문에 일정한 회답이 이루어진 것이라고 할 수 있다.

골반위

핵심사항

- 종위(縱位) 중에서 아두(兒頭)가 골반을 향하는 것을 두위(頭位)라 하고 아골반(兒骨盤)이 하방에 있는 것을 골반위(骨盤位)라 한다.
- 골반위(骨盤位)의 빈도는 임신 말기에는 대개 3~5%이다.
- 골반위(骨盤位)는 임신 중기에는 약 40~50%로 나타나지만 임신 말기에는 3~5%로 격감하는 것으로부터 정상 태위로 유도하는 어떠한 기전이 존재하는 것으로 상정된다.
- 정상 태위로 유도하는 기전으로서 자궁 형태 변화를 생각할 수 있다.
- 동양의학에서는 골반위를 태위부정이라고 한다. 대표적인 병증으로서 ① 기혈양허(氣血兩虛)의 태위부정 ② 기체(氣滯)의 태위부정 ③ 비허(脾虛)의 태위부정이 있다.
- 골반위(骨盤位)의 기본혈은 지음(至陰)이다.
- 골반위(骨盤位)의 치료로서 지음(至陰)의 투열구(透熱灸)와 삼음교(三陰交)의 구두침(灸頭鍼)이 잘 사용되고 있다.

태위(胎位)란, 태아의 종축과 자궁의 종축의 관계를 나타내는 용어로 태아의 종축이 모체의 종축과 일치하는 경우를 종위(縱位)라고 한다. 종위(縱位) 중에서, 아두(兒頭)가 골반으로 향하는 것을 두위, 아골반이 하부에 있는 것을 골반위라고 한다. 즉, 골반부가 선진하는 태위를 가리킨다. 통칭 「역아(逆兒)」라고 말해지고 있다.

골반위의 빈도는 임신의 시기에 따라서 다르지만, 동경 주산기의료정보 데이터베이스(1990년 1월~2000년 3개월)에 의하면, 임신 21~24주 39.2%, 25~28주 30.2%, 29~32주 22.0%, 33~36주 13.6%, 37주 이후 4.3%이다. 또 Haruyama(春山)의 보고에 의하면 임신 16~19주에 48.2%였던 것이 36~41주에는 5%로 격감했다고 보고하고 있다. 임신 말기 골반위의 빈도는 대개 3~5%이다(표 V－10, 11).

또한, 초산부와 경산부에서는 전자에 골반위의 발생률이 많다고 보고되고 있다(표 V－12).

골반위에 있어 태아 하향부 중에서 최하방에 위치하는 부위를 선진부라고 한다. 골반위의 분류는 선진부에 근거하여 행해져 ① 둔위(breech presentation) ② 족위 ③ 슬위로 분류된다(그림 V－17). 각각의 출현 빈도는 둔위가 가장 많아 70~75%, 족위는 25~30%, 슬위는 1%로 매우 드물

표 V-10 골반위의 빈도(참고문헌 11 참조)

분만 주수(주)	건수	두위(%)	골반위(%)	횡위(%)
21~24	344	57.0	39.2	3.8
25~28	1,222	67.4	30.2	2.4
29~32	2,239	75.7	22.0	2.3
33~36	7,359	85.2	13.6	1.2
37~	92,454	95.5	4.3	0.2

동경 주산기의료정보 데이터베이스(1990년 1월~2000년 3월)에 의하면, 임신 말기에 골반위의 빈도는 4.3%로, 대개 3~5%의 범위내였다.

표 V-11 골반위의 빈도(참고문헌 11 참조)

일본대학 Sakahashi(坂橋)병원	4.5% (267/5,945건 : 1990~2000년)
Iura(井浦) 등	3.0% (27/909건 : 1992~1996년)
동경 주산기의료정보 데이터베이스(DB)	4.3% (3,951/92,456건 : 1990~2000년)
Parkland Hospital(미국)	3.5% (of 136,256 infants : 1990~1999년)

조사한 시설에 따라 골반위의 빈도는 다르지만, 대개 3~5%의 범위내였다.

표 V-12 골반위에 있어서의 초산부와 경산부와의 비교(참고문헌 11 참조)

	초산부	경산부
일본대학 Sakahashi(坂橋)병원	5.2%* (198/3,816건)	3.3% (69/2,118건)
동경 주산기의료정보 데이터베이스(DB)	4.9%* (2,961/60,228건)	3.1% (993/32,072건)
Iura(井浦) 등	4.5% (18/399건)	1.8% (9/510건)

*$P < 0.001$
초산부와 경산부와의 비교에서는 초산부에 골반위의 발생율이 많다고 보고되고 있다.

다. 또한 단둔위(單臀位)는 만기산에 많고, 복둔위(復臀位)는 미숙아에게 많이 나타난다.

또 둔위는 단둔위(대퇴가 고관절로 굴곡하여, 하퇴가 태아의 복부 전면으로 신전해 둔부(臀部) 만이 선진하고 있는 것), 완전복둔위(양측의 하지가 고관절과 슬관절로 굴곡하여, 태아의 복부상

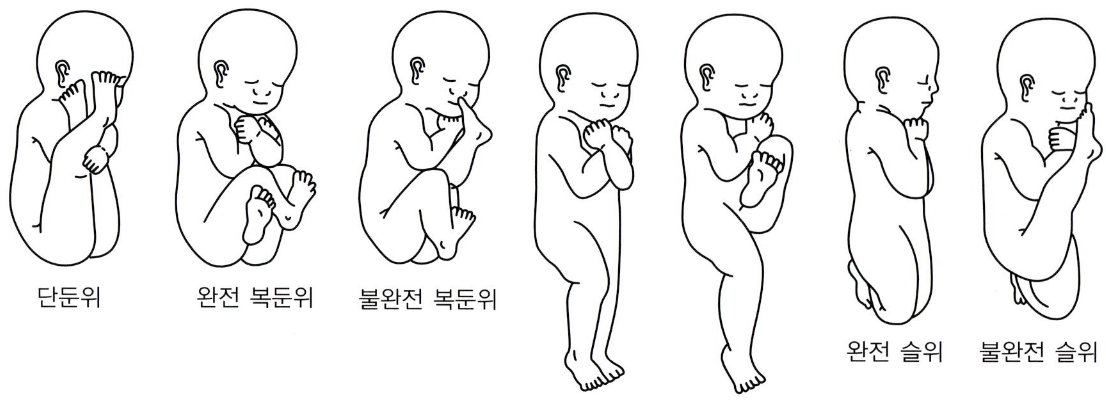

그림 V-17 **골반위의 분류**(참고문헌 8 참조)

표 V-13 **태아의 자궁 환경**(참고문헌 11 참조)

	임신 중기	임신 말기
자궁강의 형태	구상~난원상	서양배 모양
양수량	많음	적음
자궁강/태아용적	큼	작음
태아의 가동성	비교적 자유	제한
골반위의 빈도	40~50%	3~5%

에서 하퇴가 대퇴와 겹쳐져, 양측의 발꿈치가 전부에 접하고 있는 것), 불완전복둔위(한쪽의 하지만이 태아의 복부상에서 굴곡하여, 하퇴가 대퇴와 겹쳐져, 한쪽의 발꿈치만이 전부에 접하고 있는 것)로 분류된다.

족위는 양측의 하지가 진전하여 선진하는 전족위와 한쪽의 하지만이 선진하는 불완전전족위로 분류된다. 슬위는 양측의 무릎이 선진하는 전슬위와 한쪽의 무릎만 선진하는 불완전슬위로 분류된다.

【성인】 골반위는 임신 중기에 약 40~50%에 나타나지만, 임신 말기에는 3~5%로 격감하기 때문에, 정상 태위에 유도하는 어떠한 기전이 존재하는 것으로 상정되고 있다. 그 하나로 자궁의 형태

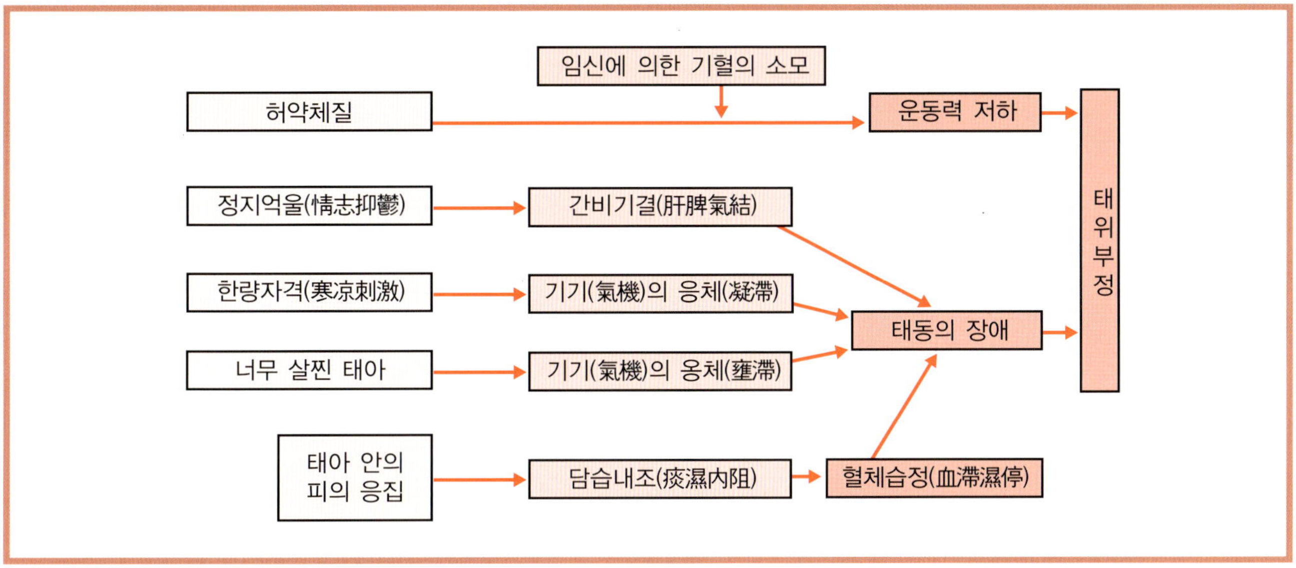

그림 V-18 **태위부정의 병증**(참고문헌 12 참조)

변화가 생각되고 있다.

임신 중기부터 말기에 걸쳐 표 V-13에 나타내듯이, 자궁강의 형태는 크게 바뀐다. 임신 말기에 가까워짐에 따라, 자궁협부가 술잔 모양으로 개대(開大)하여 자궁강은 구형(또는 타원형)으로부터 서양배 모양(자궁 저부가 넓고, 자궁 하부가 좁아지는 형상)이 된다. 한편, 태아도 둔부(臀部)와 굴곡한 하지는 두부에 비하여 상대적으로 작아져 역삼각형이 된다. 그렇게 되면 자궁강과 태아의 형상이 일치하지 않는 부위에서는, 자궁벽도 태아도 압박을 받아 자극되어 이 자극에 의하여 자궁근은 수축하여 태아를 정상 태위로 되돌린다(자연 회전). 또 태아 자신도 태동에 의하여 자기 회전해 자궁강과 태아와의 형상이 안정되는 두위가 된다고 생각되고 있다.

1. 동양의학에서 본 골반위

동양의학에서는 골반위를 태위부정이라고 한다. 고의학서에는 횡산(橫產), 역산(逆產) 등이라고 하여, 태위 이상이 기재되어 있다. 태위부정의 대표적인 병증을 나타낸다(그림 V-18).

1) 기혈양허(氣血兩虛)의 태위부정

허약 체질로 기혈이 부족하기 쉬운 상태에서 임신하면 더욱 기혈을 소모해, 태위 변환의 힘이 저하하여 발생한다.

임신 후기의 태위부정에, 마름 또는 비만이지만 근육에 맺힌 데가 없음, 헐떡임, 피로감을 수반하여, 설질 담백(淡白), 맥은 세약(細弱)을 나타낸다.

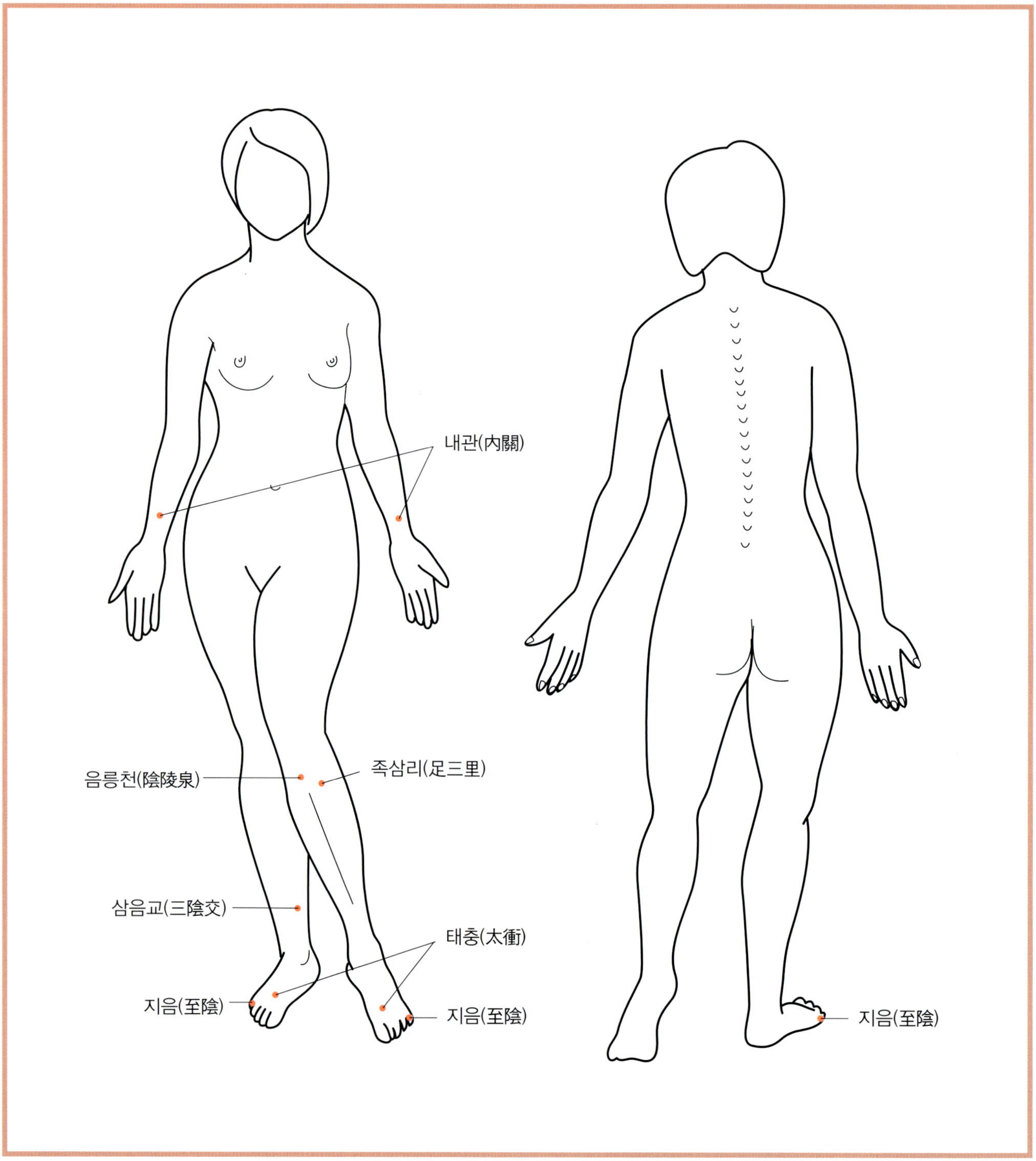

그림 V-19 **골반위의 치료혈**

골반위의 침구치료로서 예부터 지음(至陰)의 구(灸)가 이용되어 왔다. 많은 경우, 지음의 구(灸)와 삼음교(三陰交)의 구두침 조합이 이용된다.

2) 기체(氣滯)의 태위부정

정서가 억울하고, 간기울결(肝氣鬱結)이 되어 기체가 생겨, 그 때문에 태아의 전위가 저해된다. 또 한냉 자극을 받아 기기(氣機)가 정체하여도 태위부정이 된다.

임신 후기의 태위부정에, 가슴이 답답함, 상복부가 팽창하여 괴로움, 정신 억울, 한숨을 잘 쉼 등을 수반하며, 맥은 활(滑) 또는 현맥(弦脈)을 나타낸다.

3) 비허(脾虛)의 태위부정

비허 때문에 수습이 정체하여 습사의 정체가 태아의 전위를 저해한다.

임신 후기의 태위부정에 비만 경향(근육 맺힌 데가 없는 비만), 신체가 무거운 느낌, 피로감, 식욕 부진, 소식, 부종 등을 수반하며, 설질 담백(淡白), 반대(胖大), 맥은 활(滑) 또는 유맥(濡脈)을 나타낸다.

2. 침구치료

골반위의 침구치료로서 예부터 지음(至陰)에 구(灸)가 이용되어 왔다(그림 V－19). 『유경도익(類經圖翼)(張介濱)』이나 『화한삼재도회(和漢三才圖繪)』에는 지음(至陰)의 구(灸)가 유효하다고 기재되어 있다. 요즘도 골반위의 교정에는 지음(至陰)의 구(灸)를 하고 있다.

1) 기혈양허(氣血兩虛)의 태위부정

침구치료는 기혈을 보충하는 것을 목적으로 실시한다.

참고 예 : 지음(至陰), 족삼리(足三里), 삼음교(三陰交) 등을 이용한다.

2) 기체(氣滯)의 태위부정

침구치료는 간기 울결(鬱結)에 의한 기체(氣滯)를 해소하는 것을 목적으로 실시한다.

참고 예 : 지음(至陰), 내관(內關), 태충(太衝) 등을 이용한다.

3) 비허(脾虛)의 태위부정

침구치료는 비기를 보충하는 것을 목적으로 실시한다.

참고 예 : 지음(至陰), 삼음교(三陰交), 음릉천(陰陵泉) 등을 이용한다.

3. 침구치료의 적합 · 부적합

골반위에 대한 침구요법은 원칙적으로 적응이 된다. 그러나 자궁의 기형, 다태임신, 중증 임신중독증, 전치태반의 경우는 부적합하다. 또한, 과단제대, 제대권락, 양수량의 감소 등이 있는 경우는 침구치료에 의한 교정은 곤란하다고 되어 있다.

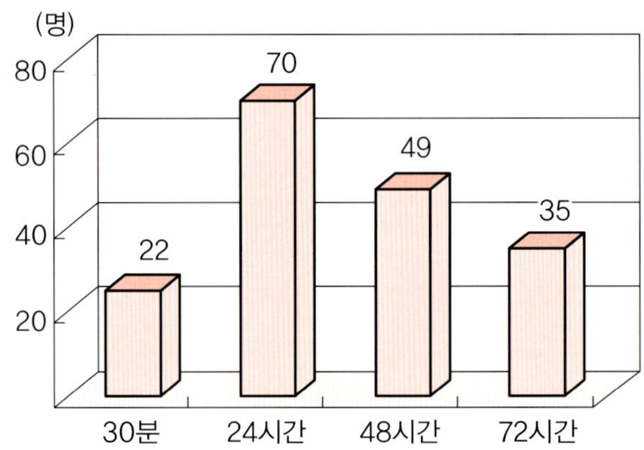

그림 V-20 **골반위가 교정될 때까지의 시간**(참고문헌 15, 16 참조)

과교정 확인까지의 시간에 대하여, 연일 통원시켜 확인할 수 있던 176예에 대해 분석했는데 92예(52.3%)가 24시간 이내, 48시간 이내까지는 141예(80.1%)가 교정되었다.

4. 골반위에 대한 EBM(대표 예)

Hayashida(林田)는 골반위 교정법으로서 지음(至陰)의 구(반미립대 3장) 및 삼음교(三陰交)의 구두침(3장)을 주로 하는 동양의학적 방법을 실시했는데, 584예 중 525예가 교정되고(교정율 89.9%), 치료 횟수는 교정한 성공 예에서는 3회까지 310예(59%), 4회까지 412예(78.5%)라고 보고하고 있다. 또 교정 확인까지의 시간에 대하여, 연일 통원시켜 확인할 수 있던 176예에 대해 분석했는데, 92예(52.3%)가 24시간 이내, 48시간 이내까지는 141예(80.1%)로 하여, 반복 치료하는 경우는 2~3일 간격으로 해도 좋지 않은가 지적하고 있다(그림 V−20). 부작용은 반복 시행했을 경우에서도 전혀 나타나지 않았다고 말하고 있다.

한편, Cardini 등은 260예를 대상으로 RCT(랜덤화 비교 시험, randomized controlled trial)에 의한 연구를 실시하여, 지음(至陰)의 구요법의 유효성을 실증(實證)했다. Cardini 등은 임신 33주째인 초산부 260예를 랜덤으로 나누어 개입군 130예〔봉구군(棒灸群)〕, 대조군 130예(구요법은 실시하지 않고, 일반적인 치료를 받은 군)로 했다. 개입군은 지음(至陰)의 봉구(한쪽 15분간씩 30분간)를 1일 1회(87예) 또는 2회(43예)를 1주일간 실시하는 것으로 하여, 남편이나 가족이 참을 수 있는 뜨거움(국소의 혈관 확장으로 붉어지기는 하지만, 수포를 일으키지 않는 정도)로 자극하도록 지시했다. 또 자극 시간은 가능한 한 오후 5시부터 8시의 사이에 실시하도록 지시했다. 1주일간의 구요법으로 교정되지 않았던 증례에는 다시 1주간 계속으로 했다.

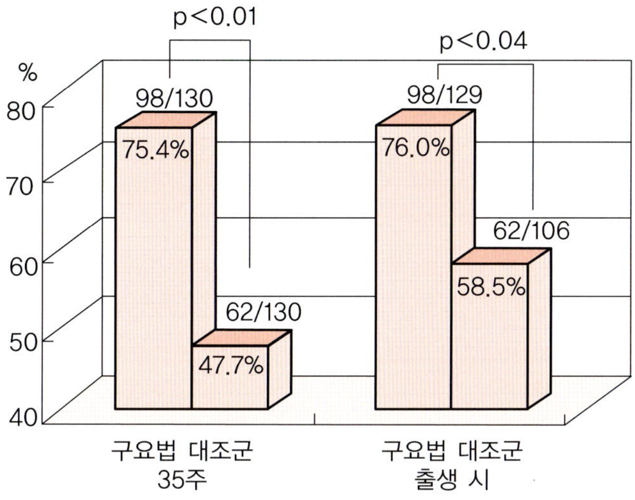

그림 V-21 골반위에 대한 구요법의 효과(참고문헌 17 참조)

임신 33주째에 있는 초산부 260예를 개입군 130예(봉구군)와 대조군 130예로 랜덤으로 나누어 지음(至陰)의 봉구의 효과를 검토했다. 그 결과 35주째의 검사에서는 교정율은 개입군 75.4% (98/130예), 대조군 47.7% (62/130예), 분만 시에는 개입군 76.0% (98/129예), 대조군 58.5% (62/106예)였다.

또한 대조군 35주째의 검사로 교정되지 않았던 경우는, ECV(external cephalic version외 회전 방법)를 받을 수가 있도록 했다. 그 결과, 35주째의 검사에서의 교정율은, 개입군 75.4% (98/130예), 대조군 47.7% (62/130예)으로, 분만 시에는 개입군 75.4% (98/130례) , 대조군 62.3% (81 130예)이었다고 하여, 구요법은 태위 이상(골반위)의 교정에 유효한 것을 분명히 했다(그림 V-21). 게다가 치료 기간 중의 태동 횟수에 대해서도 개입군은 대조군에 비하여 의미 있게 많았다고 보고했다.

골반위의 교정에 대하여, 침구요법으로 왜 골반위가 교정되는지, 그 작용 기전은 현재 불명하다. 그러나 Hayashida(林田)는 치료 중 또는 치료 후에 하지 전체의 피부온이 상승하기 때문에, 순환 개선 작용이 골반내 혈행 동태에도 영향을 미쳐, 자궁 · 골반 순환의 변동을 가져왔다고 하여, 이것에 의해 자궁 근긴장 상태의 미묘한 변화나 태동의 항진이 태아의 회전을 촉진했다고 고찰하고 있다. Niwa(丹羽) 등도 교정할 수 있던 임산부의 상당수는 치료 중에 신체가 따뜻해지는 느낌을 받았다고 하여, 게다가 시구 전보다는 자궁 긴장의 자각 증상이 경감했다고 하여, 이것으로부터 구요법에 따르는 태위 교정의 기전은 자궁 긴장을 완화하는 것에 의하여 증가한 태동이 정상태위로 교정을 재촉했다고 고찰하고 있다.

절박조산

핵심사항

- 22주 이후 37주 미만의 시기에 분만에 이르는 위험성이 높은 상태를 말한다.
- 임신 22~37주 미만의 임산부에게 여러 차례 한편 규칙적인 자궁 수축의 유무, 진통(陣痛)형 통증의 진통 유무, 파수(破水)나 성기 출혈이 있는 경우, 절박조산이 의심된다.
- 동양의학에서는 조산(早産)을 소산(小産)이라 하며, 그 징조를 태동불안이라 한다.
- 동양의학에서는 절박조산을 태동불안으로 하여, 충맥(衝脈), 임맥(任脈)의 고섭(固攝) 작용 저하에 의한 것이라고 파악하고 있다. 여기에는 기허(氣虛), 혈허(血虛), 신허(腎虛)에 의한 것이 있다.
- 기본적으로는 침구치료의 대상이 되지 않지만, 의료 관리하에서 조산 예방의 치료로서 실시하는 것은 가능하다.

조산은 절박조산과 진행조산으로 분류된다.

절박조산은 임신 22주 이후 37주 미만의 시기에 있어 분만에 이르는 위험성이 높은 상태를 말한다. 한편, 진행조산은 규칙적인 진통이 일어나고, 경관은 개대하여, 태포도 형성되고 있어 정상 분만과 거의 같은 경과를 더듬는 것을 말한다. 또한, 일본에 있어서의 조산의 빈도는 전분만의 4~5%이다.

절박조산의 주된 징후는, 여러 차례 한편 규칙적인 자궁의 수축(15분 이내의 간격으로 30초 이상 지속)을 수반하는 동안 자궁구의 개대(2cm 이상)와 자궁경관의 전퇴(展退)(80% 이상) 및 단축, 파수, 성기 출혈 등이다.

【성인】 제IV장 산과의 주요 질환 중 「조산」의 항(p.203)을 참조.

1. 동양의학에서 본 조산

동양의학에서는 조산을 소산(小産)이라고 하며 그 전조를 태동불안(胎動不安)이라 한다.

태동불안은 임신 중에 하복부가 하강하는 것처럼 아프고 허리가 뻐근하게 되고, 소량의 성기 출혈이 나타나는 상태를 말한다. 대부분은 충맥 · 임맥의 고섭 작용의 저하에 의한 것으로 파악한다. 아래에 대표적인 병증을 든다.

고섭(固攝) 작용

기(氣)의 작용 중 하나이다. 예를 들어 뇨(尿)가 방광에 모여 새지 않게 하는 작용과 같이 혈액 · 진액 등의 유실을 막는 작용을 고섭 작용이라고 한다. 따라서 태아가 일정기간 자궁내에 머물 수 있는 것도 기(氣)의 고섭 작용에 의한 것이다.

1) 기허(氣虛)의 태동불안

허약 체질, 비위 허약에 의하여 기허를 초래하거나, 또는 과로나 음식 불섭생에 의해 비위가 허하고 기가 하함(下陷)하여 충맥 · 임맥의 고섭 기능이 실조하여, 그 때문에 태아를 안정하게 할 수가 없게 되어 태동불안이 된다.

임신 중의 하복부 하추(下墜)감, 복만, 허리의 뻐근함을 호소하여 소량의 엷은 색의 성기 출혈을 나타내는 일이 있다. 안색이 창백, 권태감, 헐떡임, 말하는 것도 귀찮게 되는 등의 증상을 수반한다. 설질은 담백(淡白), 설태는 약간 백(白)이며, 맥은 침약(浸弱)을 나타낸다.

2) 혈허(血虛)의 태동불안

평소의 혈 부족이나 비위 허약에 의하여, 기혈의 근원〔수곡의 정미(情微)〕 부족 등이 원인으로 충맥〔혈해(血海)〕이 공허가 되면, 태아를 기를 수가 없게 되어 태동불안이 된다.

임신 중 허리의 뻐근함, 배가 부풀음, 하복부 하추(下墜)감을 호소하여 성기 출혈을 수반하고, 안색이 위황을 나타내, 현기증, 동계, 피부에 광택이 없음, 기운이 없음 등의 증상을 수반한다. 설질은 담홍(淡紅)으로부터 담백(淡白), 설태는 약간 백(白) 또는 무태(無苔), 맥은 세삭(細數)을 나타낸다.

3) 신허(腎虛)의 태동불안

선천적 허약, 방사 과다(성생활 불섭생)에 의한 신기의 소모, 여러 차례의 유산 등에 의하여 신정(腎精)이 소모해, 충맥 · 임맥의 고섭 작용이 저하하면 태동불안하게 된다.

임신 중의 하복부하추감이나 팽창감 허리의 뻐근함을 호소하여 성기 출혈을 수반해, 현기증, 이명, 양 하지의 뻐근함, 빈뇨 등을 수반 한다. 설질은 담홍(淡紅)에서 담백, 설태는 약간 백, 맥은 침세로 무력을 나타낸다.

2. 침구치료

기본적으로는 침구치료의 대상이 되지 않는다. 그러나 전문의의 의료 관리하에서 절박조산에 있어서의 조산 예방을 목적으로 하여, 현대의학적인 치료에 병용해 침구치료를 하는 일이 있다.

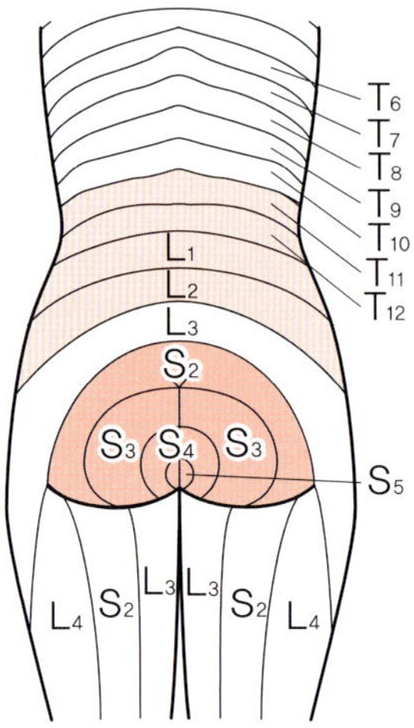

그림 V-22 자궁의 관련 피부분절

1) 현대의학적인 침구치료

치료는 안정, 와상(臥床)을 원칙으로 한다. 현대의학적인 의료 개입으로서는, 진통 억제제, 항생물질의 투여를 한다. 그러한 치료로 효과가 나타나지 않는 경우에 약물요법과 병용하여 침구치료를 시도한다.

침구치료에 있어서의 현대의학적인 접근은 현재, 확립되어 있지 않지만, 자궁 수축의 억제를 목적으로 자궁의 관련 피부분절(T11~L2, S2~S4)인 요전부(腰殿部)의 반응점〔비수(脾俞), 위수(胃俞), 신수(腎俞), 대장수(大腸俞), 차료(次髎) 등〕에의 침 치료나 침구치료를 시도한다. 치료에 있어서는 약자극으로부터 시작하면 좋다(그림 V－22).

2) 동양의학적인 침구치료

❀ 지음(至陰)의 구요법

지음(至陰)의 구요법은 예부터 골반위의 치료로서 알려져 있지만, 절박조산의 조산 예방에도 응용된다. 절박조산의 예방의 구요법의 기본은 골반위의 침구치료에 준하여 투열구(透熱灸), 온통구(溫筒灸), 봉구(棒灸) 등이 이용된다.

구요법의 요점은 어느 정도 열기를 느끼는 강도로 자극한다. 다리의 냉기가 있는 경우에는 삼음교(三陰交)를 더한다. 자극 중으로부터 복부의 팽창감이 경감하는 것이 효과의 기준이 된다. 반대로 치료 중, 복부의 통증이나 팽창이 강해지면 즉석에서 중지하여, 전문의에 연락한다. 또한, 지음(至陰)의 구요법으로 효과를 얻을 수 없는 경우, 병증에 의한 침구치료를 시도한다.

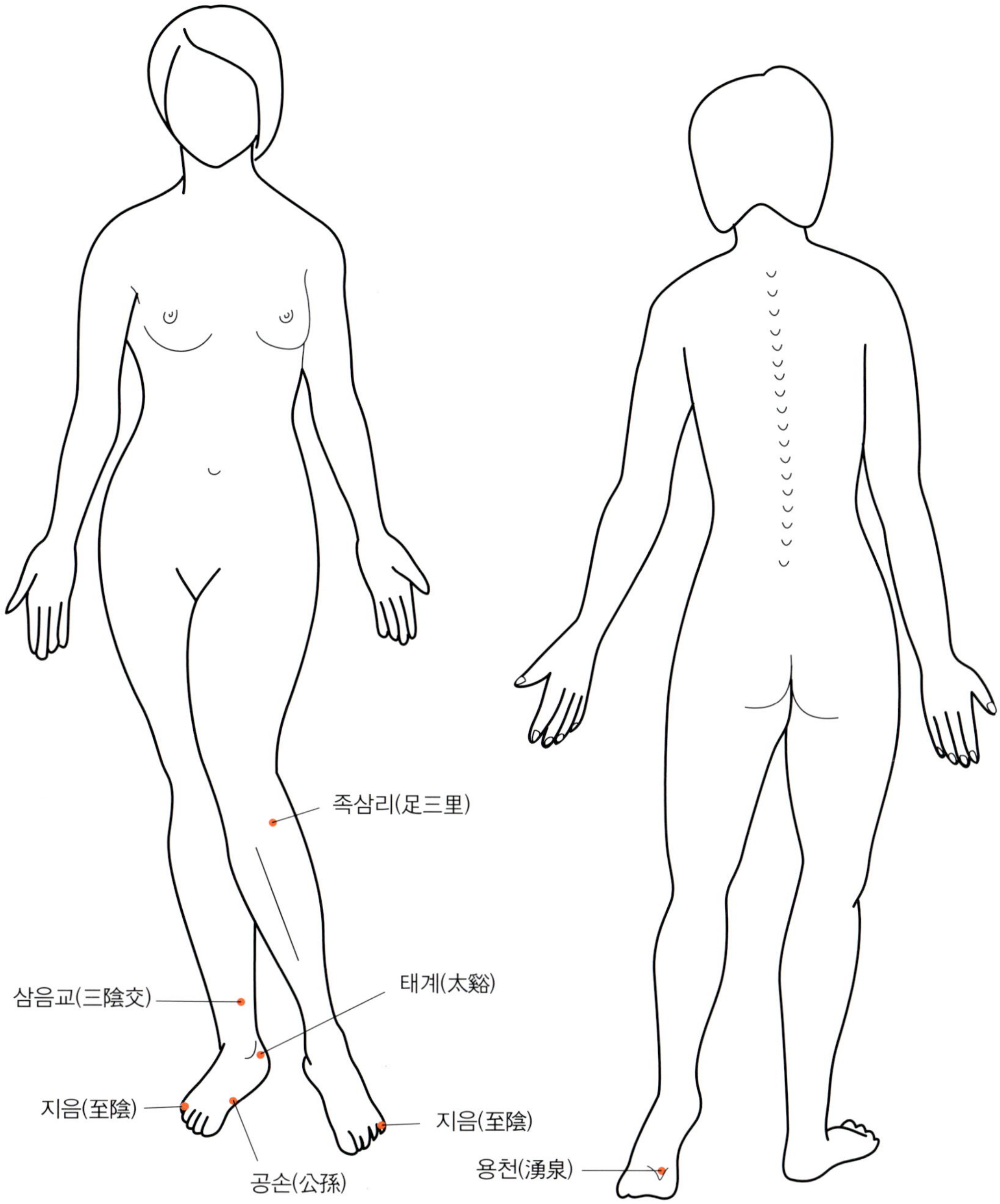

그림 V-23 **조산 예방의 치료혈**

동양의학적으로는 조산을 충맥, 임맥의 고섭 작용의 저하에 의한 것이라고 파악하고 있기 때문에, 고섭 작용을 높이는 것을 목적으로 병증에 근거한 치료를 실시한다.

❀ 병증에 의한 침구치료

동양의학적으로는 조산을 충맥 · 임맥의 고섭 작용의 저하에 의한 것이라고 파악하고 있기 때문에, 고섭 작용을 높이는 것을 목적으로 병증에 근거한 치료를 실시한다.

① 기허(氣虛)의 태동불안

침구치료는 기허를 개선하기 위해서 보기(補氣)를 치료원칙으로 하여, 충맥 · 임맥의 고섭 기능의 개선을 꾀한다.

참고 예 : 지음(至陰), 삼음교(三陰交), 족삼리(足三里) 등에 침(보법), 또는 구(灸)를 실시한다(그림 V-23). 구요법에서는 최초로 지음(至陰)으로 모습을 보고, 효과를 얻을 수 없는 경우에 삼음교(三陰交), 족삼리(足三里)를 더한다.

② 혈허(血虛)의 태동불안

침구치료는 혈허를 개선하기 위해서 건비(健脾)를 치료원칙으로 하여 기혈의 생성을 재촉하여, 충맥 · 임맥의 고섭 기능의 개선을 꾀한다.

참고 예 : 지음(至陰), 족삼리(足三里), 삼음교(三陰交), 공손(公孫) 등에 침(보법), 또는 구(灸)를 실시한다(그림 V-23). 구요법에서는 기허의 치료와 같이 최초로 지음(至陰)으로 모습을 보고, 효과를 얻을 수 없는 경우에 족삼리(足三里), 삼음교(三陰交), 공손(公孫)을 가세한다.

③ 신허(腎虛) 태동불안

침구치료는 신허를 개선하기 위해서 신기를 보충하여, 충맥 · 임맥의 고섭 작용의 개선을 꾀한다.

참고 예 : 지음(至陰), 삼음교(三陰交), 태계(太谿), 용천(湧泉) 등에 침(보법), 또는 구(灸)를 실시한다(그림 V-23). 구요법에서는 지음으로 효과를 얻을 수 없는 경우에 삼음교(三陰交), 태계(太谿), 용천(湧泉)을 더한다.

3. 침구치료의 적합 · 부적합

기본적으로는 침구치료의 대상이 되지 않는다. 그러나 전문의의 의료 관리하에서 절박조산 예방을 목적으로 하여 침구치료를 하는 경우가 있다.

4. 조산에 대한 EBM(대표 예)

부부(釜付) 등은 절박조산에 대한 구요법의 효과에 대하여 검토했다. 대상은 절박조산이라고 진단된 16예로, 지음(至陰), 삼음교(三陰交), 용천(湧泉)에 온구를 실시했다. 삼음교(三陰交)에는 신곡구(神厥灸), 용천(湧泉)에는 천년구(千年灸)를, 지음(至陰)에는 봉구(棒灸)를 실시하고, 나아가 마이크로파구(마이크로파의 열효과에 의한 현대적인 뜸)에 의하여 1개소의 경혈에 대해 5~6회의 자극을 실시했다. 그 결과, 절박조산 스코어는 감소한 것으로부터, 구요법은 절박조산 치

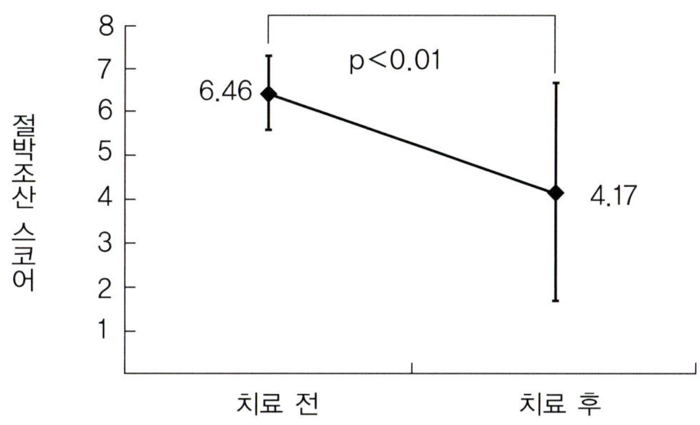

그림 V-24 **조산 예방에 대한 온구요법의 효과**(참고문헌 18 참조)

대상은 절박조산이라고 진단된 16예에 지음(至陰), 삼음교(三陰交), 용천(湧泉)에 온구를 실시했는데 절박조산 스코어가 감소한 것으로부터, 구요법은 절박조산 치료법의 하나가 될 수 있을 가능성을 시사했다.

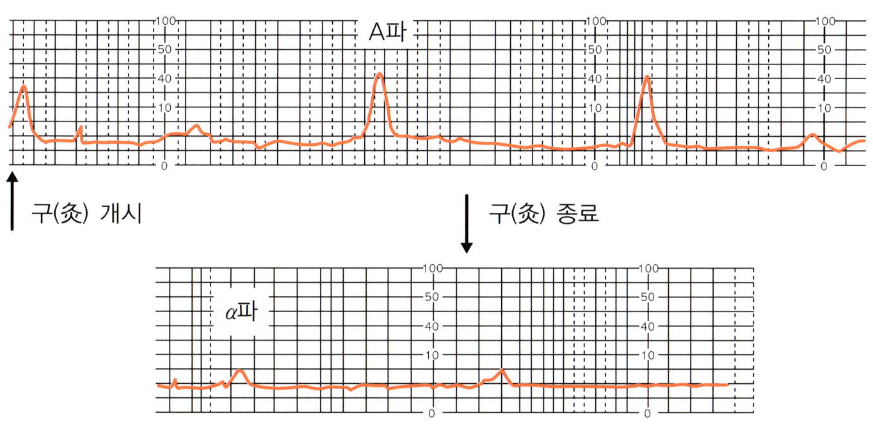

그림 V-25 **구요법에 의하여 비정상적인 자궁 수축에 대한 억제 효과**(참고문헌 18 참조)

절박조산 예방은 비정상적인 자궁 수축을 억제하는 것이다. 증례는 22세 35주째. 구요법 전에 나타난 이상 자궁 수축은, 구요법에 의하여 억제되고 복부의 팽창감은 경감했다.

료법의 하나가 될 수 있는 가능성을 시사하여, 다른 약물요법이나 링겔과의 조합으로, 절박조산의 관리가 보다 유효해진다고 보고했다(그림 V-24).

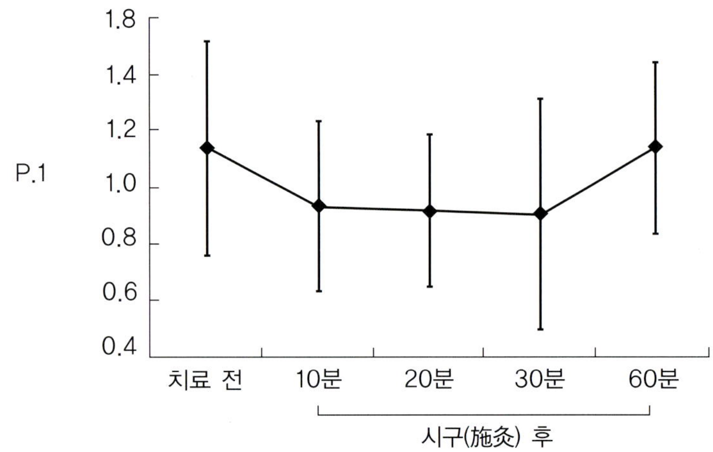

그림 V-26 제대동맥의 혈관 저항 지수의 변화(참고문헌 18 참조)

또 Mori(森) 등은 증례 레벨이지만, 우테메린(염산 리토드린, 교감신경 β-수용체 자극제)으로 복부의 창감이 전혀 경감하지 않았던 절박조산의 증례에 삼음교(三陰交)(반미립대 3장)와 지음(至陰)(반미립대 5장)의 투열구를 실시했는데, 시구 직후부터 경감하여 조산하지 않고 정기산까지 유도할 수 있었다고 하여, 시구(施灸)에 의해 절박조산의 조산 예방의 관리를 유지할 수 있던 것은 아닌지 보고했다.

절박조산의 대응 중에서 가장 중요한 관리는 자궁 수축을 억제하는 것이다. 침구치료에 있어서 자궁 수축을 억제하는 것이 요구된다. 釜府 등의 보고에서는, 구요법에 의하여 이상인 자궁 수축은 억제되고(그림 V-25) 복부의 팽창감은 경감하며, 동시에 복부나 전신의 온감이 생기고 자궁동맥 및 제대 동맥의 혈관 저항값은 감소했다(그림 V-26)고 하여, 구요법에 따르는 자궁 수축의 억제의 가능성을 나타냈다.

화통분만(和痛分娩)

핵심사항

✽ 화통분만은 무통분만과는 달리 분만 시 통증을 어느 정도 완화해, 임산부 생활의 질

(QOL) 향상을 도모하는 것을 말한다.

- 산통이란 주로 ① 강한 수축에 의한 자궁체부의 지각신경 압박 ② 자궁경부, 질 상부의 확장과 신전 ③ 질, 회음, 골반저 조직의 확장과 신전의 3개가 집합된 통증으로서 형성된다.
- 자궁체, 난관 내측부, 자궁경 및 질 상부로부터의 통각 섬유는 교감신경과 주행을 함께 하여 제11 · 12흉추 및 제1요추 후근을 거쳐 척수에 들어간다. 회음(會陰)과 질 하부로부터의 통각은, 제2~4천골신경을 나온 음부신경에 지배된다. 따라서 분만의 진행에 수반하여 통증의 발현 부위와 정도는 다르다.
- 화통분만의 자극 부위는 gate control theory에 근거하여 선택된다.

화통분만이란, 무통분만과는 달리 분만 시의 통증을 어느 정도 완화하여 임산부의 생활의 질(QOL) 향상을 도모하는 것을 말한다.

일본에서는 일찍이 산통은 엄마가 되는 데 있어서 중요한 체험이라고 하여, 통증을 인위적으로 조정하는 것에 부정적이었다. 그러나 최근, 산통에서 해방되는 것이 요구되게 되어, 무통분만을 하게 되었다. 그렇지만 약물 마취에 의한 무통분만에는 만출력, 특히 복압이 억제되어 분만의 지체나 겸자분만 · 흡입분만이 많아지기 때문에 약물 마취에 의하지 않는 무통분만이 요구되고 있다. 그 대표적인 것이 정신 예방성 무통분만이라고 하는 것이다.

임산부에 있어, 임신 · 분만에 대한 불안 · 공포감이 있으면 그것이 통증을 증강시켜, 한층 더 불안감을 더한다고 하는 악순환을 형성한다. 그 경우, 릴렉스하여 불안감을 제거하고 신체를 이완시키면 산통은 감약한다고 한다. 이 방법이 정신 예방성 무통분만으로, 라마즈분만법이 그 대표이다. 한편, 침마취를 계기로서 산통의 완화에 침진통이 응용되게 되었다. 침진통은 생리 기능을 유지한 채로 통증만 조절이 가능하다는 점에서 분만 시의 화통법으로서 주목받게 되었지만, 최근에는 TENS에 의한 화통분만을 하고 있다.

여기에서는 TENS도 포함한 침에 의한 분만 시 화통 방법에 대하여 소개한다.

통증의 신경 지배(Bonica의 예)

자궁체, 난관 내측부, 자궁경 및 질상부로부터의 통각 섬유는 교감신경과 주행을 함께 하여, 제11 · 12흉수 및 제1요수 후근을 거쳐 척수에 들어가는 한편, 회음과 질 하부로부터의 통각은, 제2~4천골신경을 나온 음부신경에 지배된다. 또 하복벽과 음문 전부는 장골서혜신경, 장골하복신경 및 음부대퇴신경의 지배를 받는다(그림 V-1 참조), 이들은 모두 혼합 신경으로 제1 · 2요신경 전지로부터 나온다. 신경은 상전피신경이 되어 , 제1 · 2 요신경의 후지를 나오는 신경은 상전피부신경이 되어 요부에 분포하기 때문에, 상전피부신경의 분포 영역인 요부에 내장 질환의 관련통으로서의 요통을 느낀다.

【성인】 산통은 주로 ① 자궁 수축에 의한 자궁체부의 지각 신경의 압박 ② 자궁경부, 질 · 회음 · 골반저 조직의 확장과 신전에 의한다. 그 외에는 복막의 견인통, 산도의 압박통과 관련 통증 등도 관여한다(그림 V-27).

Bonica에 의하면, 분만 제1기(개구기)의 통증은 자궁경관의 타동적 확장이 그 주요한 원인으로, 자궁 상부 평활근의 강한 수축에 의한 통증이 이것에 참가한다고 한다. 분만 제2기(만출기)의 통증은 배림(排臨) 그리고 발로(發露)를 보게 되면, 이 시기에는 자궁경관은 이미 열려 있으므로, 자궁경관의 신장에 의한 통증의 관여는 없다. 다만 자궁체 상부가 수축하여, 자궁체 하부를 펼치는 것에 의한 통증은 남아 있다. 거기에 더해 외자궁구와 산도(질)나 음렬을 취하여 뿌리는 회음의 신장에 의한 통증이 나타난다. 이 통증은 국소에 느껴지는 날카로운 통증으로, 그것들에 분포하는 회음 신경의 자극에 의한 것이다. 실제, 회음신경을 국소 마취하면, 이러한 통증은 없어져 버린다. 이 통증은 회음의 근막, 피부, 피하조직 등이 태아의 통과에 즈음하여 강하게 늘려지거나 쳐지거나 찢어지거나 하기 때문에, 거기에 분포하는 통각신경이 자극되어 발생한다.

또한 제1기의 마지막으로부터 제2기에 걸쳐 많은 임산부는 쑤시는 통증, 타는 것 같은 통증, 또는 경련성의 통증이 대퇴부, 가끔 하퇴부에까지 미치는 일도 있다고 한다. 이 통증은 골반강에 분포하는 통각 섬유가 자극되어 발생하는 관련통이다. 골반강의 내벽을 감싸는 벽측 복막(腹膜)이나 자궁인대 등의 견인, 또는 방광, 요도, 직장의 관강내로부터의 신전 또는 밖으로부터의 끌어당김, 골반의 인대, 근막, 근육의 신전, 골반내 신경총에 참가하는 과도한 압박 등을 그 원인으로 들 수 있다.

이상을 정리하면, 분만의 통증 중 자궁체, 자궁경 및 육상부로부터의 통증을 전하는 통각 섬유는 교감신경인 하복신경에 참가하여, 교감신경간, 그 다음에, 제10 · 11 · 12 흉수 및 제1요수의 후근을 거쳐 척수에 들어간다. 회음부와 질(膣) 상부로부터의 통각 섬유는 음부신경에 참가하여, 제2 · 3 · 4천수 후근을 통해 척수에 들어간다(그림 V-1).

1. 동양의학에서 본 진통

동양의학에서도 진통은 생리적인 현상으로 간주하고 있다. 「정산(正産)은, 부인의 회태(懷胎) 10개월이 충족되면 금세 복요(腹腰)에 가득 차고 저릿저릿한 통증이 생기며...」〔『십산론(什産論)』〕라

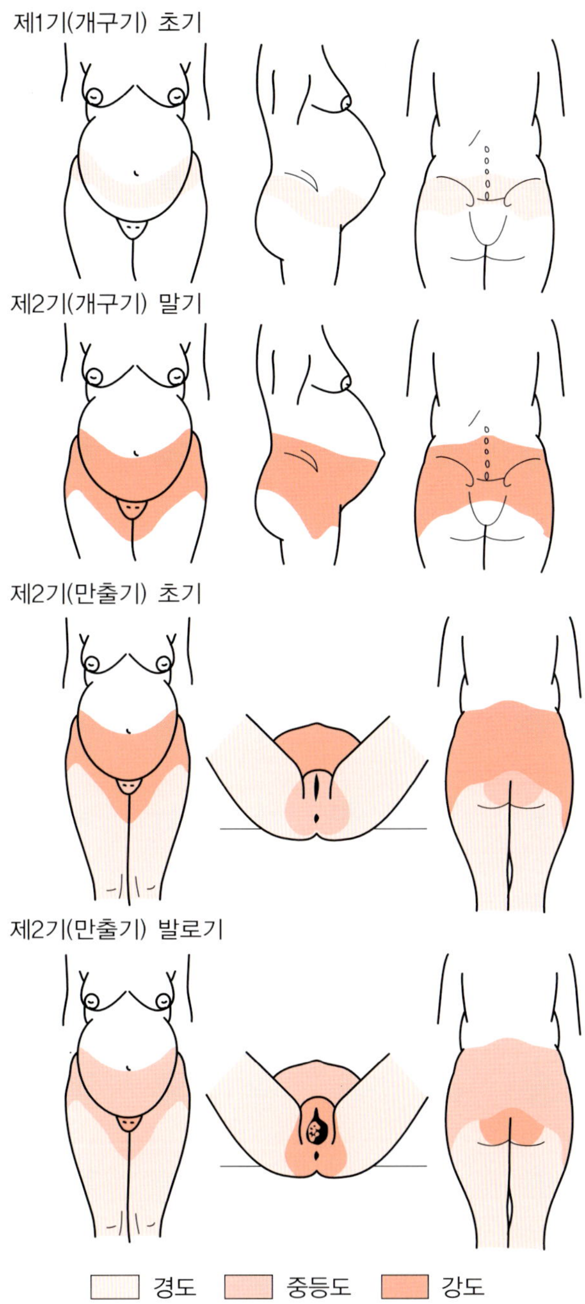

그림 V-27 분만통의 강도와 분포(참고문헌 21에서 인용)

산통은 분만의 경과에 의하여 그 강도와 분포는 다르지만, 그 통증은 주로 ① 강한 자궁 수축에 의한 자궁체부의 지각신경의 압박 ② 자궁경부, 질 · 회음 · 골반저 조직의 확장과 중전에 의한다. 그 외에는 복막의 견인통, 산도의 압박통과 관련통 모두 관여한다.

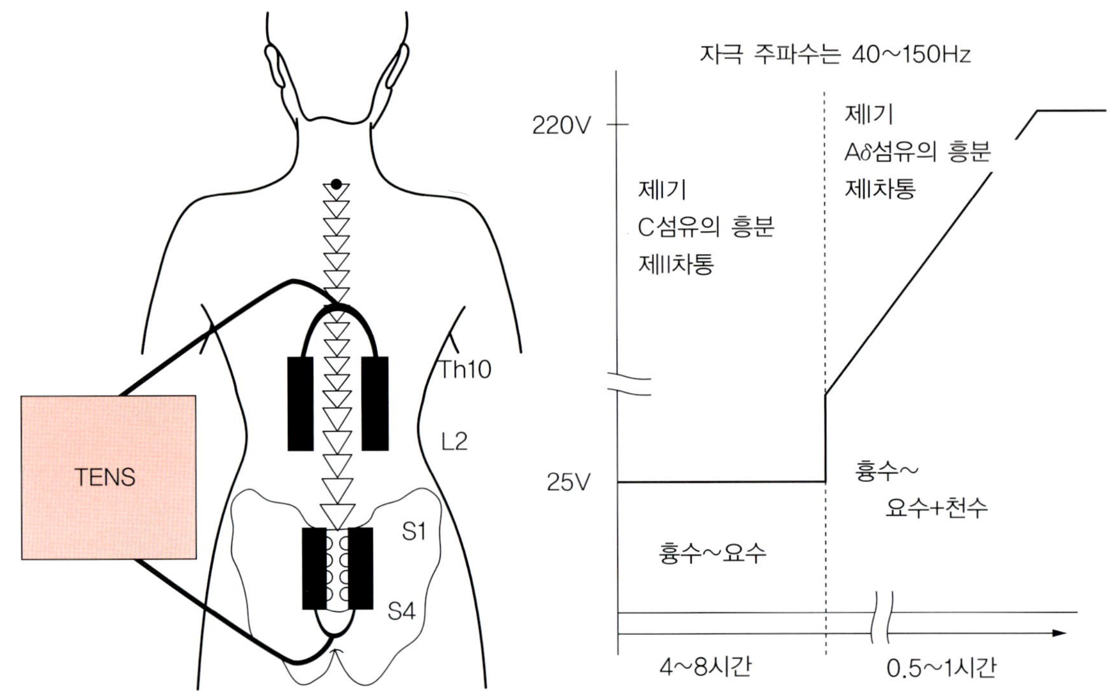

그림 V-28 **TENS에 의한 화통**(참고문헌 23 참조)

고 기록되고 있듯이, 출산 직전이 되면 복부나 요부에 진통이 나타나고 하복부에는 무거운 하수감이 있어 점차 강해지며, 산문(자궁구)은 전부 열린다고 파악하고 있다.

2. 침구치료

현재, 화통분만에 침 마취 방식이 이용되는 것은 거의 없어졌다. 그러나 진통을 완화하는 것은 임산부의 스트레스를 완화하는 데 유효한 것으로부터, 산후를 좋은 상태에 가지고 가는 데 화통은 중요한 포인트가 된다.

화통의 침구치료는 현재 확립되어 있지 않지만, TENS에 의한 화통은 자주 시도되고 있다(그림 V−28). 이 치료는 기본적으로는 gate control theory을 토대로 한 것으로, 그림 V−27에 나타내듯이 분만의 진행과 함께 산통의 힘과 분포는 다르므로 자극 부위나 자극 방법도 분만의 진행에 따라 변화시킨다.

한편, 침 치료는 산통 스코어가 어느 정도 높아지면, 피내침이나 전침요법을 실시한다. 그 이유

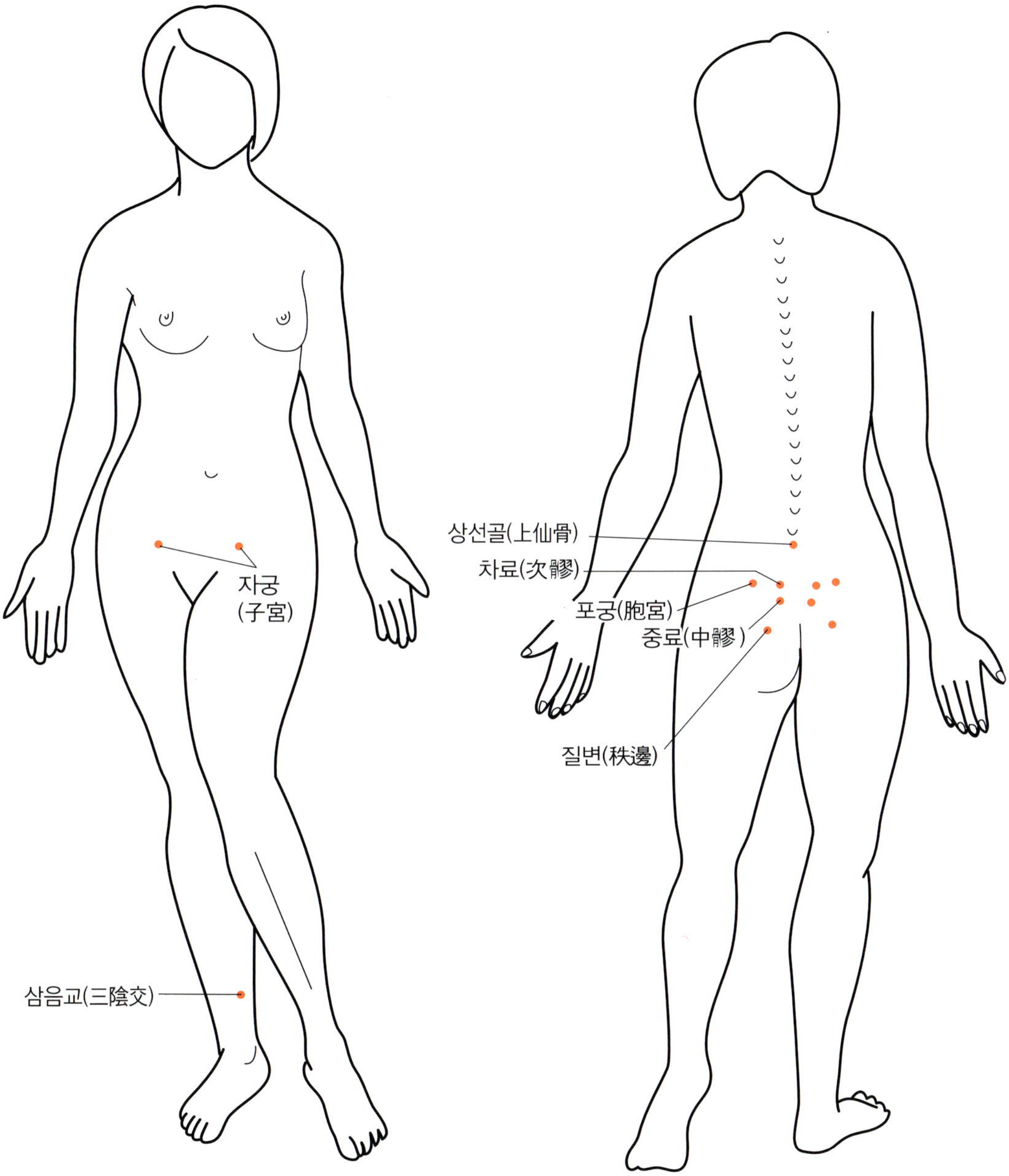

그림 V-29 화통(和痛)의 치료혈

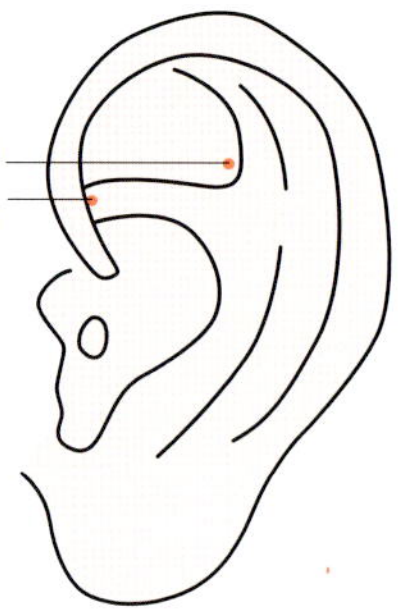

그림 V-30 이침에 의한 화통(和痛)

는 진통은 초산부의 대부분이 처음으로 경험하는 최대의 통증이므로, 침에 의한 진통효과가 어느 정도인가를 판단할 수 없기 때문이라고 하고 있다. 따라서 어느 정도 진통이 강해진 단계에서 침 치료를 실시하는 것으로, 진통효과의 정도를 평가하기 쉬워진다.

피내침의 자극부위는 요천골의 압통점을 치료점으로 한다. 경혈에서는 상선혈(上仙穴), 차료(次髎), 중교(中髎), 포맹(胞盲), 질변(秩邊), 자궁(子宮), 삼음교(三陰交) 등이다(그림 V-29).

전침요법은, 삼음교(三陰交), 자궁(子宮), 차료(次髎) 등이다. 주파수는 저빈도 자극(1~5Hz)으로 한다. 또 이침의 전침요법도 시도되어 신문(神門)과 교감(交感)을 연결하여 흐르게 하는 방법이 이용되고 있다(그림 V-30).

전침요법 시 태아에 미치는 영향(진통의 미약화, 태아 심박수의 변화 등)은 없다고 여겨지고 있지만, 장시간에 이르는 경우의 영향에 대해서는 검토되어 있지 않다. 전술한 것처럼 산통이 강해지고 나서 실시하여, 30분간 이내에서 진통효과가 나타나지 않는 경우는 효과 없다고 보아 전침요법을 중지하는 것이 바람직하다.

3. 침구치료의 적합 · 부적합

침 치료의 적응은 정상 분만으로 침 치료에 의한 화통을 희망하는 임산부이다. 침 치료에 의한 화통에 대해서 부정적, 또는 회의적인 임산부는 부적합하다.

4. 화통분만에 대한 EBM(대표 예)

Shinzato(新里)는, 경혈에의 저주파 통전요법의 분만 시 화통의 효과에 대하여 검토했다. 대상은 40예로, 저주파 통전요법〔삼음교(三陰交), 차료(次髎), 자궁(子宮)에 저주파 통전을 했다. 포인트 전극은 3Hz, 링 전극은 100Hz, 통전 시간 30분간〕에 의한 화통분만군 15예, 경막외 마취에 의한 무통분만을 희망한 임산부에게 저주파 통전요법을 실시한 무통분만 희망군 15예, 대조군으

표 V-14 저주파 통전요법에 따른 화통효과(참고문헌 22 참조)

증례	화통 전(점)	화통 후(점)
1 (초산)	10	4
2 (경산)	7	1
3 (초산)	8	3
4 (경산)	8	4
5 (경산)	7	5
6 (경산)	9	4
7 (경산)	10	2
8 (경산)	8	4
9 (초산)	10	4
10 (초산)	9	5
11 (초산)	10	4
12 (초산)	10	5
13 (초산)	9	6
14 (초산)	10	5
15 (초산)	9	4

산통 스코어(飛松 등)				
	0	1	2	3
목소리	없음	찡그린 얼굴	신음	규환(叫喚)
체동	없음	사지 동요	번민	반장(反張)
표정	평정	약간 불온	불온	강하게 불온
구역 구토	없음	메슥거림	소/중	빈(頻)/빈(頻)
요하복통	없음	경도	소/중	강/강

저주파 통전요법은 산통 스코어가 어느 정도 높아지고 나서 개시하여, 30분 후에 재차, 산통 스코어를 기록해 평가했다. 그 결과 저주파 통전요법은 경막외 마취에 의한 무통분만을 희망한 무통분만 희망군에서는 효과가 나타나지 않았지만, 화통분만군에서는 유효했다고 했다.

로서 자연분만 10예의 3군으로 나누어 비교 검토했다. 화통효과에 대해서는 화통분만군과 무통분만 희망군으로 비교했다. 저주파 통전요법은 산통 스코어가 어느 정도 높아지고 나서 개시하여, 30분 후에 재차 산통 스코어를 기록해 평가했다. 그 결과, 저주파 통전요법은 무통분만 희망군에서는 효과가 나타나지 않았지만, 화통분만군에 유효했다고 했다(표 V-14). 그리고 그 효과에 β-엔돌핀이 관여하고 있는지 아닌지에 대하여 대조군과 비교했지만 양자에 차이가 없었던 것으로부터, 분만 중의 스트레스는 자연분만에 가까웠다고 보고했다. 또한, 동양의학적 화통을 얻으려면 임산부에게 정확한 정보를 전하는 것이 중요하다고 말하고 있다.

TENS에 의한 화통분만에 대해서는, Lars-Erik Augustinsson 등의 보고가 있다. TENS의 화통분만의 효과를 검토하기 위하여 147예를 대상으로 자극 부위는 T10~L1간과 S2~S4간으로, 각각

표 V-15 TENS에 의한 화통 효과(참고문헌 23 참조)

	초산	경산	계
유효	44	21	65
약간 유효	35	30	65
무효	11	6	17

합계=147예, 유효 예 88.4%

자극부위는 Th10~L1 사이와 S2~S4 사이에서 각각의 레벨에 TENS의 도자(導子)를 대어 분만 제1기에서는 약한 자극(25V 이하)을 흉수 · 요수에 연속적으로 자극하고, 제2기에서는 진통에 맞추어 적어도 1분간은 강한 자극(최고는 220V로)을 실시했다. 또한, 자극 주파수는 40~150Hz로 했다. 그 결과, 유효 · 저효 예는 65예, 약간 유효는 65예, 무효는 17예였다.

의 레벨에 TENS의 도자(導子)를 대어 분만 제1기에는 약한 자극(25V 이하)을 흉수 · 요수에 연속적으로 자극하고, 제2기로는 진통에 맞추어 적어도 1분간은 강한 자극(최고는 220V로)을 실시했다. 또한, 자극 주파수는 40~150Hz로 했다. 그 결과, 유효 · 저효는 65예, 약간 유효는 65예, 무효는 17예였다고 하여, TENS는 진통의 화통에 유효하다고 보고했다(표 V-15).

또한, 피내침에 의한 분만 시 화통에 대해서는 Takaoka Matsuo(高岡松雄)의 보고가 있다. 분만 시에 격렬한 진통을 호소한 30예를 대상으로, 요부에서는 제5요추와 천골의 사이의 압통점 또는 제4요추와 제5요추 사이의 압통점에, 복부에서는 자궁체와 자궁경의 이행부에 일치한다고 생각되는 부위의 압통점에 피내침을 실시했는데 24예에 화통이 나타났다고 한다.

진통 촉진

핵심사항

- 자궁 수축이 약하고, 자궁 수축의 지속 시간이 짧고, 주기가 긴 진통인 경우에 진통 촉진을 한다.
- 미약 진통에는 프로스타글란딘이나 옥시토신이 진통 촉진제로서 사용된다.
- 진통 촉진제에 의한 사고도 발생하고 있어 침구, 수기요법 등의 방법도 요구되고 있다.

✲ 동양의학에서 본 미약 진통은 기혈 양허, 기체, 어혈 등을 생각할 수 있다.
✲ 현대의학적인 침구치료는 체성－내장 반사의 관점으로부터 요천추부를 중심으로 실시한다.
✲ 동양의학적인 침구치료는 기혈양허(氣血兩虛)나 기체, 혈어 등에 대하여 실시한다.

진통의 이상[24](anomalies of labor pain)을 표 V－16에 나타낸다. 미약 진통(weak pain)의 진통 촉진은 분만 시의 진통이 약할 때 적응된다.

미약 진통[24]이란, 표 V－17와 같이, 미약 진통은 통상보다 진통 주기가 길다. 즉, 자궁 수축이 약하고 자궁 수축의 지속 시간이 짧고 또 자궁 수축의 주기가 긴 진통을 말한다.

미약 진통의 빈도는 보고따라 약간의 차이가 있지만, 전 분만 중 0.6~9%로 나타난다고 여겨진다. 또 발생하는 시기에 의하여 ① 원발성 미약 진통과 ② 속발성 미약 진통으로 분류되는데, 그 구별은 곤란한 경우도 많다.

1. 미약 진통 시 의학적 처치

미약 진통 시에는 진통 촉진제(프로스타글란딘과 옥시토신)가 사용된다. 이들은 본래 생체내에서 생성되는 자궁수축호르몬으로, 분만 상태가 된 자궁이 이러한 호르몬에 반응하여 분만이 진행된다. 그러나 생체내의 호르몬의 분비량이 적거나 그러한 호르몬에 대한 자궁근의 감수성이 저하하고 있는 경우, 진통이 악화되지 않고 장기의 지체는 모자 모두 문제를 일으키기 쉬우므로, 그러한 호르몬을 보충하여 진통을 촉진시킨다.

그러나 진통 촉진제에 의한 사고도 발생하고 있어, 그 사용을 주저하는 임산부도 적지 않고, 침구, 수기요법 등 진통 촉진제를 사용하지 않는 방법도 요구되고 있다.

2. 동양의학에서 본 미약 진통

미약 진통은 동양의학에서는 난산 중에 포함된다. 난산에 대해서는 1098년에 송(宋)의 양자건(楊子建)[25]이 「10종류」를 저술하여, 10종류의 분만 상태를 논하고 있다. 그 중 미약 진통 상태나 요인에 관련하는 것은 최산(催産)이나 상산(傷産), 동산(凍産) 등이 생각되어 또 미약 진통의 결과로서 횡산(橫産), 도산(倒産)〔역자(逆子)〕에 이른다는 설명도 있다. 또 『격치여론(格致餘論)[26]』이나 『의학정전(醫學正典)[27]』 등에는 부부 사이가 틀어짐, 고부간의 갈등, 부유한 생활을 하고 있어 성이나 식사, 생활 등에 절제가 없고, 몸도 움직이지 않아 비만하여, 기허나 혈허인 경우 등에는 난산이 된다고 진술되고 있다. 또 정신적 스트레스나 한기 등에 의한 기체나 어혈 등도

표 V-16 진통 이상의 분류(참고문헌 23 참조)

1. 협조성 진통 이상	2. 비협조성 진통 이상
a. 미약 진통	a. 경련 진통
b. 과강 진통	b. 교착륜 난산(0.1~0.2%)
	c. 기타

난산의 요인이라고 생각된다.

이상을 정리하면 동양의학에서 본 미약 진통은 ① 기혈양허(氣血兩虛)가 원인의 기본이지만 ② 기체나 어혈 등[28]도 생각할 수 있다.

3. 진통 촉진의 침구치료

1) 현대의학적인 침구치료

진통 촉진은 현대의학적으로는 자궁의 수축력을 높이는 것을 목적으로 한다고 생각된다. 그것은 교감신경을 긴장시켜 자궁 수축력을 높이는 것으로 말할 수 있다. 그러나 Sato(佐藤) 등[29]의 쥐 실험에서는 쥐의 자궁 수축은 교감신경(하복신경)과 부교감신경(골반신경)의 양쪽 모두의 흥분성의 지배를 받고 있지만, 회음부에의 핀치 자극으로 골반신경을 통한 자궁 수축 운동의 증가가 나타났다고 하고 있다.

이것은 일체성 내장 반사를 통한 효과라고 생각되어 부교감신경인 골반신경의 피부분절 영역(S2~4)에 있는 경혈〔팔료혈(八髎穴)이나 신수(腎兪) 등 요부의 경혈〕의 자침에 의하여 진통 촉진이 기대된다. 미약 진통의 임산부의 요 · 천추부에 마사지 안마를 하는 것이 효과적이라고 하는 것도 이러한 이유에 의한 것은 아닐까 생각된다.

2) 동양의학적인 침구치료

기혈 양허에 대해서는 기혈을 보충하여, 만출력을 높인다. 그러기 위해서는 태계(太谿)나 부류, 삼음교(三陰交)나 족삼리(足三里) 등의 자침으로, 기혈의 허에 대한 보법을 실시하여 지음(至陰)이나 팔료혈(八髎穴) 등에도 치료한다.

또 기체나 어혈 등에서는 기혈의 정체를 없애는 것이 목적이 되지만, 그 경우에는 삼음교(三陰交), 누곡(漏谷), 지기(地機), 합곡(合谷) 등에서의 선혈(選穴)이 된다.

4. 침구치료의 적합 · 부적합

표 V-17 진통 주기(참고문헌 24 참조)

자궁구의 개대	4~6cm	7~8cm	9~10cm	분만 제2기
평균	3분	2분 30초	2분	2분
과강	1분 30초 이내	1분 이내	1분 이상	1분 이내
미약	6분 30초 이상	6분 이상	4분 이상	초산 4분 이상 경산 3분 30초 이상

미약 진통은 침구에 의하여 많이 진통 촉진 방향으로 나아간다고 생각되지만, 그다지 진통이 악화되지 않기도 하고, 미약 진통이 계속되는 경우에는 약물과의 병용도 시야에 넣어, 의사와의 제휴도 취하면서 진행할 필요가 있다.

5. 진통 촉진에 대한 EBM

Sugai(菅井)[30]는 상하이 제일의학원 산부인과 의원의 치료법에 따라, 13예에 대하여 오른쪽의 합곡(合谷)과 삼음교(三陰交)에 저주파 통전요법을 실시하여 진통 촉진을 시도했다. 그 결과, 진통 유발을 시도한 3예에서는, 1예의 보고가 유발되고 분만에 이르렀다. 또 촉진을 시도한 10예 중 2~3시간으로 분만에 이른 것은 2예, 5~6시간 가진 것은 4예, 그 이상이 4예였다고 보고하고 있다. 옥시토신이나 프로스타글란딘의 과량 투여에 의한 부작용이나 태아 가사를 걱정할 것도 없고, 안심하고 시도할 수가 있다고 고찰하고 있다.

또 奧定[31]은 128명의 임산부에게 자궁수축제 · 경관확장법이 무효였으므로, 진통 유발, 자궁수축제의 효과를 높이기 위한 보조를 목적으로 구(灸)를 실시하여 보고하였다. 장수(壯數)는 7장이나 14장으로, 삼음교(三陰交)+지음(至陰), 삼음교(三陰交)+백회(百會), 삼음교(三陰交)만의 세 군법이었다.

침구치료의 결과를 표 V-18에 나타낸다. 유효 이상은 39.5%이며, 유효 예에서는 시구(施灸) 직후에 자궁 수축이 출현하거나 증강하거나 했다. 아두골반불균형(CPD) 예에서는 85.7%가 무효로, 무효 예 전례가 제왕절개를 실시했다고 보고하고 있다.

나아가 Kakizaki(蠣崎)[32]는 삼음교(三陰交), 관원(關元), 절잉(絕孕)이나 이침혈(耳鍼穴) 등에 1~3Hz의 통전을 실시하여, 진통을 어느 정도 증가시키는 것은 가능하고 약물과의 병용은 효과적이라고 하며, Suzuki(鈴木) 등[33]은 임신 38주부터 41주+5일까지의 임산부 64명(초산부 43명, 경산부 21명, 평균 연령 28.3세)에 태계(太谿), 태백(太白), 삼음교(三陰交), 지음(至陰), 족삼리(足三里)의 침구치료, 그리고 이침 압박 치료〔자궁점(子宮點), 신문(神門)〕를 실시했다. 치료 평

표 V-18 시구(施灸) 효과

저효(시구로 진통이 출현하여 출산)	17.8%
유효(시구+자궁수축제로 출산)	21.7%
무효(진통이 전혀 나타나지 않음)	60. 5%

균 횟수는 2.5회(1~8회), 초진으로부터 출산까지의 경과일수는 평균 5.2일이었다. 그 결과, 초산부 43예 중 39명이 경질 분만, 4명이 제왕절개, 경산부 21명 전원이 경질분만에 이르렀다고 보고했다.

상하이 제일의학원 산부인과 의원인 朱人烈 등[34]은, 37~44주의 임산부 771예에, 한쪽의 합곡(合谷)과 삼음교(三陰交)에 저주파침 통전요법으로 분만 유도를 시도하여 77.2%에 유효성을 나타냈다. 옥시토신 링겔 정맥주사를 실시한 대조군 118예의 효과는 70.24%로, 2군 사이에 유의한 차이는 없었지만, 침 통전요법으로 옥시토신에 의한 진통 유발에 필적하는 효과를 보였다고 보고하고 있다. 또 Ma(馬) 등[35]은 101예를 귀의 이문(耳門)(31예), 삼음교(三陰交)(29예), 음릉천(陰陵泉)(15예), 대조군(26예)의 4군으로 나누어 침 치료효과를 검토했다. 그 결과, 귀의 이문(耳門)군, 삼음교(三陰交)군, 음릉천(陰陵泉)군 모두 대조군에 비하여 의미 있게 분만 시간이 짧고, 또 귀의 이문(耳門)군이 다른 세 군보다 의미 있게 분만 시간이 짧았다고 보고했다.

Lee 등[36]은, 분만 시의 통증과 분만 시간에 대한 삼음교(三陰交)지압의 효과를 평가하는 랜덤화 임상시험을 실시했다. 75예의 분만기의 여성을 무작위로 삼음교(三陰交)(SP6) 지압군(36예)과 삼음교(三陰交)에 접하는 만큼의 대조군(39예)에 할당했다. 연구 기간에는 옥시토신 첨가나 마취약의 투여 등은 실시하지 않았다. 삼음교(三陰交)에는 지압이나 삼음교(三陰交)에 접하는 만큼을 30분간 실시했다. 그 중의 분만 시간은 자궁경관부가 3cm로부터 전개(全開)까지와, 전개로부터 분만까지의 2기(期), 계측되었다. 그 결과 총 분만 시간은 대조군보다 삼음교(三陰交) 지압군이 의미 있게 짧았다($p=0.006$). 삼음교(三陰交)의 지압은 분만 시의 통증을 경감하여 분만 시간을 단축하는 데 유효했다고 보고했다.

유즙분비부전

핵심사항

- 유즙분비부전이란, 산후 2~3일 중에 자연스럽게 분비되어 나와야 할 유즙이 분비되지 않거나, 분비 되더라도 매우 적은 것을 말한다.
- 유즙분비부전은 ① 유즙의 생성이 적기 때문에 분비량 감소 ② 생성은 충분하지만, 분비나 사유(射乳 : 젖의 배출)가 잘 되지 않음 ③ 아기를 안는 방법이 나쁨 ④ 함몰 유두로 아기가 유두를 입에 물 수 없음 ⑤ 아기의 흡철 방법에 문제가 있음, 등에 의한다.
- 유즙분비부전은 진성(眞性)과 가성(假性)으로 나눌 수 있지만, 대부분은 가성 유즙분비부전에 의한다.
- 동양의학에서는 유즙분비부전을 「유즙불행」, 「결유(缺乳)」, 「소유(少乳)」라고 한다.
- 대표적인 병증으로서 ① 기혈양허에 의한 유즙불행 ② 간울기체에 의한 유즙불행이 있다.

유즙분비부전이란, 산후 2~3일내에 자연스럽게 분비되어 나와야 할 젖이 분비되지 않거나, 분비되어도 매우 적은 것을 말한다. 또한, 1회의 포유 시의 충족량이라고 하는 분비유량은 약 60ml 이상이다.

유즙분비부전에 대해서 유즙분비 부족이 있지만, 일반적인 산부인과학 중에서는, 유즙분비 부족은 병이라고 하는 개념에 들지 않아, 치료의 대상이 되기 어렵다. 오히려 그 치료는 조산사 영역에서 다루어지고 있는 것이 현상이다.

【성인】 유즙분비부전은, ① 젖의 생성이 적기 때문에 분비량이 감소 ② 생성은 충분하지만, 분비나 사유(射乳 : 젖의 배출)가 잘 되지 않음 ③ 아기의 안는 방법이 나쁨 ④함몰 유두로 아기가 유두를 입에 물 수 없음 ⑤ 아기의 흡철 방법에 문제가 있음, 등에 의한다.

젖의 생성이나 분비는, 뇌하수체 전엽에서 분비되는 프로락틴이 유선 세포에 작용하여 유즙분비의 생성이 촉구되어 뇌하수체 후엽으로부터 분비되는 옥시토신의 작용에 의해 유선의 근육 상피 세포가 수축되어 젖의 배출을 재촉한다(그림 V-31). 따라서 이러한 호르몬의 생성이 충분하지 않으면 유즙분비부전이 된다. 또 선천성의 유선 결손이나 유선발육부전에 의한 무유증에 의한 경우도 있지만 매우 드물다. 그 외에 유관의 폐색이나 종양 등에 의한 유방 절제를 때문에 유선 결손에 의한 것도 있다.

또한, 유즙분비부전은 진성과 가성으로 나눌 수 있지만, 대부분은 가성 유즙분비부전에 의한다. 전자는 유선 결손(선천성과 후천성), 유선발육부전(유선의 발육에 관한 호르몬에 대한 감수성이 저하), 유선 이외의 이상(내분비적 이상으로 뇌하수체 기능 장애, 부신피질 기능 부전 등)에 의한 것이어, 후자는 본래라면 젖이 정상적으로 분비되는 곳이 유즙분비의 지도나 처치가 부적절하거나 임산부의 모유 영양에 대한 의식이 낮기도 하고, 또는 아이의 흡철 장애(아이의 미숙성에 의한 흡철 장애, 선평유두나 함몰 유두 등에 의하여 아이가 흡입할 수 없음) 등에 의한 것이다.

유선의 발육과 호르몬

사춘기는 에스트로겐의 증가에 의하여 유관의 증가와 연장, 혈관 결합 조직과 지방의 발육이 일어난다. 게다가 월경 발생에 의하여 에스트로겐과 프로게스테론에 의해 선방(船房)－소엽계의 발육이 촉진된다.

임신하면 여러 가지 호르몬의 상호작용에 의하여 유선은 발육하지만, 주로 작용하는 호르몬은 에스트로겐, 프로게스테론, 부신피질호르몬, 프로탁틴, 성장호르몬, 태반성 호르몬 등이다. 이 중 유관(乳管)계의 발육에는 주로 프로락틴, 에스트로겐, 성장 호르몬이, 또 임신 말기에 있어서의 선방 소엽의 완전한 발육에는 프로락틴, 에스트로겐, 프로게스테론 외에, 사람태반유선자극호르몬, 성장호르몬, 부신피질호르몬 등의 존재가 필요하게 되고 있다.

1. 동양의학에서 본 유즙분비부전

동양의학에서는 유즙분비부전을 「소유(少乳)」, 「유즙불행(乳汁不行)」, 「결유(缺乳)」라고 한다. 유즙분비부전에는 유즙 생성이 잘 되지 않는 유즙 생산의 감소에 의한 것과 유즙분비는 나타나지만 잘 배출되지 않는 유즙분비의 장애가 있다(그림 V－32). 아래에 대표적인 병증을 든다.

1) 기혈양허(氣血兩虛)에 의한 소유(少乳)

원래 비위허약의 체질에서 기혈 부족이 생긴 경우, 분만 시의 출혈 과다에 의한 기혈부족이나 장시간의 진통에 고통을 받기 때문에 체력이 현저하게 소모되어 기혈부족이 생긴 경우에 유즙 생산이 저하하여 발생한다.

유즙이 나오지 않거나, 나와도 매우 소량, 안색은 위황(萎黃), 설질은 엷은 색, 설태는 소(少), 맥은 허(虛) · 세(細)를 나타낸다. 또한, 기혈부족 때문에 유방의 창감(脹感)이나 통증 등을 수반하지 않는다.

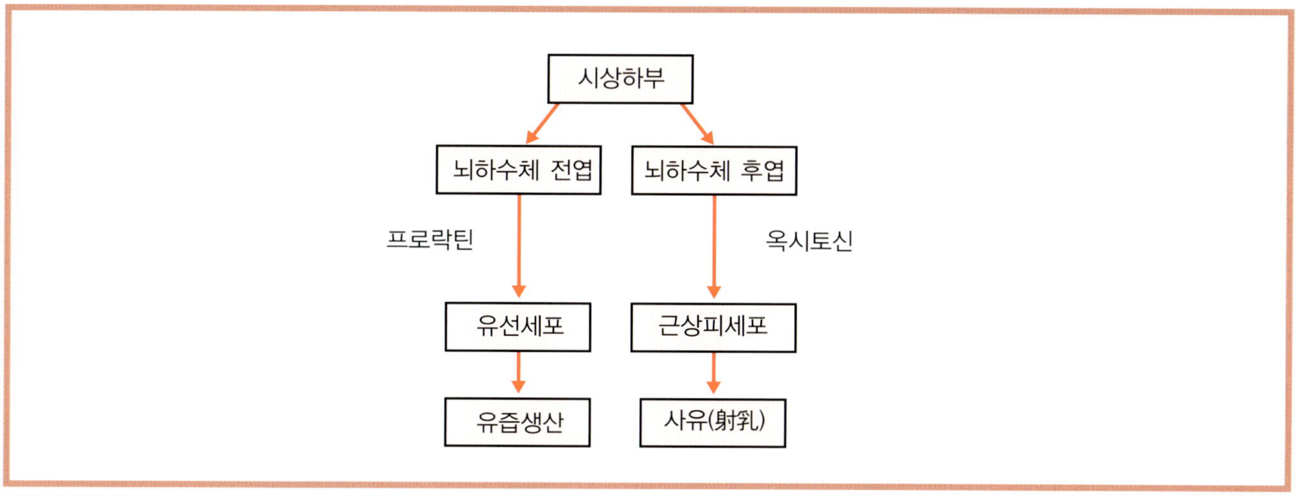

그림 V-31 유즙 생성과 분비

2) 간울기체(肝鬱氣滯)에 의한 소유(少乳)

산후 여러 가지 스트레스에 의하여 억울 상태가 되면, 간의 소설(疏泄) 작용이 실조하여 간기가 울혈하여 간울기체를 일으킨다. 즉, 유락(유방을 주관하는 경락)이 기체에 의하여 섭체하기 때문에 젖의 배출이 막혀 발생한다.

유방의 강한 창감, 유방의 통증, 우울, 흉협부의 창통(脹痛), 설질은 정상이지만, 기울이 강해져 내열을 발생하면 설질은 다홍색으로 설태가 박황태(薄黃苔), 맥은 침현(沈弦)을 나타낸다.

2. 침구치료

1) 현대의학적인 침구치료

유즙분비를 재촉하려면, 유방 기저부의 정맥혈의 순환 개선이 유효로 되어 있다. 기저부의 정맥혈 울혈이 개선하는 것에 의하여 기저부의 가동성이 촉구되어 유방 전체의 울혈이 개선되면 유즙분비가 촉진되게 된다.

유방 기저부의 긴장완화에는 천흉근의 긴장 완화를 꾀한다. 치료혈로서 주로 대흉근의 부착부에 있는 경혈을 치료혈로 한다. 대흉근은 ① 쇄골 내측 1/2 영역 ② 제2~7늑연골 ③ 복직근의 전초를 시작으로 하여 상완골대결절릉을 끝으로 하고 있다. 따라서 대흉근상에 있는 경혈은 중부(中府)·운문(雲門)·보랑(步廊)·신봉(神封)·영허(靈墟)·신장(神藏)·욱중(彧中)·기호(氣戶)·고방(庫房)·옥예(屋翳)·유근(乳根)·식두(食竇)·천계(天谿)·흉향(胸鄉)·주영(周榮) 등이다. 이러한 경혈 중에서, 비교적 사용 빈도가 높은 경혈은 중부(中府)·고방(庫房)·유근(乳

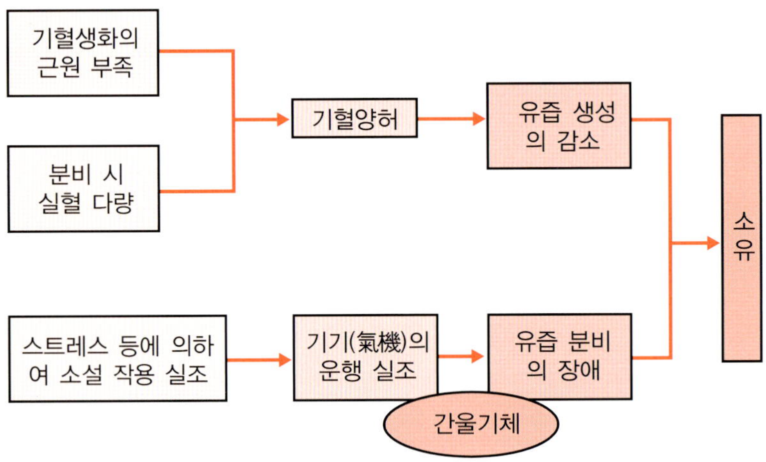

그림 V-32 **소유(少乳)의 병태**(참고문헌 37 참조)

根)·천계(天谿) 등이다(그림 V-33). 유방의 기저부에 있는 경혈을 촉지하면서, 압통·경결반응을 나타내는 경혈을 치료혈로 한다.

2) 동양의학적인 침구치료

유즙분비를 촉진하는 경혈로서 중부(中府), 전중(膻中), 유근(乳根), 소택(少澤), 천종(天宗) 등이 있다(그림 V-33). 이러한 경혈에 변증에 맞춘 경혈을 적당히 추가한다.

기혈양허에 의한 유즙불행

침구치료는 비위를 건강하게 하여, 기혈의 생성을 높이는 것을 목적으로 실시한다.

참고 예 : 중부(中府), 전중(膻中), 소택(少澤), 천종(天宗), 태충(太衝), 중완(中脘), 기해(氣海), 삼음교(三陰交), 격수(膈俞), 비수(脾俞) 등을 이용한다.

간울기체의 유즙불행

침구치료는 간울기체를 해소하여, 기혈 및 유즙의 흐름을 원활하게 하는 것을 목적으로 실시한다.

참고 예 : 중부(中府), 전중(膻中), 유근(乳根), 소택(少澤), 천종(天宗), 태충(太衝), 합곡(合谷), 간수(肝俞), 백회(百會) 등을 이용한다.

3. 침구치료의 적합·부적합

유즙분비부전에 대한 침구요법은 가성 유즙분비부전이 대상이 된다. 기본적으로는 조산사와의

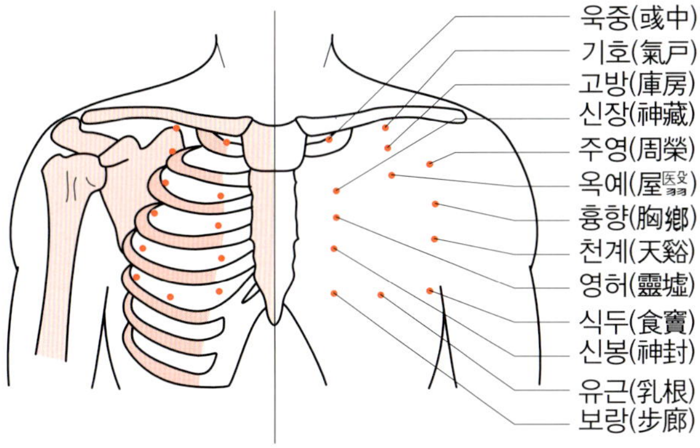

하나는 유방 기저부에 있는 경혈을 촉지하면서 압통 · 경결반응을 나타내는 경혈을 치료혈로 한다. 중부(中府) · 고방(庫房) · 유근(乳根) · 천계(天谿) 등이 잘 사용된다. 또 예로부터, 유즙분비를 촉진하는 치료혈로서 중부(中府), 전중(膻中), 유근(乳根), 소택(少澤), 천종(天宗)이 잘 사용된다.

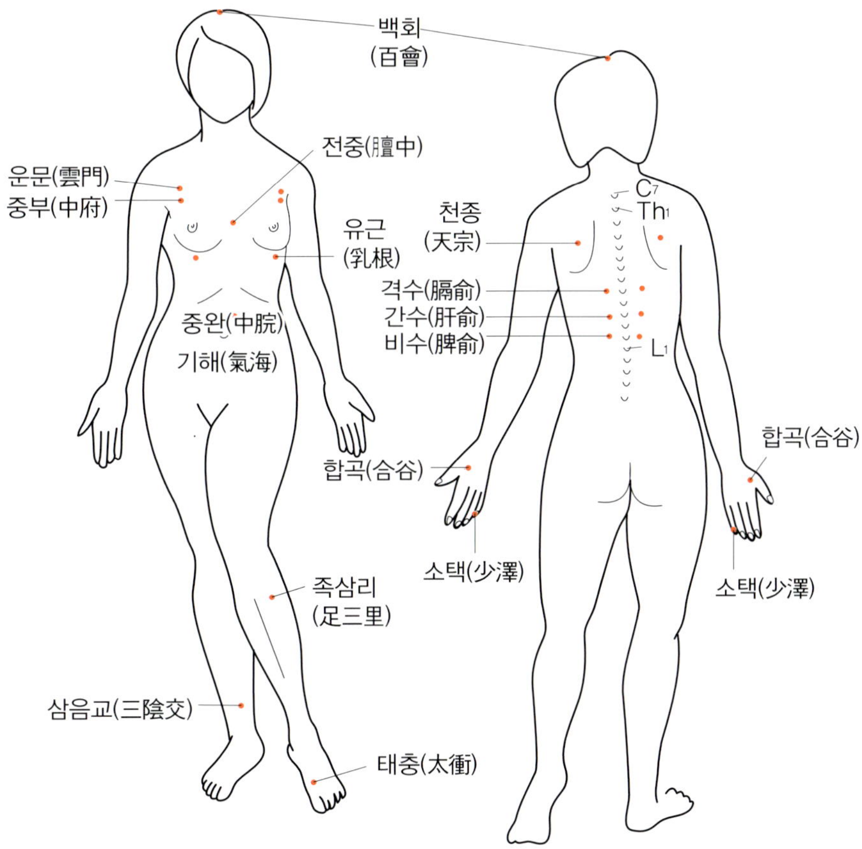

그림 V-33 유즙분비부전에 대한 치료혈

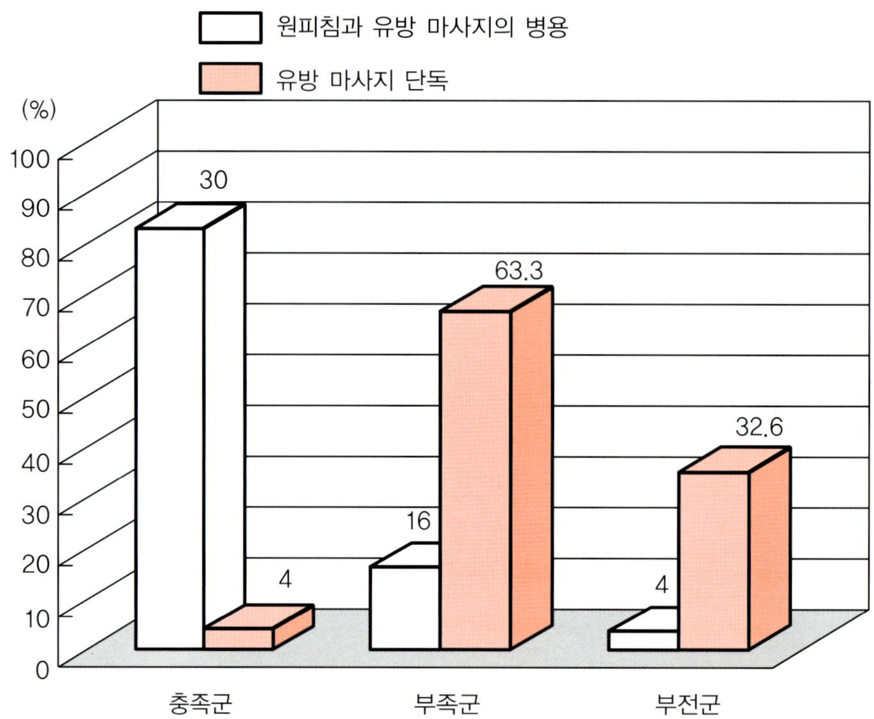

그림 V-34 원피침요법과 유방 마사지 병용요법의 효과(참고문헌 40, 42 참조)

유즙분비 불량의 산욕부를 대상으로 유방 마사지군(49예)과 유방 마사지에 원피침을 병용한 원피침군(50예)을 설정하여, 퇴원 시의 유즙분비에 대해 검토했다. 그 결과 원피침군에 대하여 충족에 이른 증례는 의미 있게 많았다. 그림 안의 수치는 %를 나타낸다.

제휴하에서 실시하는 것이 좋다. 본 질환은 유선염 등의 합병이 나타나지 않는 경우, 산과에 대하여 치료 대상이 되지 않고, 조산사나 마사지사에 의한 유방 마사지 치료의 중심이 된다. 그렇지만, 유방 마사지만으로는 좀처럼 충족군에 이르지 않는 현상도 있다. 따라서 유방 마사지에 구요법을 병용하는 치료 등이 행해지고 있다. 침구치료는 비약물요법이므로 모친 및 유아(乳兒)에게로의 영향도 없고, 좀 더 적극적으로 사용되는 것이 바람직하다.

임산부에게는, 임신 중으로부터 ① 모유 영양의 마음가짐 ② 유두의 준비에 대하여 조산사로부터 지도를 받도록 권한다. 산진 후에도 마찬가지로 ① 조기 수유 ② 포유에 힘씀 ③ 유선포 공허화 ④ 정신적 안정 등에 대해서 조산사로부터 지도를 받도록 권한다. 그리고 나서 침구치료를 실시하는 것이 바람직하다.

표 V-19 원피침요법의 효과-치료혈에 의한 비교(참고문헌 40, 42 참조)

퇴원 시	충족	부족	부전	합계
A군	10	0	0	10
B군	10	8	2	20
C군	20	0	0	20
합계	40	8	2	50

1개월 후	충족	부족	부전	합계
A군	6	4	0	10
B군	13	7	0	20
C군	15	5	0	20
합계	34	16	0	50

원피침요법을 A법군(중부, 삼음교, 족삼리) · B법군(중부, 전중, 소택) · C법군(중부, 전중, 족삼리)의 3군에게 할당하여 원피침을 4~7일간 붙여 사용했다. 그 결과, B법 또는 C법이 효과적이었다.

4. 유즙분비부전에 대한 EBM(대표 예)

Tatsunami(立浪) 등은 유즙분비 불량의 산욕부(産褥婦)를 대상으로 유방 마사지군(49예)과 유방 마사지에 원피침을 병용한 원피침군(50예)을 설정하여, 퇴원 시 및 출산 후 1개월의 유즙분비에 대해 검토했다. 그 결과, 원피침군에 대하여 충족에 이른 증례는 의미 있게 많았다고 보고했다(그림 V-34). 원피침군은 A법〔중부(中府), 삼음교(三陰交), 족삼리(足三里)〕, B법〔중부(中府), 전중(膻中), 소택(少澤)〕, C법〔중부(中府), 전중(膻中), 족삼리(足三里)〕의 3군으로 나누어 원피침을 4~7일간 붙여 사용했다. 그 결과, B법 또는 C법이 효과적이었다고 보고했다(표 V-19). Wada(和田) 등도, 유즙분비부전을 호소한 100예의 산욕부를 대상으로 유근(乳根), 전중(膻中), 천종(天宗), 견정(肩井), 내관(內關), 합곡(合谷)에 15분간의 유침을 실시했는데, 83예에 유즙분비량의 증가가 나타났다고 보고했다. 또 Fujiki(藤木) 등은 SSP 치료군과 무치료군의 2군으로 나누어 유즙분비량을 비교했다. 치료 부위는 중부(中府), 유근(乳根), 전중(膻中), 천종(天宗), 신주(身柱), 수삼리(手三里)로 하여, 3Hz와 15Hz의 조밀파(粗密波)를 20분간 흐르게 했다. 그 결과, SSP 치료군에서는 의미 있게 유즙분비량이 증가했다고 보고했다(그림 V-35).

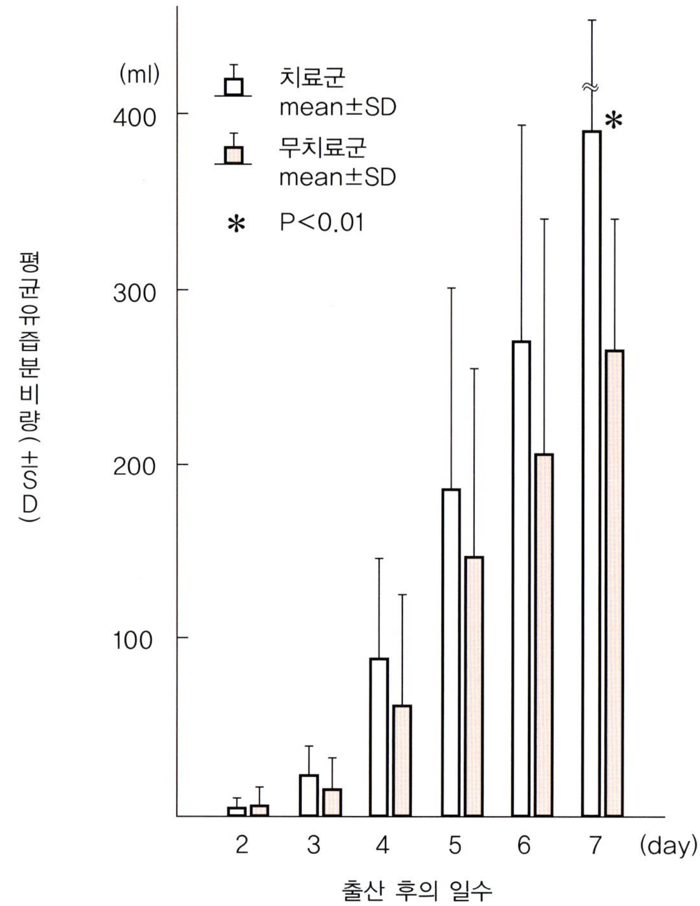

그림 V-35 SSP 치료군과 무치료군에 있어서의 유즙분비문량(참고문헌 42 참조)

임신 중 요통

핵심사항

- 임신 중 요통은 임신 중기나 임신 전기에도 많다.
- 임신 중 요통은 복약보다 물리 자극에 의한 치료가 바람직하다고 생각된다.

- 임신 중 요통의 호발부위는 요배부와 천장관절부이다.
- 임신 중 요통의 원인은 난소 낭종이나 자궁근종 등의 기질적인 것과 리락신이나 프로게스테론이 연골 결합 조직의 연화를 가져와, 관절이나 인대가 이완할 기능성이 있다.
- 임신 전기부터의 요통 원인은 자율신경의 불안정, 골반내의 혈행 장애, 요골반 주위의 통증에 대한 감수성의 항진, 심리적 요인이 생각된다.
- 임신 중 요통에 대해서 침구치료는 뛰어난 유효성이 있다.

임신 중 요통이 발생하는 것은 태아가 커짐에 따라, 물리적으로 뒤로 젖혀지는 것 같은 자세가 되기 때문에, 어떤 의미로 임산부의 숙명이라고 생각하기 쉽다. 그러나 임신 중에 요통이 발생하는 것은 휘는 자세가 되는 임신 후기뿐만 아니라, 임신 중기 및 전기에도 나타난다.

산부인과 영역에 있어서의 요통의 발생 빈도는 보고자에 따라 가지각색이지만, 대략 20% 이하라고 생각된다.[43] 또 임신 중에 요통이 발생하는 빈도도 보고에 따라 다른데,[44] 대략 임산부의 50% 전후라고 생각되어 그 중의 10% 정도가 통증 완해를 위하여 치료를 희망하고 있다고 여겨진다.[45]

그러나 임신기는 가능한 한 약물의 투여나 태아에게로의 부하가 되는 요법은 삼가야 하는 시기이기 때문에, 물리적 자극인 마사지나 침구치료는 임신 중에 발생하는 요통 치료법의 선택사항 중 하나라고 할 수 있다.

【병태】 임신 중의 요통의 동통 영역은 허리 전체가 약 50%를 차지하여 다음에 허리로부터 둔부가 30~40%였다고, Shinkoda(新小田)[44]는 보고했다. 필자가 55예의 치료 예를 정리했는데, 배요부통은 35예, 천추부 · 미추 · 둔부통은 33예이며, 임신 중의 요통은 요부에 국한되는 것이 아니라 천추로부터 둔부에 걸쳐서도 많이 나타나는 것을 엿볼 수 있다.

임신 중의 요통의 발생 원인으로서 Miyazaki(宮崎)[46]는 기능성과 기질성으로 분류하여, 기능성에서는 리락신(relaxin)이나 프로게스테론(progesterone)이 연골 결합 조직의 연화를 가져와 관절이나 인대가 이완 하는 것으로 자궁의 증대에 수반해 모든 인대나 복벽이 신장하기 때문이라고 하여, 기질성으로는 난소농종이나 자궁근종 등을 들고 있다.

임신 초기부터 발생하는 요통의 원인은 ① 자율신경의 불안정 ② 골반내의 혈행 장애 ③ 요골반 주위 통증에 대한 감수성의 항진의 3요인과 ④ 심리적 요인 등이 생각되며, 중 · 후기에는⑤ 리락신에 의한 골반의 관절이나 인대의 이완 ⑥ 자세의 변화나 자궁 증대에 의한 물리적 압박 등의 요인이 생각되고 있다.

이러한 요인은 복합적으로 서로 영향을 주어, 임신 중 요통의 원인이 되고 있다고 생각된다.

1. 동양의학에서 본 임신 중 요통

임신 중 요통의 항목은 중의학 관계의 교과서[47]나 임상 관계의 성서[48]에 나타나있지 않다. 아마 임신 중 요통은 동양의학에서도 그다지 문제가 되지 않았던 것일지도 모르다. 그러나 월경 시의 요통이나 산후 요통의 원인 등도 감안하여 검토하면, 임신 중 요통의 원인은 신허(腎虛), 한습(寒濕), 또는 어혈(瘀血)에 의한 요통이라고 생각된다.

① 신허의 요통

만성적으로 요통이 계속되는 것이 많고, 휴식으로 경감하여 노작으로 증강한다. 몸이 무거움, 현기증, 눈의 피로, 전신에 또는 무릎이 빼근하거나 힘이 들어가지 않는, 복사골의 통증등을 진찰할 수 있다.

② 풍한 또는 한습의 요통

몸부림을 칠 수 없음, 가만히 하고 있다가 움직일 때 아픔 등의 호소가 있다. 임신에 의한 기혈부족에 겸하여, 풍한습의 사기가 침입한 것에 의한다. 풍한의 경우는 발병이 급격하여, 요배부의 강직, 잡아당기는 것 같은 통증이며, 발열 · 오한 · 두통 · 어깨 결림 등을 수반한다. 또 한습은 사기(邪氣)가 주로 요부에 침입하여 정체한 것에 의하여, 풍한이 원인인 상태가 만성화 했을 경우 등에 나타난다. 허리나 신체가 차가워져 빼근하다. 한사가 강할 때는 아픈 부위가 명확하여, 따뜻하게 하면 일시적으로 경감하지만 차게 하면 악화된다.

③ 어혈의 요통

임신 중이 아닌 어혈의 요통은 타박이나 염좌 등의 외상이 원인인 경우가 많으며, 요부의 경락을 손상시켜 어혈이 정체하는 것이 요통의 원인이다. 그러나 임신 중에 발생하는 어혈의 요통은 원래 어혈 체질인 사람이 임신하거나 임신에 의하여 신(腎), 간(肝), 비(脾) 등의 경맥(經脈)의 기혈의 정체가 일어났던 것이 원인인 경우가 많다고 생각된다.

2. 침구치료

1) 현대의학적인 침구치료

임신 중 요통에 대한 침구치료의 논문[49~51]은 적고, 또 그러한 논문은 모두 총론으로, 구체적인 임상 보고는 아니다.

거기서, 해외 논문의 사용혈을 나타내면, Wedenbergs[52]는 방광경의 관원수(關元兪)(BL26)로부터 백환수(白環兪)(BL30)까지의 5혈과 다른 2혈〔곤륜(崑崙)(BL60)과 곡골(曲骨)(CV2)〕 및 국소(local points)로 하여, 최선의 자극으로서 자입 후(깊이는 나타나지 않음) 작탁(雀啄)이나 회선(回旋)을 조용하게 실시했다고 하고 있다. Helen Elden[53]은 촉진을 하여 과민점을 확인한 후 백회(百會), 합곡(合谷), 관원수(關元兪), 차료(次髎), 중료(中髎), 충문(衝門), 환도(環跳), 질변

(秩邊), 횡골(橫骨), 족삼리(足三里), 곤륜(崑崙) 등 17혈에 대해서, 근육내에 움직임이 있는 곳까지 15~70mm 자입했다고 말하고 있다.

2) 동양의학적인 침구치료

동양의학적인 견해로부터 임신 중 요통의 원인을 생각하면 신허에 의한 것, 풍한에 의한 것, 어혈에 의한 것을 생각할 수 있다.

신허에 의한 것은 담음(痰飮)하여 요부나 하지의 무력감을 수반하여 움직일 수 없지만, 움직이면 피로하기 쉽고, 증상이 악화된다. 신(腎)을 보충하는 치료가 된다. 태계(太谿), 부류(腹溜), 신수(腎俞), 위중(委中) 등에 보법의 침을 실시한다.

풍(風)·한(寒)·습(濕)침범을 당한 사람은 요부의 냉감을 수반하며, 차가워지면 더욱 더 증상이 악화된다. 치료는 신수(腎俞), 대장수(大腸俞), 위중(委中), 양릉천(陽陵泉), 곤륜(崑崙) 등을 선혈(選穴)한다.

어혈에 의한 것은 찌르는 것 같은 통증이 있으며 통증의 부위도 일정하다. 치료는 신수(腎俞), 위중(委中)이나 압통부위에 실시한다.

임신 중이 아닌 요통에서는, 팔료혈(八髎穴)이나 요안(腰眼), 명문(命門), 요양관(腰陽關) 등에 사법(瀉法)을 실시하는 일도 적지 않지만, 임신 중의 요통 치료이므로 그러한 경혈은 피하는 것이 무난하다. 그러나 요천추부의 자침에서도 깊이나 자극의 힘도 생각하여 신중하게 실시하는 것이 안전하다고 생각한다.

3. 임신 중 요통에 대한 EBM

Katai(形正) 등[54]은 임신 중의 요통 환자의 음곡(陰谷)이나 곡천(曲泉), 축빈(築賓) 등에 주로 침구치료를 실시하여, 25예 중 19예(76. 0%)에 유효하다고 보고해, 그 후의 환자도 추가된 55예(평균 연령 30.3±3.9세, 초진 시 평균 임신주수 26.7±6.3주)에서도, 70.9%가 유효 이상인 것을 확인하고 있다. 침구치료가 임신 중의 요통에 대해서 일정한 효과를 들 수 있는 것을 나타내고 있다고 말할 수 있다.

임신 중 요통에 대한 침구치료의 효과는 정해진 보고는 적지만 스웨덴의 Wedenberg[52]는 임신 중의 요통과 천추부통에 대해서 물리요법(physiotherapy)과 침치료(acupuncture)의 치료 효과를 후향적 랜덤화 시험에 의해 비교하여, 유효 이상이 28예 중 27예였다고 보고했다. 또 Helen Elden[53]은 골반에 통증이 있는 임산부에 대해서 27시설에서 RCT를 실시하여, 통상의 치료군(130예), 거기에 침 치료를 더한 군(125예), 안정시키는 운동을 더한 군(130예)의 3군으로, 임신 중의 요통에 대한 치료 효과를 비교하여 침 치료군이 가장 뛰어난 효과(유의차 있음)가 있었다고 보고했다.

임신 중 변비

임신 중은 여러 가지 증상이 출현한다. 예를 들어, 감기, 치통, 명치의 통증, 오심·구토, 설사, 치질, 요통 등이다. 변비도 임신 중에는 자주 나타난다. 이들 임신 중에 출현하는 합병증을 마이너 트러블이라고 총칭한다.

변비는 기질적인 것은 드물므로, 가능한 한 약제를 사용하지 않고 식사나 운동, 생활 습관의 개선 등에 의하여 배변 습관을 들이는 것이 중요하다.

【성인】 임신 중 변비는 프로게스테론(progesterone)에 의한 소화관 평활근의 이완 즉 유동운동의 억제가 기본적인 원인이다. 게다가 임신에 의하여 증대한 자궁이 장을 압박하는 것으로 한층 더 변비가 발생하기 쉬워진다.

1. 동양의학에서 본 임신 중의 침구치료

「변통 장애」의 항 참조

2. 임신 중 변비의 EBM

변비에 대한 일반의 침구치료 효과는 변통 장애에 대한 침구치료의 항에서 말한 것처럼, 복수의 증례 집적 보고가 나타나지만, 임신 중의 변비에 대해서는 결정된 논문은 국내외에서 아직 나타나지 않는다. 1예 보고를 말한다.

Sasaoka(笹岡)[55] 등은, 33세의 여성으로, 임신 전에는 변비가 나타나지 않았는데, 임신 20주경부터 변비를 자각하게 된 여성의 예를 소개하고 있다. 완하제에 의하여 주1~2회의 배변을 볼 뿐으로, 자연스러운 배변은 없었다. 임신 23주부터, 족삼리(足三里)와 합곡(合谷)에 10분간의 유침을 주 1회 실시하여, 설사약의 사용 횟수, 배변의 유무, 잔변감, 배변의 원활함, 복부 팽만감의 5항목으로 유효성의 평가를 실시했다. 그 결과, 침 치료 개시 2주일 무렵부터 설사약을 사용하지 않고 매일 또는 1일 간격으로 매끄러운 배변이 생기게 되어, 잔변감이나 복부 팽만감을 느끼는 일도 없어졌다고 보고했다.

참고문헌

1) 杉山陽一・他：産婦人科学書 2　周産期医学. 東京, 金原出版, 1994, p79.

2) Sato, A.et al.：Neural mechanisms of the reflex inhibition and excitation of gastric motility elicited by acupuncture-like stimulation in anesthetized rats. *Neurosci. Res.* 18：53-62, 1993.

3) C.Smith, C. Crowther, J. Belby : Pregnancy outcome following women's participation in a randomized controlled trial of acupuncture to treat nausea and vomiting in early pregnancy. *Complementary Therapies in Medicine*, (10) : 78-83, 2000.

4) 飛松源治：針麻酔と鍼治療の産婦人科臨床への応用(その2). 臨婦産, 35(6): 437-6, 1981.

5) C. Smith, C. Crowther, J. Belby : Acupuncture to Treat Nausea and Vomiting in Early Pregnancy : A Randomized Controlled Trial. *Birth*, 29(1) : 1-9, 2002.

6) 矢野忠, 笹岡知子：産科領域に応用する鍼灸治療. 鍼灸 OSAKA, 15(3): 231-9, 1999.

7) 今井賢治, 咲田雅一：消化器症状に対する鍼灸治療の現状 ―嘔気に対する鍼の効果―. 鍼灸 OSAKA, 18(2): 207-11, 2002.

8) 矢嶋　聡, 中野仁雄, 武谷雄二・編：NEW 産婦人科学(改訂第2版). 南江堂, 東京, 2004.

9) 坂本正一・編集：改訂版 プリンシプル産科婦人科学2. メジカルビュー社, 東京, 2000.

10) 高山雅臣・編集：エッセンシャル産科学・婦人科学. 医歯薬出版, 東京, 1996.

11) 松浦眞彦, 山本樹生：骨盤位の成因と頻度. 産科と婦人科, 72：413-417, 2005.

12) 天津中医学院, 後藤学園・編：鍼灸学[臨床編]第1版. 東洋学術出版社, 千葉, 1993.

13) 黒竜江中医学院・編：中医臨床大系 産婦人科学. 雄渾社＋人民衛生出版社, 1985.

14) 神戸中医学研究会・編訳：症状による中医診断と治療 下巻. 燎原, 東京, 1987.

15) 林田和郎：東洋医学的方法による胎位矯正法. 東邦医学会雑誌, 34(2): 196-206, 1987.

16) 林田和郎：鍼灸による胎位矯正法. 全日本鍼灸学会誌, 38(4): 335-339. 1988.

17) Cardini F. et al : Moxibustion for correction of breech presentation : a randomized controlled trial. *JAMA*, 280(18) : 1580-1584, 1998.

18) 釜付弘志・他：切迫早産患者に対する灸療法の有用性について, 日本東洋医学会雑誌, 45：849-858, 1995.

19) 森　珠美, 矢野　忠：切迫早産に対する鍼灸治療の一症例. 季刊東洋医学, 4(3): 27-28, 1998.

20) 坂元正一・編集：改訂版 プリンシプル産科婦人科学2. メジカルビュー社, 東京, 2000.

21) 横田敏勝・編：臨床医のための痛みのメカニズム. 南江堂, 東京, 1990.

22) 新里康尚：低周波電流を使用した東洋医学的和痛分娩の研究. 藤田学園医学会誌(臨時増刊, 学位論文集) 13(3): 989-1011, 1994.

23) Lars-Eric Augstinsson et al : Pain relief during delivery by transcutaneous electoric nerve stimulation. *Pain*, 4 : 59-65, 1977.3

24) 坂元正一, 水野正彦：プリンシプル産婦人科学. 東京, メジカルビュー社, 1992, pp556-557.

25) 楊子建：十産論. 宋代.

26) 朱丹渓：格致余論. 元代.

27) 虞搏：医学正伝. 明代.

28)『諸病源候論』巻四十三, 難産.

29) 佐藤優子, J. Auton：*Nerv. Syst.*, 59：151-158, 1996.

30) 菅井正朝：ハリ通電による陣痛誘発と促進. 産婦人科の世界, 34(2): 77-79, 1982.

31) 奥定有香子：陣痛誘発の治療と適応. 臨床鍼灸, 8(1): 1-8, 1992.

32) 蛎崎要：ハリと産科診療. 医学書院, 1975.

33) 鈴木真弓・他：鍼灸治療による陣痛促進の効果について. 全日本鍼灸学会誌, 54(3)：426, 2004.

34) 朱人烈・他：771例電針引産分析. 全国針灸針麻酔学術討論会論文摘要, 1979.

35) 馬文珠, 李暁泓：刺針による分娩時間の短縮. 中国針灸, 1995；第3期.

36) Lee MK, Chang SB, Kang DH : Effects of SP6 acupuncture on labor pain and length of delivery

time in women during labor. *J Altern Complement Med*, 10 (6) : 959-65, 2004.

37) 天津中医学院，後藤学園・編：鍼灸学（臨床編），第１版，東洋学術出版社，千葉，1993.

38) 根津八紘：乳房管理．諏訪メディカルサービス，長野，1991.

39) 立波たか子・他：乳汁分泌促進のためのツボ療法．助産婦雑誌，50：596-599，1996.

40) 立波たか子，矢野　忠・他：乳汁分泌促進のためのツボ療法とその効果の検討．母性衛生，38：396-402，1997.

41) 和田博美・他：産褥乳汁分泌不全に対する鍼療法．日本東洋医学雑誌，38：118，1985.

42) 藤木　昭・他：産後の乳汁分泌不良患者に対するSSPによる治療．東洋医学とペインクリニック，15：1013，1985.

43) 半藤保，児玉省二，小幡憲郎，竹内正七：婦人の腰痛．産婦人科治療，46 (6)：707-711，1983.

44) 新小田春美，濱崎勲重，新小田幸一：妊娠中の腰痛について．母性衛生，31 (1)：77-82，1990.

45) 友田昭二，荻田幸雄：妊娠中の腰痛．産婦人科の実際，41 (10)：1483-1486，1992.

46) 宮崎好信：妊婦腰痛・臀部痛，坐骨神経痛に対するmythylocobalaminの使用経験．産婦人科の世界，39 (2)：157-160，1987.

47) 張玉珍・主編：中医婦科学，北京，中国中薬出版社，2002.

48) 趙金鐸：症状による中医診断と治療，東京，燎原，1987.

49) 石野尚吾，柳沢紘，寺崎一利：産婦人科における痛み産婦人科痛みの鍼治療．産婦人科の実際，41 (10)：1477-1482，1982.

50) 西條一止：周産期医療と東洋医学/腰痛と鍼治療．周産期医学，23 (11)：1613-1616，1993.

51) 吉元昭治：腰痛と鍼灸療法．産婦人科治療，73 (3)：314-320，1996.

52) Ka. J. Wedenberg, Berit Moden & Asa Norling : A prospective randomized study comparing acupuncture with physiotherapy for low-back and pelvic pain in pregnancy. *Acta obstet Gynecol Scand*, 79 : 331-335, 2000.

53) Helen Elden, Lars Ladfors, Monika Fagevik Olsen, et a1. : Effects of acupuncture and tabilizing exercises as adjunct to standard treatment in pregnant women with pelvic girdle pain: randomized single blind controlled trial. *BMJ*, 330 : 761 (2 April).

54) Shuichi Katai, Isao Nakamura, Yuuko Uetsuki : The Effect of Acupuncture on Low Back Pain in Pregnant Women. *WFAS abstracts*, 2000, p162.

55) 笹岡知子，矢野　忠：妊娠中の便秘に効果を示した鍼治療の１症例．全日本鍼灸学会誌，52 (3)：315，2002.

갱년기 · 노년기의 건강관리

갱년기 장애

핵심사항

- 갱년기 장애는 갱년기에 일어나는 혈관 운동신경 실조를 주체로 한 자율신경 증상이다.
- 갱년기 장애는 에스트로겐 결핍에 기인한다.
- 갱년기는 생식 능력의 상실기, 아이가 손이 떨어지는 시기, 인생의 반환점의 시기이다.
- 갱년기 장애는 두중감, 얼굴의 달아오름, 심계항진, 구역, 현훈, 두통을 수반한다.
- 갱년기 증후군의 증후에 대해서는 간신음허와 음양양허가 생각된다.
- 갱년기의 여러 가지 수소에 대해서는, 현대 의학적인 침구치료에서는 각각에 대응한 치료를 실시한다.
- 갱년기 장애와 관계의 깊은 경락은 임맥, 독맥, 충맥, 신경, 비경, 간경이다.
- 갱년기의 증상에 대해서 침구치료는 의미 있는 효과를 나타내고 있다.

갱년기 장애란「갱년기에 나타나는 다종다양한 증후군으로 기질적 변화에 적응하지 않는 자율신경증을 중심으로 한 부정수소(不定愁訴)를 주소로 하는 증후군」[1]을 말한다. 난소 기능의 저하에 의한 에스트로겐 결핍이 주된 요인으로 발생하지만, 그 개인을 둘러싸는 사회적 요인이나 심리적 요인이 자율신경 증상을 증강시켜, 여러 가지 증상을 발현시킨다.

이 갱년기는 동시에 ① 생식 능력의 상실기 ② 아이를 다 키우고, 사는 보람이 없어지는 시기 그리고 ③ 평균수명 83세인 현대에 있어서는 여생이 아직 30년 남은 인생 반환점의 시기이다. 노화의 시작과 사는 보람의 상실기이다. 이것을 빼고 단지 혈관 운동신경계 장애가 있는 시기라고 정의하는 것은 갱년기 장애의 진정한 치료를 잘못하는 결과가 된다.

【성인】 에스트로겐 분비 저하에 수반하는 시상하부의 기능 실조이다(제VI장 갱년기 · 노년기의 주요 질환 「갱년기 장애」 p.177을 참조).

【임상 증상】 에스트로겐 분비량의 장기 저하에 의하여 골다공증, 성기탈(性器脫), 요실금, 빈뇨, 요도염, 외음소양증, 성교통 등이 발병하기 쉬워진다.

1. 진단과 평가

Abe(安部) 등은 1979년에 일본인을 대상으로 그 갱년기 지수를 조사하여, 11항목을 세분화하여 17증상으로서 갱년기 스코어를 작성했다(표 V－20).

이것은 원래 에스트로겐의 임상 효과를 검토하기 위하여 작성된 것이지만, 다른 치료법의 임상 효과에도 응용되고 있다. 그러나 미국 여성을 대상으로 했다는 등의 이유로, 반드시 적절한 것은 아니라고 하는 지적도 있어, 일본인에 대한 지수의 연구도 행해져 간편한 것도 작성되었다(「간략 갱년기 지수」, p.180 참조).[2)]

또 감별 진단으로서는 빈혈, 고혈압, 갑상선 기능 이상, 경추증, 노안, 내이 질환, 교원병, 심장질환 등의 신체 질환, 또 정신 질환으로서 가우울증 등을 고려한다.

2. 동양의학에서 본 갱년기 장애

동양의학적인 관점으로부터 인간의 일생을 보았을 때, 『소문(素問)』 상고천진론(上古天眞論) 편, 제1의 여성의 일생 설명(표 II－1, p.77)은, 7년마다 여성의 갱년을 적확하게 표현하고 있다. 그러나 이 갱년(更年)은, 「사회적, 정신적인 갱년」에 대해서는, 접할 수 없었다. 게다가 여성의 일생이 49세에 종료하고 있어, 갱년기 연령의 문제가 나타나지 않았다. 동양의학에서는 갱년기 장애를 표현하고 있는 말은 없지만, 갱년기만이 아니라 월경불순이나 어혈에 의한 정신적인 불안정함 등에 대하여 사용하는 말로서 「혈(血)의 도증(道證)」이 있는데, 이것이 갱년기를 포함한 여성의 문제 전체를 가리키고 있는 것이라고 생각된다.

갱년기 증후군의 증거에 대해서는, 중의약관리국[3)]이 갱년기 증후군으로서 간신음허와 음양양허를 들고 있다(표 V－21).

또 침구치료를 생각하는 데 있어서, 갱년기 증후군과 관련이 깊은 경락을 들면 표 V－22와 같이 된다. 즉, 임맥, 독맥, 충맥의 삼기경맥은 기원이 같아, 중극혈(中極穴)의 하부에 여자포(女子胞)로부터 일어난다고 생각되어 뇌와도 관련이 깊다고 여겨진다(그림 V－36).[4)] 또 신경, 간경, 비경

표 V-20 Kupperman 폐경기 지수의 계산방법* (安部 등)

증상					증상군	평가 factor
종류	중등도					
	강(3)	중(2)	약(1)	무(0)		
1. 얼굴이 뜨거워짐(달아오름)	□	□	□	□	1. 혈관 운동신경장애형 증상	4
2. 땀이 잘 남	□	□	□	□		
3. 허리나 손발이 참	□	□	□	□		
4. 숨을 헐떡임	□	□	□	□		
5. 손발이 저림	□	□	□	□	2. 지각장애형 증상	2
6. 손발의 감각이 둔함	□	□	□	□		
7. 밤에 좀처럼 잠들지 못함	□	□	□	□	3. 불면	2
8. 밤에 잠이 들어도 곧 눈이 떠짐	□	□	□	□		
9. 흥분하기 쉬움	□	□	□	□	4. 신경질	2
10. 신경질적임	□	□	□	□		
11. 작은일에 끙끙댐(우울해지는 경우가 많음)	□	□	□	□	5. 우울	1
12. 현기증과 구역이 있음	□	□	□	□	6. 현훈	1
13. 쉽게 피로함	□	□	□	□	7. 전신 권태	1
14. 어깨결림 · 요통 · 손발의 마디에 통증이 있음	□	□	□	□	8. 관절통 · 근육통	1
15. 머리가 아픔	□	□	□	□	9. 두통	1
16. 심장이 두근거림	□	□	□	□	10. 심계항진	1
17. 피부에 개미가 기어 다니는 것 같은 느낌이 있음	□	□	□	□	11. 의주감(蟻走感)	1

* 각 증상군의 점수는, 각 증상군에 속하는 증상의 중증도의 최고점×각 증상군의 평가 항목이며, 전 증상 군의 점수의 총화가 지수가 된다(중증도 : 강=3, 중=2, 약=1, 없음=0).

의 족(足) 삼음경은, 삼음교(三陰交)뿐만 아니라 임맥상에서도 교회(交會)하여, 기경과 관련이 깊고, 생식기와 기능적으로 연동하고 있다.[5)]

표 V-21 갱년기 장애의 증거 분류와 치료혈

- 간신음허(肝腎陰虛) – 얼굴 달아오름, 발한, 오심번열, 현훈, 이명, 요슬통, 월경과다, 경량 많음 또는 적음, 폐경, 피부의 건조, 소양, 구강건조, 변비, 설홍태소, 맥세삭
  태계(太谿), 태충(太衝), 합곡(合谷), 음극(陰郄), 부류(復溜)
- 비신양허(脾腎陽虛) – 얼굴 달아오름, 발한, 얼굴에 윤기가 없음, 피로 권태, 요슬의 위화감, 사지의 냉기, 부종, 종창, 식욕 부진, 경량 많음 또는 적음, 연변, 빈뇨, 설반담, 치흔, 설태 박백, 맥침세 무력
  관원(關元), 삼음교(三陰交), 태계(太谿), 합곡(合谷), 음극(陰郄), 부류(復溜)

표 V-22 갱년기와 관계 깊은 경맥(經脈)

임맥, 독맥, 충맥의 삼기경맥(三奇經脈) · · · · • 일원삼기(一源三岐 : 포중에서 시작해 3개로 분기)
• 뇌와 관련이 깊음

신경, 간경, 비경의 족의 삼음경(三陰經) · · · • 삼음교(三陰交), 관원(關元), 중극(中極)에서 교회한다.
• 임맥, 독맥, 충맥과 관련 있음
• 뇌하수체, 난소, 자궁과 기능적으로 연동

- 신경(腎經) · · · 다기소혈(多氣少血), 안면홍조, 냉기, 불면증 · 비뇨 · 생식기계
- 간경(刊經) · · · 다기소혈(多氣少血), 비뇨 · 생식기계, 특히 부인의 생식기계
- 비경(脾經) · · · 다기소혈(多氣少血), 소화기계 및 생식기계

표 V-23 체표 소견과 침구치료혈

- 두부(頭部)의 부어오름 · · · 불면, 정신 증상, 두통
  부어오른 중심에 침, 또는 점구(点灸)
- 항부(項部)~어깨의 긴장 · 결림 · · · 안면 홍조, 정신 증상, 두통(두중), 이명, 소화기 증상, 피로감
  백회(百會), 낙각(絡却), 옥침(玉枕), 천주(天柱), 풍지(風池), 소해(少海), 공최(孔最), 대종(大鐘), 조해(照海), 중봉(中封)
- 배부(背部)의 긴장 · · · 정신 증상, 두통(두중), 소화기 증상, 피로감, 동계, 빈맥, 서맥
  부류(復溜), 교신(交信), 폐수(肺兪), 격수(膈兪), 간수(肝兪), 비수(脾兪), 위수(胃兪)
- 요부(腰部)의 긴장 · · · 소화기 증상, 비뇨기 증상, 생식기 증상, 전신 상태
  축빈(築賓), 음곡(陰谷), 삼음교(三陰交), 누곡(漏穀), 곡천(曲泉), 슬관(膝關), 신수(腎兪), 지실(志室)
- 복부 소견 · · · 복부의 연(軟)이나 긴장, 흉협고만(胸脇苦滿), 심하비경(心下痞硬)
  삼음교(三陰交), 누곡(漏穀), 태계(太谿), 부류(復溜), 족삼리(足三里), 풍륭(豊隆), 중완(中脘), 천추(天樞)
- 치골 상부의 종창 · 긴장 · · · 비뇨기과의 제질환, 부인 생식기와의 관련
  중극(中極), 곡골(曲骨), 횡골(橫骨), 대혁(大赫)
- 슬통 · · · 고령에 수반하는 변형성 슬관절증 등
  내슬안(內膝,眼), 외슬안(外膝眼), 양구(梁丘), 혈해(血海), 음릉천(陰陵泉), 양릉천(陽陵泉), 곡천(曲泉), 음렴(陰廉), 족오리(足五里)

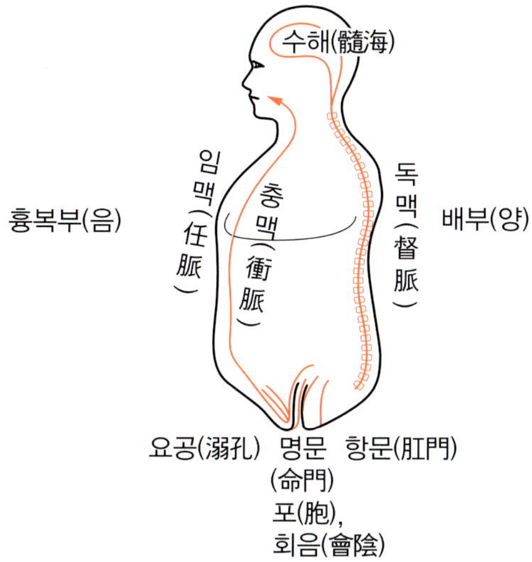

그림 V-36 **일원삼지설(一源三岐說)**(참고문헌 4 참조)

3. 침구치료

1) 현대의학적인 침구치료

현대의학적인 침구치료는 갱년기에 출현하는 여러 가지 수소에 대해서, 하행성 통증억제 기구나 체성-자율신경 반사, 관련통 등의 생각에 근거하여, 각각의 수소에 대응한 선혈(選穴)을 한다(표 V-23).

2) 동양의학적인 침구치료

갱년기 장애에 대한 침구치료는 중의약관리국의 증후(證候)에 따라 실시하는 방법을 생각할 수 있다(표 V-21). 또 먼저 말한 것처럼 다리의 삼음경맥(經脈)과 임맥 · 독맥 · 충맥의 3기경이 산부인과 질환의 치료 시에는 중요하며, 치료는 하지의 삼음경맥(經脈)이 중심이 된다. 신경(腎經)은 안면홍조, 동계, 냉기, 불면증, 비뇨 · 생식기계의 문제에 대응하고 있다. 간경(肝經)은 비뇨 · 생식기(특히 부인의 생식기)에, 비경(脾經)은 소화기계 및 생식기에 대응하고 있다(그림 V-36).

4. 갱년기 장애에 대한 EBM

갱년기 증상에 대한 국내(일본)의 논문은 1예 보고가 많지만, 복수 증례 보고도 있다. 1예 보고에서는 안면홍조(hot flush)에 완해가 나타나지 않았다고 하는 논문[6]이 있는 한편, 또 갱년기의 부정수소(不定愁訴)에 개선이 나타났다고 하는 보고[7-9]가 있다.

그러한 중에 Miki(三木)[9]는 갱년기 부정수소증후군 150예에 대한 침구치료의 보고를 했다. 150명 중 자율신경성의 것이 64%, 심인성의 것이 5%였다. 침치료 요법은 백회(百會), 천주(天柱), 풍지(風池), 영대(靈台) 등의 경 · 견배부의 경혈에, 침구치료는 신수(腎俞), 대장수(大腸俞), 소장수(小腸俞), 차료(次髎) 등의 요 · 천추부와 하복부의 경혈에 5장(壯)의 작은 구(灸)를 실시하여, 치료 횟수는 10회로 했다. 평가는 환자의 주관에 의하여, 증상 소실을 '치유', 일부 개선을 '양', 무효와 악화를 '불변', 10회의 치료를 받지 않았던 경우는 '치료 중단'으로 했다. 그 결과, 치료 성적은 150명 중, '양' 이상은 108명(72.0%)이었다고 보고했다.

M. Sandberg[10] 등은 불안, 우울, 전신 증상, 혈관운동장애 등의 증상이 6개월 이상 있던 48~60세까지의 30예에 전기침과 천침을 12주 동안 14회 실시하여, 의미가 있는 효과가 있었지만, 2군 사이에 차이는 없었다고 보고했다.

게다가 Susan M. Cohen 등[11]은 랜덤화 비교 시험을 실시하여, 평균 연령 47.3세(43~53세)의 키, 수면 장애, 기 장애가 있는 17예에 9주간에 9회의 침 치료를 실시했다. 개입군의 8예에는, 심수(心俞), 신수(腎俞), 차료(次髎) 등의 갱년기 장애에 관계하는 경혈에 침을 실시하여, 대조군의 9예에는 중봉(中封), 부류(復溜), 이점(耳点) 등, 양생(養生)에 관련된 경혈에 침을 실시했다. 그 결과, 갱년기 장애의 침 치료군에서는 안면홍조, 수면장애, 기분장애 어느 것에도 의미 있게 효과가 있었지만, 대조군에서는 기분장애에만 의미 있지 않은 효과가 나타났을 뿐이었다고 보고했다.

요실금(Urinary Incontinence)

핵심사항

- 요실금은 요가 불수의적 누출하는 상태(요실금)를 의미한다.
- 진성(眞性) 요실금, 긴장성 요실금(복압성 요실금), 절박성 요실금, 일류(溢流)성 요실금 등이 있다.
- 여성에게 요실금이 많은 것은 해부학적인 구조 및 기능에 기인한다.
- 동양의학적으로는 신(腎)을 비롯하여 비(脾), 폐(肺), 소장(小腸) · 삼초(三焦), 방광(膀胱) 등의 장부와 관계가 깊다.
- 현대의학적인 침구치료부위와 동양의학적인 침구치료부위는 하복부나 요천추부 등에서는 같은 선혈(選穴)이 되는 경우가 많다.

✲ 하복부를 치료하는 것이 많기 때문에 촉진이나 자침은 충분히 신중하게 실시한다.

✲ 긴장성 요실금(복압성 요실금)이나 절박성 요실금 등은 침구가 적응이 된다.

요실금은 요가 불수의에 누출하는 상태를 의미한다. 낮에 깨어 있을 때 등 의식이 있을 때 자신의 의사로는 조절 하지 못하고 요가 새어 나와 버리는 상태를 말한다. 이것에 대해서, 수면 시 등 무의식 시에 전뇨를 배출하여 버리는 것을 유뇨(遺尿)라고 한다. 야간에 유뇨가 일어나는 것을 야뇨(夜尿)라고 한다.

요실금의 분류에는 요도 괄약근의 결손등의 기형, 또는 골반내 수술이나 외상 등에 의한 괄약근의 손상 상태 등, 기질적인 문제가 명확한 완전요실금(진성 요실금)이 있지만, 요도 괄약근의 이완이 원인인 긴장성 요실금(복압성 요실금)이나, 하부 요로의 염증이나 신경인성 방광, 신경증 등이 원인인 절박성 요실금, 또 하부 요로 통과 장애를 초래하는 일류성 요실금의 세 가지가 일반적이다.

여성의 요실금은 이 중의 긴장성 요실금(복압성 요실금)이 많다. 기침, 큰 웃음, 재채기, 도약, 달리기 등 갑자기 복압이 걸렸을 때에 일어난다. 고령의 여성이나 다산의 여성에게 많다고 말해져 본 절과 관계가 깊은 것도 이 요실금이다.

1. 여성에게 요실금이 많은 이유 · 생활의 질(QOL)의 평가

주로 여성의 해부학적인 구조 및 기능에 기인한다.

여성의 요도의 길이는 3~4cm로 남성보다 짧고, 방광경부로부터 외요도구까지 곧아, 요가 누출하기 쉽다. 또 방광내에 요를 유지할 수 있는 것은, 보통 방광 내압보다 요도압이 높으므로〔요도압>방광내압(+복압)〕, 밖으로 누출되지 않는 양자의 압의 차이에 의한다.

이 요도압은 여성에서는 요도를 둘러싸는 요도 평활근에 의하지만, 남성은 요도 평활근과 요도 괄약근의 양자에 의한다. 그 때문에 여성은 고령이나 다산에 의한 요도 평활근력의 저하와 함께 복압의 영향을 강하게 받기 쉽고 복압성의 요실금이 되는 비율이 남성보다 높다. 또 일류성 요실금은 만성적인 요폐 상태가 있기 때문에 방광내압이 요도 저항에 이겨 요가 요도로부터 흘러, 압이 평행이 될 때까지 유출이 지속된다.

일본에 있어서의 여성의 복압성 요실금 및 절박성 요실금에 대한 진료 가이드라인은, Oshima(大島) 등에 의하여 2001년에 작성되었지만, 그 후, 요실금 QOL 평가법으로서 국제요실금스코어[12]가 제안되었다(그림 V−37).[13] 이것은 간편한 항목으로 기입하기 쉽기 때문에 평가에 사용하면 좋다.

1. 어느 정도의 빈도로 요가 샙니까? (하나의 ㅁ을 체크)

- ☐ 없음 [0]
- ☐ 대략 1주일에 1회 또는 그 이하 [1]
- ☐ 1주일에 2~3회 [2]
- ☐ 대략 하루에 1회 [3]
- ☐ 하루에 몇 차례 [4]
- ☐ 항상 [5]

2. 당신은 어느 정도 양의 요실금이 있다고 생각합니까?
(패드를 사용하는지 사용하지 않는지에 관계없이, 통상 어느 정도의 요실금이 있습니까?)

- ☐ 없음 [1]
- ☐ 소량 [2]
- ☐ 중등량 [4]
- ☐ 다량 [6]

3. 전체적으로 당신의 일상 생활은 요실금 때문에 어느 정도 지장을 받고 있습니까?

0 1 2 3 4 5 6 7 8 9 10

전혀 없음 매우 많음

4. 어떤 때에 요가 샙니까?
(당신에게 해당되는 것 모든 것에 체크해 주세요)

- ☐ 없음 : 요누출은 없음
- ☐ 화장실에 도착하기 직전에 샘
- ☐ 재채기를 했을 때에 샘
- ☐ 자고 있는 동안에 샘
- ☐ 몸을 움직이고 있을 때나 운동하고 있을 때에 샘
- ☐ 배뇨를 끝내고 옷을 입었을 때에 샘
- ☐ 이유 없이 샘
- ☐ 항상 새고 있음

1~3의 질문에 대한 회답의 점수를 더해 0~21점으로 평가하여, 점수가 높을 수록 중증이 된다.

그림 V-37 요실금 증상 · QOL 평가 질문표(참고문헌 12)

2. 동양의학에서 본 요실금

요실금은 동양의학적으로는 소변불금, 소변실금이라고 한다. 대부분은 허증(虛證).

① 신(腎)의 원기 부족 ② 비폐기허 ③ 간울(結鬱)에 의하여 결열(結熱)하여 일어나는 경우 등이 생각된다.

동양의학적으로는 인체의 수분 조절 작용에 관련되는 장부으로서

① 비(脾)·위(胃) ② 소장(小腸)·삼초(三焦) ③ 신(腎)·방광(膀胱) ④ 폐(肺)와 같이 직접 관련되는 것과 ⑤ 심(心)·간(肝) ⑥ 정신(精神)·정동(情動)과 같이 간접적으로 관련되는 것이 생각된다. 개개의 기능은 다음과 같다.

비(脾)는 수습(水濕)을 운화한다. 예를 들어, 수습이 위장내에서 흡수되지 않으면 대변은 설사하고, 소변은 불리(不利)가 된다. 소장은 음식을 받아들이는 기관으로 소화를 실시하는 곳이기 때문에, 설사, 소변 양의 다소, 소변의 색의 농담(濃淡)에 관계한다. 또 삼초는 결독(수도 유통)의 관이라고 생각되어 전신의 수액의 관리를 실시한다.

신(腎)은 물을 저장하며, 전신의 물을 관리하는 기능을 한다. 신수(腎水)의 부족은 때로는 대사를 건조시키고, 또는 소변의 양을 적게 한다. 방광은 진액을 저장하는 것을 주관한다. 따라서 소변실금 또는 소변불통은 주로 방광의 기능의 이상에 속하지만, 신기의 허망(虛亡) 또는 명문(命門)의 화(火)의 부족이 있을 때도, 같은 증상이 출현한다.

폐(肺)는 물의 상한(上限)으로 치절(治節)을 주관하고, 수도를 통조(通調)하는 작용에 의하여 수액을 방광에 수송하고 있다.

심(心) 또는 간(肝)의 열이, 소장 또는 방광으로 옮겨, 염증 증상을 일으키거나 정신적 원인으로, 심(心), 간(肝)의 기능에 혼란을 일으켜 그것이 배뇨 기능에 영향을 주는 일도 있다.

이러한 생각을 배경으로 경락의 사고방식으로 실시하는 하퇴를 중심으로 한 치료는, 비뇨기의 질환 시에 행해지는 신체 전체의 치료법으로 자리매김하였지만, 그 과학적 근거는 확립되어 있지 않다. 그러나 하퇴의 자극은 상위 중추를 통하여 이차적으로 비뇨기 관련의 장기에 영향을 미치는 것[14]이 밝혀지고 있어 더욱 연구가 진행되기를 기대하고 있다.

3. 침구치료

1) 현대 의학적인 침구치료

체간 하부의 치료는 비뇨기질환에 대한 국소 치료로 자리매김하였지만, 예전부터 현대에 이르기까지 하복부나 요둔부의 치료가 비뇨기계(생식기계도 포함하고)의 치료에 중요한 역할을 담당해 왔다. 현대의 해부학·생리학에 의하여 그 기전을 설명하면, 장기·기관의 관련 피부분절의 자침에 의하여 반사성으로 그 장기·기관에 일정한 영향을 주는 자율신경 반사인 일체성 내장 반사에 의한 치료로 하는 것이 가능하다. 생식기의 신경 지배와 일부 겹치지만, 배뇨와 관계 깊은 하부

요로의 신경은 교감신경(T10~L2), 부교감신경(S2~4), 음부신경(S2~4)이며, 이 영역에 존재하는 경혈에 치료하게 된다.

즉, 수분(水分), 중극(中極), 곡골(曲骨), 횡골(橫骨), 대혁(大赫), 귀래(歸來) 등의 치골 주위의 경혈, 신수(腎兪), 대장수(大腸兪), 소장수(小腸兪), 팔료혈(八髎穴), 방광수(膀胱兪), 백환수(白環兪), 포황(胞肓) 등에서의 선혈(選穴)이 된다. 또 北小路 등[15]이 실시하고 있는 음부신경 자침을 목적으로 한 중료혈(中髎穴) 자침도 요실금에 효과를 주고 있다. 또 Katai(形井)[16] 등의 만성 전립선염 치료의 응용으로 저주파 통전도 효과적일 것이다. 즉, 하복부에서는, 천추(天樞)－횡골(橫骨), 중극(中極)－곡골(曲骨), 둔부에서는 방광수(膀胱兪)－회양(會陽)에, 1Hz, 10~15분간의 통전을 실시한다.

요실금에 대한 하복부나 요천추부 등의 국소에의 침구치료는 동양의학적, 서양의학적의 어느 쪽의 입장으로부터도, 치료를 하는 부위에서 수모혈(兪募穴) 치료와 체성－내장 반사 치료는 그 생각이 서로 겹친다.

2) 동양의학적인 침구치료

⊛ 신기부족(腎氣不足)

안색이 창백하고, 정신 피로, 허리나 하지에 힘이 없음, 소변 빈삭, 추워함, 사지의 냉기 등이 있다. 관원(關元), 중극(中極), 곡골(曲骨), 신수(腎兪), 방광수(膀胱兪)－회양(會陽), 태계(太谿) 등에서 선혈(選穴)된다.

⊛ 비폐기허(脾肺氣虛)

안색은 노랗고, 정신 피로, 백한, 식욕 부진 등이 있다. 비위의 기능을 높이고 폐를 보충하는 치료를 실시한다. 기해(氣海), 삼음교(三陰交), 족삼리(足三里), 태연(太淵), 폐수(肺兪) 등에 보법의 침 치료를 실시한다.

⊛ 간울(肝鬱)

초조해하거나 신경질적이고, 이를 간다. 안면홍조, 중극(中極), 중료(中髎), 삼음교(三陰交), 음릉천(陰陵泉), 태충(太衝) 등에서 선혈(選穴)한다.

3) 치료상의 배려

환자는 복부를 만지는 것만으로도 꺼려하거나 불쾌감을 갖는 경우가 있으므로 하복부에의 치료는 신중을 필요로 한다. 또 복부의 자침도 적절한 깊이가 바람직하다. 통상 복근내에 자침의 깊이가 가장 깊은 부위까지의 자입이라고 생각된다.

때로는 자침자극이 요도에 따라 전격(電擊)형으로 달리거나 심부 내장기에 통증이나 무거운 느낌이 출현하는 일도 있으므로, 미리 그것을 환자에게 설명하는 것도 필요하다.

4. 침구치료의 적합 · 부적합

요실금에서도 요도 괄약근의 결손 등의 기형, 또는 골반내 수술이나 외상 등에 의한 괄약근의 손상 등 비뇨기의 기관에 기질적인 문제가 있는 경우는 침구치료는 반드시 적응이 아니다. 그러나 긴장성 요실금(복압성 요실금)이나 절박성 요실금 등, 기능적인 문제인 경우는 침구가 적응이 된다.

5. 요실금에 대한 EBM

Honjo(本城) 등[17]은 요실금을 수반하는 과활동 방광의 환자 40예(남성 27예, 여성 13예)에 예 치료를 실시했다. 뇌신경 장애 22예, 척수 손상 환자 18예였다. 침은 중료혈(中髎穴)에 염전(捻轉) 자극을 좌우 합계 10분간 실시하는 치료를 주 1회, 4주간 실시했다. 침 치료 전과 4주간 치료 후의 유로다이나믹스(Urodynamics) 검사와 배뇨 기록에 의한 요실금량을 평가했다.

그 결과, 요실금이 소실한 것은 40예 중 8예, 요실금량이 반 이상 개선한 것은 40예 중 20예이며, 유로다이나믹스에 의하여 방광 용량은 의미 있게 증대했다고 보고했다.

Kubista 등[18]은 분명한 해부학적 문제가 없는 복압성 요실금의 환자 20명을 대상으로 하여, 여성의 요도 괄약근에 대한 전기침자극의 영향에 대하여 검토했다. 하퇴와 하복부에 침 통전을 30분간 실시한 후, 「요가 멈추는 느낌」이 의미 있게 상승했다. 17증례에서 「멈추는 느낌」이 강해졌던 것이 나타났다.

그렇지만 20명의 침을 하지 않았던 대조군에서는 2예에만 「멈추는 느낌」이 약간 상승하여 나타났다. 그리고 가능한 한 심리적 요인을 제거하기 위하여 플라세보 좌약을 사용한 20명의 제2대조군에서는, 멈추는 느낌에 대하여 의미 있는 변화는 1예도 나타나지 않았다.

결론으로서 침 통전은 기전은 불명하지만 요도를 닫는 기전에 어떠한 적극적인 영향을 주고 있다고 하는 가정이 확인되었다고 말할 수 있다고 보고하고 있다.

이명(Tinnitus)

핵 심 사 항

- 이명은 귓속, 또는 머릿속에서 소리가 나는 상태이다.
- 일본인의 10~20%의 사람이 이명을 느끼며 5%의 사람이 그것을 고통으로 느끼고 있다.

- 이명의 원인은 다양하지만 대부분은 내이의 문제로 발생하고 있다.
- 동양의학에서는 이명이 진행하면 이농이 된다고 생각되고 있다.
- 현대 의학적인 침에서는 안면신경의 근방이나 청신경 관련의 피부분절에 자침한다.
- 동양의학적인 침은, 신허(腎虛), 그 다음에 간(肝)의 병에 대한 치료를 실시한다.
- 이명에 대한 침구치료의 효과는 20~30% 전후라고 하는 보고가 많아, 현시점까지의 보고에서는 효과는 낮다.

이명은 귓속, 또는 머릿속에서 소리가 나는 상태이다. 생리적으로 근육이나 관절, 혈관의 혈류음이 들리는 경우가 있고 청진기에서 타각적으로 들릴 수도 있다. 그러나 이명으로서 문제가 되는 것은, 본래 들리지 않는데 자신의 머릿속에서 들린다고 느끼는 음이다.

이명의 음은 '끼-'하는 높은 금속음, '지-지-'하는 매미 울음소리같은 음, '쉬-쉬-'하는 음 등 여러 가지가 있다. 또 낮에는 밖에서 나는 음이 크거나 다른 것에 정신을 빼앗겨 확실히 자각할 수 없지만 혼자 있을 때, 밤에 잠들기 전에 소리가 크게 들리는 것 같다고 호소하는 사람도 많다. 그 음이 신경 쓰이게 되면 불면증이 되고 노이로제에 걸리기도 한다.

일본인의 10~20%의 사람이 이명을 느끼고, 5%의 사람이 고통을 느끼며 65세 이상의 사람에서는 약 30%의 사람이 이명을 경험한다는 보고도 있다. 이명의 대부분이 난청을 수반한다고 하므로 그것은 90% 이상이라고 보고된다.

【원인】 이명의 원인은 여러 가지인데, 외이에서 내이를 통하여 뇌에 도달하는 어느 부위에 문제가 있어도 발병할 가능성이 있지만(표 V-24), 대부분은 내이의 문제로 발병하고 있다. 그 중에서도 돌발성 난청은 95.1%로 높고, 메니에르병이 그 다음이며 또 신체적인 문제가 없는 경우에도 이명이 들리는 느낌이 나는 내인성의 문제도 있다.

1. 동양의학에서 본 이명

동양의학에서는 이명은 이롱(耳聾)과 관계있으며 이명이 진행하면 이롱이 된다고 생각되고 있다.[19] 귀의 병기에는 이롱(耳聾), 폭롱(暴聾), 중청(重聽), 이롱기폐(耳聾氣閉), 노롱(勞聾), 이명(耳鳴), 이명롱(耳鳴聾), 두풍이명(頭風耳鳴), 이내허명(耳內虛鳴), 이병(耳病) 등이 있다.[20]

이롱은 『소문(素問)』 생기통천론편(生氣通天論篇), 제3에 「여름에 벽적(癖積)하면, …, 이폐(耳閉)한다, 그리하여 들을 수 없게 된다」라고 되어있다. 또 『영추(靈樞)』 맥도편(脈度篇), 제17에는, 「신기는 귀에 통하여 신(腎)이 화(和)하면 귀가 작용하여 오음을 듣게 된다. …」, 『영추(靈樞)』 오관오사편(五關五使篇), 제37에는 「귀는 신(腎)의 관」이라고 되어 있다. 게다가 『소문(素問)』 상

표 V-24 이명의 원인이 되는 부위

- 외이 – 외이염 · 이구(耳垢)
- 중이 – 중이염
- 이관 – 이관염 · 이관협착증
- 내이 – 노인성 난청, 돌발성 난청, 메니에르병
- 뇌 – 뇌동맥암, 동정맥 기형, 청신경 종양, 뇌종양, 뇌동맥경화

그 밖에 스트레스, 고민, 심신증이 원인이 되는 경우도 있다.

표 V-25 이명의 원인이 되는 난청

- 노인성 난청 : 연령증가에 수반하여 발생한다. '끼–' 하는 고음이 많으며 양측성이다.
- 메니에르병 : 어깨 결림, 현기증, 구역 등과 함께 일어난다. '웅–' 하는 저음이 많고 편측성인 경우가 많다.
- 돌발성 난청 : 원인불명으로 발생. 이폐감을 수반하는 경우도 있다. 편측성이 많다.
- 소음성 난청 : 소음이나 대음향에서의 음악 감상, 또는 헤드폰 장기 사용 등이 지속되는 경우에 일어난다.

고천진론(上古天眞論)편, 제1에서 남자의 일생의 신체적 변화를 설명하고 있는 행에, 그 변화의 기본적인 요소가 신기의 성쇠라고 되어 신기의 쇠약으로 심신의 기능 저하가 일어나 고령이 되면 난청이 된다고 나타나 있기 때문에 신장의 기능은 귀의 기능과 밀접하고 이롱도 이명도 고령과 함께 발병하기 쉬워지는 것, 또 신장의 병적 상태(주로 신허)가 이명의 병인이 되는 것을 이해할 수 있다.

2. 침구치료

1) 현대의학적인 침구치료

현대의학적으로는 안면신경의 근방이나 청신경과 관련하는 피부분절에 자침 등이 생각된다. 안면 신경은 하악각의 상방에 위치하여, 자침에 의해 그 근방에 자극을 줄 수가 있다.

또 경신경 근방에 도달하도록 측두부로부터 자침을 하여 편타(鞭打) 등 경부의 문제에 병발한 이명치료에는 매우 효과가 있는 경우가 있다.

2) 동양의학적인 침구치료

신(腎)의 문제가 근본적으로 생각된다. 따라서 우선 신허에 대한 치료가 기초가 된다. 즉, 태계(太谿), 조해(照海), 신수(腎俞) 등에 보법을 실시한다. 한층 더 병정(病精)이 진행되면, 간의 병

이 되므로,[21] 기문(期門), 격수(膈兪), 중봉(中封) 등에 치료를 실시한다. 국소적인 치료를 더한다고 하면, 백회(百會), 이문(耳門), 청회(聽會), 계맥(瘈脈), 소해(少海) 등에 침구를 실시한다.

중의학에서는 이명의 원인을 간화(肝火), 담화(痰火), 신허(腎虛), 비위허약(脾胃虛弱)으로 하고 있다.

3. 침구치료의 적합 · 부적합

기능적인 문제에 대상을 압축할 필요가 있다. 예를 들어, 뇌동맥암, 동정맥기형, 청신경종양, 뇌종양, 뇌동맥경화 등의 기질적 문제에 기인하는 이명에는 침의 효과가 그다지 기대되지 않는다. 그러나 돌발성 난청이나 메니에르신드롬병 등, 기능적인 병인에 의하는 것에는 시도되어도 좋다고 생각한다. 다만 노인성 난청에는 효과를 기대할 수 없거나, 지속적인 효과를 주기 어렵다.

4. 이명에 대한 EBM

Kusumi(久住) 등[22]은, 103예의 이명 환자에게 침 치료를 실시했다. 치료점은 이문(耳門)이나 청궁(聽宮), 청회(聽會), 천주(天柱), 풍지(風池) 등의 두부 및 경부의 경혈이며, 또 두부제근에 보통침이나 펄스 통전, 또는 증상이 강할 때에는 성상신경절 자침이나 인영(人迎) 자침을 실시했다. 그 결과, 이명이 소실한 사람은 2예(1.9%), 이명이 경감한 사람은 23예(22.3%), 일시적으로 경감하지만 또 돌아오는 사람이 27예(26. 2%), 변함없는 사람이 50예(48. 5%), 악화가 1예로, 경감한 사람 이상이 25예(24. 2%)였다.

Morino Kazumi(森野一巳) 등[23]은 55예(남자 22예, 여자 33예)의 이명환자에 대해서, 이문(耳門)과 예풍(翳風)에서 약 3cm의 자침을 하여 저주파 통전을 실시했다. 또 신(이침점)에 원피침을 주 1회 실시했다. 그 결과 이명을 전혀 의식하지 않게 된 사람이 5예, 이명을 느끼지만 의식하지 않게 된 사람이 6예, 낮에는 없고 아침과 밤에만 이명을 느끼는 사람 20예, 주관적으로 변화가 없는 사람 24예이며, 「이명을 느끼지만 의식하지 않게 된 것」 이상의 회복을 나타낸 사람은 11예(22.0%)였다고 보고했다.

Tanaka Yuji(田中勇治) 등[24], 돌발성 난청의 이명 7예, 노인성 난청의 이명 6예, 메니에르신드롬병의 이명 4예, 원인 불명의 이명 8예의 합계 25예에 대해서 중의학적인 변증론치증을 세워 전신 치료와 이문혈(耳門穴)의 생강구두침(生姜灸頭鍼), 또는 이개 전침요법을 실시했다. 평가는 10단계 평가로 했다. 그 결과, 스코어가 0이 된 사람 4예, 4 이하가 된 사람 4예, 5~7이 된 사람 9예, 8 이상인 사람 8예이며, 4 이하가 된 사람은 8예(32. 0%)였다.

이와 같이 일본에서의 연구 결과는 매우 낮은 유효율이었지만, 외국 논문을 비교 검토한 systematic review에서는 다음과 같은 결과가 보고되고 있다.

Park 등[25]은, 이명에 대한 치료인 침의 효과에 관한 랜덤화 비교 시험을 요약하여, 엄격하게 검토했다. 정보원은 4개의 독립한 컴퓨터 문헌 검색 시스템을 사용하여, 1998년의 12개월에 침과 이명으로 검색했다. 그것은 MEDLINE, Cochrane Controlled Trials Register, Embase, CISCOM의 4개였다. 거기에는 이명의 치료로서 어떠한 형태의 성과 어떠한 대조 개입이라도 랜덤화 비교 시험이면 모두 포함했다. 6개의 랜덤화 비교 시험이 검토에 포함되었으며 그 중의 4개는 크로스오버 디자인이었다. 4 연구는 보통침을 사용하고, 2 연구는 통전침을 사용했다. 6 연구 중 5개는 다른 혈자리를 사용하고 있었다. 3 연구는 JADAD 스케일로 3 이상이었다. 평가는 이명의 크기, 초조감, 자각에 대한 VAS로 실시했다. 그 결과, 2개의 맹검이 아닌 연구는 포지티브인 결과였지만, 4개의 맹검 연구에서는 침의 효과는 유의한 차이는 없었다. 이와 같이 침은 어려운 랜덤화 비교 시험의 결과를 밟으면 이명치료로서는 유효하다고 나타낼 수 있지 않다고 보고했다.

이상과 같이 현시점에서는 이명에 대하여서 침은 20~30% 정도의 유효율 밖에 나타내지 못하고, 또 systematic review로 영어 논문을 검토하면 효과가 있다고는 단정할 수 없다는 보고였다.

슬통(변형성 슬관절증)

핵 심 사 항

- 갱년기 · 노년기에 있어서의 슬통의 원인은 대부분이 변형성 슬관절증(무릎 OA)이다.
- 고령에 무릎의 통증을 호소하여 정좌를 할 수 없고 무릎을 펼 수 없는 등의 증상을 호소하는 경우는 우선 변형성 슬관절증을 의심한다.
- 변형성 슬관절증은 고령자 · 여성 · 비만체형에 발병하기 쉽다.
- 변형성 슬관절증에는 1차성과 2차성이 있는데, 대부분은 일차성이다.
- 무릎 OA의 진찰은 슬개대퇴관절(PF관절)의 병태인지 대퇴경골관절(FT관절)의 병태인지를 분명히 하는 것이 중요하다.
- 슬통의 각종 검사에 의하여 병태를 파악한다.
- 동양의학에서는 슬통(膝痛)과 종창(腫脹)을 수반한 슬통을 「슬종통(膝腫痛)」이라고 하며, 무릎 OA에 상당하는 것은 ① 기혈양허(氣血兩虛)의 슬종통 ② 간신양허증(肝腎陽虛證)의 슬종통이다.
- 무릎 OA의 치료로서 침구치료에 대퇴사두근의 근력 증강 훈련을 추가한다.

슬통의 원인 질환은 다방면에 걸친다. 그러나 갱년기 · 노년기에 있어서의 슬통의 원인은 대부

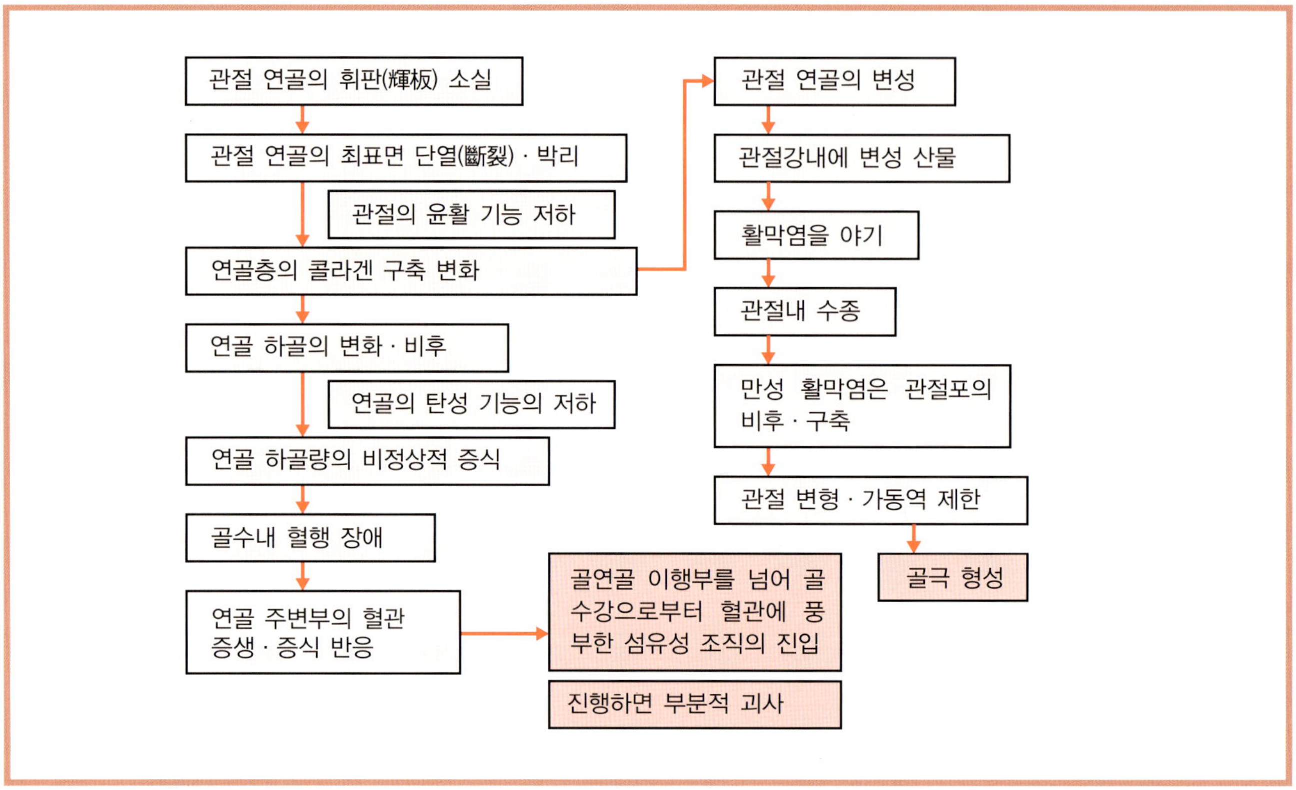

그림 V-38 변형성 슬관절증의 원인

변형성 슬관절증의 원인은 관절 연골이 고령에 의하여 변화하고, 거기에 체중 등의 지속적 부담이 가면, 연골 변성에 수반하는 대사 이상이 생기고, 파괴성 변화와 회복성 변화가 동시에 생기게 된다. 그림은 그 과정을 나타낸 것이다.

분이 변형성 슬관절증(knee osteoarthritis : 무릎 OA라고도 함)이다. 즉, 고령에 무릎의 통증을 호소하여 정좌를 할 수 없고, 무릎을 펼 수 없는 등의 증상을 호소하는 경우는, 우선 변형성 슬관절증을 의심한다.

변형성 슬관절증의 발생은 성별에서는 남녀비가 거의 1 : 3의 비율로 여성이 많다. 또 관절 연골의 퇴행성 변성은 체중 부하가 요인인 것으로부터, 비만체형의 사람에게 많이 나타난다. 이것으로부터 변형성 슬관절증은 고령자 · 여성 · 비만체형에 발병하기 쉽다.

아래에, 변형성 슬관절증에 대하여 말한다.

변형성 슬관절증에는 슬관절의 질환이 없게 발병하는 2차성의 것과 슬관절의 인대나 반월판의 외상 등 슬관절의 질환으로부터 연발하는 2차성의 것으로 분류된다. 변형성 슬관절증의 거의 80%가 일차성이다.

일차성의 변형성 슬관절증에서는 그 주된 요인이라고 생각되고 있는 슬관절의 관절 연골에 있어서의 퇴행성 변성은 40대로부터 시작되어, 50대를 지나면 슬통을 중심으로 한 증상이 발생한다. 2차성의 변형성 슬관절증의 경우는 그것보다 빨리 발병하는 케이스가 있다. 1차성인지 2차성인지는 문진 속에서 증상의 발생 상황의 확인이나 기왕력을 청취하는 것으로 감별하는 것은 가능하다.

【성인】 변형성 슬관절증은, 관절 연골의 퇴행성 변성을 원인으로 하는 질환이다. 즉, 나이에 의한 슬관절의 관절 연골의 변성에 의한 것으로, 이 때문에 본 질환은 고령자에게 많다.

관절에 있어서의 연골 기질은 연골 특유의 딱딱함이나 탄성이라고 하는 연골의 물리적 특성을 결정하는 것이다. 그 구성 성분은 섬유 성분과 풍부한 프로테오글리칸(무코다당 단백질복합체)을 포함한 무형 기질로부터 되는 것으로, 일종의 치밀 결합 조직이며, 그 내부에는 다수의 연골 소강이 있으며, 거기에 연골 세포를 수용하고 있다. 이 관절 연골이 변성한다고 하는 것은, 즉, 프로테오글리칸의 변동과 연골 세포의 변화를 의미한다(그림 V－38).

변형성 슬관절증의 원인은 관절 연골이 고령에 의해 변화하여, 거기에 체중 등의 지속적 부담이 가면 연골 변성에 수반하는 대사이상을 초래하고 파괴성 변화와 회복성 변화가 동시에 생기게 된다. 이러한 변화가 관절 기능의 저하를 초래함과 함께 주변부에도 영향을 미쳐 골형상의 변화나 관절낭의 염증을 초래한다. 그렇게 되면 증상의 제1은 슬관절통이 된다. 또 X선적으로는 관절열극의 협소화나 골극형성, 연골하골의 경화상의 변화 등이 나타나게 된다.

【임상 증상】 변형성 슬관절증의 특징은 운동시통증이다. 특히 의자에서 일어서려고 했을 때나, 걷기 시작하려고 했을 때에 통증을 느낀다. 이와 같이, 변형성 슬관절증에서는 동작 개시 시에 통증이 나타나는 것이 특징이다(starting pain : 동작개시 시 통증).

매우 초기 상태에서는 통증의 부위는 확실하지 않고, 무릎 주위의 근육의 굳어져 슬괵부(무릎의 뒤)나 슬전면부의 막연한 불쾌감 등을 호소하는 경우가 많다. 또 정좌를 실시할 때나 쪼그리고 앉았을 때 처음으로 통증을 눈치 채는 일도 있다.

일반적으로 병태의 진행에 수반하여 통증의 부위는 점차 분명해지지만 이 증에 있어서는 특히 내측관절열극부(슬관절의 내측부)나 슬개골의 주위에 압통이 나타나는 경우가 많다. 나아가 병태가 진행하면, 내반변형(O다리) 또는 외반변형(X다리)이 나타나게 되지만, 체중은 주로 무릎의 내측부에 걸리기 때문에, 내측 관절 연골은 빠르게 손상되어, 압도적으로 내반변형(O다리)이 많다.

또 무릎을 완전하게 펼 수 없는, 완전하게 굽힐 수 없는 등의 운동 제한이 발생한다. 초기에는 동통 때문에 움직임이 제한되지만, 진행한 증례에서는 골의 증식이나, 관절낭, 인대 등의 연부조직의 탄성이 저하하여, 슬관절을 매끄럽게 움직일 수 없게 된다.

관절의 염증이 강할 때는 관절내에 물이 고이는 관절내수종이 나타나는 일도 있다. 또 특히 슬관절의 질환을 발병하는 것으로 대퇴부 전면의 대퇴사두근을 중심으로 한 근육의 쇠약(근위축)이 매우 분명하게 된다. 대퇴사두근은 슬관절을 지지하는 근육이기도 하며, 이 근육의 쇠약은 더욱더 슬관절에 부담을 주어 통증을 조장하게 된다.

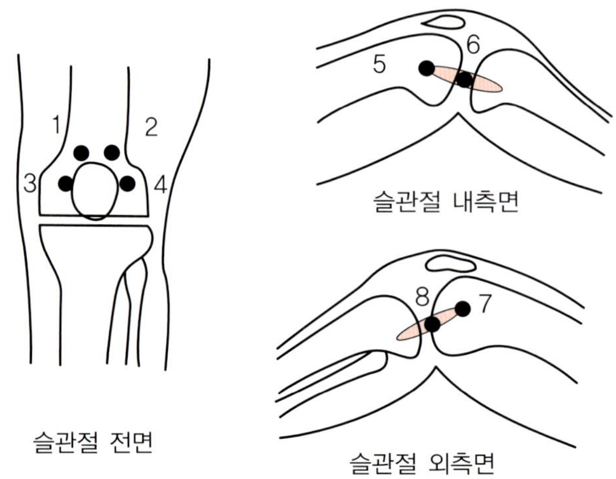

그림 V-39 변형성 슬관절증의 압통

슬개골 주변부에서는 내측 주변부에서 압통이 나타나는 것이 많다. 내측의 관절열극의 중앙 부근의 압통은 내측 관절열극의 협소화로 생기지만, 내측의 대퇴경골관절면이나 내측 반월판의 변성의 관여가 생각되고 있다. 대퇴골의 내측상과의 전후의 중앙의 압통은 내측측부인대의 부착부에 상당하여 인대의 이완이나 변성이 생각된다. 외측 관절열극의 중앙 부근의 압통은 빈도는 낮지만, 외측 형태의 무릎 OA로 나타난다. 대퇴골의 외측 상과의 전후의 중앙의 압통은 외측측부인대의 부착부에 상당하여, 외측 형태의 무릎 OA로 나타난다.

변형성 슬관절증의 병태를 한마디로 말하면, 관절 연골의 변성을 기반으로서 반월판, 관절포, 활막, 근육, 골로 진행되는 변성, 염증 위축 등의 인자가 여러 가지 정도로 서로 관여하면서 만들어 내진 복합 장애라고 말할 수 있다.

1. 진찰의 요점

고령으로 비만체형인 여성이 슬통, 정좌를 할 수 없고, 무릎이 펴지지 않는 등의 증상을 호소하는 경우는 우선 변형성 슬관절증을 의심한다. 대부분은 일차성의 변형성 슬관절증이다.

무릎 OA의 진찰은 문진으로부터 시작해 슬관절의 관찰과 검사를 실시하여, 슬개 대퇴 관절 (PF 관절)의 병태인지, 대퇴경골관절(FT관절)의 병태인지를 분명히 하는 것이 중요하다.

① 발적 · 열기

우선은 발적 · 열기의 유무를 관찰한다. 발적 · 열기가 있으면 관절의 염증을 생각한다. 무릎 OA에서는 경도의 열기는 자주 나타나지만, 명료한 발적 · 열기를 나타내는 것은 드물다. 따라서 명료한 발적 · 열기를 나타내는 경우는 다른 질환(배액에 의하여 발생한 화농성 감염성 슬관절염, 관절 류머티즘, 급성의 전슬개골 활액낭염, 화농성 활액낭염 등)을 생각한다.

② 종창(관절내 수종)

다음에 슬관절부의 종창의 유무를 관찰한다. 종창을 많이 볼 수 있는 부위는 슬개골 내측연이나 슬개골 외측연으로부터 슬개골저에 걸쳐 팽륭하는 타입이다. 종창이 있는 경우는 슬개골의 윤곽이 불분명하거나 슬개골저 부근의 주름이 감소하거나 광택이 나타나거나 한다. 종창이 국부적인 경우는, 활액낭염에 의한 것이 많다. 슬개골 전면에서는 전슬개골 활액낭염을, 슬개인대부에서는 전경골 활액낭염을, 경골내측부에서는 아족활액낭염을, 슬후부에서는 슬와낭종이나 베이커 낭종이라 불리는 활액낭염을 생각한다.

③ 내반변형 · 외반변형 · 굴곡 변형

내반변형의 유무를 관찰한다. 내반변형이 있으면, 양 무릎에 틈이 생겨 손가락이 들어온다. 내반변형이 있는 경우는 슬관절 내측에 있어서의 골질의 변성이나 관절 연골의 마모가 생각된다. 또한, 내반변형은 무릎 OA 5년 이상 경과한 환자에게 현저하다.

외반변형의 유무에 대하여 관찰한다. 외반변형을 나타내는 환자는 적지만 관찰되는 경우에는 대퇴경골관절면에 있어서의 관절 연골의 마모, 외측 관절열극의 협소화 등의 병태를 생각한다.

굴곡변형의 유무를 관찰한다. 대퇴사두근의 근위축에 의한 슬신전력이 저하하면, 슬관절은 굴곡위가 되어, 슬관절에 부하를 증대시킨다. 이러한 스트레스는 대퇴경골관절의 변성을 증대시켜 굴곡 변형을 일으킨다.

④ 근위축 · 압통

변형의 관찰을 끝내면 대퇴사두근의 근위축의 유무를 관찰한다. 대퇴사두근에서는 내측광근이 가장 위축하므로 대퇴 내측부를 관찰한다. 환측지에 위축이 나타난다. 또 슬개골 주변부, 관절열극부의 압통의 유무를 조사한다(그림 V－39).

슬개골 주변부에서는 내측 주변부에서 압통이 나타나는 것이 많다. 이러한 압통은 주로 슬개 대퇴 관절의 변성에 의한 것이라고 생각된다.

내측의 관절열극의 중앙 부근의 압통은 내측 관절열극의 협소화로 생기지만, 내측의 대퇴경골관절면이나 내측 반월판 변성의 관여가 생각되고 있다.

대퇴골의 내측상과의 전후의 중앙의 압통은 내측측부인대의 부착부에 상당하며 인대의 이완이나 변성이 생각된다.

외측의 관절열극의 중앙 부근의 압통은 빈도로서는 낮지만, 외측 형태의 무릎 OA로 나타난다.

대퇴골의 외측 상과의 전후의 중앙의 압통은 외측측부인대의 부착부에 상당하여 외측 형태의 무릎 OA로 나타난다.

2. 동양의학에서 본 슬통

슬관절에는 간(肝) · 비(脾) · 신(腎)의 삼음경(三陰經)이 통과한다. 간(肝)은 근육(筋肉)을, 비

(脾)는 기육(肌肉)을, 신(腎)은 골(骨)을 주관하는 것으로부터, 근(筋) · 육(肉) · 골(骨)이 모이는 곳에 즈음한다. 동양의학적으로 슬관절은 매우 중요한 부위에 해당하는 만큼 장애가 생기기 쉬운 것으로 파악하고 있다.

동양의학에서는 슬통과 종창을 수반한 슬통을 「슬종통(膝腫痛)」이라고 한다. 슬종통의 변증에는 ① 기혈양허(氣血兩虛)의 슬종통 ② 간신양허(肝腎陽虛)의 슬종통 ③ 습열(濕熱)의 슬종통 ④ 한습(寒濕)의 슬종통 ⑤ 열독(熱毒) 슬종통 ⑥ 습독(濕毒)의 슬종통 등이 나타나지만, 변형성 슬관절증에 상당하는 것은 ① 기혈양허의 슬종통 ② 간신양허증의 슬종통이다. 말하자면 이러한 병증은 허증(虛證)에 의한 것이어, 이 증에 있어서 기혈과 신기를 보충하는 것이 기본이 된다. 게다가 통증의 완화 등을 꾀하도록 치료를 구성한다.

1) 기혈양허(氣血陽虛)의 슬종통

무릎의 통증과 종창, 사지가 빼근하고 무력, 안색이 위황, 머리가 휘청거림, 설질담홍 또는 여린 담백, 설태는 약간 백, 맥은 침세 등을 나타낸다.

2) 간신양허((肝腎陽虛)의 슬종통

무릎의 통증과 종창, 허리가 빼근하게 아픔, 하지의 근육이 마름, 보행 곤란, 머리가 휘청거림, 기운이 없음, 설질은 반대(胖大) 또는 암담홍, 설태는 박백, 맥은 침세 등을 나타낸다.

3. 침구치료

1) 현대의학적인 침구치료

⊛ 통증의 완화가 제일(그림 V-40)

침구치료는 슬관절의 통증을 없애는 것을 제일의 목적으로 한다.

관절 연골의 변성에 의한 무릎의 통증은, 슬관절 주위의 혈관을 긴장시켜 혈액 순환 불량을 일으켜 통증의 악순환을 형성한다. 또 무릎의 통증은 슬관절의 운동에 관계하는 근육의 긴장을 높여 슬관절의 운동 기능에 영향을 미쳐 이 요인도 통증의 악순환을 형성한다. 나아가 슬관절의 변형에 의한 기계적인 부담은 슬관절 주위의 근육에 스트레스로서 작용하여, 통증이나 위화감을 발생시킨다.

따라서 슬통을 완화하는 것은 악순환의 개선으로 연결되기 때문에, 치료의 제일 목표로 한다. 통증의 경감에는 침구치료, 특히 침 치료가 효과적이다. 빈용하는 경혈로서 족삼리(足三里), 음릉천(陰陵泉), 양릉천(陽陵泉), 풍시(風市), 내슬안(內膝眼), 위중(委中), 혈해(血海), 양구(梁丘), 복토(伏兎) 등의 경혈이 이용되고 있다. 또한, 무릎 주위의 침 자극이 일과성으로 슬신전력을 증가시킨다는 보고가 있지만 그것은 근력이 증가한 것은 아니고, 통증이 경감했기 때문에 무릎에 힘을 쓰기 쉬워진 것 및 무릎 주위 근육의 과긴장이 경감되었기 때문에 근육 수축이 쉬워진 것에 의

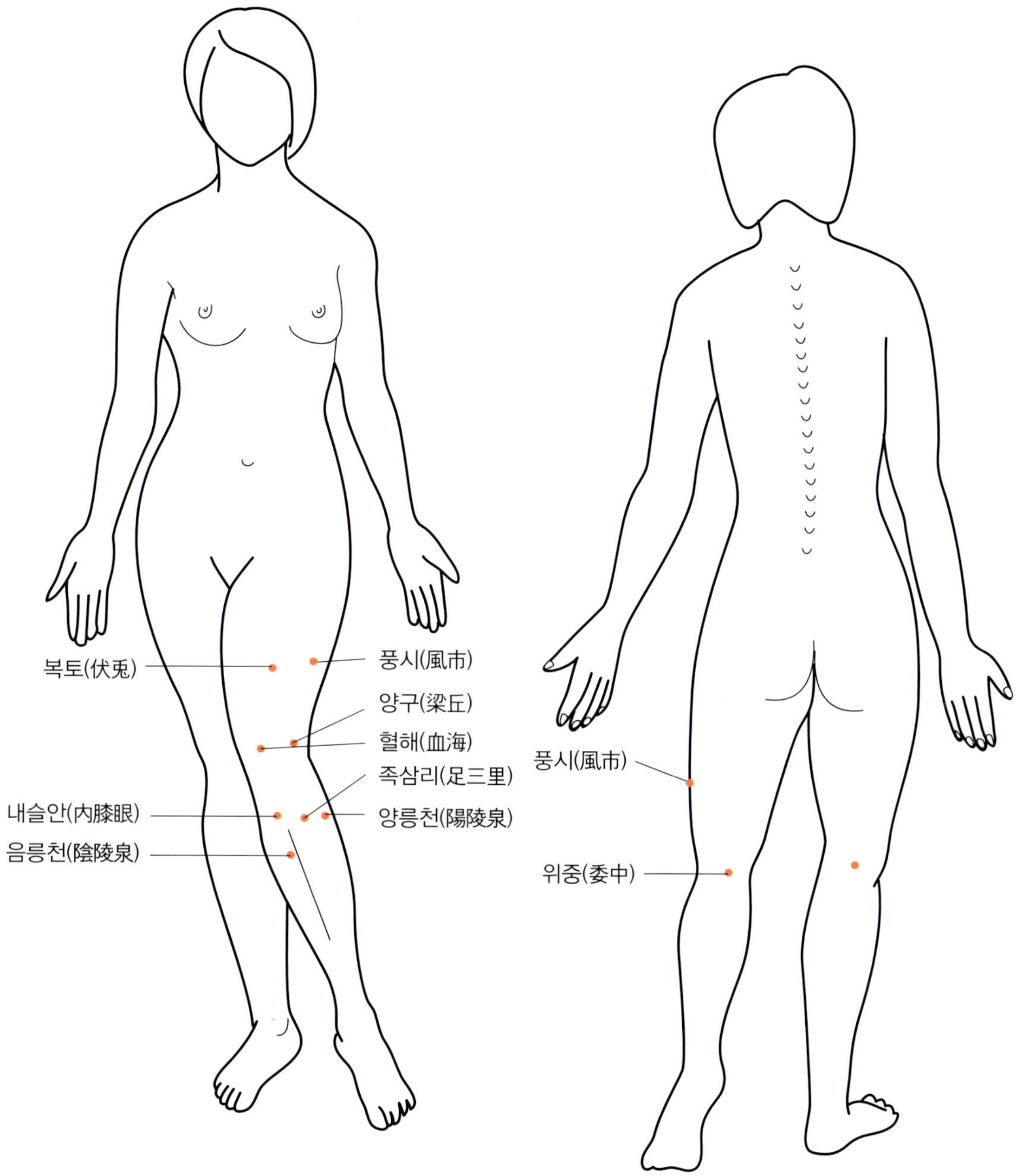

그림 V-40 **변형성 슬관절증에 대한 치료혈**

그림은 슬통에 대한 치료혈과 변증에 따른 치료혈을 나타낸다.

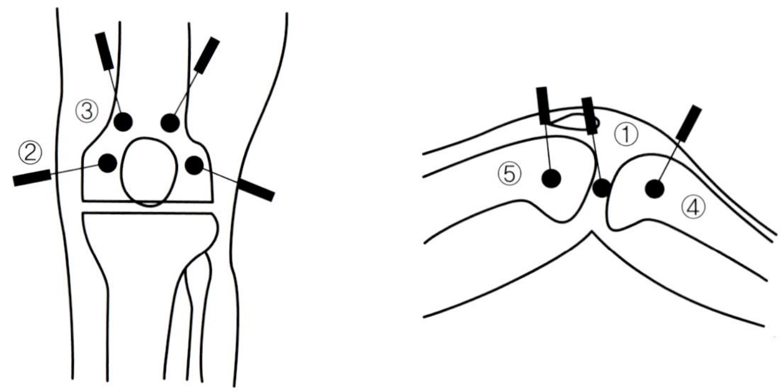

그림 V-41 병태에 따른 슬관절 주위의 주요한 치료 포인트

① 내극(內隙)
② 내슬개(內膝蓋)·외슬개(外膝蓋)
③ 하혈해(下血海)·하양구(下梁丘)
④ 아족(鵝足)
⑤ 내상과(內上顆)

한 것이라고 생각되고 있다.

또 슬관절의 염증을 억제하여 관절내수종의 개선도 기대할 수 있지만 여기에는 침 치료보다 구(灸) 치료가 효과적이다. 특히 슬개골의 상방에 있는 혈해(血海), 양구(梁丘), 음릉천(陰陵泉) 등에의 침구치료는 관절내의 수종을 억제한다. 구요법에 따르는 관절내수종의 개선 기전은 분명하지 않지만, 얼마간의 항염증적인 작용의 관여가 추측된다.

병태에 따른 치료가 중요

변형성 슬관절증에는 병태로서 슬개대퇴관절(PF관절)과 대퇴경골관절(FT관절)의 관절증이 있다. 또 대퇴경골관절의 병태에서는 내측형(O다리를 나타냄)과 외측형으로 나눌 수 있다. 나아가 인대로의 영향, 반월판으로의 영향에 대해 검사를 통하여 병태를 파악하도록 노력한다. 그러고 나서 치료 방침을 세우고 실시하는 것이 중요하다.

슬개대퇴관절의 변형에서는 대부분은 외측관절열극이 협소화하여 골극 형성, 슬개골의 외측 변이가 나타난다. 대퇴경골관절의 변형에서는 내측형의 경우 내반 변형을 수반하며, 내측관절열극의 협소화, 또는 소실이 나타난다. 또 보행 시에는 내반이 증강하고 무릎이 급속히 외측으로 측방이동(lateral thrust)한다. 외측형의 경우, 대부분은 외측 반월판이나 골계통의 질환으로 발병하는 경우가 많다. 또 보행 시에는 외반이 증강하고 무릎이 급속하게 내측으로 측방이동(medial thrust)한다.

❀ 병태에 따른 슬관절 주위의 주요한 치료 포인트(그림 V-41)

침 치료는 원칙적으로 슬관절 아래에 베개 등을 대고 경도 굴곡위로 실시한다.

① 내극(內隙)

부위 : 슬관절 내측열극부의 중앙

자침 : 열극의 고랑을 따라 2cm 전후, 앞에서 뒤쪽으로 자침, 피부면에 대하여 약 30°

병태 : 대퇴경골관절의 내측형의 변형

② 내슬개(內膝蓋) · 외슬개(外膝蓋)

부위 : 내측 슬개대퇴관절열극의 중앙이 내슬개, 외측 슬개대퇴관절열극의 중앙이 외슬개

자침 : 열극으로부터 슬개골 후면을 따라 자입, 약간 상방을 향하면 자입하기 쉽다.

병태 : 슬개대퇴관절의 변형으로 슬개골 압박 테스트 양성

③ 하혈해(下血海) · 하양구(下梁丘)

부위 : 슬개골중 상연이 하혈하여, 외상연이 하양구

자침 : 슬개대퇴관절열극을 향하여 사자(斜刺)

병태 : 대퇴사두근의 긴장 완화

④ 아족(鵝足)

부위 : 음릉천과 경골조면과의 중간

자침 : 후방을 향하여 사자

병태 : 아족은 반건양근 · 박근 · 봉공근의 건이 경골내측과에서 아족과 같은 형상으로 부착하고 있는 정지건. 이러한 근육의 긴장

⑤ 내상과(內上顆)

부위 : 대퇴골 내측상과부에서 대퇴 내측의 전후의 거의 중앙

자수 : 전부터 후를 향하여 사자

병태 : 대퇴경골관절의 변형

❀ 운동요법

변형성 슬관절증의 치료에서는 대퇴사두근의 운동요법이 중요하다. 거기에는 대퇴사두근의 등척성 수축에 의한 운동 훈련법이 효과적이다(그림 V-42).

① 하지신전거상 훈련(straight leg raising exercise)

앙와위로 하여 슬신전위로 하지를 거상한다. 거상의 정도는 고관절 10° 굴곡위 정도가 좋다. 거

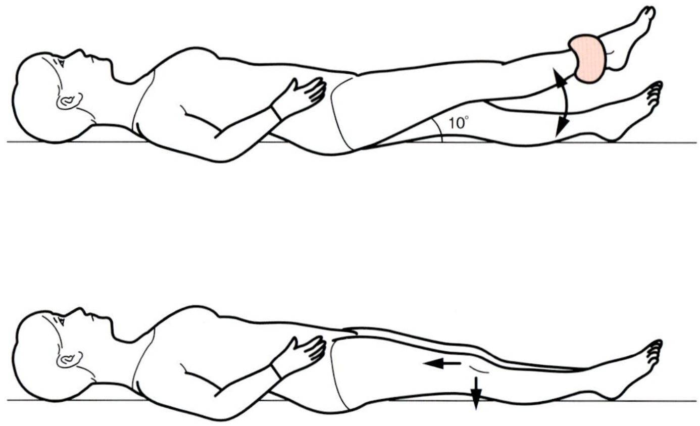

그림 V-42 **대퇴사두근의 운동요법**

(1) 하지신전거상 훈련
(2) 근고정(muscle setting)

상하면 그대로 5초 정도 유지시킨다. 15° 이상에서는 효과가 없다. 발목에 추를 붙이는데, 개인차를 고려하여 하중의 정도를 판단한다. 통증이 있는 경우 1kg 정도로부터 시작한다. 때로는 무부하로 실시하게 한다. 1세트 20회로 하여, 1일 2세트 실시하도록 지도한다.

② 근고정(muscle setting)

무릎의 뒤에 타월을 감아서 넣고 무릎 뒤로 타월을 누른다. 누른 채로 5초 정도 지속시킨다. 그 후, 힘을 빼게 한다. 1세트 20회로 하여, 1일 2세트 실시하도록 지도한다.

2) 동양의학적인 침구치료(그림 V−40)

❀ 기혈양허(氣血陽虛)의 슬종통

기혈을 보충하여, 하지근에 힘이 들어가도록 한다.

참고 예 : 족삼리(足三里) · 중완(中脘) · 비수(脾俞) · 격수(膈俞) · 삼음교(三陰交) · 간수(肝俞) · 기해(氣海) · 슬 주위의 경혈〔음릉천(陰陵泉), 슬관(膝關), 양구(梁丘), 슬양관(膝陽關), 독비(犢鼻,) 슬안(膝眼) 등〕 등에 유침 10분간으로 한다.

❀ 간신양허(肝腎陽虛)의 슬종통

간과 신을 보충하여, 하지근에 힘이 들어가도록 한다.

참고 예 : 태계(太谿) · 신수(腎俞) · 관원(關元) · 간수(肝俞) · 비수(脾俞) · 삼음교(三陰交) ·

중완(中脘) · 슬의 주위〔음릉천(陰陵泉), 슬관(膝關), 양구(梁丘), 슬양관(膝陽關), 독비(犢鼻,) 슬안(膝眼) 등〕에 유침 10분간으로 한다.

3) 침구치료상의 배려

슬통에 대한 침 치료에서 반드시 조심해야 하는 것은 관절내 자침이다.

관절강내는 완전한 무균이므로, 슬관절강내에의 자침은 금지이다. 또 슬통이 강한 경우는 운동요법을 가감하거나 중지한다.

4. 침구치료의 적합 · 부적합

변형성 슬관절증의 초기, 중기는 침구치료가 적응한다. 그러나 말기에는 임상적으로 효과가 있는 상태까지 얻는 것은 곤란하다. 또한, 슬통의 원인이 관절염이나 교원병 등에 기인하는 경우나 인대나 반월판의 손상에 기인하는 경우는 전문의의 진찰을 권한다.

5. 슬통에 대한 EBM

Takaji(越智) 등은 변형성 슬관절증을 X선학적으로 초기 예 10명, 중기 예 7명, 및 정형외과학적으로는 수술을 적응이라고 생각되는 말기 예 8명의 3군으로 분류하여, 침 치료, SSP 요법, 그리고 운동요법을 병용한 치료를 실시하여, 임상 효과를 검토했다. 평가방법은 JOA 스코어, 종합적 고통의 평가의 수치화 및 근력 측정기(등척성 최대 슬신전 근력)를 이용하여 치료 개시 시부터 4주째의 변화를 평가했다.

그 결과, 초진 시의 JOA 스코어의 점수는 초기 예 82.0점, 중기 예 57.9점, 말기 예 43.8점이며, 초기 예의 스코어는 높고, 병태가 진행한 말기 예는 낮았다. 4주째 후의 스코어의 점수에서는, 초기 예 94.5점, 중기 예 65.5점, 말기 예 53.1점이며, 각각 증가 경향이 나타났다. 또 슬신전 근력으로는, 초진 시의 근력은 초기 예 25.7kg, 중기 예 22.4kg, 말기 예 11.3kg이었지만, 4주째 후에는 초기 예 29.7kg, 중기 예 27.3kg, 말기 예 15.9kg으로 증가 경향을 나타냈다. 한층 더 종합적인 고통(초진 시의 슬관절부의 통증, 하지 전체의 탈진감이나 위화감 등의 종합적인 고통)을 초진 시를 10으로 했을 경우, 4주째에는 초기 예 5.0±3.2, 중기 예 5.5±1.9, 말기 예 5.1±2.5로 경감하고 있었다.

이와 같이, 초기 예, 중기 예, 말기 예 모두 증상 개선 경향을 나타냈지만, 말기 예에서는 임상적으로 보면 좋은 상태까지의 개선에 이르지 않았다.

이상의 결과로부터 변형성 슬관절증에 대한 침구치료는 초기 예, 중기 예에 관해서는 운동요법을 병용하는 것으로 치료 효과를 충분히 주는 것이 가능하다고 생각되지만, 말기 예에 관해서는 한계가 있어, 그것을 충분히 환자에게 설명한 다음, 동의를 얻어 생활의 질(QOL) 향상의 관점으로부터 시술하는 것이 바람직하다고 말하고 있다.

고혈압증

핵심사항

- 고혈압이란 수축기 혈압이 140mmHg 이상 또는 확장기 혈압이 90mmHg 이상인 것을 말한다.
- 연령과 함께 총 말초혈관 저항력이 증가하고, 수축기 혈압은 상승한다.
- 동양의학에서 말하는 고혈압증이란 ① 간화(肝火)에 의한 고혈압 ② 담습(痰濕)에 의한 고혈압 ③ 신음허(腎陰虛)에 의한 고혈압과 같은 병증을 말한다.
- 본태성 고혈압증에 대한 현대의학적인 침구치료는, 말초혈관 저항의 개선이나 자율신경 기능의 조절 작용을 목적으로 하여 행해진다. 그리고 다양한 신체적, 정신적인 자각증상도 혈압 상승의 인자가 되고 있기 때문에, 이러한 증상의 완화를 꾀한다.
- 동양의학적인 침구치료는 병증에 근거하여 실시한다.
- 침구치료에 대해서는 과잉 자극이 되지 않게 주의한다.

외래 시 혈압치(수시 혈압치)의 수축기 혈압이, 140mmHg 이상 또는 확장기 혈압이 90mmHg 이상을 고혈압이라고 한다.

【성인】 본태성 고혈압의 원인은 복수의 유전 인자에 식염 섭취 과잉, 스트레스 등의 환경 인자가 더해져 발생한다고 생각되고 있다. 또한, 연령이 높아지면, 수축기 고혈압증을 나타내지만, 그 이유는 대동맥의 신장성 및 탄력성의 저하와 함께, 교감신경계의 항진에 의하여 총말초 혈관 저항이 증가하기 때문이다.

고혈압은 크게는 본태성 고혈압증과 2차성 고혈압증으로 분류되고 있다. 고혈압증의 약 90%는 본태성 고혈압이다(제IV장 「갱년기 · 노년기의 주요 질환－고혈압증」을 참조).

1. 동양의학에서 본 고혈압증

동양의학에서는 고혈압증이라고 하는 개념은 없지만, 그 증후로부터 ① 간염에 의한 고혈압 ② 담습에 의한 고혈압 ③ 신음허에 의한 고혈압과 같은 병증이 생각된다.

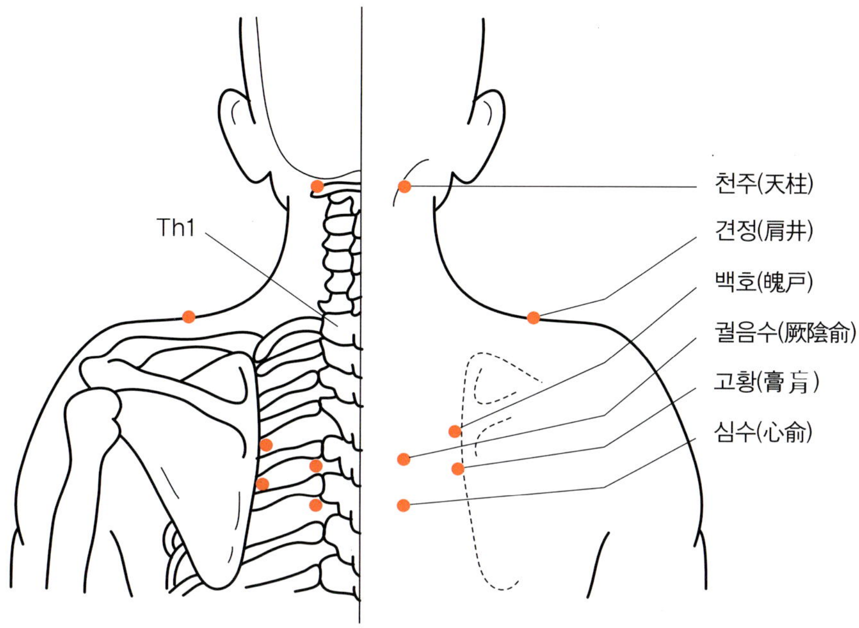

그림 V-43 순환기의 반사대

순환기의 반사대는 경부 교감신경 및 심장 일체성 반사대로, 후두부로부터 견갑간부에 걸친 영역이며, 그러한 반사대에 출현하는 반응점(압통이나 경결)은 천주(天柱) · 견정(肩井) · 궐음수(厥陰俞) · 심수(心俞) · 백호(魄戶) · 고황(膏肓) 등과 일치한다.

1) 간화(肝火)에 의한 고혈압

여기에는 ① 정신적 스트레스에 의해 간기가 막혀, 화화(火化 : 열을 발생)하여 일어나는 것 ② 원래 간양이 흥분되어 있어 간화가 상염한 것이 있다.

고혈압에 두통, 현훈(현기증), 후두부가 결림 안면홍조, 눈의 충혈, 구내 건조, 초조, 신경질 등의 증상을 수반하며, 설질은 다홍색, 설태는 황, 맥은 현(弦)을 나타낸다.

2) 담습(痰濕)에 의한 고혈압

평상시부터 단 것을 · 느끼한 것 좋아하며, 음주 과다 등에 의하여 비위의 기능을 해쳐 담습이 생겨 이것이 맥락을 막아 일어난다.

고혈압에 현훈, 흉복부가 결림 · 고민감, 심계항진, 오심 · 구토, 식욕 부진, 권태감 등을 수반하며, 설태는 후이태(厚膩苔), 맥은 현활(弦滑)을 나타낸다.

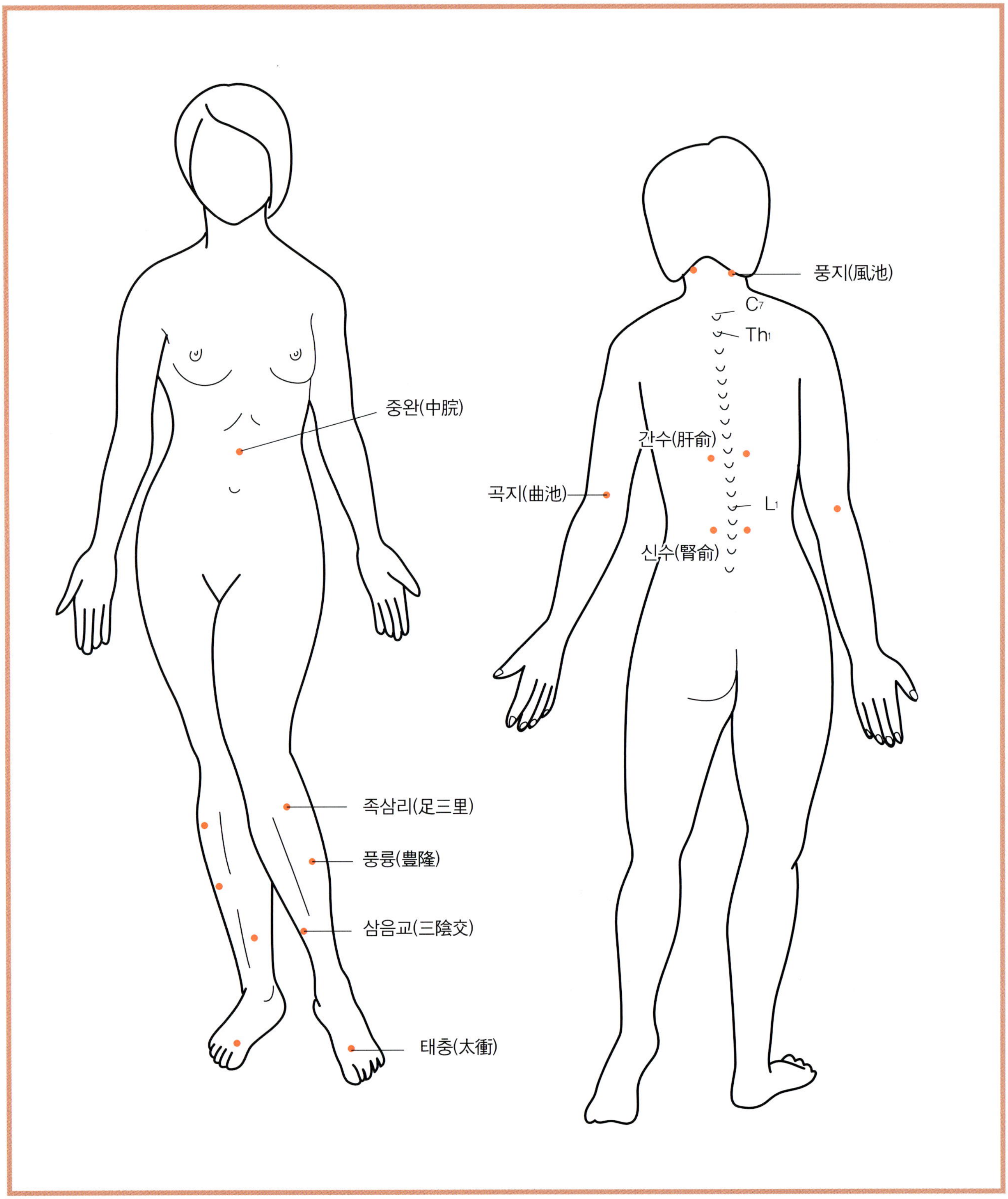

그림 V-44 본태성 고혈압증의 치료혈

3) 신허에 의한 고혈압

신음의 허가 간음허를 일으켜, 그 때문에 간양이 흥분된다, 즉 음허양항이 된다. 고혈압에 두훈, 이명, 심번(흉중이 번민하여 가슴이 답답함), 불면, 요부나 무릎에 힘이 들어가지 않음(요통이나 슬통), 야간 빈뇨 등의 증상을 수반하여, 설질은 다홍색, 설태는 얇고, 맥은 현세(弦細)를 나타낸다.

2. 침구치료

1) 현대 의학적인 침구치료

본태성 고혈압증에 대한 현대 의학적인 침구치료는, 말초 혈관 저항의 개선이나 자율신경 기능의 조정 작용을 목적으로 행해지지만 확립된 것은 없다. 그리고 다양한 신체적, 정신적인 자각 증상도 혈압 상승의 인자가 되고 있기 때문에 이러한 증상의 완화를 꾀한다.

침구치료로서는 대개 후두부 및 견갑간부에 출현하는 결림을 개선하거나 사지 말초의 순환을 개선하는 방법을 하고 있다. 후경부로부터 견갑간부에 걸쳐 출현하는 반응점(압통이나 경결)은 천주(天柱) · 견정(肩井) · 궐음수(厥陰俞) · 심수(心俞) · 백호(魄戶) · 고황(膏肓) 등과 일치한다(그림 V-43). 이러한 부위는 순환기의 반사대(두부 교감신경 및, 심장 일체성 반사의 반사대)이다. 또 정신적 스트레스에 의한 어깨 결림이나 불면 등이 있으면 이것에 대해서도 시술한다. 단, 다채로운 증상의 모두에 대해서 대증적으로 치료를 실시하면 자극이 과다하게 되기 때문에, 치료혈과 자극량에는 충분히 주의하여 과잉자극이 되지 않게 한다.

2) 동양의학적인 침구치료

병증에 근거하여 침구치료를 실시한다(그림 V-44).

간화에 의한 고혈압

간기를 평온하게 하고 화를 내려, 억울을 개선하는 것을 목적으로 한다.
참고 예 : 태충(太衝) · 풍지(風池), 곡지(曲池), 족삼리(足三里) 등을 이용한다.

담습에 의한 고혈압

담습을 제거하고, 비위의 기능을 높이는 것을 목적으로 한다.
참고 예 : 태충(太衝) · 풍지(風池), 중완(中脘), 족삼리(足三里), 풍륭(豊隆) 등을 이용한다.

3) 신허에 의한 고혈압

신음을 보충하여, 간양의 고조를 억제하는 것을 목적으로 한다.
참고 예 : 간수(肝俞), 신수(腎俞), 태계(太谿) · 삼음교(三陰交), 곡지(曲池), 풍지(風池) 등을 이용한다.

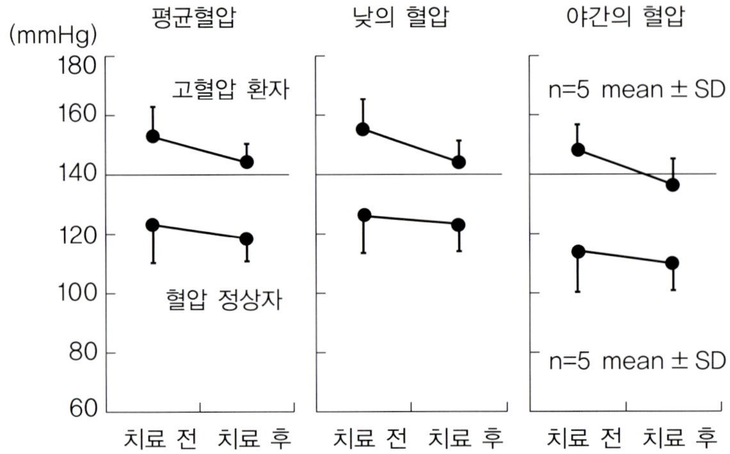

그림 V-45 **24시간 혈압 측정에서 나타난 침구치료의 효과**(참고문헌 33 참조)

고령자 10명(본태성 고혈압증고령자 5명, 정상 혈압 고령자 5명)을 대상으로 전신 조절을 목적으로 시행한 침구치료와 주소에 대한 대증적인 침구치료를 주 2회의 빈도로 2개월간 실시하여 24시간 혈압 측정에 의해 평가했는데, 고혈압군에 대해서만 혈압 저하를 나타냈다.

3. 침구치료의 적합 · 부적합

고혈압증에 대한 침구치료는 본태성 고혈압증이 대상이 된다. 2차성 고혈압증은 원칙적으로 의료 선행으로 하여, 원인 질환의 치료가 우선된다. 또한, 의사의 관리하이면 침구치료의 병용은 가능하다.

4. 본태성 고혈압증에 대한 EBM

Hiro(廣) 등은 고령자 10명(본태성 고혈압증고령자 5명, 정상 혈압 고령자 5명) 대상으로 전신 조정을 목적으로 한 침구치료〔기본혈 : 합곡(合谷), 중완(中脘), 관원(關元), 족삼리(足三里), 폐수(肺俞), 궐음수(厥陰俞), 간수(肝俞), 비수(脾俞), 신수(腎俞)에 유침 10분간〕와 주소(主訴)에 대한 대증적인 침구치료를 주 2회의 빈도로 2개월간 실시해, 24시간 혈압 측정에 의하여 평가했는데, 그림 V-45에 나타내듯이 고혈압군에 대해서만 혈압 저하를 나타냈다. 이것으로부터 침구치료는 고혈압 상태인 경우에 대해서만 작용하여, 혈압은 정상화하는 것이 시사되었다. 또한, 대상으로 한 본태성 고혈압 환자는 전원 혈압강하제를 복약하고 있어, 치료 기간 중에도 계속 복약시켰다.

참고문헌

1) 日本産科婦人科学会・編：産婦人科用語集・用語解説集．金原出版，東京，2003，p183.
2) 小山崇夫：更年期外来ハンドブック．東京．中外医学社，1996，pp20−21.
3) 劉　公望・他：更年期症候群の弁証と針灸治療．中医臨床，21（2）：18−23，2000.
4) 山下　詢：臨床経絡経穴図解．医歯薬出版，1997，p159.
5) 石野尚吾：更年期障害の鍼灸治療．現代東洋医学，6（3）：43−46，1985.
6) 酒田豊子：更年期における肩こり．臨床針灸，12（2）：30−33，1997.
7) 澤田千浩：婦人科疾患に対する鍼灸治療 更年期障害について．現代鍼灸学，2（1）：87−91，2002.
8) 坂本豊次：更年期の肩凝りと鍼灸治療．臨床鍼灸，12（2）：20−26，1977.
9) 三木健次：婦人の不定愁訴症候群と鍼灸治療．日鍼灸誌，24（3）：23−26，1975.
10) M. Sandberg, et al.：Effects of electro−acupuncture on psychological distress in postmenopausal women. *Complementary Therapies in Medicine*, (10)：161−169, 2002.
11) Susan M Cohen, et al.：Can Acupuncture Ease the Symptoms of Menopause. *Holist Nurs Pract* 17 (6)：295−299, 2003.
12) 後藤百万・他，尿失禁の症状・QOL 質問票：スコア化ICIQ（International Consultation on Incontinence−Questionnaire：Short form），日神膀会誌，12：227−231，2001.
13) 西沢理：女性尿失禁の診療ガイドライン（福井次矢・編：女性尿失禁の診療ガイドライン．EBM 診療ガイドライン解説集）．からだの科学増刊，東京，日本評論社，2003，pp308−313.
14) A. Sato, Y. Sato, and R. F. Schmidt：The Impact of Somatosensory Input on Autonomic Function, 130 Physiology Biochemistry and Pharmacology. Springer−Berlin Heidelberg, New York, 1997.
15) 北小路博司，本城久司，辻本考司・他：中髎穴の鍼刺激が排尿困難におよぼす影響．月刊「東洋医学」，23（10）：22−32，1993.
16) 形井秀一，北川龍一：慢性前立腺炎に対する鍼通電療法．順天堂医学，38（2）：210−219，1992.
17) 本城久司，北小路博司・他：尿失禁を呈する下活動膀胱に対する鍼治療の有用性．全日本鍼灸学会雑誌，53（3）：354，2003.
18) Kubista E, Altmann P, et al.：Electro−acupuncture's influence on the closure mechanism of the female urethra in incontience. *Am. J Chin. Med.* 4 (2)：177−181, 1976.
19) 趙金鐸：症状による中医診断と治療（下巻）．燎原書店，東京，1987，p495.
20) 木下晴都：最新鍼灸治療学　上巻．医道の日本，横須賀，1986，p318.
21) 代田文彦：滲出性中耳炎・耳鳴・めまいの針灸治療．現代東洋医学，11（3）：46−50，1990.
22) 久住真理，芹沢勝助：「耳鳴り」患者の実態と鍼治療．全鍼灸誌，32（4）：280−287，1983.
23) 森野一巳，国崎恵美子，鳥山稔：耳鍼の針治療．全日本鍼灸学会誌，37（1）：43−49，1987.
24) 田中勇治，堀越雅彦，水嶋丈雄：難治性耳鳴りに対する鍼灸治療的虚実分類とその治療効果について．全日本鍼灸学会誌，41（1）：72，1991.
25) Park. J, White AR, Ernst E., Efficacy of acupuncture as a treatment for tinnitus：a systematic review. Arch Otolaryngol Head Neck Surg. 2000 Apr；126 (4)：489−492.
26) 冨士川恭輔・編：図説膝の臨床．メジカルビュー社，東京，1999.
27) 松本　勅：現代鍼灸臨床の実際．医歯薬出版，東京，1989.
28) 出端昭男：開業鍼灸師のための診察法と治療法．3．膝関節痛，医道の日本社，横須賀，1986.
29) 越智秀樹・他：変形性膝関節症に対する鍼治療の検討．明治鍼灸医学，17：7−14，1995.

30) 森　和・監訳；池上正治・訳：針灸臨床の理論と実際下巻．国書刊行会，東京，1989.
31) 上海中医学・編：針灸学．刊々堂，1978.
32) 廣　正基，矢野　忠：医療機関における伝統医療の活かし方の視点（Ⅱ）—循環器系疾患に対する鍼灸治療—，理療，32（3）：12-20，2002.
33) 廣　正基：高血圧症の鍼灸治療—自由行動下血圧測定からみた鍼灸治療効果—，鍼灸 OSAKA，18（1）：53-59，2002.

VI. 여성 침구의 전망과 침구 연구의 경향

여성 침구의 전망

성차의료와 여성 외래

1. 성차의료란

성에는 생물학적인 성(sex)과 사회적인 성(gender)이 있는데, 전자는 염색체의 구성, 또는 생식기관 및 생식기능에 근거한 분류이며, 후자는 남성, 여성으로서의 자기표현, 또 그 표현에 기초를 둔 성(性)이 사회적인 관례에 의하여 어떻게 받아들일 수 있고 있는지이며 생물학적 요소에 기인

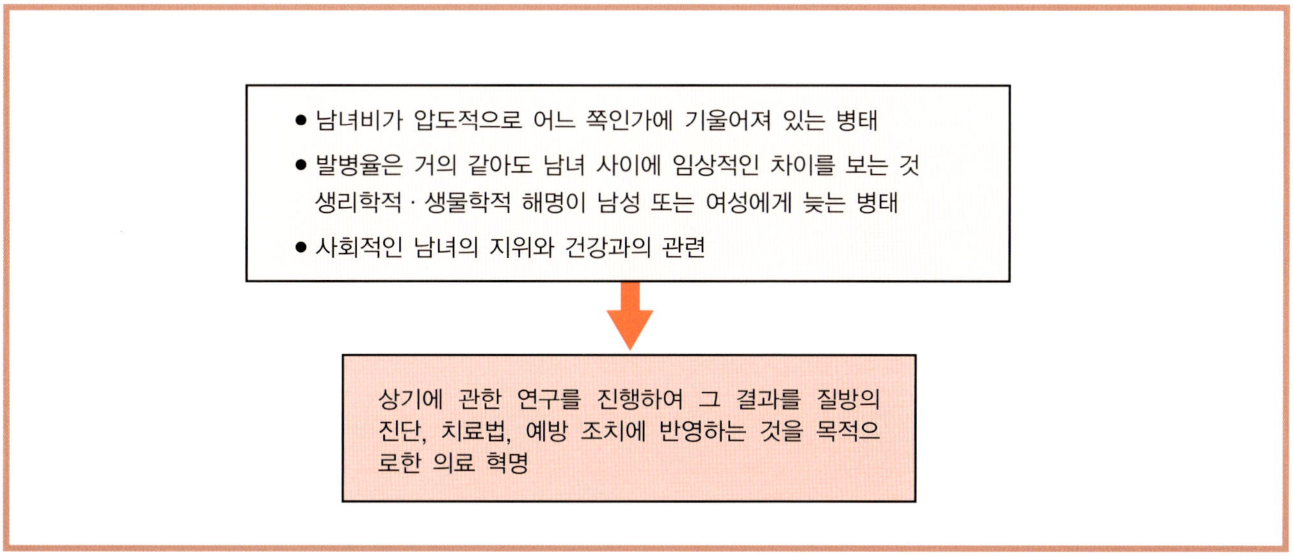

그림 VI-1 성차의료란

하여 환경과 경험에 의해 만들어진다고 여겨진다.

성차의료(gender specific medicine, gender sensitivity medicine, GSM)란 그림 VI－1에 나타내듯이, 성에 근거한 적절한 의료를 제공하는 것을 목적으로 한 의료로서 주목받고 있다.

성차의료는 확립된 의료는 아니지만 일본에 있어서도 서서히 발전하고 있다. 후생 노동 행정에 있어서의 성차의료의 대처에서는 2000년에 「건강한 부모 · 자식 관계」를, 그리고 남녀 공동 참가 회의에 대하여 「평생 여성 건강 지원(reproductive health right)」을 책정했다. 2001년에 성차의료의 개념을 소개하여 2003년에는 「일본에 있어서의 여성 의료의 과제에 관한 의료 사회학적 연구 및 성차를 가미한 건강도 및 생활 습관의 측정 수법의 평가에 관한 연구」를 시행했다. 이와 같이 성차의료는 퍼지고 있지만, 한층 더 발전 · 보급시키려면 성차에 관한 의학적, 사회학적 연구를 정력적으로 진행해야 한다. 현재, 「여성 외래」나 「남성 갱년기 외래」의 개설을 통하여 성차의료의 연구는 착실하게 발전하고 있다. 의료의 궁극이, 「개별」 의료, 「taylor made의 의료」라고 하면, 성차의료는 그 과정이라고 평가할 수 있다.

2. 동양의학에 있어서의 성차의료

또한 동양의학에는 예부터 성차의료의 생각이 있었다. 『황제내경소문(黃帝內經素門)』 상고천진론편(上古天眞論篇)에는 남녀의 발육의 차이가, 『제병원후론(諸病源候論)』에는 불임증의 원인으로 남성이, 『비급천금요방(備急千金要方)』 에는 남성보다 여성이 허하기 쉬운 것, 『계적집

21C의 건강한 부모 · 자식 관계

① 사춘기의 보건 대책의 강화와 건강 교육의 추진

② 임신 · 출산에 관한 안전성과 쾌적함의 확보와 불임에의 지원

③ 소아 보건 수준을 유지 향상시키기 위한 환경 정비

④ 아이의 마음 편한 발달 촉진과 육아 불안의 경감

일생을 통한 여성 건강 지원(reproductive health right)

임신 출산의 시기에 한정하지 않고, 여성은 임신 출산 기능을 갖고 있기 때문에 일생을 통해서 남성과는 다른 건강상의 문제가 있어 이것에 대한 보건 · 의료 서비스가 요구된다고 하는 생각이다. 1994년의 카이로 국제인구개발회의나 1995년 북경 세계여성회의 등을 거쳐 형성된 개념이다. 일본에서는 2000년에 정부가 남녀 공동 참가 회의에 대하여 「일생을 통한 여성 건강 지원(reproductive health right)」을 책정했다.

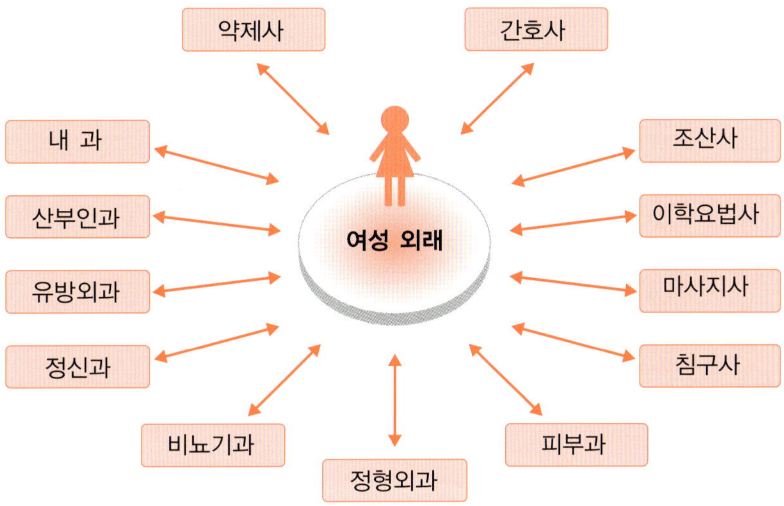

- 의료를 실천하는 형태가 여성클리닉(여성 전문 외래)
- 여성 특유의 질환이나 여성에게 많은 질환에 정통(精通), 성차를 고려한 치료
- 토탈 의료가 가능(팀 의료를 실시하는 것에 의하여)
- 초진 시에 천천히 이야기를 들을 수 있음 → 마음의 치료

그림 VI-2 여성 외래에 의한 토탈 의료와 그 의의

팀 의료를 실시하는 것에 의해 토탈 의료가 가능해진다.

(啓迪集)』에는 여성 쪽이 기울(氣鬱)이 되기 쉬운 것 등 기록되고 있다.

3. 여성 외래

종래의 의료는 질환을 중심으로 한 의료, 또는 남성 의사를 중심으로 한 의료이며, 여성이 요구하는 의료는 아니었다. 특히 부인과 영역, 유선, 요실금 등의 비뇨기과영역에 있어서는 동성의 의사를 희망하는 환자가 많고, 또 핵가족화, 가사 노동 시간의 단축, 여성의 고학력화, 사회 진출 등은 여성의 생활습관, 일생(생애)에도 큰 변화를 가져와 성차의료의 필요성, 중요성이 지적되게 되었다.

이러한 배경으로부터 여성을 위한 여성에 의한 의료를 실천하는 외래, 즉 「여성 외래」가 요구되게 되었다. 「여성 외래」의 의의를 그림 VI-2에 나타낸다.

성차의료 →

① 여성 침구의 필요성

② 라이프 사이클에 맞춘 토탈 헬스 서포트로서의 침구 의료

- 월경곤란증
- 월경전 증후군
- 과민성 대장증후군
- 변비, 냉증, 어깨 결림 등의 부정수소(不定愁訴)
- 불임증
- 갱년기 장애
- 기타

그림 VI-3 여성 침구의 필요성

라이프사이클에 있어서의 여성의 심신 기능을 근거로 하여, 한 사람 한 사람의 여성에 맞춘 치료(의료)를 제공해, 의료를 실시하는 것을 목적으로 한 침구치료이며, 침구 의료에 있어서의 성차의료이다.

여성 침구란

여성은 남성과 달리, 명확한 생애 주기가 있으며(소아기, 사춘기, 성숙기, 갱년기, 노년기), 각각의 인생의 단계에 있어서 심신이나 질병의 특징이 나타난다. 또 결혼 · 임신 · 출산 · 육아라고 하는 고유한 사건이 있어, 여성에게는 생애에 맞춘 의료가 필요하다. 특히 예방, 건강 유지 · 증진이라고 하는 관점으로부터의 접근이 중요하다.

침구치료는 약을 사용하지 않는 비약물요법으로 자연치유력의 활력을 원리로 한 전통 의료이다. 그런 만큼 신체에 부드럽고, 쾌적한 치료이며, 여성의 생애에 걸친 생활의 질(QOL) 향상을 꾀하는 데도, 예방에도 적합한 치료라고 할 수 있다.

「여성 침구」는 그림 VI-3에 나타낸 것과 같이, 침구의료에 있어서의 성차의료이다. 「여성 외래」에 있어서의 의료와 같이, 여성의 생애를 서포트하는 침구치료의 전문 영역이다.

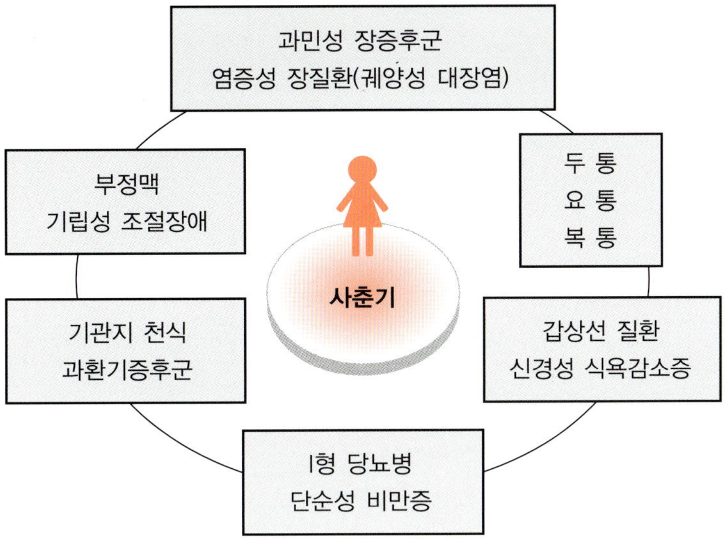

그림 VI-4 사춘기 여성의 건강 장애

1. 여성의 생애주기에 따른 「여성 침구」의 가능성

1) 사춘기 여성의 의료

사춘기는 심신의 부조화로부터 발생하는 신체 증상을 중심으로, 무의욕, 졸림, 피로 등의 정신적인 수소(愁訴)가 많은 경향이 있다. 이러한 병태는 의학적인 제검사에서는 이상이라고 인정되지 못하고, 주체가 되고 있는 것은 자각적, 주관적인 증상이다. 확실히 침구치료가 자랑으로 여기는 분야이며, 신체의 위화감을 깨끗이 하는 것으로 심신의 조화를 꾀하는 것을 기대할 수 있다.

최근, 사춘기에 잘 일어나는 질병으로서 들고 있는 월경곤란증, 과민성 대장증후군, 또는 기립성 조절장애나 과환기증후군 등은 모두 배경에 정신적 스트레스가 깊이 관련되고 있는 일종의 기능성의 질환으로, 침구치료의 적응이 된다(그림 VI−4).

2) 성숙기 여성의 의료

성숙기에 있어 임신 · 출산은 최대의 사건이다. 좋은 출산을 서포트하는 일도 「여성 침구」의 큰 역할이다. 입덧 · 골반위(역아) · 화통분만 · 유즙분비 부족 등의 임신 · 출산에 수반하는 마이너트러블의 대처로부터 안산(安産) 지원까지 폭넓은 대응이 가능하다. 특히, 침구치료는 비약물요법이므로 임산부의 안전성에 있어 최대의 장점이다.

남녀고용기회균등법이 시행된 이래 일하는 여성이 증가하고 있다. 또 근속 연한도 장기화하여,

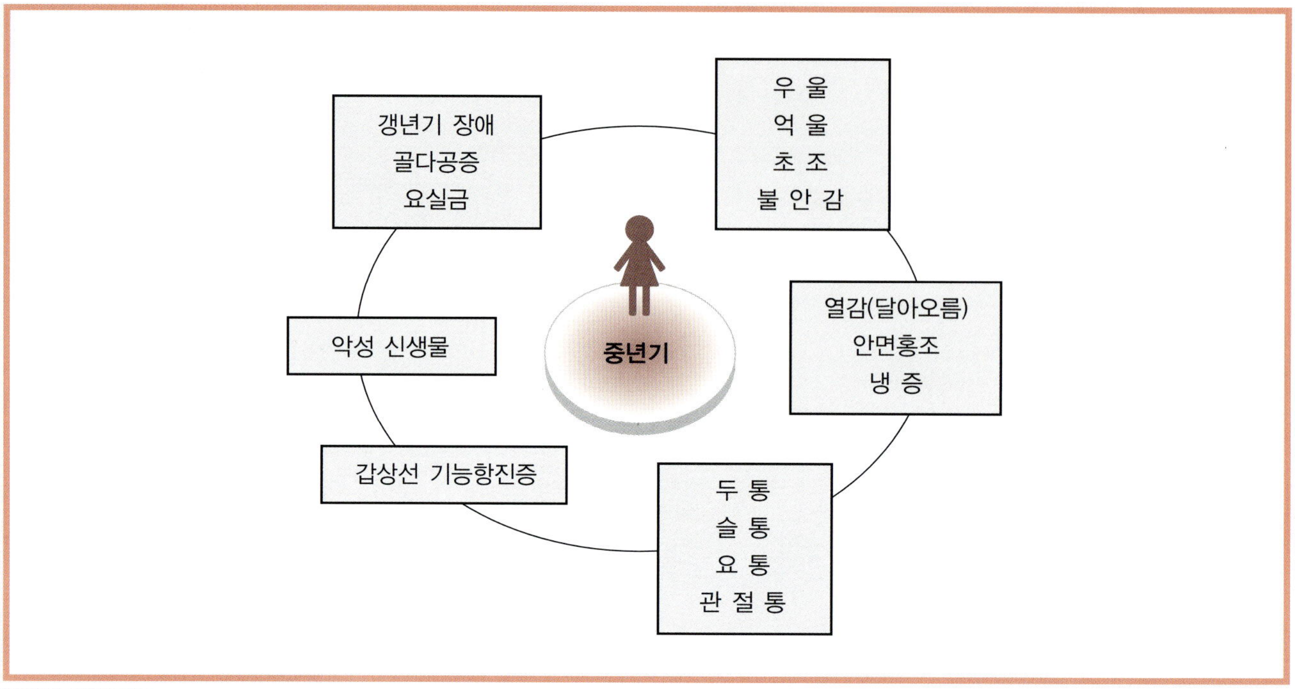

그림 VI-5 중노년기 여성의 건강 장애(참고문헌 10)

취업 분야도 확대하고 있다. 또, 가사 · 육아 · 간병을 하면서 계속 일하는 기혼 여성도 증가하고 있다. 그런 만큼, 지금까지 이상으로 근로 여성의 의료는 중요한 과제이다.

3) 중노년기 여성의 의료

최근, 만혼화, 만산화에 의한 출생수의 감소와 평균수명의 연장에 의하여 소자화* · 고령화 사회가 급속히 진행되고 있다. 여성의 고령화는 현저하여, 갱년기 이후의 인생이 꽤 길어졌다. 갱년기 이후의 인생은 육아로부터도 귀찮은 월경으로부터도 해방되어 어느 의미로 가장 풍부한 인생을 보낼 수 있는 시기이지만, 한편으로는 지금까지 이상으로 여러 가지 건강 장애가 생기는 인생시기이기도 하다(그림 VI-5).

갱년기에 접어든 여성은 폐경에 수반하는 일련의 신체적 변화와 함께, 사회적 · 가정적 요인에 의하여 일어나는 여러 가지 문제 때문에 심리적으로도 큰 변화를 낳기 쉬워진다. 이들을 수용하지 못하여 적응이 잘 되지 않게 되면 정서 불안정이 되어 자율신경 증상으로 바뀌어 갱년기 장애를 나타내게 된다.

이러한 심신의 부조화에 의한 건강 장애의 대응에 침구의료는 매우 적합하다. 실제로, 침구치료 대상자의 대부분은 중노년의 여성이다.

* 소자화(小子化) : 각 가정의 자녀 수가 줄어드는 현상

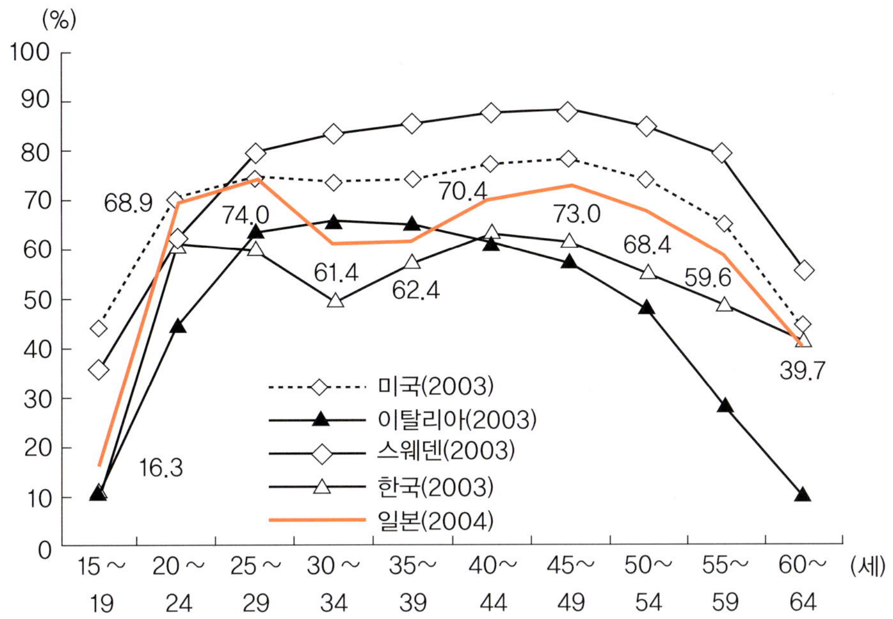

그림 VI-6 **여성의 연령 계급별 노동력률의 국제 비교**

일본 여성 노동력률의 M자형 형성은 30~34세에 걸친 임신 · 육아기에 비노동력화하는 여성이 많은 것을 나타낸다(ILO "LABORSTA", 총무성통계국「노동력 조사」로부터).

2. 일하는 여성과「여성 침구」

1) 근로 여성의 동태

일본의 여성의 노동력 인구는 2,737만명(2004년)으로, 노동력율은 약 5할(48.3%)에 가깝게 되었다. 이것을 연령 계층별로 보면, 30~34세를 바닥으로 하는 M자형을 형성하고 있다(그림 VI－6).

최근, 육아 · 간병 휴업법에 의하여, 여성이 직업과 가정을 양립시키기 위한 조건이 정비, 법제화 되었지만 육아휴업의 보급은 아직도 충분하지 않고, 간병 휴업 제도의 이용율도 낮다. 또 1986년에 남녀고용기회균등법이 시행되어 여성의 고용자수의 대폭적인 증가, 근속 연수의 성장, 직역의 확대 등, 여성의 취업에 관한 의식이나 기업의 대처도 크게 변화하여 왔다. 동시에 노동 기준법 개정으로 여성 노동자에 대한 시간외, 휴일 노동 및 심야업의 규칙은 고용에 있어서의 남녀의 균등 취급과 여성의 직역의 확대를 꾀하는 관점으로부터 철폐되었다.

이러한 중에 취업과 여성의 건강 문제는 직장의 건강 대책으로서 실시되어야 하지만, 근로 여성 본인 자신에게 맡길 수 있는 면도 많아 심신의 의료 후에 여러 가지의 문제가 생겨 온다.

아래에 특징적인 직장을 올려 의료상의 대책을 소개한다(그림 VI－7).

건강관리	내용
저온 직장에 있어서의 건강관리	말초부에서는 남자에 비하여 발가락의 혈류량이 적으므로 말초부의 체온이 낮다.
교체근무의 건강관리	바이오리듬의 변조
근무 임신부의 건강관리	중증 임신오조, 임신고혈압증후군, 절박유산, 조기파수 등이 많다.
소음직장, VDT 작업에 있어서의 건강관리	난청, 교감신경 긴장, 임신 시의 트러블, 안정피로, 전자파 등의 영향
정신건강관리	스트레스 관리, 일을 하면서 결혼 · 임신 · 출산 · 육아를 하는 것에 대한 불안, 월경통 등 → QWL(quality of working life)의 저하

그림 VI-7 일하는 여성의 직장에 있어서의 건강관리

2) 직장에 있어서의 의료

① 저온 직장에 있어서의 의료

노동 기준법의 여자 보호 규정의 개정을 하여 동계의 농림 수산업이나 토목 건축업 등의 옥외 작업, 또 생선식료품이나 냉동식품의 취급업, 또는 냉동 · 냉장 창고업과 같은 인공적 한랭 작업에 근무하는 여성이 많아져, 계절에 관계없이 한랭에 노출되고 있다.

일본 산업 위생 학회에서는 저온 직장에 있어서의 노동자의 체온에 대하여, 직장온 등 핵심부 온도를 36℃ 이하가 되지 않게 해야 한다고 하고 있다. 저체온에 의한 떨림이나 의식 저하가 일어나지 않게 하기 위해서이다. 더욱 주의가 필요한 한랭 작업자에게는 보온성이 높은 방한복의 착용이나 한랭 자극 노출 시간의 단축을 추진하고 있다.

일반적으로 여자는 남자에 비하여 체지방 비율이 높기 때문에, 열전도성이 불량이 되어 심부 체온의 저하를 막는다고 말해지고 있지만, 말초부에서는 남자에 비하여 수지 및 족지의 혈류량은 적고 피부온도의 저하가 현저하다. 그 때문에 체간부에 비하여 말초부의 보온이 보다 중요해진다.

② 교대 근무

여성이 90% 이상을 차지하는 간호직의 약 80%가 교대 근무에 종사하고 있다. 교대 근무가 가

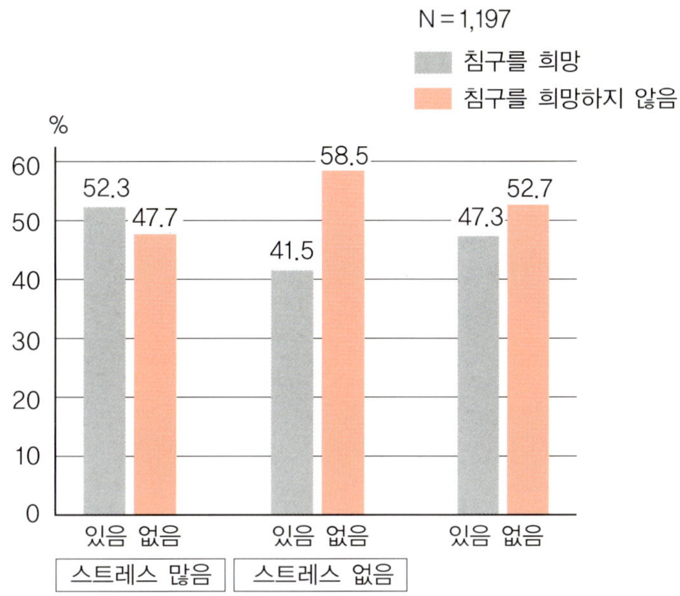

그림 VI-8 스트레스와 침구치료 희망의 유무

져오는 영향에는 생체 기능의 일내 리듬에의 영향과 사회적 및 가정적 책임을 감당할 수 없는 것에 의한 지장이 있다. 그 때문에 컨디션 부진을 호소하는 사람이 많고, 단기적으로는 수면 장애, 정신 신체적 트러블, 실패, 사고에 영향을 주어, 장기적으로는 피로의 축적, 식욕 부진, 체중 감소, 위장 장애, 정신 신경계나 심혈 관계 질환의 위험이 높아지는 것이 지적되고 있다.

일내 리듬에 맞는 교대가 바람직하나 간호에서는 주간→야간→심야의 순서로 반복하는 것이 좋다고 여겨지고 있다. 또 심야 종업원에 대해서는 심야 근무 횟수의 감소, 심야 근무의 계속 횟수의 단축, 심야 근무 중의 취침시간 부여, 야근 시의 시간외 노동의 제한 등을 들 수 있다.

③ 근로 임신부

지금까지의 근무 임부의 조사에서는, ① 유직군(有職群)에 대해서는 임신오조(妊娠惡阻), 임신고혈압증후군(임신중독증), 절박유산, 조기파수가 무직군(無職群)에 비하여 의미 있게 비율이 높은 것 ② 10kg의 중량물을 취급하는 여성에게 절박유산, 절박조산이 많은 것 ③ 항상 유기용제(organic solvent)를 취급하는 여성에게는 분만 이상이나 신생아 이상이 많은 것 등이 지적되고 있다. 또 단독으로는 임신 · 분만 이상의 원인은 되지 않는 노동 환경 조건에서도 그러한 조합에 의한 스트레스나 피로의 증가가 임신 · 분만 이상으로 영향을 미친다고도 지적되고 있다.

근로 임산부에 대한 모성 보건 관리의 충실에 대해서는, 임신에 의한 모체에너지의 소비(임신

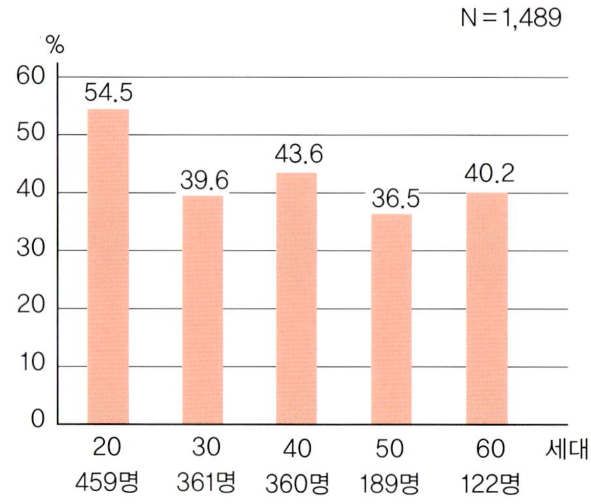

그림 VI-9 스트레스를 느끼고 있을 때의 연령대별 침구치료 희망 비율

후반기에 있어 매우 커짐)와 함께, 가사 · 육아 · 간병의 상황, 노동의 종류 · 강도 · 환경 · 체위 · 시간 및 통근 시간이나 방법 등에 맞춘 종합적인 대응이 필요하다. 즉, 통합적인 reproductive health의 개념이 요구되고 있다.

④ 소음 직장 · VDT 작업에 있어서의 의료

소음 작업에는 임산부 및 일반 여성에 대해서 취업 제한은 없다. 80dB 이상의 소음 폭로가 있는 교대 근무 직장에 있어 절박유산, 임신에 수반하는 고혈압이나 조산이 많고, 또 소음 폭로의 일에 종사하고 있는 임산부에서는 저체중아 출산의 위험이 높다고 보고되고 있다.

또 VDT 작업의 영향에 대해서는, 초저주파의 전자파에 의한 불임증의 영향으로 유산, 사산, 선천 이상 출산의 위험성 등이 지적되고 있다. 전자파의 여성기능에의 영향에 대해서는 현재 명확하지 않다.

침구치료에 대한 여성의 의식

침구치료에 대한 여성의 의식을 조사하기 위해서, 스트레스를 키워드로 앙케이트 조사를 실시하였다(2004년). 대상은 일반 여성 1,647명(20~40대가 78%)으로 하여 스트레스 관련 항목에 대하여 질문하였다. 그 결과, 그림 VI-8, 9에 나타내듯이 스트레스가 많다고 느끼고 있는 여성에서 침구치료에의 희망이 높았다. 또 젊은 층의 여성에서 침구치료를 희망하는 사람이 예상보다 많아, 여성 침구에의 요구가 높은 일을 나타냈다. 그렇지만 현재 침구원은 수료하기 어려워, 여성 한의사를 요구하는 소리(42.3%, 유효 회답수 1,472명)와 함께, 개인실 또는 커튼에 의한 부스 설치에의 요망이 강했다. 따라서 여성 침구를 행하는 데는 ① 산부인과 영역을 전문으로 하는 여성 한의사의 배치 ② 청결하고 따뜻한 느낌의 시술소 ③ 예약제 ④ 어린이 침구도 가능 ⑤ 산부인과와의 제휴 등의 조건을 갖추는 것이 필요하다.

이러한 조건을 갖추고 여성 침구를 실천하고 있는 병원에서는 환자로부터 ① 탈의에 신경을 쓰지 않음 ② 살을 만지는 것에의 저항이 없음 ③ 말하기 쉬움 ④ 모유 관리 등도 포함하여 산부인과 질환에 대해서 치료받기 쉬움 ⑤ 침구가 보다 가까워짐 ⑥ 선생님도 여성이므로 임신 · 출산 · 월경 등 자신과 경험을 공유하는 느낌이 든다, 라고 하는 이야기를 들을 수 있어 여성 전용의 병원의 필요성에 대하여 보고하고 있다.

침구치료에 대한 여성의 의식은 높고 잠재수요도 크다. 여성이 부담 없이 치료받을 수 있는 병원, 여러 가지를 상담할 수 있는 병원, 여성을 위한 여성에 의한 병원, 여성의 생애에 걸쳐서 건강을 지원하여 주는 병원 등, 여성의 다양한 요구에 대응할 수 있는 병원, 즉 여성 침구를 전문으로 하는 병원이 요구되고 있는 것은 확실하다.

「여성 침구」는 이제 막 시작되었다. 향후는 「여성 침구학」의 구축을 목표로, 여성 침구를 전문 영역으로서 평가하여 동서 의학에 의한 보완 의료의 확립도 시야에 넣어 발전하는 것이 바람직하다.

참고문헌

1) 貴邑冨久子・監修：性差医学入門—女と男のよりよい健康と医療のために．じほう，東京，2003.
2) マリアン・レガット：下村満子・監訳；イブに生まれて—こんなに違う女の医療と男の医療．健学社，東京，2005.
3) 宮尾益理子，太内尉義：我が国における女性外来の必要性．ホルモンと臨床，52：491-492，2004.
4) 天野恵子：性差に基づく医療とは—性差医学の概念と米国における展開．ホルモンと臨床，52：493-500，2004.
5) 岩田喜美枝：厚生労働行政における性差医療の取り組み．ホルモンと臨床，52：526-532，2004.
6) 後山尚久：今，なぜ漢方か．性差と医療，創刊号：27-31，2004.
7) 大坪眞紀，花輪壽彦：漢方における女性医療．ホルモンと臨床，52：585-589，2004.
8) 天野恵子：性差医療の現状と展望．治療学，39：225-227，2005.
9) 松田昌子：女性外来と医療経済問題を含む今後の課題．ホルモンと臨床，52：591-596，2004.
10) 岩本美江子，山内葉月：勤労女性とヘルスケア．産科と婦人科，67：448-456，2000.
11) 武谷雄二・総編集：新女性医学大系・4 女性の症候学．中山書店，東京，1999.
12) 武谷雄二・総編集：新女性医学大系・9 女性と予防医学．中山書店，東京，1999.

13) 三脇史子，松田七重，矢野　忠：女性のストレス及び鍼灸に関する意識調查．明治鍼灸大学平成16年度卒業論文，2005.

침구 연구의 경향

산과 · 부인과 영역에 있어서의 침구치료는, 골반위, 유즙분비 부족, 조산 예방, 입덧, 월경곤란증, 월경불순, 갱년기 장애 등 여러 가지 질환이나 증상에 대해서 행해져 일정한 임상적 효과를 나타내고 있다. 그러나 그러한 질환에 대한 작용 기전에 대해서는 불명한 점이 많아, 기전의 해명이 강하게 요구되고 있다. 거기서, 산과 · 부인과 영역에 있어서의 침구치료의 작용 기전을 고찰하는 데 있어서 관련된 유익한 연구 성과에 대하여, 동물을 대상으로 한 기초적 연구와 사람을 대상으로 한 연구로 나누어 소개한다.

동물을 대상으로 한 기초적 연구의 성과

- 자궁 및 난소에 미치는 체성 감각 자극의 효과 -

체성 감각 자극이 자궁 및 난소에 어떠한 작용을 미치는 것인가. 생리적으로 안정된 상태하에서 감정의 영향을 가능한 한 억제한 동물을 이용한 기초 연구 가운데 주로 ① 자궁의 혈류 및 운동 ② 난소의 혈류 ③ 호르몬계 등에 미치는 효과와 그 기전에 대하여 소개한다.

1. 자궁의 자율신경 조절

1) 혈류(血流)에 미치는 영향

사람을 포함한 여러 가지의 포유류에서는 자궁의 혈관벽에 콜린 작동성 신경이 존재한다. 비임신 쥐의 골반신경(부교감신경) 원심성 섬유에 전기 자극을 주면, 콜린 작동성 무스카린 수용체를 통한 자궁혈류의 증가가 일어난다. 한편, 하복신경(교감신경) 원심성 섬유에 전기 자극을 실시하면 α-아드레날린 수용체를 통한 혈류감소가 나타난다.

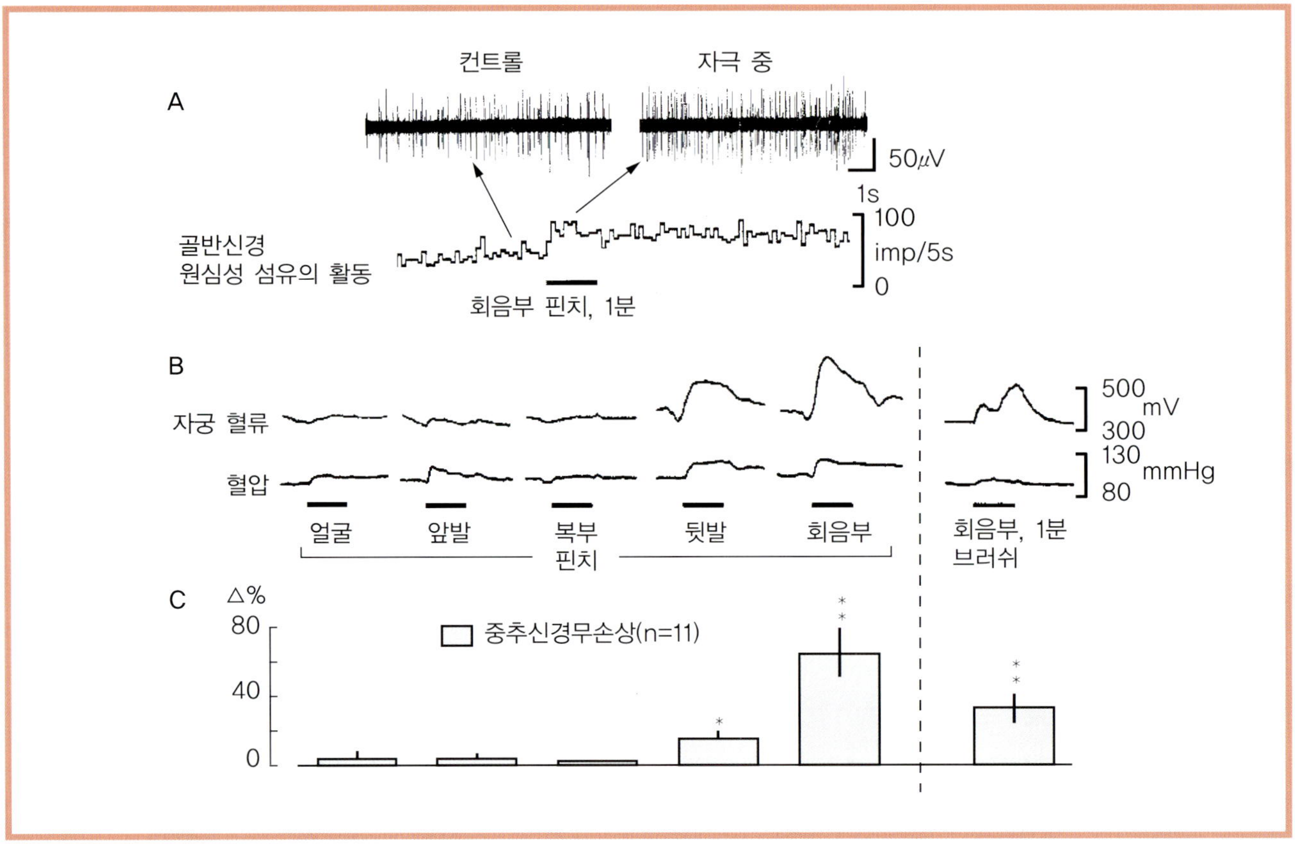

그림 VI-10 중추신경 무손상 쥐의 피부 자극에 의한 자궁혈류, 혈압, 골반신경의 반응
(Hotta H et al. J Auton Nerv Syst, 75 : 23–31, 1999에서 참조)

2) 자궁 수축에 미치는 영향

비임신 쥐의 골반신경에 전기 자극을 주면, 무스카린 수용체를 통한 자궁 수축이 자궁체부나 자궁 경부에 일어난다. 하복신경에 자극을 준 경우도 자궁 수축이 일어나지만, 이 반응은 α–아드레날린 수용체 차단제의 영향을 받지 않는다.

3) 자궁으로부터의 구심성 신경

쥐의 자궁에 신전 자극을 비롯하여 여러 가지의 기계 자극이나 브라디키닌(bradykinin) 등의 화학적 자극을 주면, 골반신경 또는 하복신경의 구심성 섬유가 흥분한다.[2~5] 난소에 가까운 자궁각의 신전 자극에서는 하복신경의 구심성 섬유가 흥분하고, 자궁경부로부터 체부의 신전 자극에서는 골반신경의 구심성 섬유가 흥분한다.[2]

2. 자궁에 미치는 체성 감각 자극의 효과

1) 혈류에 미치는 영향

Botta 등[6]은 마취에 의하여 감정의 영향을 억제한 비임신 쥐의 회음부나 뒷발(중족골의 문의 피부)에게 핀치 자극(핀셋으로 피부를 집는다)을 실시하면, 자극 개시 직후부터 자궁체부의 혈류가 증가하는 것을 찾아냈다. 회음부의 브러쉬 자극(비침해성 기계 자극)에서도 혈류증가가 나타난다. 다른 부위의 자극(얼굴, 앞발, 배)에서는 혈류반응이 나타나지 않는다. 자극 중에는 골반신경 원심성 섬유의 흥분이 일어난다(그림 VI-10). 하복신경을 절단하더라도 핀치 자극에 의한 혈류 증가 반응은 나타나지만, 골반신경을 절단하면 반응이 사라지므로 이 반응은 골반신경을 원심로로 하는 체성-자궁 반사라고 생각된다.

쥐의 척수(제1경수)를 절단하여 척수에 입력된 정보가 뇌에 전해지지 않는 것 같은 급성 척수 모델을 만들어, 뒷발이나 회음부에 핀치 자극을 더하면 자궁혈류가 현저하게 증가한다. 이것으로부터 분절성 척수 반사가 존재하는 것이 밝혀졌다. 게다가 척수 무상 쥐에 비하여 급성 척수 쥐의 혈류증가 반응이 큰 것으로부터 통상은 뇌로부터의 하행성 억제가 일하고 있을 가능성이 있다.

2) 자궁 수축에 미치는 영향

마취한 쥐의 회음부에 핀치 자극을 주면, 골반신경을 통하여 반사성에 자궁이 수축한다. 다른 부위의 자극에서는 반사성의 자궁 수축은 나타나지 않는다.[6] 그러나 급성 척수 쥐에서는 회음부뿐만 아니라 뒷발의 핀치 자극에서도 자궁 수축이 일어난다.

마취한 쥐의 아킬레스건과 내과의 사이(SP6 · 삼음교 부근)나, 앞발의 제1 · 2중수골간〔LI4 · 합곡(合谷) 부근〕의 근육에 30분의 침 자극을 실시하면, 자궁 운동이 줄어들고, 나아가 비임신 쥐에 비하여 임신 쥐에서는 침 자극에 의한 자궁 운동의 감소 반응이 큰 일이 Kim JS 등[7, 8]에 의해 관찰되고 있다. 임신기에는 자궁내에서 프로스타글란딘(PG) 농도가 높아지는 것이 알려져 있지만, 이 실험 모델에서는 $PGF_{2\alpha}$를 투여하면 자궁 수축이 증가하고, 침 자극을 실시하면 PG의 합성 효소인 사이클로옥시게나아제(COX-2)가 줄어드는 것이 면역 조직화학법에 의하여 확인되고 있다. PG에 유발되는 자궁 수축이 침 자극에 의하여 억제될 가능성을 나타내고 있다.

3) 난소 혈류의 자율신경 조절

포유류의 난소에는 교감신경이나 감각 신경이 분포하고 있다. 1990년 이후 새로운 분자생물학적 수법 덕분에, 난소에 분포하는 신경이나 여러 가지의 신경전달물질이 난소의 성장이나 난소 기능의 조절에 관여하는 것이 밝혀져 왔다.[9] 특히 교감신경의 기능이 중요해진다.

쥐의 난소 혈관에는, 난소 동맥에 따라 주행하는 ovarian plexus nerve와 난소제삭을 주행하는 superior ovarian nerve가 분포하여, 모두 교감신경 아드레날린 작동성 신경으로서 작용한다. 이

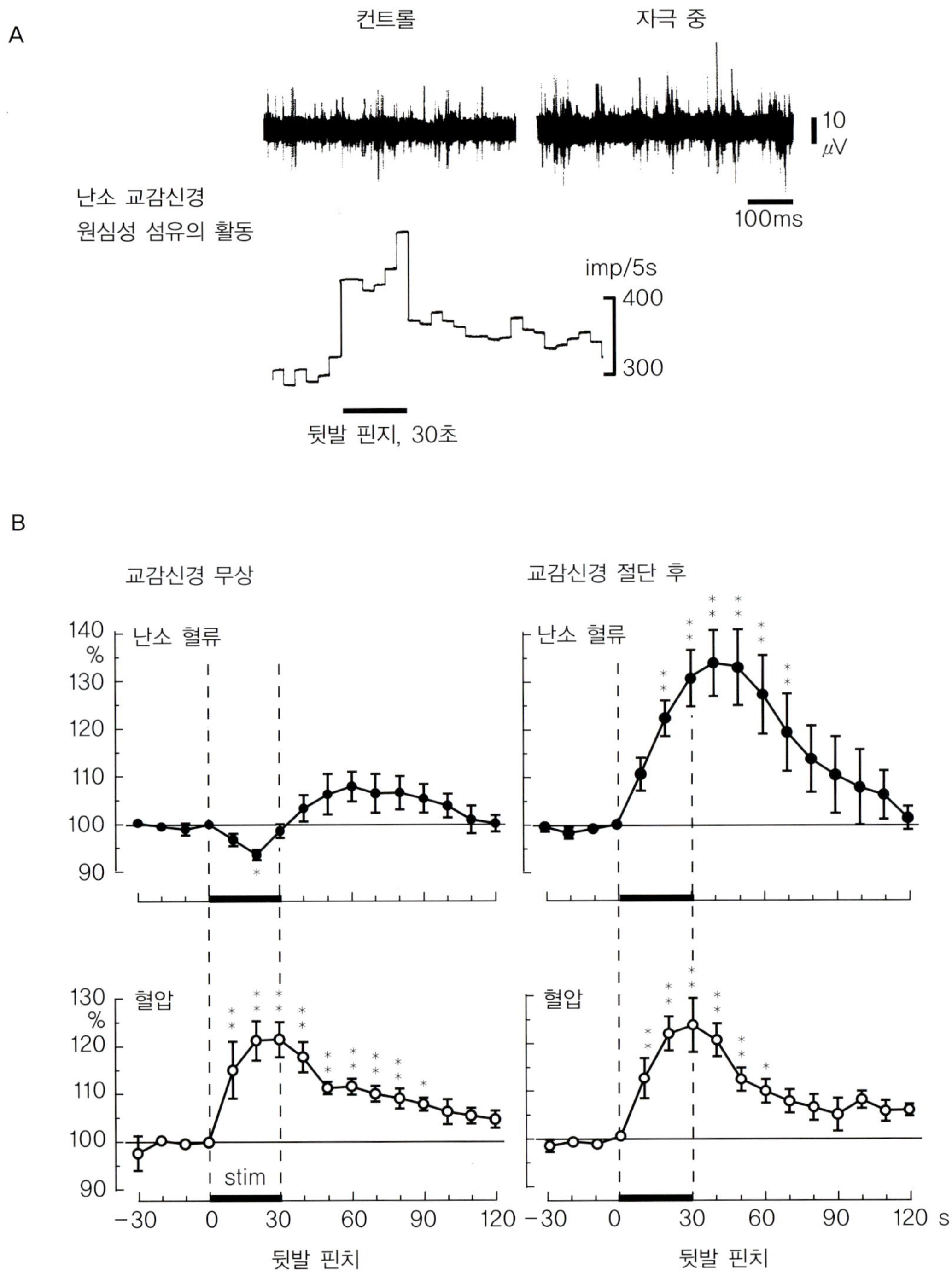

그림 VI-11 중추신경 무손상 쥐의 뒷발 핀치 자극에 의한 난소 혈류, 혈압, 난소 교감신경의 반응
(Uchida S, et al. Auton. Neurosci, 106 : 91~97, 2003에서 참조)

교감신경의 절후 섬유의 세포체는 복강 신경절 부근에 있으며, 신경종말은 난소에 이른다(사람은 하복신경으로부터의 지배도 있다). 난소는 미주신경의 지배도 받지만, 작용은 불명하다. 사람[10]이나 쥐의 난소 혈관에는 α−아드레날린 수용체가 있는 것 같다. Uchida 등[11]은, 비임신 쥐의 내장신경(교감신경) 원심성 섬유에 전기 자극을 더하면, 난소 혈류가 자극 빈도 및 강도 의존성에 감소하여, α−아드레날린 수용체 차단제를 투여한 후에 전기 자극을 하면 혈류 감소 반응이 없어지는 것을 관찰하고 있다. 한편, 미주 신경의 전기 자극에서는 혈류변화가 나타나지 않는다. 부교감신경은 난소 혈류 조절에는 거의 관여하지 않는 것이 나타났다.

4) 난소 혈류에 미치는 체성 감각 자극의 효과

마취한 비임신 쥐의 뒷발의 피부에 핀치 자극을 주면, 반사성으로 혈압이 상승하지만, 난소 혈류는 일과성에 감소하여 자극 후에 증가 경향을 나타낸다.[11] 자극 중, 난소의 교감신경 활동은 항진한다. 난소의 교감신경을 절단하여 핀치 자극을 주면, 혈압 상승에 의존해 난소 혈류는 현저하게 증가한다(그림 VI−11). 핀치 자극에 의한 난소 교감신경의 활동 항진은, 혈압 상승에 수반하는 난소 혈류의 급격한 증가를 막고 있을 가능성이 있다. 뒷발 자극에 의한 난소 교감신경 반응은 상척수성 반사이다.[12]

마취된 비임신 쥐의 대퇴이두근과 복부(표층의 근육)에 저빈도(2Hz)의 침통전자극(EA)을 실시하면, 자극 개시 후부터 난소 혈류가 증가하고, 고빈도(80Hz)의 전침 자극에서는 혈압저하에 수반하여 난소 혈류도 저하하는 것을 Stener−Victorin 등[13]은 보고하고 있다. 난소 교감신경을 절단하면, 저빈도의 전침 자극에 의한 혈류증가 반응은 없어지므로, 전침 자극이 난소의 교감신경의 활동을 억제하여 난소 혈류를 증가시켰다고 고찰하고 있다. 이 연구 그룹은, 다낭포성 난소(PCO)의 쥐 모델에게 저빈도(2Hz)의 전침 자극을 실시했을 경우도 난소 혈류가 증가하는 것을 확인하고 있다. 정상 쥐에 비하여 혈류증가 반응이 작고, 배경에는 PCO 쥐의 교감신경 활동이 항진 하고 있을 가능성이 지적되고 있다.[14]

PCO 쥐 모델[14]

에스트라디올(estradiol)(E2)과 같은 작용을 가지며 작용 지속시간이 긴 estradiol valerate(EV)의 투여에 의하여, 무배란성의 다낭포난소, 교감신경 활동의 항진, 난소 노르아드레날린의 증가, 난소내의 β_2 아드레날린 수용체의 감수성의 감소를 나타내게 되는 인체 배란장애의 원인의 하나의 다낭포난소증후군(PCOS)과 유사한 증상을 나타낸다고 여겨진다.

5) 호르몬계에 미치는 체성 감각 자극의 효과

많은 포유류에서, 유두에의 감각 자극에 의하여 옥시토신이 분비되어 사유(射乳)반사나 자궁 수축이 일어난다. 유두 이외의 부위에 여러 가지의 체성 감각 자극을 더하면, 혈중의 옥시토신 농도가 증가하는 것이 쥐에서 확인되고 있다.[15, 16] 난소 절제에 의하여 난소 여성호르몬의 영향을 없앤 비임신 쥐의 뒷발의 핀치 자극이나 좌골 신경에 전기 자극을 실시하면, 시상하부의 실방핵(室旁核 : 옥시토신 생성에 관여)이 흥분하는 것이 Akaishi 등[17]에 의하여 밝혀지고 있다.

Pak 등[18]은, 임신 후기 쥐의 옥시토신 유발성 자궁 수축이 침 자극에 의하여 억제되는 것을 옥시토신-안타고니스트와의 비교 실험으로 확인하고 있다. 조기 진통의 방지에 대한 침구의 유용성을 조사하기 위한 연구이다. 또 난소 적출 쥐에게 침 통전 자극을 실시하면, 시상하부-뇌하수체-난소계에 영향을 미친다고 하는 보고가 있다.[19]

6) 자궁이나 난소에 미치는 성 주기나 임신의 영향

임신 쥐는 비임신 쥐에 비하여 난소 혈류가 증가한다. 면역학적 연구에 의하면 임신 말기의 쥐에서는 자궁근층의 혈관에 분포하는 신경을 제외하여, 자궁체부에 분포하는 신경섬유가 거의 소실해, 출생 후 1~2일 후에 급속한 신경섬유의 재생이 일어난다.[20] 이것과 유사한 현상은 사람에서도 확인되고 있다.

비임신 시의 자궁혈류나 난소 혈류는 성 주기에 의하여 변화한다. 난소를 절제하면 자궁혈류가 현저하게 감소한다. 비임신 쥐의 자궁에 신전 자극을 더했을 때의 자율신경 구심성 섬유의 흥분 역치는, 성 주기(발정 전기, 발정기, 발정 후기, 휴지기)에 의하여 다른 것이 Robbins 등[21]에 의해 보고되고 있다. 거기에 따르면 자궁을 신전시켰을 때의 자율신경 구심성 섬유의 흥분 역치는 발정 전기가 가장 낮다. 그러나 체성 감각 자극을 주었을 때의 원심성낭유의 흥분, 및 수용기의 감수성이 성 주기에 의하여 어떻게 바뀌는지는 아직 밝혀지지 않았다.

참고문헌

1) Sato Y, Hotta H, Nakayama H et al : Sympathetic and parasympathetic regulation of the uterine blood flow and contraction in the rat. *J Auton Nerv Syst*, 59 : 151-158, 1996.

2) Berkley KJ, Robbins A & Sato Y : Functional differences between afferent fibers in the hypogastric and pelvic nerves innervating female reproductive organs in the rat. *J Neurophysiol*, 69(2) : 533-544, 1993.

3) Robbins A, Berkley KJ & Sato Y : Estrous cycle variation of afferent fibers supplying reproductive organs in the female rat. *Brain Res*, 20 : 596(1-2), 353-356, 1992.

4) Sato S, Hayashi RH & Garfield RE : Mechanical responses of the rat uterus, cervix, and bladder to stimulation of hypogastric and pelvic nerves in vivo. *Biol Reprod*, 40(2) : 209-219, 1989.

5) Berkley KJ, Robbins A & Sato Y : Afferent fibers supplying the uterus in the rat. *J Neurophysiol*, 59(1) : 142-163, 1988.

6) Hotta H, Uchida S, Shimura M. et al : Uterine contractility and blood flow are reflexively regulated by cutaneous afferent stimulation in anesthetized rats. *J Auton Nerv Syst*, 15 : 75(1) : 23-31, 1999.

7) Kim JS, Shin KH&Na CS : Effect of acupuncture treatment on uterine motility and cyclooxygenase-2 expression in pregnant rats. *Gynecol Obstet Invest*, 50(4) : 225-230, 2000.

8) Kim JS, Na CS, Hwang WJ et al : Immunohistochemical localization of cyclooxygenase-2 in pregnant rat uterus by Sp-6 acupuncture. *Am J Chin Med*, 31(3) : 481-488, 2003.

9) Leung PCK and Adashi EY : The ovary. 2rd ed., Elsevier Amsterdam, 2004, pp 3-23

10) Varga B, Zsolnai B & Bernard A : Stimulation of the alpha-and beta-adrenergic receptors in human ovarian vasculature in vitro. *Gynecol Obstet Invest*, 10(2-3) : 81-87, 1979.

11) Uchida S, Hotta H, Kagitani F et al : Ovarian blood flow is reflexively regulated by mechanical afferent stimulation of a hindlimb in nonpregnant anesthetized rats. *Auton Neurosci*, 31 : 106(2) : 91-97, 2003.

12) Uchida S, Kagitani F, Hotta H et al : Cutaneous mechanical stimulation regulates ovarian blood flow via activation of spinal and supraspinal reflex pathways in anesthetized rats. *Jpn J Physiol*, 55(5) : 265-277, 2005.

13) Stener-Victorin E, Kobayashi R & Kurosawa M : Ovarian blood flow responses to electro-acupuncture stimulation at different frequencies and intensities in anaesthetized rats, *Auton Neurosci*., 31 : 108(1-2), 50-6, 2003.

14) Stener-Victorin E, Kobayashi R,Watanabe O et al, : Effect of electro-acupuncture stimulation of different frequencies and intensities on ovarian blood flow in anaesthetized rats with steroid-induced polycystic ovaries. *Reprod Biol Endocrinol*., 26 : 2(1) : 16, 2004.

15) Stock S & Uvnäs-Moberg K : Increased plasma levels of oxytocin in response to afferent electrical stimulation of the sciatic and vagal nerves and in response to touch and pinch in anaesthetized rats. *Acta Physiol Scand*, 132(1) : 29-34, 1988.

16) Sato A, Sato Y & Schmidt RF : The impact of somatosensory input on autonomic functions. *Rev. Physiol., Biochem. Pharmacol*, 130 : 239-252, 1997.

17) Akaishi T, Robbins A, Sakuma Y et al : Neural inputs from the uterus to the paraventricular magnocellular neurons in the rat. *Neurosci Lett*, 11 : 84(1) : 57-62, 1988.

18) Pak SC, Na CS, Kim JS et al : The effect of acupuncture on uterine contraction induced by oxytocin. *Am J Chin Med*, 28(1) : 35-40, 2000.

19) Zhao H, Tian ZZ, Chen BY : An important role of corticotropin-releasing hormone in electroacupuncture normalizing the subnormal function of hypothalamus-pituitary-ovary axis in ovariectomized rats. *Neurosci Lett*., 25 : 349(1), 25-28, 2003.

20) 内田さえ，志村まゆら，佐藤優子：総説：子宮の神経性調節と鍼灸．全日本鍼灸学会誌，49(4)：555-566，1999.

21) Robbins A, Sato Y, Hotta H et al : Responses of hypogastric nerve afferent fibers to uterine distension in estrous or metestrous rats. *Neurosci Lett*, 110 : 82-85, 1990.

인간을 대상으로 한 연구의 성과

침구자극은, C섬유 또는 Aδ 섬유의 자유 신경종말에 있는 폴리 모달 수용기를 주요한 말초 수용기로서 내인성 진통계, 자율신경계, 내분비계, 면역계 등, 생체의 조절계에 작용하는 것으로써 여러 가지 치료 효과를 발현시키는 것은 아닌가 하는 기전이 제창되고 있다. 여기에서는 산과 · 부인과 영역의 증상에 대한 침구자극이나 경피적 신경전기자극법(transcutaneous electrical nerve stimulation, TENS)의 작용 기전을 해명하는 데 있어서 도움이 되는 연구 가운데, 인간을 대상으로 하여 행해진 연구에 대해 ① 통증 조절 ② 자율신경계에 미치는 영향 ③ 근육의 긴장 · 이상 수축에 미치는 영향 ④ 혈류량에의 영향 ⑤ 여성 호르몬에 미치는 영향으로 나누어 각각의 성과를 소개한다.

1. 통증의 조절

생체내에는 하행성 진통계, 척수 분절성의 진통기구, 광범성 침해 억제 조절(diffuse noxious inhibitory controls, DNIC), 스트레스 유발진통 등 여러 가지 진통계가 존재한다. 침구자극은 이러한 내인성 진통계를 교묘하게 활력시켜 통증 조절을 실시하고 있다. 하행성 진통계는 침해적 자극에 의해 활력되어 중뇌 중심 회백질이나 연수 대봉선핵 등, 상척수성의 중추를 통하여 척수 레벨로 통증 입력을 억제하는 진통계로, 효과는 전신성이며, 내인성 오피오이드 펩티드가 관여한다고 여겨지고 있다. 실제로 사람을 대상으로 한 연구에서도, 침 자극이나 전침 자극에 의하여 혈장 β-엔돌핀 농도[2]나 혈장 메티오닌 엔케파린 농도[3]가 상승하는 것이 보고되고 있어 이러한 진통 효과는 오피오이드 펩티드의 길항제인 나록손의 투여에 의하여 감소 · 소실한다.[4]

한편, 척수 분절성의 진통기구는 gate control theory에 근거하고 있어 척수 후각에 대하여 통증을 전하는 가는 신경섬유(C섬유)로부터의 입력이, 동일 신경 지배 영역의 촉 · 압각을 전하는 굵은 신경섬유(A/β섬유)로부터의 입력에 의하여 억제되는, 척수 분절성에 진통효과가 생기는 진통계이다. 아픈 곳을 찌르면 통증이 누그러지는 현상은 이 진통계에 의한 것이라고 생각되고 있다. TENS는 특히 이 굵은 신경섬유를 선택적으로 전기 자극하여 진통효과를 발현시키는 것을 목적으로 하고 있다. 또 DNIC는 전신의 여러 가지 조직에게 준 침해적 자극이 통증을 전하는 침해수용 뉴런의 활동을 억제하는, 상척수성의 중추가 관여하는 진통계로, 침구자극에 의하여 이 계(系)도 활성화되는 것이라고 생각되고 있다.[5]

월경곤란증이나 월경전 증후군의 통증, 또는 산과 영역의 분만시통증 등에 대한 침구자극의 진통 · 통증 완화 효과는 이상과 같은 기전이 생각되고 있다.

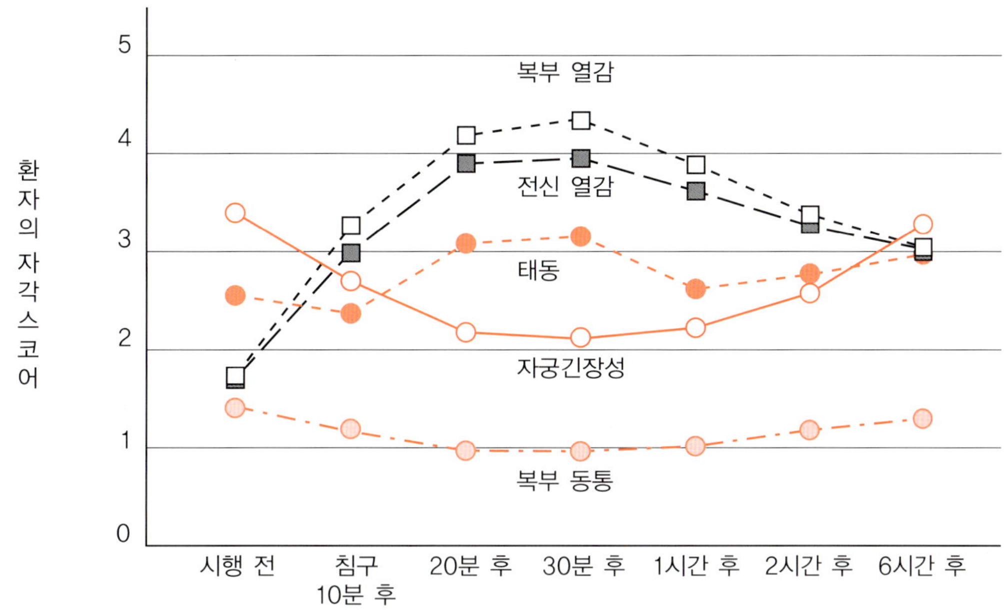

그림 VI-12 **온구 자극에 의한 절박조산 환자의 자각 증상의 변화**(釜付弘志, 참고문헌 14 참조)

2. 자율신경계에 미치는 영향

침구자극은 자율신경계에도 큰 영향을 미친다. 상지에 실시한 침구자극에 의하여 심박수는 감소하여,[6] 하지를 중심으로 실시한 침구자극에 의해 위·장·담낭 등의 운동은 항진하는 것이 보고되고 있다.[7~9] 또 내분비계나 순환기계 등에도 영향을 미치고, 근육의 긴장 완화에도 관여한다. 전체적으로는 교감신경의 흥분이 억제되는 방향 또는 부교감신경의 흥분이 항진 하는 방향으로 작용하는 경우가 많다.[10]

자율신경실조증이나 갱년기 장애로 생기는 증상을 개선하거나 임신구토(입덧)를 완화하는 것은, 침구자극의 자율신경계에 미치는 작용에 의한 것이 크다.

3. 근육의 긴장·이상 수축에 미치는 영향

침구자극에 의하여 일어나는 현상의 하나로 근긴장의 완화 작용을 들 수 있다. 지속적인 근긴장은 혈관의 압박으로부터 순환 동태의 악화를 초래하여, 경견부가 결림, 두통, 요통, 냉증 등, 여러 가지 증상을 일으킨다. 또 임산부의 자궁근의 과도한 긴장이나 이상 수축은 골반위의 정상태위에서 접골의 방해가 되거나 절박조산의 위험성을 높인다.

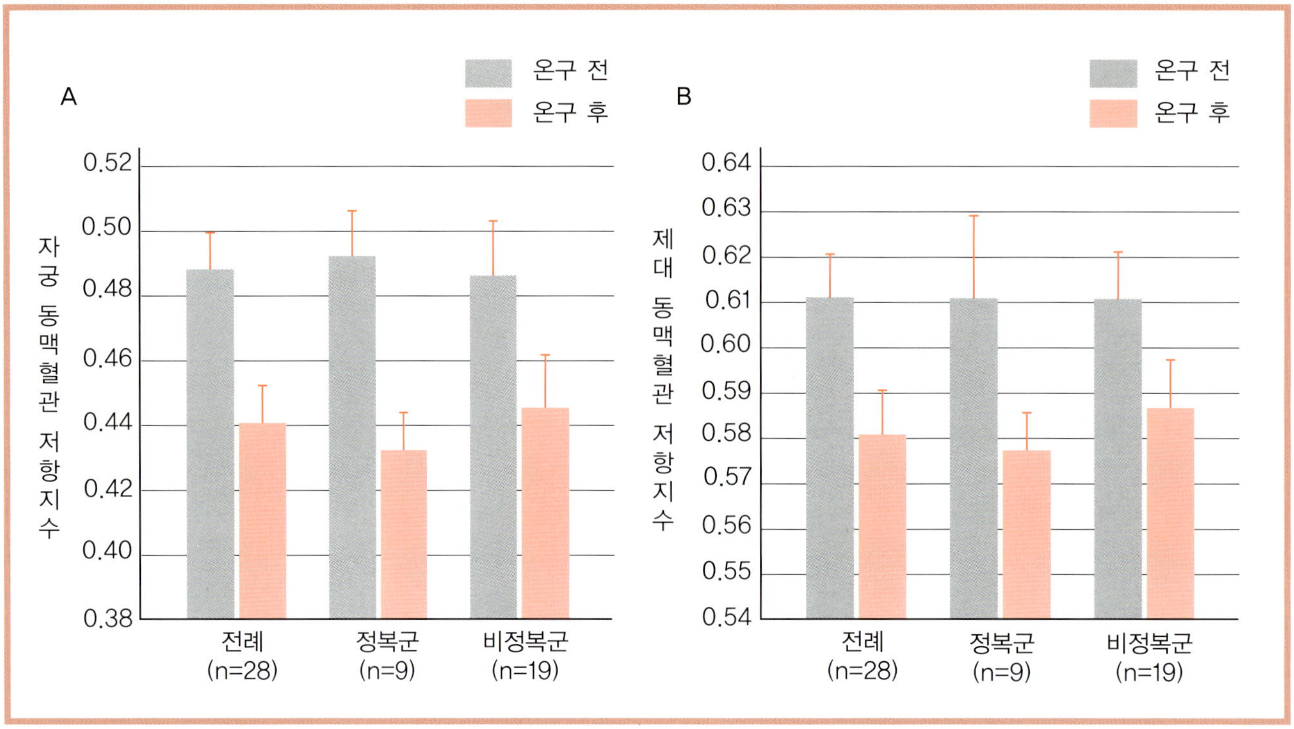

그림 VI-13 온구 자극의 골반위 임산부의 자궁동맥(A)과 제대동맥(B)의 혈류동태에 미치는 영향
(高橋佳代, 참고문헌 15)

Sasaki(佐佐木)는, 생체 조직용 경도(硬度) 측정 시스템을 이용하여, 견정(肩井)혈 부근에서 경결부에 침을 약 6mm 자입하여 상하 동(動) 1~2mm의 작탁 자극을 실시했는데, 피부 표면으로부터 4~6mm, 6~8mm의 깊이가 경도는 의미 있게 감소했다고 보고하고 있다.[11] 침구자극에 의하여 근육의 긴장이 느슨해지는 직접적인 기전의 자세한 것은 아직도 불명한 것은 있지만, 교감신경의 흥분이 직접 또는 간접적으로 근육 수축을 가져오는 것이 보고되어 있으며,[12] 앞에서 말한바와 같이 침구자극에 의하여 교감신경의 흥분이 억제되면 근육의 긴장은 느슨해지는 방향으로 기운다. 또 산과 영역에서는 Niwa(丹羽) 등은 골반위의 태위 교정에 대해서 용천혈(湧泉穴), 삼음교혈(三陰交穴), 지음혈(至陰穴)에 온구(溫灸)를 했는데, 태위를 교정할 수 있던 임산부의 상당수는 시술 전에 비하면 자궁 긴장의 자각 증상이 경감한 것을 보고하고 있으며,[13] Kamatsuki(釜付) 등도 전술의 절박조산 환자에 대한 하지에의 온열 요법에 의하여 야간이나 외출 · 입욕 시의 자궁 이상 수축이 억제되어 복부(자궁)의 자각적인 팽창감도 감소한 것을 보고하고 있다(그림 VI－12).[14]

이상과 같이 침구자극에는 근긴장이나 이상인 근육 수축을 개선하는 효과가 있어, 경견부 결림, 긴장형 두통, 요통 등 근육 유래의 증상을 개선하여, 산과 영역에서는 골반위의 태위 교정, 절박조산의 예방, 흉부관계의 긴장이 원인으로 일어나는 유즙분비부전 등에 효과가 있다. 또한, 근육의

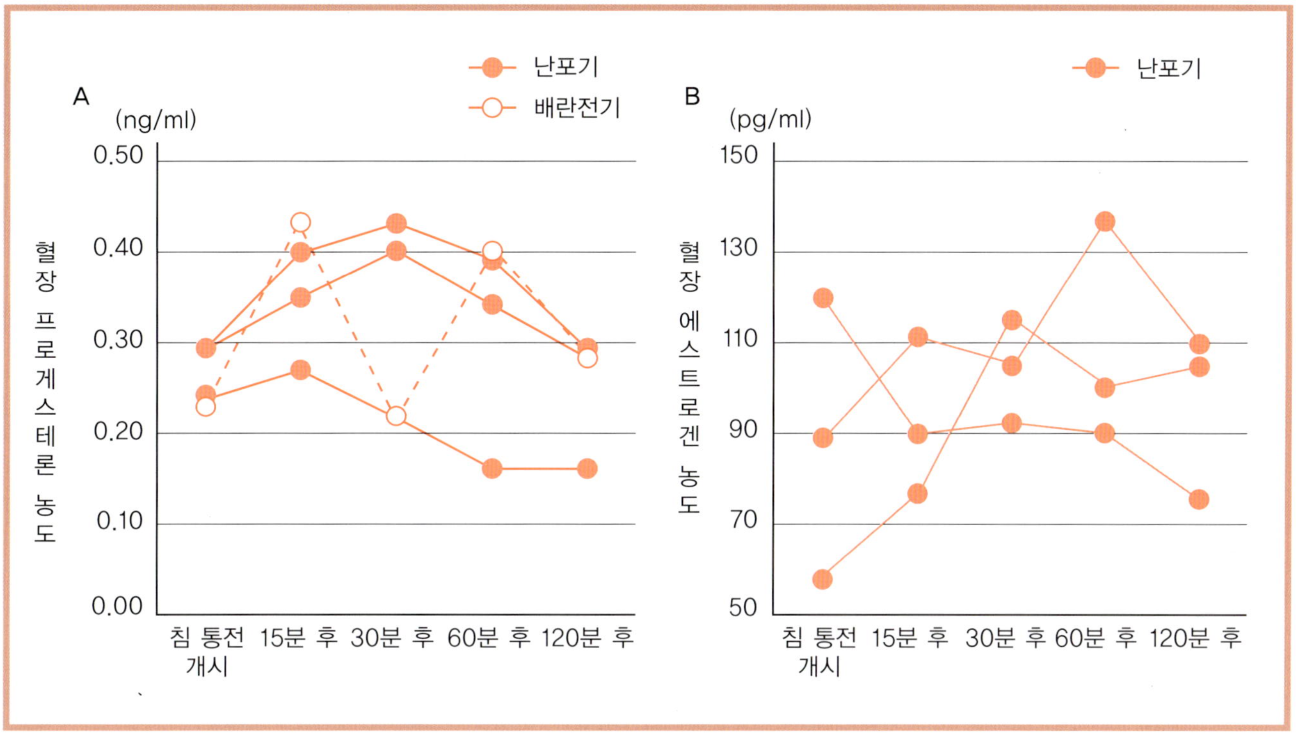

그림 VI-14 **침 자극의 여성호르몬에 미치는 영향**(麻生武士, 참고문헌 18)

A : 혈장 프로게스테론 농도의 변화, B : 혈장 에스트라디올(estradiol) 농도의 변화

긴장이 느슨해지면 혈관의 압박도 완화되어 순환 상태는 개선하여 나간다.

4. 혈류량에 미치는 영향

침구자극의 혈류량에 미치는 영향을 조사한 연구도 많이 나타난다. 산과 영역에서는 골반내 혈행 동태에 미치는 영향을 조사하기 위하여, Takahashi(高橋) 등은 초음파 도플러법을 이용해 자궁동맥과 제대동맥의 혈관 저항을 지표로 하여 골반위 교정을 목적으로, 지음혈(至陰穴)에 온구자극을 실시했는데, 각각의 동맥의 혈관 저항이 의미 있게 감소하고 특히 태위가 교정한 군에서는 보다 저하하고 있는 것을 보고하고 있다(그림 VI－13).[15] 이와 같은 결과는 절박조산 환자에 대해서 온열 자극을 실시한 Kamatsuki(釜付) 등[14]이나, 불임증 환자에 대해서 전침 자극을 실시한 Elisabet Stenar－Victorin 등[16]도 복부, 요부 등에 실시한 침구자극에 의하여 하지나 하복부의 피부온이나 자각적인 온도가 상승하거나 하지의 혈류량이 증가하는 일도 보고되고 있다.[13, 14, 17]

이러한 보고와 같이 침구 자극에는 혈류량을 증가시키는 작용이 있으며 특히 하비 또는 하복부의 침구자극은 자궁동맥, 제대동맥 등의 혈류를 증가시켜, 골반 혈행동태를 개선하는 효과를 기대할 수 있으며 자궁근 · 복부근의 긴장 완화와 병행하여 골반위의 태위 교정의 기전 중 하나라고 생각되고 있다.[13, 15, 17] 또 말초 혈류량의 증가는 피부온을 상승시켜 냉의 증상을 완화시킨다. 시술부 부근의 혈류량의 증가는 축삭 반사에 의하여 넓은 범위의 순환 동태의 개선은 자율신경계를 통한 작용에 의한 것이라고 생각할 수 있다.

5. 여성호르몬에 미치는 영향

산과 · 부인과계 질환에서는 호르몬 균형의 혼란에 의하여 발병하는 것도 적지 않다. 따라서 침구 자극이 여성 호르몬에 미치는 영향에 대해서도 약간의 연구가 실시되고 있다.

Aso(麻生) 등은 정상 월경 여성(난포기 3예, 배란전기 1예, 황체기 2예)에 대하여 관원혈(關元穴), 중극혈(中極穴), 대혁혈(大赫穴), 에 120분간의 침 통전 자극을 실시했더니 혈장 프로게스테론 농도가 난포기 예와 비난포기 예에 있어서 일시적으로 상승 경향이 나타나고 혈장 에스트라디올(estradiol) 농도가 난포기 예에 있어서 고치가 된 것을 보고하고 있다.[18] Yamanobe(山邊) 등은 불임증 환자(산발성 무배란주기증과 지속성 무배란주기증)에 대하여, 하지 · 하복통 · 요배부의 경혈에 전침 자극을 실시했더니 난포기의 LH의 부정예가 정상화해, 배란기에는 정상적인 LH 서지가 인정되어 혈장 에스트라디올(estradiol) 농도는 난포기 예 · 황체기 예 모두 상승 경향이었던 것을 보고하고 있다.[19] 또 스즈키 등은 자궁내막의 형상이 8mm 이상으로 3층 구조라고 하는 기준에까지 도달하지 않는 것이 요인의 하나라고 생각되는 불임 환자(5예)에 대해서, 하복부 · 요부 · 하지의 경혈에 침구치료를 실시했는데, 자궁내막 상태가 8mm 이상, 3층 구조로 개선하여 임신에 이르렀다는 보고를 하고 있다.[20]

이상과 같이 월경불순이나 월경곤란, 불임 등에 대해, 특히 난소 주기에 따라 침 · 침 통전 자극을 실시하는 것으로 여성호르몬의 분비 상태를 개선하여, 증상이 개선할 가능성을 기대할 수가 있다. 단, 이 침구자극과 여성호르몬에 관한 연구는 증례 수나 기전의 점에서 향후의 상세한 검토가 필요하다고 생각된다.

참고문헌

1) 川喜田健司："侵害刺激としての鍼灸刺激—ポリモーダル受容器仮説—". 西条一止・他編；鍼灸臨床の科学. 医歯薬出版, 東京, p407, 2000.

2) Boulton, FF, Smith, A : Electroacupuncture and peripheral β-endorphin ACTH levels, *Lancet*, 8141 : 535-536, 1979.

3) Kiser, RS, Gatchel, RJ, Bhatia, K, et al : Acupuncture relief of pain syndrome correlates with increased plasma met-enkephalin concentrations, *Lancet*, 8364 : 1394-1396, 1983.

4) Mayer, DJ, Price, DD, Rafii, A : Antagonism of acupuncture analgesia in man by the narcotic antagonist naloxone. *Brain Res*, 121 : 368-372, 1977.

5) 川喜田健司："TENS，DNICと鍼鎮痛"．西条一止・他編；鍼灸臨床の科学．医歯薬出版，東京，2000，pp469-481.

6) 西條一止，矢澤一博，森英俊・他：鍼灸と自律神経反射(3)．全鍼灸誌，31(4)：342-349，1982.

7) 愛知政則，川瀬勝士：足三里穴の胃の蠕動運動に及ぼす影響　体性―胃反射の実験．医道の日本，641：56-60，1997.

8) 山川緑，篠原昭二，石丸圭荘・他：腸管運動に及ぼす鍼灸刺激の効果に関する実験的検討．明治鍼灸医学，6：89-95，1990.

9) 矢野　忠，大山良樹，山田伸之・他：経絡・経穴系の特異的作用の解明に関する基礎的研究―胆嚢形態に及ぼす下腿胆経上の経穴の作用について―．日温気物医誌，53(4)：207-218，1990.

10) 西條一止：東洋物理療法の効果とその科学的裏付け．日温気物医誌，53(1)：36-37，1989.

11) 佐々木和郎："肩こりの研究と鍼灸治療"．西条一止・他編；鍼灸臨床の科学．医歯薬出版，東京，2000，pp131-132.

12) 川喜田健司：筋痛の発生機序―痛みの悪循環説を中心に―．ペインクリニック，25(1)：81-86，2004.

13) 丹羽邦明，金倉洋一，松原英孝・他：骨盤位に対する灸療法の試み．日本東洋医学会誌，45(1)：345-50，1994.

14) 釜付弘志，金倉洋一，野村祐久・他：切迫早産患者に対する灸療法の有用性について．日本東洋医学会誌，45(4)，849-858，1995.

15) 高橋佳代，相羽早百合，武田佳彦・他：骨盤位矯正における温灸刺激の効果について．東女医大誌，65：801-807，1995.

16) Elisabet·Stener-Victorin, Urban Waldenstrom et al：Reduction on blood flow impedance in the uterine arteries of inferitile women with electroacupuncture, *Human Reproduction*, 6：1314-1317, 1996.

17) 林田和郎：東洋医学的方法による胎位矯正法．東邦医学会雑誌，34(2)：196-206，1987.

18) 麻生武士，本橋亨，村田匡好・他：ハリ刺激の女性内分泌環境におよぼす影響．産婦科治療，33(2)：200-205，1976.

19) 山辺徹，森淳躬，三浦清巒：不妊症に対する電気経絡針の応用．産婦人科の世界，30：29-34，1978.

20) 鈴木裕明，越智正憲：不妊症に対する鍼灸治療の検討―高度生殖医療に鍼灸治療を併用した5症例―．全日本鍼灸学会誌，50(2)：344，2000.

찾아보기

ㄱ

간(肝)　22, 77
간략 갱년기 지수　180
간신허손(肝腎虛損)　247
간울(肝鬱)　247, 269, 271
갑상선자극호르몬 분비호르몬　110
개각위　101
갱년기　68, 131, 366
갱년기 지수　179
갱년기 장애　177, 327
게스타겐　150
결유(缺乳)　314
경관 점액 검사　110, 113
경기공(硬氣功)　57
경단전후제증　131
경락(經絡)　49
경량(經量)　105
경맥(經脈)　50－51
경복 주사법　117
경복 초음파　117
경색(經色)　105
경수(經水)　82
경조(經早)　252
경지(經遲)　253
경질 주사법　117
경질 초음파　117
경질(經質)　105
경폐(經閉)　250
경피 전기 침점자극요법　229
경피적 신경전기자극법　380
경행복통(經行腹痛)　243
경행선기(經行先期)　87, 252, 255
경행선후무정기(經行先後無定期) 88, 254－255
경행토뉵(經行吐衄)　87－88
경행후기(經行後期)　86, 253
경혈(經穴)　52－53
계류유산　197
고대 구침(九鍼)　58
고사란(枯死卵)　198
고섭(固攝)　252, 295
고지혈증　187
고창　236
고혈압　185－186
골다공증　183－184
골도법(骨度法)　54
골밀도　68
골반 계측　123
골반위　286, 289
과립막세포　72
과민성 대장증후군　138, 236
과소월경　148
과잉환기증후군　140
과장월경　148
과중형 임신고혈압신증　207
과호흡 테스트법　142
과호흡증후군　140
과환기증후군　140
구요통(久腰痛)　276
군집성 두통　232
극저출생체중아　203
근고정　350
급성 설사　236
급성 화농성 유선염　216, 218
기(氣)　9, 18
기경팔맥(奇經八脈)　50－51
기공(氣功)　57
기능성 월경곤란증　151
기란(氣亂)　88
기립성 조절장애　133
기비(氣秘)　238
기상 의학　3
기질적 월경곤란증　151
기체(氣滯)　42, 44
기체혈어(氣滯血瘀)　251
기초 체온　107
기초 체온 측정　113

기초체온곡선 107
기초체온형 108
기항(奇恒)의 부(府) 21, 75-76
기허(氣虛) 44, 228, 298
기혈(奇穴) 52-53
기혈양허(氣血兩虛) 251
기혈진액 44
긴장성 두통 135
긴장성 요실금 333
긴장형 두통 136, 230, 232

ㄴ · ㄷ · ㄹ

낙맥(絡脈) 50-51
난관통기법 112
난관통색소법 112
난관통수법 112
난성숙 71
난소 70
난소종양 163
난포반(卵胞斑) 72
난포자극호르몬 66, 107
내상성 두통 232-233
내성 자궁내막증 165
내인(內因) 15
내장 비만 222
내진(內診) 101
냉비(冷秘) 238
냉증 264
노년기 69, 131
다낭포성 난소증후군 109
다태임신 212
단순성 비만 222
담(膽) 25
담습(痰濕) 269, 271
대맥(帶脈) 82
대변난 236
대변불리 236
대변불통 236
대장(大腸) 25
대하(帶下) 104
도산(倒産) 309
도인(導引) 57
도플러법 117
독맥(督脈) 81
동산(凍産) 309
동신촌법(同身寸法) 54
두통 230
둔위 286
라이터 증후군 160
로이코트리엔 152

ㅁ · ㅂ

마사지 57
막상태반 215
만성 설사 236
망진(望診) 27, 104
맥진(脈診) 36, 105
모혈(募穴) 38
무릎 OA 342
무배란주기증 250, 254
무월경 149, 250
무통분만 300
문진(問診) 30-31, 99, 105
미병(未病)의 의학 4
미약 진통 309
발육 난포 70
방광(膀胱) 25
방광경진 115
방사면역측정법 107
배란 72
배림(排臨) 302
변비 235-236
변실금 236
변연전치태반 211
변통 장애 235
변형성 슬관절증 341-342
병적 무월경 149
병증 42, 47
병증(病證) 41
보신기(補腎氣) 92
복강경진 115
복진(腹診) 36, 105
본태성 고혈압증 354
부맥(浮脈) 36
부분전치태반 211
부정성기출혈 103
부정수소 65
부태반 215
분만 84
분엽태반 215
불내외인(不內外因) 16
불완전유산 196-197
불임 268
불임 검사법 110
불임증 268
붕루(崩漏) 87-88
비(脾) 23
비결(秘結) 236
비만 221
비만도 222
비만의 기준 222
비위(脾胃) 78
비허(脾虛) 228
빈발월경 147, 250
빈혈 68

ㅅ

사람 태반 락토오겐 121
사진(四診) 27
사진법 104
사춘기 66, 365
삭맥(數脈) 36
삼초(三焦) 26
상극(相剋) 10
상산(傷産) 309
상생(相生) 10
색체표(色體表) 11
생리적 무월경 149
생식보조의료 272
생애주기 365

설사 236
설진(舌診) 28
설질 29
설태 30
성 361
성 주기 70
성감염증 158-159
성교 후 경관 점액 검사 114
성기 헤르페스 160
성기탈 182
성선자극호르몬방출호르몬 107
성숙 난포 72
성숙기 68, 128, 365
성차의료 361-362
성호르몬 68
세포진 114
소간기(疏肝氣) 92
소간이기(疏肝理氣) 247
소변불금 335
소복급결(小腹急結) 40
소복불인(小腹不仁) 40
소산(小産) 294
소유(少乳) 314
소음 직장 370
소자화(小子化) 366
소장(小腸) 25
속발성 월경곤란증 151
손맥(孫脈) 50-51
수곡(水穀)의 기 19
수도통조(水道通調) 84
수소(愁訴) 15
수액 정체 46
수혈(腧穴) 53
수혈(俞穴) 38
슬위 286
슬통 341
습사(濕邪) 87
시진(視診) 101
신(神) 27
신(腎) 24, 77
신기(腎氣) 76
신기허 251
신기허손(腎氣虛損) 105
신정(腎精) 75
신허(腎虛) 228, 269, 271, 298
실맥(實脈) 36
실증(實證) 44
실허 41
심(心) 23, 78
심신일체(心身一體)의 의학 4
심포(心包) 25
심하비경(心下痛硬) 36
십이경근(十二經筋) 50
십이경맥(十二經脈) 50
십이경별(十二經別) 50
십이피부(十二皮部) 50
십오별락(十五別絡) 50
십이경맥(十二經脈) 51
십이경별(十二經別) 51
쌍태 212
쌍태간수혈증후군 212
쌍합진(雙合診) 101

ㅇ

아두골반불균형 123
아시혈(阿是穴) 52-53
아토피 소인 143
아토피 피부염 142-143
안마 56
암태아성 피브로넥틴 204
양수 검사 119
양수경진 116
어깨 결림 258
어혈 270
에스트라디올 69, 377
에스트로겐 67, 70
에스트리올 121
여기(病氣) 15
여성 외래 363-364
여성 침구 364
여성호르몬 384
역아(逆兒) 286
연기공(軟氣功) 57
열비(熱秘) 237
열사(熱邪) 87
열증 43
영기(營氣) 19
예진 99
예진표 97
오로(五勞) 227
오심번열(五心煩熱) 33
오장진(五臟診) 37
오행(五行) 9
오행론(五行論) 9, 55
완전요실금 333
완전유산 196
완전전치태반 211
외감성 두통 231, 233
외음질염 157
외인(外因) 13
요산(腰病) 275
요실금 332-333
요중 에스트리올 120
요태(腰胎) 212
요통 273
요혈 53-54
울체성 유선염 216, 218
원기(原氣) 18
원발성 무월경 149
원시 난포 70
원혈(原穴) 39
월경 68, 74, 82
월경 이상 103
월경 주기의 이상 249
월경곤란증 151
월경전 불쾌기분장애 155
월경전 증후군 154-155
월경전긴장증후군 155
월경통 151, 241-242
월사(月事) 82

월수(月水) 82
월진(月眞) 82
위(胃) 25
위기불강(胃氣不降) 84
유관 주위성 유선염 216
유관확장증 216
유방암 190
유산 195–196
유선염 216
유아기 66
유즙분비부전 313–314
유즙불행(乳汁不行) 314, 316
유창태반 215
육음(六淫) 14, 85
음양(陰陽)의 평형 8
음양론(陰陽論) 6
음양의 소장(消長) 7
음양태극도(陰陽太極圖) 7
이롱 338
이명 337–338
이증(裏證) 43
인유두종바이러스 162
인히빈 69
일류성 요실금 333
일원삼지설(一源三岐說) 331
임맥(任脈) 80
임신 83
임신 중 변비 324
임신고혈압 207
임신고혈압신증 207
임신고혈압증후군 206
임신성 융모성 성선자극호르몬 202
임신오조(妊娠惡阻) 193, 283
임신중독증 206
임질(병) 162
입덧 193, 282–283

ㅈ · ㅊ

자간(子癎) 207–208
자궁경부암 173
자궁경진 115
자궁근종 171
자궁난관조영법 112
자궁내 태아발육지연 204–205
자궁내 태아사망 198
자궁내막 73
자궁내막 조직진 110
자궁내막증 165
자궁선근증 165, 169
자궁암 173
자궁외 임신 199
자궁체부암 174
자연치유력의 의학 4
자율훈련법 142
장부(臟腑) 21
장부병증 46
저온 직장 368
저출생체중아 203
전이성 난소암 163
전치태반 210
절경(切經) 40
절박성 요실금 333
절박유산 196–197
절박조산 88, 294
절진(切診) 35, 105
정산(正産) 302
정액 검사 113
정자 검사 113
제하불인(臍下不仁) 40
조기혈(調氣血) 93
조맥(祖脈) 36
조산(早産) 203, 294
조산아 203
조직진 114
족위 286
졸요통(卒腰痛) 276
종양 마커 114
종위(縱位) 286
주태(周胎) 212
중간기 출혈 112
중간통(배란통) 112
중노년기 366
증후성 비만 222
지맥(遲脈) 36
지양아(紙樣兒) 199
지주막하 출혈 232
직장경진 115
직장진(直腸診) 101
진상(津傷) 45–46
진액(津液) 20–21
진통 촉진 308
진행유산 196–197
진행조산 294
질 도말 113
질트리코모나스증 162
질확대경진 115
창민(脹悶) 45
천계(天癸) 75–76
천일합일설 3
첨규(尖圭) 콘딜로마 162
청기(淸氣) 18–19
초미숙아 203
초음파 단층법 113, 117
초음파 진단법 116
최산(催産) 309
추나(推拿) 56
충맥(衝脈) 78–79
충임불고(衝任不固) 252
칠정(七情) 87, 89
침(鍼) 58
침구 연구 373
침구(鍼灸) 58
침맥(沈脈) 36
침세(沈細) 105
침지(沈遲) 105

ㅋ · ㅌ · ㅍ

크루켄베르크 종양 163
클라미디아 감염증 160
태낭 197, 199

태동불안(胎動不安) 294
태반 기능 검사 120
태선화 병변 145
태아 부속물 214
태아 심박(수) 진통도 121
태아 채혈 122
태위(胎位) 286
테스토스테론 109
토탈 의료 363
통경(痛經) 243
통조수도(通調水道) 78
트리거포인트 276
팔강(八綱) 42
팔강병증(八綱病證) 42
페서리 183
편두통 230, 232
폐(肺) 24, 78
폐경기 지수 329
폐조백맥(肺朝百脈) 78
포궁(胞宮) 75－76
포상기태 201
표리 41
표증(表證) 43
품태(品胎) 212
프로스타글란딘 152
플라스민 74
피로 226
피로감 225

ㅎ

하지신전거상훈련 349
한사(寒邪) 86
한습 247
한약 처방 60
한열(寒熱) 41, 43
한증 43
항강(項强) 258
행동요법 142
허맥(虛脈) 36
허비(虛秘) 238
허손(虛損) 226
허실(虛實) 44
허증(虛證) 44
혈(血) 9, 19
혈관성 두통 230
혈액형 부적합임신 214
혈어(血瘀) 45, 271
혈자리 49
혈중 에스트라디올치 109
혈중 테스토스테론치 109
혈중 프로게스테론치 109
혈중 프로락틴치 109
혈허(血虛) 45, 298
형질 세포성 유선염 217
호르몬 보충요법 180－181
호르몬 부하시험 109
호르몬 측정법 113
화비위(和脾胃) 92
화통(和痛) 305
화통분만(和痛分娩) 300－301
화화(火化) 87, 252
환경 중시의 의학 3
황체기 73
황체기 후기 위화 장애 130
황체형성호르몬 66
황체화호르몬 107
황체화호르몬방출호르몬 107
횡산(橫産) 309
흉협고만(胸脇苦滿) 40
희발월경 147, 250

A · B · C · D

abortion 195
adenomyosis 165
adenomyosis of the uterus 169
amnioscopy 116
Asherman 증후군 148
assisted reproductive technology, ART 272
asymmetorical IUGR 205
atopic dermatitis 142
BBT 113
blood－type incompatible pregnancy 214
BMI 222
breast cancer 190
breech presentation 286
cardiotocogram, CTG 121
cephalopelvic disproportion, CPD 123
chlamydial infection 160
chromotubation 112
climacteric symptoms 177
colposcopy 115
cortical spreading depression, CSD 230
colposcopy 115
DHEA－S 부하시험 121
dysmenorrhea 151, 242

E · F · G

EBM 224
eclampsia 207－208
ectopic pregnancy 199
ELISA법 107
endometriosis 165
enzyme－linked immunosorbent assay 107
estradiol 69, 109

fetal appendage 214
FSH 66, 107
functional dysmenorrhea 151
gate control theory 245, 301
gender 361
gender specific medicine, GSM 362
gender sensitivity medicine, GSM 362
gestagen 150
gestational hypertension 207
GnRH 107
GnRH 부하시험 109

H · I · K · L

hCG 202
Hellin의 법칙 212
hormone replacement therapy, HRT 180－181
hPL 121
HPV 162
Huhner test 112, 114
hydatidiform mole 201
hyperemesis 193
hyperlipemia 187
hypertension 185
hyperventilation syndrome 140
hysteroscopy 115
inhibin 69
intrauterine contraceptive device 148
intrauterine fetal death, IUFD 198
intrauterine growth retardation, IUGR 204－205
irritable bowel syndrome, IBS 138
IUD 148
knee osteoarthritis 342
Krukenberg tumor 163
laparoscopy 115
leiomyoma of the uterus 171
LH 66, 107
LHRH 107
LHRH 부하시험 109
LLPDD 130

M · N · O · P

macrocosmos 3
mastitis 216
microcosmos 3
multiple pregnancy 212
muscle setting 350
nonstress test, NST 121
numerical rating scale, NRS 229
organic dysmenorrhea 151
orthostatic dysregulation, OD 133
osteoporosis 183
ovarian tumor 163
paper bag rebreathing법 142
paper fatigue scale, PFS 229
performance status, PS 229
pessary 183
placenta previa 210
pregnancy induced hypertension, PIH 206
premature delivery 203
premenstrual dysphoric disorder, PMDD 155
premenstrual syndrome, PMS 154
premenstrual tension syndrome 155
proctoscopy 115
PRL 109
profile of mood state, POMS 229

R · S · T · U · V

radioimmunoassay, RIA 107
Reiter 160
Rubin test 112
R－AFS 분류 167
secondary dysmenorrhea 151
sex 361
sexually transmitted diseases, STD 158－159
simplified menopausal index, SMI 179
straight leg raising exercise 349
superimposed preeclampsia 207
symmetorical IUGR 205
tension headache 135
tinnitus 337
transcutaneous electrical acupuncture point stimulation, TEAS 229
transcutaneous electrical nerve stimulation, TENS 380
TRH 110
TRH 부하시험 110
twin to twin transfusion syndrome, TTTS 212
urinary incontinence 332
uterine cancer 173
vaginal smear 113
vulvovaginitis 157